乡村医生
诊疗手册

主编　陈　宁　田　毅　余剑波　韩冲芳

中国医药科技出版社

内容提要

乡村医生是具有中国特色、植根于广大农村的卫生工作者，承担着国家基本公共卫生服务以及常见病、多发病的初级诊治等基本医疗服务。本书共分为内科、外科、妇产科、儿科、耳鼻咽喉科、眼科、传染病、其他等八篇讲述农村常见、多发疾病的诊疗知识。内科篇对心血管、呼吸、消化、肾内、神经内科、精神、血液、风湿免疫科疾病一一做了介绍。外科篇重点介绍感染、休克、平衡失调、神经外科、普通外科、骨科、泌尿科的疾病知识。妇产科篇着重讲述围生期、计划生育的保健预防知识和妇科疾病诊疗知识。儿科篇对小儿消化、呼吸、血液系统疾病进行重点阐释。耳鼻咽喉篇和眼科篇着重讲解鼻炎、白内障等常见病的防治知识。传染病篇强调传染病的上报、消毒与隔离方法、结核病、肝炎等的诊治知识。其他篇讲述 X 线检查、自然与动物等意外伤害处置、急救药物的用法等内容。

本书供乡村医生、全科医生和前往农村地区的相关人员参考使用。

图书在版编目（CIP）数据

乡村医生诊疗手册/陈宁等主编 . —北京：中国医药科技出版社，2015. 10
ISBN 978 - 7 - 5067 - 7820 - 6

Ⅰ. ①乡…　Ⅱ. ①陈…　Ⅲ. ①疾病 – 诊疗 – 手册　Ⅳ. ①R4 – 62

中国版本图书馆 CIP 数据核字（2015）第 227267 号

美术编辑　陈君杞
版式设计　郭小平

出版　中国医药科技出版社
地址　北京市海淀区文慧园北路甲 22 号
邮编　100082
电话　发行：010 – 62227427　邮购：010 – 62236938
网址　www. cmstp. com
规格　787 × 1092mm $^1/_{16}$
印张　32 $^3/_4$
字数　676 千字
版次　2015 年 9 月第 1 版
印次　2021 年 6 月第 5 次印刷
印刷　北京市密东印刷有限公司
经销　全国各地新华书店
书号　ISBN 978 – 7 – 5067 – 7820 – 6
定价　**69. 00 元**

本社图书如存在印装质量问题请与本社联系调换

本书编委会

前言

乡村医生是具有中国特色、植根于广大农村的卫生工作者，承担着国家基本公共卫生服务以及常见病、多发病的初级诊治等基本医疗服务。党中央、国务院十分重视乡村医生队伍的建设和发展，关心乡村医生的工作，挂念乡村医生的工作生活。

2015年3月国务院办公厅印发了《关于进一步加强乡村医生队伍建设的实施意见》（以下简称《意见》），部署进一步加强乡村医生队伍建设，切实筑牢农村医疗卫生服务网底。这是深化医药卫生体制改革的一项重大举措，对于促进基本公共卫生服务均等化和社会公平，让农村居民获得便捷、价廉、安全的基本医疗服务具有重要意义。《意见》提出加强乡村医生队伍建设的主要目标是通过10年左右的努力，力争使乡村医生总体具备中专及以上学历，逐步具备执业助理医师及以上资格，乡村医生各方面合理待遇得到较好保障，基本建成一支素质较高、适应需要的乡村医生队伍。《意见》从三个方面提出了加强乡村医生管理的举措：一是严格乡村医生执业准入。在村卫生室执业的医护人员必须具备相应的资格并按规定进行注册。新进入村卫生室从事预防、保健和医疗服务的人员，原则上应当具备执业医师或执业助理医师资格。二是规范乡村医生业务管理。按照执业医师法、《乡村医生从业管理条例》等有关规定，切实加强乡村医生执业管理和服务质量监管，促进合理用药，提高医疗卫生服务的安全性和有效性。三是规范开展乡村医生考核。考核的重点是乡村医生提供的基本医疗和基本公共卫生服务的数量、质量、群众满意度以及乡村医生学习培训等情况。

改革开放以来农村的生活条件越来越好。人们从散居到集中居住，从平房到楼房，从各家自饮用水到统一供水。封山育林、疏通河道、有机养殖，现代农村已成为城市居民向往和节假日旅游的好去处。随着人口流动的增加，农村疾病的预防、诊疗就显得十分重要。乡村医生是我国医疗卫生服务队伍的重要组成部分，是最贴近亿万农村居民的健康"守护人"，是发展农村医疗卫生事业、保障农村居民健康的重要力量。为此我们根据现阶段农村发展的状况，编写了这本《乡村医生诊疗手册》，供乡村医生、全科医生和前往农村地区的相关人员参考使用。

　　本书共分为内科、外科、妇产科、儿科、耳鼻咽喉科、眼科、传染病、其他等八篇讲述农村常见、多发疾病的诊疗知识。内科篇对心血管、呼吸、消化、肾内、神经内科、精神、血液、风湿免疫科疾病——做了介绍。外科篇重点介绍感染、休克、平衡失调、神经外科、普通外科、骨科、泌尿科的疾病知识。妇产科篇着重讲述围生期、计划生育的保健预防知识和妇科疾病诊疗知识。儿科篇对小儿消化、呼吸、血液系统疾病进行重点阐释。耳鼻咽喉篇和眼科篇着重讲解鼻炎、白内障等常见病的防治知识。传染病篇强调传染病的上报、消毒与隔离方法、结核病、肝炎等的诊治知识。其他篇讲述 X 线检查、自然与动物等意外伤害处置、急救药物的用法等内容。

　　本书结构完整，层次清晰，言简意赅，力求用最朴素、精炼的语言清晰阐释复杂多变的医学知识。本书对易混、诊断难度大的疾病尽量列表表述，以便于读者理解、记忆。限于篇幅本书未对检查项目单独列述，但检查结果对确诊意义重大。需要说明的是尽管我们力求本书内容的准确性，但由于医学发展日新月异，医学新观点、诊疗新方法不断出现，用药剂量需严格按照说明书遵医嘱和在药师指导下应用。本书编者来自多所医院的不同科室，在此对各位编者的辛勤付出表示感谢！限于编写时间仓促，书中难免存在疏漏之处，恳请广大读者批评指正。

编　者

2015 年 5 月

目录

内 科 篇

外 科 篇

妇 产 科 篇

传染病篇

其　他

内 科 篇

第一章 心血管内科疾病

高血压

【定义】连续几日每天内分时段监测，收缩压≥139mmHg和（或）舒张压≥89mmHg。收缩压≥140mmHg和舒张压<90mmHg为单纯性收缩期高血压。患者既往有高血压史，目前正在用抗高血压药，血压虽然低于140/90mmHg，亦应该诊断为高血压。

【临床表现】

1. 缓进型高血压 早期多无症状，偶尔体检时发现血压增高，或在精神紧张、情绪激动或劳累后感头晕、头痛、眼花、耳鸣、失眠、乏力、注意力不集中等症状。早期血压仅暂时升高，随病程进展血压持续升高，脏器受累，心功能逐渐失代偿，最终导致心力衰竭，并可引起肾小动脉、眼底小动脉硬化。

2. 急进型高血压 也称恶性高血压，占高血压病的1%，可由缓进型突然转变而来，也可突然起病。恶性高血压可发生在任何年龄，但以30~40岁为最多见。血压明显升高，舒张压多在130mmHg以上，有乏力、口渴、多尿等症状。视力迅速减退，眼底有视网膜出血及渗出，常有双侧视神经乳头水肿。迅速出现蛋白尿、血尿及肾功能不全。也可发生心力衰竭、高血压脑病和高血压危象，病程进展迅速，多死于尿毒症。

【诊断】在非同一天内多次测量血压，两次以上测得收缩压≥139mmHg和（或）舒张压≥89mmHg便可诊断高血压。

【治疗】①高血压是一种以动脉血压持续升高为特征的进行性"心血管综合征"，常伴有其他危险因素、靶器官损害或临床疾病，需要进行综合干预。②抗高血压治疗包括非药物和药物（表1-1-1）两种方法，大多数患者需长期、甚至终身坚持治疗。③定期测量血压；规范治疗，改善治疗依从性，尽可能实现降压达标；坚持长期平稳有效地控制血压。④限盐、控制体重、适当锻炼等。⑤对病情严重患者可采用两三种药联合进行降压。

表1-1-1 降压药物的使用方法

药物分类	药物名称	剂量及用法
1. 利尿剂	吲达帕胺	2.5~5mg，1次/日
噻嗪类	氢氯噻嗪	12.5~25mg，1~2次/日
	氯噻酮	25~50mg，1次/日

续表

药物分类	药物名称	剂量及用法
保钾类	螺内酯	20mg，2 次/日
	氨苯喋啶	50mg，1~2 次/日
	阿米洛利	5~10mg，1 次/日
襻利尿剂	呋塞米	20~40mg，1~2 次/日
2. 钙拮抗剂	硝苯地平	5~20mg，3 次/日
	硝苯地平控释片	30~60mg，1 次/日
	尼莫地平	40mg，3 次/日
	尼群地平	10mg，2 次/日
	非洛地平	2.5~10mg，1 次/日
	氨氯地平	5~10mg，1 次/日
	拉西地平	4~6mg，1 次/日
3. ACEI	卡托普利	12.5~50mg，2~3 次/日
	依那普利	5~10mg，2 次/日
	贝那普利	10~20mg，1 次/日
	赖诺普利	10~20mg，1 次/日
	雷米普利	2.5~10mg，1 次/日
	福辛普利	10~40mg，1 次/日
	西拉普利	2.5~5mg，1 次/日
	培哚普利	4~8mg，1 次/日
4. ARB	氯沙坦	25~100mg，1 次/日
	缬沙坦	80mg，1 次/日
	厄贝沙坦	150mg，1 次/日
	替米沙坦	
	坎地沙坦	
	奥美沙坦	
5. β 受体阻断剂	普萘洛尔	10~20mg，2~3 次/日
	美托洛尔	25~50mg，2 次/日
	阿替洛尔	50~100mg，1 次/日
	比索洛尔	5~10mg，1 次/日
	卡维地洛	12.5~25mg，2 次/日
	拉贝洛尔	100mg，2~3 次/日
6. α_1 受体阻断剂	哌唑嗪	0.5~2mg，3 次/日
	特拉唑嗪	0.5~6mg，1 次/日

【注意事项】①血压在理想范围内越低越好，只要平稳地将血压降至目标水平以

下，既可减轻症状，也可减轻各种脑血管事件的危险性。②有并发症时应将血压降得更低。③重视非药物疗法。④血压降下来后不能停药。⑤重视血压监测和记录。

【预防】

1. 本病是由血压长期升高导致心脏后负荷过重所诱发的心脏损害。长期系统的降压治疗能预防本病的发生、发展。

2. 长期、正规的抗高血压治疗能使肥大的心脏的损害程度改善，甚至完全恢复正常形态。单纯强调降压目的、忽视心脏保护的治疗方案是不全面和不科学的。

附：高血压为什么会导致心衰？

高血压时由于动脉血管压力过高，阻碍心脏泵出血液，心脏长期高负荷工作就出现了心肌肥厚和僵硬度增加，最终导致进入心脏的肺静脉血受阻，形成肺淤血。心肌肥大时需氧量增加，血液供应相对不足，常导致心衰发作。

由此可见，高血压与心衰（特别是左心衰）关系密切，是损害心脏舒张功能和收缩功能的主要疾病之一。由高血压引起的心衰的临床特点如下。

1. 由于左心室舒张功能异常，可导致肺淤血，主要表现为：①出现疲劳、气喘、心悸、咳嗽、咯血等症状。②平卧时出现气急，坐起后即好转；③活动量不大，但出现呼吸困难，严重时患者可在睡梦中惊醒。

2. 左心衰竭常可累及右心室功能下降，形成全心衰竭，主要表现为：①发绀。②颈静脉明显充盈。③右上腹疼痛，并有肝肿大。④双下肢浮肿，严重时可出现全身浮肿。⑤少尿，多出现于心衰失代偿期。⑥中老年人常出现脑血管疾病。

冠 心 病

冠心病总论

【定义】 冠心病亦称缺血性心脏病，是一种由冠状动脉器质性（动脉粥样硬化或动力性血管痉挛）狭窄或阻塞引起的心肌缺血缺氧（心绞痛）或心肌坏死（心肌梗死）的心脏病。

【临床表现】

1. 心绞痛 表现为胸骨后的压榨感、闷胀感，伴随明显的焦虑，持续 3～5min，常发散到左侧臂部、肩部、下颌、咽喉部、背部，也可放射到右臂。有时可累及这些部位而不影响胸骨后区。用力、情绪激动、受寒、饱餐等增加心肌耗氧情况下发作的称为劳力性心绞痛，休息和含化硝酸甘油缓解。有时心绞痛不典型，可表现为气紧、晕厥、虚弱、嗳气，尤其在老年人。

2. 心肌梗死 梗死发生前一周左右常有前驱症状，如静息和轻微体力活动时发作的心绞痛，伴有明显的不适和疲惫。梗死时表现为持续性剧烈压迫感，闷塞感，甚至刀割样疼痛，位于胸骨后，常波及整个前胸，以左侧为重。部分病人可延左臂尺侧向下放射，引起左侧腕部、手掌和手指麻刺感，部分病人可放射至上肢、肩部、颈部、下颌，以左侧为主。疼痛部位与以前心绞痛部位一致，但持续更久，疼痛更重，休息和含化硝酸甘油不能缓解。有时候表现为上腹部疼痛，容易与腹部疾病混淆。伴有低热、烦躁不安、多汗和冷汗、恶心、呕吐、心悸、头晕、极度乏力、呼吸困难、濒死感，持续 30min 以上，常达数小时。

3. 无症状型心肌缺血 很多病人有广泛的冠状动脉阻塞却没有感到过心绞痛，甚至有些病人在心肌梗死时也没感到心绞痛。部分病人在发生了心脏性猝死，常规体检时发现心肌梗死后才被发现部分病人由于心电图有缺血表现，发生了心律失常，或因为运动试验阳性而做冠脉造影才发现。

4. 心力衰竭和心律失常 部分患者原有心绞痛发作，以后由于病变广泛，心肌广泛纤维化，心绞痛逐渐减少到消失，却出现心力衰竭的表现，如气紧，水肿，乏力等，还有各种心律失常，表现为心悸。还有部分患者从来没有心绞痛，而直接表现为心力衰竭和心律失常。

5. 猝死型冠心病 指由于冠心病引起的不可预测的突然死亡，在急性症状出现以后 6h 内发生心脏骤停所致。主要是由于缺血造成心肌细胞电生理活动异常，而发生严重心律失常导致。患者心脏骤停的发生是由于在动脉粥样硬化的基础上，发生冠状动脉痉挛或栓塞，导致心肌急性缺血，造成局部电生理紊乱，引起暂时的严重心律失常所致。

【诊断与鉴别诊断】

1. 冠状动脉造影结果是诊断冠心病的金标准。

2. 有以下症状者，再配合心电图等辅助检查便可诊断。

（1）劳累或精神紧张时出现胸骨后或心前区闷痛，或紧缩样疼痛，并向左肩、左上臂放射，持续 3~5min，休息后自行缓解者。

（2）体力活动时出现胸闷、心悸、气短，休息时自行缓解者。

（3）出现与运动有关的头痛、牙痛、腿痛等。

（4）饱餐、寒冷或看惊险影片时出现胸痛、心悸者。

（5）夜晚睡眠枕头低时，感到胸闷憋气，需要高枕卧位方感舒适者；熟睡或白天平卧时突然胸痛、心悸、呼吸困难，需立即坐起或站立方能缓解者。

（6）性生活或用力排便时出现心慌、胸闷、气急或胸痛不适。

（7）听到噪声便引起心慌、胸闷者。

（8）反复出现脉搏不齐，不明原因心跳过速或过缓者。

3. 冠心病应与心肌炎、心包炎、胸膜炎等进行鉴别（表 1-1-2）。

表 1-1-2 冠心病与心肌炎、心包炎、胸膜炎的鉴别诊断

疾病	疾病特点	临床过程	其他
心肌炎	心肌中有局限性或弥漫性的急性、亚急性或慢性的炎性病变	病情轻重不同，表现差异很大，病人可有发热、疲乏、多汗、心慌、气急、心前区闷痛等	检查可见期前收缩、传导阻滞等心律失常。天门冬氨酸氨基转移酶（谷草转氨酶）、肌酸磷酸激酶增高，血沉增快。心电图、X 线检查有助于诊断

续表

疾病	疾病特点	临床过程	其他
心包炎	心包的炎性病变，可分为急性心包炎、慢性心包炎、缩窄性心包炎，心包渗出大量积液时可发生急性心脏填塞症状	患者可有发热、盗汗、咳嗽、咽痛，或呕吐、腹泻、胸痛、呼吸困难、发绀、面色苍白，甚至休克	心电图、X线检查有助于诊断
胸膜炎	胸膜的炎症，由多种病因引起，有干性、渗出性、结核性等	常有发热、消瘦、疲乏、食欲不振等全身症状	胸部检查和X线检查有助于诊断

【治疗】

1. 药物治疗

（1）硝酸酯类　如硝酸甘油，硝酸异山梨酯（消心痛），单硝酸异山梨酯（欣康），硝苯地平缓释片（长效心痛定）。

（2）他汀类降血脂药　如阿托伐他汀钙（立普妥），辛伐他汀（舒降之），洛伐他汀，可延缓或阻止动脉硬化进展。

（3）抗血小板制剂　阿司匹林每日 100～300mg，终生服用。过敏时可服用噻氯匹定（抵克立得）或硫酸氢氯吡格雷（波立维）。

（4）β受体阻断剂　常用的有美托洛尔（倍他乐克），阿替洛尔，比索洛尔。

（5）钙通道阻滞剂　冠状动脉痉挛的病人首选，如地尔硫䓬（合心爽），硝苯地平控释片（拜新同）。

2. 手术治疗、介入治疗、运动锻炼疗法。谨慎安排进度适宜的运动锻炼有助于促进侧支循环的发展，提高体力活动的耐受量而改善症状。

【注意事项】

1. 预防重于治疗：如高血压、高脂血症、糖尿病等应及早治疗。

2. 调整环境，学习放松心情，维持愉快平稳的心情。

3. 均衡的饮食习惯及适当的热量控制（勿暴饮暴食）：以低盐、低胆固醇、低脂肪及高纤维饮食为主。

4. 维持正常的排泄习惯，避免便秘（避免闭气用力解便）。

5. 维持理想体重。

6. 禁烟并拒抽二手烟。

7. 含酒精、咖啡因等刺激性饮料，勿过量饮用。

8. 需随身携带"硝化甘油药片"及小卡片（注明：紧急联络人、姓名、电话、疾病），胸闷、胸痛时立即舌下含服药片，当服药无效或发病时勿惊慌，应安静休息。

9. 定期返院复查，并按时正确服用药物。

心绞痛

【定义】心绞痛是冠状动脉供血不足，心肌急剧的、暂时缺血与缺氧所引起的临床综合征。

【临床表现】　心绞痛表现为胸骨或其邻近压榨紧缩、压迫窒息、沉重闷胀性疼痛，有时可位于左肩或左臂，偶尔也可伴于右臂、下颌、下颈椎、上胸椎、左肩胛骨间或肩胛骨上区，然而位于左腋下或左胸下者很少。疼痛或不适感开始时较轻，逐渐增剧，然后逐渐消失，很少为体位改变或深呼吸所影响。持续时间一般 1~15min，多数 3~5min，偶有达 30min 的（中间综合征除外），体力劳累、情绪激动、暴露于寒冷环境、进食冷饮、身体其他部位的疼痛，以及恐怖、紧张、发怒、烦恼等情绪变化，都可诱发。

【诊断与鉴别诊断】

1. 根据心绞痛的发作特点和体征，含用硝酸甘油后缓解，结合年龄和存在冠心病危险因素，除外其他原因所致的心绞痛，一般可建立诊断。

2. 心绞痛应与心脏神经官能症、急性心肌梗死、X 综合征、肋间神经痛等进行鉴别（表 1 - 1 - 3）。

表 1 - 1 - 3　心绞痛的鉴别诊断

疾病	疾病特点	临床特点	其他
心绞痛	冠脉痉挛或狭窄所致心肌缺血	胸骨或其邻近压榨紧缩感，压迫窒息感，沉重闷胀性疼痛	劳累、情绪激动、暴露于寒冷环境、进食冷饮、身体其他部位疼痛等可诱发
急性心肌梗死	冠脉狭窄所致心肌缺血坏死	本病疼痛部位与心绞痛相仿，但性质更剧烈，持续时间可达数小时，常伴有休克、心律失常及心力衰竭，并有发热，含用硝酸甘油多不能使之缓解	心电图中面向梗死部位的导联 ST 段抬高，并有异常 Q 波。实验室检查示白细胞计数及血清学检查示肌酸磷酸激酶、门冬氨酸转氨酶、乳酸脱氢酶、肌红蛋白、肌凝蛋白轻链等增高，红细胞沉降率增快
X 综合征	为小冠状动脉舒缩功能障碍所致	以反复发作劳累性心绞痛为主要表现，疼痛亦可在休息时发生，治疗反应不稳定而预后良好，与冠心病心绞痛不同	发作时或负荷后心电图可示心肌缺血、核素心肌灌注可示缺损、超声心动图可示节段性室壁运动异常，冠状动脉造影阴性，左心室无肥厚表现
肋间神经痛	神经性疼痛疾病	本病疼痛常累及 1~2 个肋间，但并不一定局限在前胸，为刺痛或灼痛，多为持续性而非发作性，咳嗽、用力呼吸和身体转动可使疼痛加剧，沿神经行径处有压痛，手臂上举活动时局部有牵拉疼痛，故与心绞痛不同	咳嗽、深呼吸或打喷嚏往往使疼痛加重。查体可有胸椎棘突、棘突间或椎旁压痛和叩痛，少数患者沿肋间有压痛，受累神经支配区可有感觉异常。其疼痛性质多为刺痛或灼痛，有沿肋间神经放射的特点

【治疗】

1. 休息　发作时立刻休息，一般病人在停止活动后症状即可消除。

2. 药物治疗　较重的发作，可使用作用快的硝酸酯制剂。这类药物除扩张冠状动脉，降低其阻力，增加其血流量外，还通过对周围血管的扩张作用，减少静脉回心血量，降低心室容量、心腔内压、心排血量和血压，减低心脏前后负荷和心肌的需氧，从而缓解心绞痛。

（1）硝酸甘油　可用 0.3~0.6mg 片剂，置于舌下含化，使迅速为唾液所溶解而吸收，1~2min 即开始起作用，约 0.5h 后作用消失。

（2）二硝酸异山梨醇（消心痛）　可用 5~10mg，舌下含化，2~5min 见效，作用维持 2~3h。或用喷雾剂喷入口腔，每次 1.25mg，1min 见效。

（3）亚硝酸异戊酯　为极易气化的液体，盛于小安瓿内，每安瓿 0.2ml，用时以手帕包裹敲碎，立即盖于鼻部吸入。作用快而短，约 10~15s 内开始，几分钟即消失。本药作用与硝酸甘油相同，其降低血压的作用更明显，宜慎用。同类制剂还有亚硝酸辛酯。

3. 缓解期的治疗　宜尽量避免各种确知足以诱致发作的因素。调节饮食，特别是一次进食不应过饱；禁绝烟酒。调整日常生活与工作量；减轻精神负担；保持适当的体力活动，但以不致发生疼痛症状为度；一般不需卧床休息。在初次发作（初发型）或发作加多、加重（恶化型），或卧位型、变异型、中间综合征、梗死后心绞痛等，疑为心肌梗死前兆的病人，应予休息一段时间。

【注意事项】①注意休息，合理安排运动。②随身携带硝酸甘油片。③调节血脂、血压、血糖。④注意饮食，低盐、低脂。

心肌梗死

【定义】心肌梗死是冠状动脉闭塞，血流中断，使部分心肌因严重的持久性缺血而发生局部坏死。临床上有剧烈而较持久的胸骨后疼痛、发热、白细胞增多、红细胞沉降率加快、血清心肌酶活力增高及进行性心电图变化，可发生心律失常、休克或心力衰竭。

【临床表现】疼痛最先出现，多发生于清晨，疼痛部位和性质与心绞痛相同，但程度重，持续时间长，可达数小时或更长，休息或硝酸甘油不能缓解。患者常烦躁不安、出汗、恐惧，可伴濒死感，少数患者无疼痛，一开始就表现为休克或急性心衰。部分患者疼痛位于上腹部，易被误诊；有发热、心动过速、白细胞增高和血沉增快等全身症状。发热多在疼痛发生后 24~48h 后出现，体温多在 38℃ 左右，持续约一周；疼痛剧烈时常伴有恶心、呕吐和上腹胀痛等胃肠道症状，肠胀气亦不少见，重症者有呃逆；心律失常多发生在起病 1~2d，而以 24h 内最多见。以室性心律失常最多，尤其是室性期前收缩。室颤是心梗早期，特别是入院前的主要死亡原因。房室和束支传导阻滞亦较多；低血压和休克多在起病后数小时至数日内发生，主要为心源性；心力衰竭主要是急性左心衰竭，可在起病最初几天发生。

【诊断与鉴别诊断】

1. 必须至少具备以下 3 条标准中的 2 条：①缺血性胸痛的临床病史。②心电图的动态演变。③心肌坏死的血清标志物浓度的动态改变。

2. 心肌梗死应与心包炎、心绞痛、急性肺动脉栓塞、急腹症、主动脉夹层分离等进行鉴别诊断（表 1-1-4）。

表 1 - 1 - 4 心肌梗死的鉴别诊断

疾病	疾病特点	临床特点	其他
心肌梗死	冠脉狭窄所致心肌缺血坏死	本病疼痛部位与心绞痛相仿，但性质更剧烈，持续时间可达数小时，常伴有休克、心律失常及心力衰竭，并有发热，含用硝酸甘油多不能使之缓解	心电图中面向梗死部位的导联 ST 段抬高，并有异常 Q 波。实验室检查示白细胞计数及血清学检查示肌酸磷酸激酶、门冬氨酸转氨酶、乳酸脱氢酶、肌红蛋白、肌凝蛋白轻链等增高，红细胞沉降率增快
心绞痛	冠状动脉狭窄	心绞痛的疼痛性质与心肌梗死相同，但发作较频繁，每次发作历时短，一般不超过 15min，发作前常有诱发因素	无白细胞增加、红细胞沉降率增快或血清心肌酶增高，心电图无变化或有 ST 段暂时性压低或抬高，很少发生心律失常、休克和心力衰竭，含服硝酸甘油片疗效好
急性肺动脉栓塞	栓子栓塞肺动脉	胸痛、气急和休克，但有右心负荷急剧增加的表现。如右心室急剧增大、肺动脉瓣区搏动增强和该处第二心音亢进、三尖瓣区出现收缩期杂音等。发热和白细胞增多出现也较早	心电图示电轴右偏，Ⅰ 导联出现 S 波或原有的 S 波加深，Ⅲ 导联出现 Q 波和 T 波倒置，aVR 导联出现高 R 波，胸导联过渡区向左移，左胸导联 T 波倒置等，与心肌梗死的变化不同
急腹症	多种疾病	可有上腹部疼痛及休克，可能与急性心肌梗死病人疼痛波及上腹部者混淆	仔细询问病史和体格检查，不难做出鉴别，心电图检查和血清心肌酶测定有助于明确诊断
主动脉夹层分离	主动脉中膜退变、内膜剥脱，形成真假两腔	剧烈胸痛起病，颇似急性心肌梗死。但疼痛一开始即达高峰，常放射到背、肋、腹、腰和下肢，两上肢血压及脉搏可有明显差别，少数有主动脉瓣关闭不全，可有下肢暂时性瘫痪或偏瘫	X 线胸片、CT、超声心动图探测到主动脉壁夹层内的液体

【治疗】

1. 入院前的处理 急性心肌梗死病人约 2/3 在被送到医院之前已经死亡，因此，缩短起病至住院间的一段时间，并在这期间进行积极的治疗，对挽救这部分病人的生命，有重要意义。对病情严重的病人，发病后宜就地进行抢救，待病人情况稳定容许转送时，才转送医院继续治疗。转送病人的救护车上，宜配备监护设备，以便在转送途中亦能继续监护病情的变化，及时予以处理。

2. 监护和一般治疗

（1）休息 病人应卧床休息。在"冠心病监护室"，保持环境安静，减少探视，防止不良刺激。

（2）吸氧 最初 2~3d 内，间断或持续地通过鼻管或面罩吸氧。

（3）监测措施 进行心电图、血压和呼吸的监测，必要时还监测血流动力学变化 5~7d。密切观察病情，为适时做出治疗措施提供客观的依据。监测人员必须以极端负责的精神进行工作，既不放过任何有意义的变化，又要保证病人安静和休息。

3. 缓解疼痛 用哌替啶 50~100mg 肌内注射或吗啡 5~10mg 皮下注射，每 4~6h 可重复应用 0.03~0.06g 肌内注射或口服。亦可试用硝酸甘油 0.3mg 或二硝酸异山梨醇 5 ~ 10mg 舌下含服，用硝酸甘油 1mg 溶于 5% 葡萄糖注射液 100ml 中静脉滴注 10 ~ 50μg/min，或二硝酸异山梨醇 10mg 溶于 5% 葡萄糖注射液 100ml 中静脉滴注 30 ~ 100μg/min，但均要注意监测血压变化。中药可用苏冰滴丸、苏合香丸、冠心苏合丸或宽胸丸，含服或口服，或复方丹参注射液 2 ~ 4ml 加入 50% 葡萄糖注射液 40ml 中静脉注射，或 8 ~ 16ml 加入 50% 葡萄糖注射液或低分子右旋糖酐注射液 500ml 静脉滴注。β 受体阻断剂如美托洛尔（15mg，静脉注射，然后口服 50mg，4 次/日，2d 后改为 100mg，2 次/日，连服 3 个月）、普萘洛尔、阿替洛尔、噻吗洛尔等对血压较高、心率较快的前壁梗死病人有止痛效果且能改善预后，但要密切注意血压、心率和心功能。

4. 再灌注心肌　应尽早应用溶解冠状动脉内血栓的药物以恢复心肌灌注，挽救濒死的心肌或缩小心肌梗死的范围，保护心室功能，并消除疼痛。适用于：①发病≤6h；②相邻两个或以上导联 ST 段抬高≥0.2mV；③年龄≤70 岁，而无近期活动性出血、中风、出血倾向、糖尿病视网膜病变、严重高血压和严重肝肾功能障碍等禁忌证者。

5. 消除心律失常。

6. 治疗休克。

心律失常

窦性心动过速

【定义】窦性心动过速是指成人窦房结冲动形成的速率超过 100 次/分，速率常在 101 ~ 160 次/分之间。窦性心动过速开始和终止时，其心率逐渐增快和减慢。窦性心动过速是常见的心律失常。

【临床表现】本病无特殊的症状，常是由于其他疾病所引起，其临床症状与心率增快影响血流动力学障碍的程度有关，与基础心脏状态亦有关，当心率轻度增快时，心排血量增大，心脏工作效率增加，患者可无任何症状。当心率过快时，患者可出现心悸、气短、胸闷、烦躁等症状，甚至可出现胸痛。症状的个体差异也较大。通常从休息状态下心率 70 次/分左右增加至 2.5 倍左右（180 次/分），心脏的工作效率最大；当超过 180 次/分时，则心脏工作效率明显降低，不能满足机体的需要，这是因为心率 > 180 次/分时心肌耗氧量明显增加，冠状动脉血流量减少（有冠心病者更加明显），舒张末期缩短，心室充盈减少，每搏心排出量减少等所致。

体征：心率增快至 100 ~ 150 次/分，少数人可达 160 ~ 180 次/分。生理性者大多为一过性；系器质性心脏病所致者，则心动过速持续较久。心尖搏动有力，心音增强，颈动脉搏动明显。

【诊断】诊断只能依靠心电图检查，心电图的特征如下。

（1）P 波有规律的发生　心动过速发作时的 P 波形态与正常窦性心律的 P 波形态、时限、振幅完全相同。

（2）P 波频率　大于 100 次/分，多在 130 次/分左右。

（3）P－R间期 大于0.12s。

（4）P－P间期 窦性心动过速开始时可逐渐缩短，终止时逐渐减慢至原有时限。窦性动过速时PP间距短于0.6s，窦性心律不齐时最长与最短的P－P间距之差达0.12s以上。

（5）有引起心动过速的原因。

【并发症】本病常由其他疾病所引起，故其并发症与病因有关，常见的并发症有相应的急性肺水肿、心衰、心源性休克等危重症状。如心动过速持续时间长，心率过快或有心脏病的基础者可出现头晕、晕厥、黑矇等症状。

【治疗】窦性心动过速一般不需特殊治疗，主要是针对病因进行处理。如病人心悸等症状明显，可选用。

1. 利血平 0.125～0.25mg，口服，2～3次/日。

2. 普萘洛尔 5～10 mg 口服，3次/日。

3. 维拉帕米 40～80mg，口服，3次/日。

此外，尚可配合应用镇静药物。

【预防】①避免去刺激过强的娱乐场所，消除精神紧张诱因，积极治疗原发病。②戒烟酒，生活要规律，合理膳食。③适当户外锻炼，工作勿过劳累。④预防感冒。

药物治疗的适应证包括那些发作频繁，影响正常生活或症状严重而又不愿或不能接受导管射频消融治疗的患者。对于偶发、发作短暂或者症状轻的患者可不必用药物治疗，或者在心动过速发作需要时给予药物治疗。要避免精神紧张和过度劳累，做到生活规律、起居有常、精神乐观、情绪稳定均可减少本病的复发。忌食辛辣、刺激性食物；戒烟酒、咖啡；饮食宜清淡。

窦性心动过缓

【定义】窦性心动过缓是窦房结自律性降低所致的窦性心律失常，其频率在60次/分以下。

【临床表现和诊断】多数窦性心动过缓，尤其是神经性因素（迷走神经张力增高）所致者心率在40～60次/分，由于血流动力学改变不大，所以可无症状，也无重要的临床意义。当心率持续而显著减慢，心脏的每搏输出量又不能增大时，每分钟的心排血量即减少，冠状动脉、脑动脉及肾动脉的血流量减少，可表现气短、疲劳、头晕、胸闷等症状，严重时可出现晕厥，冠心病患者可出现心绞痛。这多见于器质性心脏病，尤其是急性心肌梗死患者容易发生。

①窦性P波：频率<60次/分，一般不低于40次/分，24h动态心电图窦性心搏<8万次。②P－R间期：0.12～0.25s。③QRS波：正常。

【鉴别诊断】

1. 二度窦房阻滞 当发生2:1、3:1窦房阻滞时，心率很慢，类似窦性心动过缓。两者可依据下列方法鉴别，经阿托品注射或体力活动后（可做蹲下、起来运动），窦性心动过缓者的窦性心率可逐渐加快，其增快的心率与原有心率不成倍数关系；而窦房阻滞者心率可突然增加一倍或成倍增加，窦房阻滞消失。

2. 未下传的房性期前收缩二联律 未下传的房性期前收缩 P′波，一般是较易识别的。当 P′波重叠于 T 波上不易分辨时，可被误认为窦性心动过缓。其鉴别点为：①仔细观察可发现 T、P 混合波与其他 T 波的形态是不同的。②可从 T 波低平的导联上寻找未下传的 P′波。③心电图描记时可加大电压（增益）：走纸速度增至 50～100ms，重叠于 T 波的 P′波可显露。

3. 2∶1 房室传导阻滞 2∶1 房室传导阻滞时，由于未下传的 P 波可重叠于 T 波中，T 波形态发生增宽、变尖、切迹、倒置、双向等变化，或者误为此 P 波为 u 波而被忽略，而误认为窦性心动过缓。其鉴别点为：①仔细观察可发现 T、P 混合波与其他 T 波的形态是不同的。②心电图描记时可加大电压（增益），走纸速度增至 50～100ms，重叠于 T 波的 P 波可显露。③注射阿托品或改变心率后，则重叠于 T 波中的 P 波可显露，并可与 u 波相区别。

4. 房性逸搏心律 房性逸搏心律较少见，其 P′波形态与窦性心律的 P 波明显不同，但如果房性逸搏点位置接近窦房结时，则其 P′波与窦性 P 波在形态上不易区别。其鉴别点为：①房性逸搏心律通常持续时间不长，运动或注射阿托品可使窦性心率加快、房性逸搏心律消失。②房性逸搏心律规则，而窦性心动过缓常伴有窦性心律不齐。

【治疗】窦性心动过缓本身一般不需处理，主要是针对病因进行治疗。若病人头晕等症状明显，且伴心绞痛、心功能不全或中枢神经系统功能障碍，且心率低于 40 次/分时，可用阿托品或含服异丙肾上腺素以提高心率。

1. 阿托品 0.3～0.6mg，口服，3～4 次/日。或 1～2mg 静脉注射。

2. 异丙肾上腺素 2.5～10mg 含化，3～4 次/日。或者 1mg 加入 10% 葡萄糖注射液 500ml 中静脉滴注。

发生在急性心肌梗死早期的显著窦性心动过缓，此时可能促发心室颤动。此时的心动过缓在急性心肌梗死所并发的心律失常中，仅次于室性过早搏动。后下壁梗死时的发生率比前壁梗死时大 3 倍。窦性心动过缓最可能出现于梗死发作后的最初数小时内（其发生率为 40%）。

因此，对急性心肌梗死早期所发生的窦性心动过缓应予及时处理。药物治疗上可选用阿托品静脉注射及异丙肾上腺素缓慢静脉滴注。

【并发症】心动过缓心室率过于缓慢同时有器质性心脏病基础时，可出现头晕、晕厥、心绞痛等并发症。

【预防】本病是由血压长期升高导致心脏后负荷过重所诱发的心脏损害。长期系统的降压治疗能预防本病的发生、发展。长期、正规的抗高血压治疗能使肥大的心脏的损害程度改善，甚至完全恢复正常形态。单纯强调降压目的、忽视心脏保护的治疗方案是不全面和不科学的。

房性心动过速

【定义】房性心动过速简称房速。根据发生机制与心电图表现的不同，可分为自律性房性心动过速、折返性房性心动过速与混乱性房性心动过速三种。

【临床表现和诊断】

1. 异常自律性房性心动过速 ①心动过速的 P 波形态和心房激动顺序不同于窦性心律；②心房刺激不能诱发、拖带和终止心动过速，但（不总是）可被超速起搏所抑制；③心动过速发作与终止时可出现温醒与冷却现象；④异常自律性房性心动过速；⑤房内传导或房室结传导延缓，甚至房室结传导阻滞不影响心动过速的存在；⑥刺激迷走神经和静脉注射腺苷不能终止心动过速。

2. 房内折返性房性心动过速 ①心动过速的 P 波形态和心房激动顺序不同于窦性心律；②心房程序刺激和分级刺激能诱发和终止心动过速；③出现房室结传导阻滞不影响心动过速的存在；④部分心动过速能被刺激迷走神经方法和静脉注射腺苷所终止；⑤心房心内膜标测及起搏可判断折返环的部位、激动方向与顺序。

3. 触发活动引起房性心动过速 ①心动过速的 P 波形态和心房激动顺序不同于窦性心律；②心房程序刺激和分级刺激能诱发心动过速，且不依赖于房内传导和房室结传导的延缓；③起搏周长、期前刺激的配对间期直接与房速开始的间期和心动过速开始的周长有关，具有刺激周长依赖的特点；④心动过速发生前，单相动作电位上有明显的延迟后除极波；⑤心房刺激能终止或超速抑制心动过速；⑥部分心动过速能被刺激迷走神经方法和静脉注射腺苷所终止。

【鉴别诊断】 应与室性心动过速相鉴别。

【并发症】 ①房性心动过速伴房室传导阻滞。②自律性房性心动过速，可并发房颤、室颤等病症，严重可导致死亡。

【治疗】

1. 自律性房速

（1）洋地黄引起者 ①立即停用洋地黄；②如血清钾不升高，首选氯化钾口服或静脉滴注氯化钾，同时进行心电图监测，以避免出现高血钾；③已有高血钾或不以氯化钾者，可选用普萘洛尔、苯妥英、普鲁卡因胺与奎尼丁。心室率不快者，仅需停用洋地黄。

（2）非洋地黄引起者 ①口服或静脉注射洋地黄；②如未能转复窦性心律，可应用奎尼丁、丙吡胺、普鲁卡因胺、普罗帕酮或胺碘酮。

2. 折返性房速 ①心电图：P 波与窦性不同，P–R 间期延长；②治疗参照阵发性室上速。

3. 紊乱性房性心动过速 亦称多源性房速，常见于慢性阻塞型肺病、充血性心力衰竭、洋地黄中毒、低血钾。心电图：①三种以上 P 波，P–R 间期各不同；②心房率 100～130 次/分钟；③多数 P 波能下传心室，部分 P 波过早而受阻，心室律不规则。

治疗针对原发病。维拉帕米和胺碘酮可能有效。补钾补镁可抑制发作。

房性期前收缩

【定义】 房性期前收缩即房性过早搏动，又称房性早搏、房早。它是起源于心房异位提前的心脏搏动，非常普遍。

【临床表现】 主要表现为心悸、心脏"停跳"感，期前收缩次数过多时自觉"心跳很乱"，可有胸闷、心前区不适、头昏、乏力、摸脉有间歇等。也有无症状者。可能因期前收缩持续时间较久，患者已适应。此外，期前收缩的症状与患者的精神状态有密切关系，不少患者的很多症状是由于对期前收缩不正确的理解和恐惧、焦虑等情绪所致。通常根据患者的临床表现、体征和心电图的特征明确诊断多无困难。

房性期前收缩并发症：频发和持久的房性期前收缩，特别是多源性或成对房性期前收缩的配对指数 <0.5 时，常可引发心房颤动或房性心动过速。

【鉴别诊断】

1. 房性期前收缩与房室交接区性期前收缩的鉴别 前者的 P′波直立，后者的 P′波呈逆行性。心房下部的房性期前收缩 P′波可为逆行性，但 P′–R 间期≥0.12s。而交接区性期前收缩 P′–R 间期 <0.12s。

2. 未下传房性期前收缩二联律与 2∶1 房室传导阻滞的鉴别 当未下传房性期前收缩的 P′波与前一心搏的 ST 段或 T 波相重叠时，易误诊为 2∶1 房室传导阻滞。但是房性期前收缩的 P′波形态与窦性 P 波不同；运动后 2∶1 阻滞可加重，而房性期前收缩反可消失。如果既往和现在的心电图上有 P–R 间期延长，则提示为 2∶1 房室传导阻滞。

3. 房性期前收缩伴室内差异性传导与室性期前收缩的鉴别 可根据两者的 QRS 波不同作鉴别。

4. 房性期前收缩与窦性期前收缩的鉴别 窦性期前收缩形态与窦性心律的 P 波相同，而房性期前收缩的 P′波与窦性心律的 P 波略有不同。如果房性期前收缩起源于窦房结附近，则两者不易区别。

5. 房性期前收缩二联律与二度 I 型窦房阻滞呈 3∶2 传导鉴别 两者均呈一长一短的 P–QRS–T 波群，故鉴别有困难。但如两种 P 波形态有明显不同，则支持房性期前收缩二联律的诊断。如果 P 波形态无明显不同则支持二度 I 型呈 3∶2 窦房阻滞。

6. 房性期前收缩未下传与窦性停搏的鉴别 两者均可出现 1 个短于 2 个窦性心搏的长 P–P 间期。此时应仔细寻找重叠在前一心搏的 T 波上的 P′波。可使 T 波发生错折、切迹等不同于其他基本心律的 T 波。通常鉴别不困难。

【治疗】房性期前收缩如发生在健康人或无明显其他症状的人群，一般不需要特殊治疗。有些有特定病因者，如甲状腺功能亢进、肺部疾病缺氧所致的房性期前收缩、洋地黄中毒、电解质紊乱者，应积极针对病因治疗。对器质性心脏病患者，其治疗应同时针对心脏病本身，如改善冠心病患者冠状动脉供血，对风湿活动者进行抗风湿治疗，对心力衰竭患者进行相应的治疗等，当心脏情况好转或痊愈后房性期前收缩常可减少或消失。

在病因治疗的同时，应消除各种诱发因素，适当镇静是消除期前收缩的一个良好方法，可适当选用地西泮等镇静药。

部分患者虽无明显心脏病，但有明显症状（如心悸等）影响工作、休息的房性期前收缩，以及有可能引起心房颤动、心房扑动、阵发性房性心动过速和其他阵发性室上性心动过速等的频发而持久的房性期前收缩，多源、成对房性期前收缩等，以及风湿性心脏病二尖瓣病变者、冠心病、甲状腺功能亢进性心脏病等器质性心脏病患者伴发房性期前收缩者可选用下列药物治疗。

（1）β 受体阻断药 常为首选药物：①阿替洛尔（氨酰心安）：每次 12.5～25mg，

1~2次/日；老年人宜从小剂量开始12.5mg，1次/日。然后剂量逐渐加大到每天50~100mg。房性期前收缩被控制或心率降至50~55次/分或运动后心率无明显加快，即为达到定量的标志。当患有急性左心衰竭、急性肺水肿、心率缓慢或房室传导阻滞、慢性支气管炎、支气管哮喘、雷诺现象、糖尿病等不宜使用。②美托洛尔（甲氧乙心胺、倍他乐克）：每次12.5~25mg，1~3次/日，逐渐增加剂量，维持量可达100~300mg/日。β受体阻断药需停用时，应逐渐减量后再停用，不能突然停用。

（2）钙离子拮抗药 对房性期前收缩也有明显疗效：①维拉帕米（异搏定）：每次40~80mg，3~4次/日。不良反应有低血压、房室传导阻滞、严重窦性心动过缓，甚至窦性停搏等，应密切观察。心力衰竭、休克、房室传导阻滞及病态窦房结综合征患者禁用。②地尔硫草（硫氮草酮）：每次30~60mg，3~4次/日。钙离子拮抗药不宜与洋地黄合用，因为其可显著提高洋地黄血中浓度，易导致洋地黄中毒。

（3）普罗帕酮（心律平） 每次100~150mg，3次/日。

（4）莫雷西嗪（乙吗噻嗪） 每次0.1~0.3g，3次/日。维持量每次0.1~0.3g，每12小时1次。

（5）胺碘酮 每次0.2g，3次/日，2周有效后改为每天0.1~0.2g维持量。注意勤查T_3、T_4以排除药物性甲亢。口服胺碘酮起效慢，不良反应较多，仅用于上述药物疗效不佳或症状明显患者。

（6）苯妥英钠 对因洋地黄毒性反应所致的房性或室性期前收缩均有效。也可用于其他原因引发的房性或室性期前收缩。对明显少尿或肾功能衰竭而不宜服用氯化钾伴有房性期前收缩者尤其适用。苯妥英钠能减弱心肌收缩力，对房室或心室内传导功能的影响较小。每次100mg，3~4次/日。

（7）洋地黄 过量的洋地黄可引起室性期前收缩，但适量的洋地黄可治疗房性期前收缩，特别是由心力衰竭引起的房性期前收缩。服洋地黄后可使期前收缩减少或消失。地高辛每次0.25mg，1~2次/日，连服2~3日，再改为维持量0.125~0.25mg，1次/日。

【预后】通常房性期前收缩患者的预后好。当去除病因、应用有效的抗心律失常药，可使房性期前收缩减少或消失。当原发的心脏病较重时，或伴有心房扩大、增厚、房内压增高等时，可促使房性期前收缩发展为房性心动过速、心房扑动及心房颤动，对血流动力学有明显的影响，可影响左心室的收缩和舒张功能，诱发心力衰竭。此外，阵发性室上性心动过速的四种类型（如窦房结折返性心动过速、心房内折返性心动过速、房室结折返性心动过速、房室折返性心动过速）均可被房性期前收缩诱发及终止发作。

【预防】对房性期前收缩的出现首先要判定是生理性的还是病理性的。如果为生理性的情况，可消除各种诱因，如精神紧张、情绪激动、吸烟、饮酒、过度疲劳、焦虑、消化不良等。应避免过量服用咖啡或浓茶等。必要时可服用适量的镇静药。

如为病理的情况，特别是有器质性病变，如甲亢、肺部疾病缺氧所致的房性期前收缩、洋地黄中毒、电解质紊乱等引起者，应积极治疗原发病。对器质性心脏病患者，其治疗应同时针对心脏病本身，如冠心病应改善冠状动脉供血，风湿活动患者抗风湿治疗，心力衰竭的治疗等，当心脏情况好转或痊愈后房性期前收缩常可减少或消失。

心房扑动

【定义】 心房扑动是指快速、规则的心房电活动。在心电图上表现为大小相等、频率快而规则（心房率一般在 240~340 次/分）、无等电位线的心房扑动波。

【临床表现】

1. 发作特点 心房扑动大多数为阵发性，常突然发作、突然终止，每次发作可持续数秒、数小时、数天。若持续时间超过 2 周即为持续性发作，又称慢性心房扑动。个别病例有达数年者。心房扑动也可由心房颤动转变而来。心房扑动如为持续性者，则大多变为慢性（永久性）心房颤动。阵发性心房扑动也有部分可转为慢性心房颤动。

2. 症状 有无症状取决于是否存在基础心脏病和心室率的变化。心室率的快慢与心房扑动的房室传导比例有关，当房室传导为 3:1 与 4:1 时，心房扑动的心室率接近正常值，对血流动力学影响较小，症状可无或轻，仅有轻微的心悸、胸闷等；当房室传导为 2:1 甚至达 1:1 时，心室率可超过 150~300 次/分，血流动力学可明显受累，患者可出现心悸、胸闷、头晕、眩晕、精神不安、恐惧、呼吸困难等，并可诱发心绞痛或脑动脉供血不足。特别是老年患者，尤其是在初发时以及原有心脏病较严重者心室率增快更明显，并可诱发或加重心力衰竭。

3. 体格检查

（1）心室率常在 150 次/分左右（2:1 房室传导），心律齐；当呈 1:1 传导时心室率更快，心律齐；当呈 3:1 或 4:1 传导，心室率正常，心律齐；但当呈 3:1、4:1 或 5:1、6:1 等传导交替出现时，则心率虽不快，但节律不齐。此时听诊第一心音强弱不等、间隔不一，应与心房颤动鉴别。

（2）颈静脉搏动快而浅，其频率与心室率不一致，超过心室率。

（3）运动可加速心房扑动的房室传导比例，如由 4:1 变为 2:1 传导，心室率可增快并可成倍增加。当停止运动后，心室率又可逐渐恢复到原来的心率值。

（4）压迫颈动脉窦可抑制心房扑动的房室传导比例，使 2:1 变为 3:1 或 4:1 等，心室率变慢。当出现房室传导不同比例时，心律可不齐。停止压迫颈动脉窦后即可恢复原来的心率。根据病史、症状、体征及心电图表现可明确诊断。

【鉴别诊断】

1. 心房扑动与阵发性房性心动过速的鉴别 心房扑动的心房率多为 250~350 次/分，而阵发性房性心动过速的心房率为 160~250 次/分。心房扑动有 F 波在 II、III、aVF 导联清楚、F 波之间无等电位线，心室率较慢，刺激迷走神经心室率可成倍减少或变成不规则（传导比例不同），而 F 波常能更清楚显现；而阵发性房性心动过速 P′波之间有等电位线、心室率较快、刺激迷走神经可使房性心动过速终止发作或无效。

2. 心房扑动与室性心动过速的鉴别 通常两者鉴别不困难，但在下列两种情况时，应注意鉴别。

（1）心房扑动合并室性心动过速 此时 QRS 波群增宽，心室率快，容易将心房扑动的 F 波淹没而漏诊。此时，除非加做食管导联，否则凭借一般导联不能做出鉴别，但幸而少见。

（2）心房扑动心室率快并伴有室内差异性传导 QRS波群也增宽，很易被误认为室性心动过速。如能通过减慢心室率的方法（如压迫颈动脉窦）减慢心室率，QRS波变窄时，才能加以区别。

【治疗】心房扑动的治疗主要分为以下两方面。

1. 病因治疗 由于心房扑动大多系器质性心脏病所致。因此，治疗原发病很重要。有时当原发病未能纠正，心房扑动虽用药物控制但很易反复发作。

2. 对心房扑动的治疗 心房扑动时心室率常增快，尤以活动时更明显，这对原发病患者影响较大。故原则上除了对极短阵发作的心房扑动且无器质性心脏病依据的患者可以观察外，对其他患者均应及时纠正，使心房扑动转为窦性心律，即使心室率下降。阵发性或持续性心房扑动的治疗目的有以下几个方面：①终止发作：a. 直流电转复；b. 食管心房调搏术；c. 抗心律失常药：胺碘酮、普罗帕酮（心律平）等。②维持治疗：当药物或电转复为窦性心律时，需服胺碘酮、普罗帕酮等药物以维持疗效。③采用导管射频消融术或外科手术可达根治目的。

心房颤动

【定义】心房颤动（Af）简称房颤，是最常见的心律失常之一，是由心房主导折返环引起许多小折返环导致的房律紊乱。

【临床表现】

1. 阵发性心房颤动的临床特点

（1）男性患者多见：常无器质性心脏病。

（2）阵发性心房颤动可频繁发作，动态心电图可见发作持续数秒到几个小时不等。

（3）常伴有频发房性期前收缩，房性期前收缩可诱发心房颤动。

（4）房性期前收缩的联律间期多数 <500ms，常有 P - on - T 现象，并诱发短阵心房颤动。

（5）激动、运动等交感神经兴奋时可诱发心房颤动发作。

（6）年龄较轻的局灶起源性心房颤动患者心房颤动发作次数相对少。心房常不大，多数为一支肺静脉受累。

（7）阵发性心房颤动发作时，如频率不快，可无明显症状。如心率快，患者诉心悸、心慌、胸闷、气短、心脏乱跳、烦躁、乏力等。听诊心律不齐、心音强弱不等、快慢不一及脉搏短绌、多尿等。如心室率过快还可引起血压降低甚至晕厥。

2. 持续性及慢性心房颤动的临床特点

（1）持续性（或慢性）心房颤动的症状与基础心脏病有关，也与心室率快慢有关。可有心悸、气短、胸闷、乏力，尤其在体力活动后心室率明显增加，并可出现晕厥，尤其是老年患者，由于脑缺氧及迷走神经亢进所致。

（2）心律不规则。第一心音强弱不均、间隔不一。未经治疗的心房颤动心室率一般在 80～150 次/分，很少超过 170 次/分。心率 >100 次/分，称快速性心房颤动；>180 次/分称极速性心房颤动。有脉搏短绌。

（3）可诱发心力衰竭或使原有心力衰竭或基础心脏病加重，特别是当心室率超过150次/分时，可加重心肌缺血症状或诱发心绞痛。

（4）血栓形成易感性增强，因而易发生栓塞并发症。心房颤动持续3天以上者，心房内即可有血栓形成。年龄大、有器质性心脏病、左心房内径增大、血浆纤维蛋白增加均是发生血栓栓塞并发症的危险因素。

3. 心房颤动的特殊类型 ①迷走神经介导性心房颤动。②交感神经介导的阵发性心房颤动。③心房颤动伴室内差异性传导。④预激综合征合并心房颤动。⑤心房颤动揭示潜在性预激综合征。⑥心房颤动合并房室传导阻滞。⑦心房分离的孤立性心房颤动。

【鉴别诊断】

1. 心房颤动伴室内差异性传导与室性期前收缩的鉴别 室性期前收缩的特点为：①V_1导联QRS波呈单向或双向型，V_6呈QS或rS型；②以左束支阻滞多见；③有固定的联律间期，后有完全性代偿间歇；④畸形QRS波的起始向量与正常下传者不同。

2. 心房颤动伴室内差异性传导与室性心动过速的鉴别 ①前者的节律大多绝对不规则：心率极快时才基本规则，而后者基本规则（RR间期相差仅在0.02～0.04s）或绝对规则；②前者QRS时限多为0.12～0.14s，易变性大；而后者QRS时限可大于0.14s，如>0.16s则肯定为室性心动过速，此外易变性小；③前者无联律间期也无代偿间歇，后者有联律间期并固定，发作终止后有代偿间歇；④前者无室性融合波而后者有；⑤V_1～V_6导联QRS波方向一致，都向上或都向下，高度提示室性心动过速；⑥如出现连续畸形QRS波时，如电轴发生方向性改变者。多为室性心动过速（扭转型室性心动过速）。

3. 预激综合征合并心房颤动与室性心动过速的鉴别 室性心动过速的特点是：①心室率在140～200次/分，大于180次/分者少见；②心室节律可稍有不齐或完全整齐，R－R间期相差仅0.02～0.04s；③QRS波很少呈右束支阻滞图形，无预激波；④可见到心室夺获，有室性融合波；⑤室性心动过速发作前后的心电图可呈现同一形态的室性期前收缩。

预激综合征伴心房颤动的特点是：①心室率多在180～240次/分；②心室节律绝不规则，R－R间期相差可大于0.03～0.10s；③QRS波宽大畸形，但起始部可见到预激波；④无心室夺获故无室性融合波；⑤发作前后，心电图可见到预激综合征的图形。

4. 心房颤动与房室交接区性心律的鉴别 在某些情况下，心房颤动的f波非常细小，以致常规心电图上不能明显地显示出来，此时容易误诊为房室交接区性心动过速。但心房颤动时心室律是绝对不规则的（伴三度房室传导阻滞除外）；而房室交接区性心律是绝对匀齐的。此外，如能加大增益f波可能会出现。如能在特殊导联（如食管导联）描记到f波。即可确诊为心房颤动。

【治疗】

1. 心房颤动的治疗原则 ①消除易患因素；②转复和维持窦性心律；③预防复发；④控制心室率；⑤预防栓塞并发症。

2. 心房颤动的药物治疗对策

（1）无器质性心脏病的阵发性心房颤动及有器质性心脏病（但非冠心病亦不伴左心室肥厚）的阵发性心房颤动者，可首选I_c类药如普罗帕酮，次选索他洛尔、依布利特。若仍无效，可选用胺碘酮，它也可作为首选。

（2）有器质性心脏病或心力衰竭者：胺碘酮为首选药。

（3）冠心病（包括急性心肌梗死）合并心房颤动者：应首选胺碘酮，次选索他洛尔。

（4）迷走神经介导性心房颤动：选用胺碘酮，或胺碘酮与氟卡尼联合应用，也可用丙吡胺（双异丙吡胺）。

现阶段我国对器质性心脏病合并心房颤动者使用的药物中仍以I类抗心律失常药较多，但它可增高这类患者的死亡率，故应引起重视。器质性心脏病的心房颤动，尤其是冠心病和心力衰竭患者，应尽量使用胺碘酮、索他洛尔，避免使用I_A类（奎尼丁）和I_c类（普罗帕酮）药物。

3. 电复律 对药物复律无效的心房颤动采用电复律术。此外，阵发性心房颤动发作时，往往心室率过快，还可能引起血压降低甚至晕厥（如合并预激综合征经旁路快速前传及肥厚梗阻型心肌病），应立即电复律。对于预激综合征经旁路前传的心房颤动或任何引起血压下降的心房颤动，立即施行电复律。

电复律见效快、成功率高。电复律后需用药物维持窦性心律者在电复律前要进行药物准备，服胺碘酮者最好能在用完负荷量后行电复律，也可使用奎尼丁准备。拟用胺碘酮转复者，用完负荷量而未复律时也可试用电复律。

室性期前收缩

【定义】室性期前收缩亦称室性过早搏动（VPBs），简称室性早搏，是指在窦性激动尚未到达之前，自心室中某一起搏点提前发生激动，引起心室除极，为最常见的心律失常之一。

【临床表现】患者可感到心悸不适，当室性期前收缩发作频繁或呈二联律，可导致心排出量减少。如患者已有左室功能减退，室性期前收缩频繁发作可引起晕厥。室性期前收缩发作持续时间过长，可引起心绞痛与低血压。

听诊时，室性期前收缩后出现较长的停歇，室性期前收缩之心音强度减弱，仅能听到第一心音。桡动脉搏动减弱或消失。颈静脉可见正常或巨大的 a 波。

【鉴别诊断】室性期前收缩的诊断并不困难，但应与房性期前收缩伴室内差异性传导等相鉴别。

【治疗】针对室性期前收缩的治疗目的有：①改善症状；②改善患者的长期预后，即预防心源性猝死。

1. 室性期前收缩的治疗对策

（1）无器质性心脏病、无明显症状者，不必用药，应向患者解释清楚。

（2）无器质性心脏病，有症状而影响工作和生活者，可先用镇静剂，无效时可选用美西律（慢心律）、普罗帕酮；心率偏快、血压偏高者可用 β 受体阻断药。

（3）有器质性心脏病伴轻度心功能不全者：原则上只处理基础心脏病，不必用针对室性期前收缩的药物。如室性期前收缩引起明显症状者则参考（2）用药。

（4）有器质性心脏病并有较重的心功能不全，尤其是成对或成串的室性期前收缩患者，宜选用胺碘酮、利多卡因、美西律（慢心律），其次才选用普罗帕酮、莫雷西嗪（乙吗噻嗪）、奎尼丁、普鲁卡因胺等。以上药物无效时可短期慎用丙吡胺或阿普林定。紧急情况下可静脉给药，必要时联合用药。

（5）急性心肌梗死早期出现的室性期前收缩：宜静脉使用胺碘酮、利多卡因，无效者用普鲁卡因胺等。急性心肌梗死后期及陈旧性心肌梗死出现的室性期前收缩，可参考（3）、（4）用药。宜首选 β 受体阻断药和胺碘酮。

（6）室性期前收缩伴发于心力衰竭、低血钾、洋地黄中毒、感染、肺心病等情况时，应先治疗上述病因。

（7）曾有室性心动过速、心室颤动发作史，或在室性心动过速发作间歇期时的室性期前收缩（大多为 R－on－T 型室性期前收缩），应选用曾对室性心动过速有效的药物来治疗室性期前收缩。无论何种期前收缩，有特定病因者在去除病因后期前收缩即可消失，不宜盲目使用抗心律失常药。对较顽固的期前收缩，治疗时不宜以期前收缩完全消失为终点，只要控制到临床症状明显减轻或消失，预后好转就可以。近年来随着循证医学的发展。对有器质性心脏病的心律失常，尤其是冠心病和心力衰竭患者，主张选用 II 类的 β 受体阻断药和 III 类的胺碘酮、索他洛尔，尽量避免使用 I$_A$ 类（奎尼丁、普鲁卡因胺、丙吡胺等）和 I$_c$ 类（恩卡尼、氟卡尼甚至普罗帕酮）等药物。

室性心动过速

【定义】室性心动过速是指起源于希氏束分叉处以下的 3～5 个以上宽大畸形 QRS 波组成的心动过速。

【临床表现】

1. 轻者可无自觉症状或仅有心悸、胸闷、乏力、头晕、出汗。

2. 重者发绀、气促、晕厥、低血压、休克、急性心衰、心绞痛，甚至衍变为心室颤动而猝死。

3. 快而略不规则的心律，心率多在 120～200 次/分，心尖区第一心音强度不等，可有第一心音分裂，颈静脉搏动与心搏可不一致，偶可见"大炮波"。

4. 基础心脏病的体征。

【鉴别诊断】应与房性心动过速相鉴别。

【治疗】室性心动过速的治疗有两个方面，即终止室速的发作及预防复发。首要问题是决定应对哪些病人给予治疗。除了 β 受体阻断剂外，目前尚未能证实其他抗心律失常药物能降低心脏性猝死的发生率，况且抗心律失常药物本身亦会导致或加重原有的心律失常。因此，对于室速的治疗，一般遵循的原则是：无器质性心脏病者发生非持续性室速，如无症状及晕厥发作，无需进行治疗；持续性室速发作，无论有无器质性心脏病，均应给予治疗；有器质性心脏病的非持续性室速亦应考虑治疗。治疗方法简单介绍如下：

1. 药物治疗 ①利多卡因 100mg 静脉注射，如无效则按 0.5mg/kg 每分钟重复注射

1次，30min 内总量不超过 300mg，有效维持量为 1 ~ 4mg/min。②普鲁卡因酰胺 50 ~ 100ng 静脉注射，每5min 重复1次，1h 内总量可达1g，维持剂量 2 ~ 5mg/min。③溴苄胺 5mg/kg，10min 内静脉注射，然后以 1 ~ 2mg/min 静脉注射。④乙胺碘呋酮 150mg 静脉注射。⑤心律平 70mg 静脉注射。⑥如心电图示室速由 R - on - ST 性室早引起可先用维拉帕米（异搏定）5 ~ 10mg 静脉注射。⑦由洋地黄中毒引起的室速可选用苯妥英钠和钾盐治疗。⑧如系青壮年无明显原因，常以活动或情绪激动为诱因可获得明显疗效。

但某些抗心律失常药物在预防室性心动过速复发和降低心脏性猝死方面的作用不明显，甚至有害，尤其是对于器质性心脏病合并室性心动过速病人，不宜选用。

2. 直流电复律 在室性心动过速发作时，给予直流电复律，多数情况下可使室性心动过速立即终止。在室性心动过速伴有急性血流动力学障碍如低血压、休克、急性心力衰竭或严重心绞痛发作时应该作为首选措施。

3. 经导管射频消融术 经导管射频消融可成功治疗室性心动过速，是目前比较理想的治疗手段。

4. 体内埋藏式转复除颤器（ICD）治疗。

心室扑动

【定义】心室扑动是室性心动过速和心室颤动之间的过渡型，也可与心室颤动先后或掺杂出现。

【临床表现】各种器质性心脏病及其他疾病引起的心肌缺氧、缺血、电解质紊乱、药物中毒及理化因素等均可导致心室扑动和心室颤动。常是这些患者临终前的一种心律失常。但也可见于心脏病并不很严重或原来并无明显心脏病，甚至心脏无器质性病变依据者，突然发生心室扑动或心室颤动导致心脏停搏者。

心电图可有特征性改变：心室扑动时心电图 QRS 波群和 T 波难以辨认，代之以较为规则、振幅高大的波群，150 ~ 250 次/分。心室颤动时心电图可有波形低小不整齐，200 ~ 500 次/分。

【鉴别诊断】

1. 需与其他多形性室性心动过速相鉴别 下列两点有助于鉴别诊断：①室性心动过速发作之前或刚终止之后的心电图上，如有 Q - T 间期延长和 U 波的存在，相对长的联律间期，或典型的诱发顺序（长 - 短周长）等，则支持 TDP。②室性心动过速发生时的临床情况对鉴别诊断有帮助。

2. 本类型心律失常应与发作性晕厥和猝死的疾病鉴别 例如应与间歇依赖性 TDP、预激综合征伴极速性心房颤动、特发性心室颤动、Brugada 综合征、病态窦房结综合征及癫痫等相鉴别。应除外继发性 Q - T 间期延长。

【治疗】①若有可能停用药物，尤其是抗心律失常药；②纠正代谢和电解质紊乱；③评定诱发因素；④改善左室功能；⑤控制心肌缺血；⑥评定神经精神状态；⑦系统的评定抗心律失常药物（无创性和有创性检查）。

应急处理：①立即进行人工呼吸和胸外心脏按压术。②急向医院求救或速送附近医院急救。

【预防】预防包括两个方面：①一期预防，即在有危险因素的患者中预防心室扑动和颤动的发生；②二期预防，即在心室扑动和颤动的幸存者中预防再发生心室扑动和颤动。

心室颤动

【定义】心室颤动（简称室颤）是引发心脏骤停猝死的常见因素之一。心室连续、迅速、均匀地发放兴奋在 240 次/分以上，称为心室扑动。假如心室发放的兴奋很迅速而没有规律，这就叫心室颤动（室颤）。室颤的频率可在 250~600 次/分之间。

引起室颤的原因有心源性及非心源性两类。心源性室颤常见的原因为冠心病，尤其是急性心肌缺血；非心源性室颤的常见原因有麻醉和手术意外、严重电解质与酸碱平衡失调、触电、溺水及药物中毒或过敏等。

【临床表现】由于室性逸搏心律的频率为 20~40 次/分，心率缓慢，血流动力学常有改变。故可出现胸闷、头晕、无力等症状。由于它可伴发室性心动过速、心室扑动、心室颤动、心脏骤停，故可出现休克、心力衰竭、阿-斯综合征。尤其是发生于濒死的患者时，其心排血量是零。此外，由于室性逸搏心律常见于严重的心脏病，所以常有相应心脏病的各种临床表现。

1. 在心电图上可见到缓慢的宽大畸形的 QRS 波，频率多为 30~40 次/分。

2. 室性逸搏周期多数是规则的，但少数不规则。

3. 室性逸搏心律时，心房与心室呈各自独立激动，形成完全性房室分离。

发生心室扑动和颤动后，心室失去了规则的收缩活动，其结果是患者意识丧失，抽搐，呼吸停止，若心室扑动和颤动不能及时终止，结果是导致患者的死亡。

通常心室扑动和颤动发生突然，无先兆症状。

体格检查发现意识丧失，不能闻及心音，不能扪及脉搏，不能测出血压，并出现发绀和瞳孔散大。

【诊断】心室颤动的诊断：必须有经心电图记录证实为心室颤动发生者。这种心室颤动可以是原发性心室颤动，也可以是最初发生的多形性室性心动过速或心脏停搏，进而发展成心室颤动，伴有晕厥或猝死。

特发性心室颤动的诊断：多数是对心室颤动引起晕厥或猝死的幸存者进行回顾性诊断做出的。

【鉴别诊断】

1. **心房颤动** 房颤是指心房内产生 350~600 次/分不规则的冲动，心房内各部分肌纤维极不协调的乱颤，从而丧失了有效的收缩。也是中老年人最常见的心律失常之一。由于房室交界区存在生理性传导阻滞，心室率明显低于心房率，一般在 90~150 次/分，很少超过 170 次/分。房颤可分为阵发性和持续性（慢性）两种。

2. **急性房颤** 初次房颤在 24~48h 以内，称为急性房颤。通常发作可在短时间内自行停止。心电图上 P 波消失，而代之以频率为 350~600 次/分、形状大小不同、间隔不均匀的 f 波。QRS 波群间距离绝对不规则。

3. **心脏震颤** 是指用手掌根部触及到的一种细微的颤动，酷似猫的喘息，故也称为"猫喘"，是器质性心脏病的特征之一。不论在什么部位发现震颤，均表示该部位有严重的狭窄或动静脉分流，正常的心脏是不会出现震颤的。所以震颤的出现具有重要的临床意义，多见于某些先天性心脏病和心脏瓣膜狭窄时。

【治疗】AMI出现室早或室速应予以积极控制，严密心电图监护，并做好除颤等急救准备，以防发生室扑或室颤。在用洋地黄及抗心律失常药物治疗中，发现室早增多，应调整上述药物剂量或停用药物观察。应用利尿剂时应注意监测血钾，并及时予以纠正。重视病因治疗，如积极改善冠心病病人的冠状动脉供血情况；高血压性心脏病应注意将血压控制在适当范围；心脏功能减退者应积极改善心功能，保护心肌不再受损；尤其对近期曾发生过室扑、室颤，病因又未清除者，应时刻警惕再发，必要时可安置植入性自动心脏转复/除颤器，当发生室扑、室颤时，可自动除颤及起搏复律。

房室传导阻滞

【定义】房室传导阻滞是指窦房结发出冲动，在从心房传到心室的过程中，由于生理性或病理性的原因，在房室连接区受到部分或完全，暂时或永久性的阻滞。根据阻滞程度不同，可分为3度：第一度为房室间传导时间延长，但心房冲动全部能传到心室；第二度为部分冲动不能传至心室；第三度则全部冲动均不能传至心室，故又称为完全性房室传导阻滞。

【临床表现】

1. 一度房室传导阻滞患者常无症状。听诊时心尖部第一心音减弱，此是由于P-R间期延长，心室收缩开始时房室瓣叶接近关闭所致。

2. 二度Ⅰ型房室传导阻滞病人可有心搏暂停感觉。二度Ⅱ型房室传导阻滞病人常疲乏、头昏、昏厥、抽搐和心功能不全，常在较短时间内发展为完全性房室传导阻滞。听诊时心律整齐与否，取决于房室传导比例的改变。

3. 完全性房室传导阻滞的症状取决于是否建立了心室自主节律及心室率和心肌的基本情况。如心室自主节律未及时建立则出现心室停搏。自主节律点较高，如恰位于希氏束下方，心室率较快达40~60次/分，病人可能无症状。双束支病变者心室自主节律点甚低，心室率较慢在40次/分以下，可出现心功能不全和脑缺血综合征或猝死。心室率缓慢常引起收缩压升高和脉压增宽。

【鉴别诊断】临床上需要对生理性或病理性Ⅱ度房室传导阻滞做出鉴别，必须结合临床上多方面的检查和病因及临床表现做出分析判断。

1. 生理性房室传导阻滞 大多数具有正常房室传导功能，快速性心房起搏可诱发文氏型房室阻滞。心房调搏分级递增起搏和阵发性房性、心房扑动、交界性心动过速时，因心房周期明显短于房室结有效不应期，使部分室上性激动不能下传心室而出现房室阻滞。这是生理性房室传导阻滞的干扰现象。

2. 病理性房室传导阻滞

（1）迷走神经张力的影响和药物的作用可以引起房室传导阻滞，经运动或使用阿托品药物可消除迷走神经张力的影响，明显改善房室结内功能，使房室传导阻滞消失。临床上许多药物如洋地黄类药物、钙离子拮抗剂以及中枢和外周交感神经阻滞剂等，均可引起房室传导阻滞。

（2）急性心肌梗死发生房室传导阻滞较急性前壁心肌梗死为多见，其发生房室传导阻滞的机制与该处缺血及显著迷走神经张力增高有关。下壁心肌梗死伴房室传导阻滞常呈现间歇性特征，QRS 形态正常，数日后可消失。而急性前壁心肌梗死伴发Ⅱ型房室传导阻滞，其发生阻滞的机制与梗死范围广泛致使传导束支有关。动态心电图显示，前壁心肌梗死出现Ⅱ型房室传导阻滞常伴有间歇性或持续性束支阻滞图形（左、右束支或分支阻滞图形）。此类型阻滞易发展为完全性房室传导阻滞。

【治疗】

1. 首先针对病因，如用抗菌药治疗急性感染，肾上腺皮质激素抑制非特异性炎症，阿托品等解除迷走神经的作用，停止应用导致房室传导阻滞的药物，用氯化钾静脉滴注治疗低血钾等。一度与二度Ⅰ型房室传导阻滞预后好，无需特殊处理。

2. 阿托品有加速房室传导纠正文氏现象的作用，但也可加速心房率。使二度房室传导阻滞加重，故对二度Ⅱ型房室传导阻滞不利。二度Ⅱ型房室传导阻滞如 QRS 波群增宽畸形，临床症状明显，尤其是发生心源性昏厥者，宜安置人工心脏起搏器。

3. 完全性房室传导阻滞，心室率在 40 次/分以上，无症状者，可不必治疗，如心室率过缓可试给麻黄碱、阿托品、小剂量异丙肾上腺素 5～10mg，4 次/日，舌下含化。如症状明显或发生过心源性昏厥，可静脉滴注异丙肾上腺素（1～4μg/min）并准备安置人工心脏起搏器。

【并发症】急性下壁心肌梗死、甲状腺功能亢进、预激综合征等都可以引起本病。本病所起的并发症并不多见，但一旦发生则非常危险。室颤的抢救应分秒必争，室颤常有先兆，室性心动过速是其前奏，发现后立即给予抗心律失常药物治疗，避免严重并发症发生。

【预防】①适当休息，避免情绪紧张和劳累。②Ⅰ度和Ⅱ度房室传导阻滞者，如心率在 50 次/分以上，又无症状时可不需处理。③如为洋地黄等药物引起者，则应立即停药。④如病人因心率低于 40 次/分以下而突然出现抽搐、昏迷时，应立即进行抢救。

心脏瓣膜病

二尖瓣狭窄

【定义】二尖瓣狭窄是风湿性心脏瓣膜病中最常见的类型，由于反复发生的风湿热，早期二尖瓣瓣膜交界处及其基底部水肿，炎症及赘生物（渗出物）形成，后期在愈合过程中由于纤维蛋白的沉积和纤维性变，逐渐形成前后瓣叶交界处粘连、融合、瓣膜增厚、粗糙、硬化、钙化，以及腱索缩短和相互粘连，限制瓣膜活动能力和开放，致瓣口狭窄。

【临床表现】

1. 症状

（1）呼吸困难　肺静脉高压、肺淤血引起。早期，多在运动、发热、妊娠等心排血量增加时出现。随病程进展，轻微活动，甚至静息时即可出现呼吸困难。阵发房颤时心室率增快亦可诱发呼吸困难。

（2）咯血 长期肺静脉高压所致的支气管小血管破裂有关。

（3）咳嗽、声嘶 左心房极度增大压迫左主支气管或喉返神经引起。

（4）体循环栓塞、心衰及房颤等相应临床症状。

2. 体征

（1）心脏心尖区第一心音增强 舒张期隆隆样杂音及开放拍击音（开瓣音）为二尖瓣狭窄的典型体征。第二心音与开瓣音间期表示二尖瓣狭窄程度，间期越短，狭窄越重。第一心音亢进及开瓣音的存在提示瓣膜弹性尚可。舒张期杂音响度与瓣口狭窄程度不一定成比例。在轻、中度狭窄患者，杂音响度与舒张期二尖瓣跨瓣压力阶差成正比，狭窄越重压力阶差越大，杂音越响。但在重度二尖瓣狭窄患者，杂音反而减轻，甚至消失，呈"哑型"二尖瓣狭窄。心前区可有轻度收缩期抬举性搏动及心尖部常触及舒张期震颤。

（2）二尖瓣面容及颈静脉压升高 重度二尖瓣狭窄可出现二尖瓣面容及颈静脉压升高。

【诊断】中青年患者心尖区有隆隆样舒张期杂音伴 X 线或心电图示左房增大，一般可诊断为二尖瓣狭窄，确诊有赖于超声心动图。

【治疗】

1. 药物治疗 包括预防风湿热复发，防止感染以及合并症的治疗。

（1）心力衰竭遵循心衰治疗的一般原则，利尿、强心、扩血管治疗。急性肺水肿时避免使用扩张小动脉为主的扩血管药。

（2）心房颤动治疗原则为控制心室率，争取恢复窦性心律，预防血栓栓塞。

①急性发作伴快室率 血流动力学稳定者，可静脉注射西地兰将心室率控制在 100 次/分以下。无效，可静脉注射胺碘酮、普罗帕酮、β 受体阻断剂（美托洛尔、艾司洛尔）或钙拮抗剂（维拉帕米、地尔硫䓬）；急性发作伴肺水肿、休克、心绞痛或昏厥时，应立即电复律。

②慢性心房颤动 病程＜1 年，左房内径＜60mm，无病态窦房结综合征或高度房室传导阻滞者，可考虑行药物（常用转复药物有奎尼丁、胺碘酮）或电复律术转复窦性心律。复律前应做超声检查以排除心房内附壁血栓。转复成功后用胺碘酮或奎尼丁维持窦性心律。不宜转复者，口服地高辛或联用地尔硫䓬、美托洛尔、阿替洛尔将心室率控制在静息时 70 次/分左右。

（3）抗凝适应证 ①左房血栓；②曾有栓塞史；③人工机械瓣膜；④房颤。如无禁忌证，首选华法林，控制血浆凝血酶原时间（PT）延长 1.5～2 倍；国际标准化比率（INR）2.0～3.0。复律前 3 周和复律后 4 周需服用华法林抗凝治疗。

2. 手术治疗 二尖瓣狭窄手术包括成形术及换瓣手术两大类，一般情况下首选成形术，病变难以成形或成形手术失败者，考虑进行瓣膜置换。

【预防】有效控制链球菌感染，预防和及早治疗风湿热。

二尖瓣关闭不全

【定义】收缩期二尖瓣关闭功能取决于瓣叶、瓣环、腱索、乳头肌、左心室这5个部分的完整结构和正常功能。这5个部分中的任一部分发生结构和功能的异常均可引起二尖瓣关闭不全。

【临床表现】

1. 症状

（1）急性　轻度反流，仅有轻微劳力性呼吸困难。重度反流（如乳头肌断裂），很快出现急性左心衰，甚至心源性休克。

（2）慢性　轻度二尖瓣关闭不全病人，可长期没有症状。当左心功能失代偿时，病人出现乏力、心悸、胸痛、劳力性呼吸困难等因心排血量减少导致的症状。随后，病情加重，出现端坐呼吸、夜间阵发性呼吸困难，甚至急性肺水肿，最后导致肺动脉高压，右心衰。

2. 体征

（1）听诊　心尖部收缩期杂音是二尖瓣关闭不全最主要的体征，典型者为较粗糙全收缩期吹风样杂音，多向腋下及左肩胛间部传导，后瓣受损时可向心底部传导。二尖瓣脱垂时只有收缩中晚期杂音。P_2亢进、宽分裂。

（2）其他　心尖搏动增强，向下移位；心尖区抬举样搏动及全收缩期震颤。并发肺水肿或右心衰时，出现相应体征。

【诊断】急性者，如突然发生呼吸困难，心尖区出现收缩期杂音，X线心影不大而肺淤血明显和有病因可寻者，诊断不难。慢性者，心尖区有典型杂音伴左心增大，诊断可以成立，确诊有赖超声心动图。

【治疗】

1. 药物治疗

（1）急性　治疗目标为减少反流量、恢复前向血流、减轻肺淤血。硝普钠可同时扩张小动脉、小静脉，降低前、后负荷，应首选。低心排时，可联用正性肌力药（如多巴酚丁胺）或使用主动脉球囊反搏（IABP）。当病因为感染性心内膜炎、缺血性心脏病时，同时给予病因治疗。

（2）慢性　根据临床症状酌情给予利尿、扩血管、强心治疗。房颤者抗凝治疗同二尖瓣狭窄。

2. 手术治疗　临床症状、左心室大小及左心功能是考虑是否手术的决定因素。手术指征的一般原则：

（1）无症状的中度MR病人符合以下任何一种情况即应手术：①心功能减退，EF为50mm，LVEDD＞70mm。②活动受限，活动后肺嵌压出现异常升高。③肺动脉高压（静息肺动脉压＞50mmHg；运动后＞60mmHg）。④房颤。

（2）有症状者，不论心功能正常与否均应手术。如EF＜0.3，视病人具体情况处理。

【预防】同二尖瓣狭窄。

主动脉瓣狭窄

【定义】 主动脉瓣狭窄主要由风湿热的后遗症、先天性主动脉瓣结构异常或老年性主动脉瓣钙化所致。患者在代偿期可无症状，瓣口重度狭窄的病人大多有倦怠、呼吸困难（劳力性或阵发性）、心绞痛、眩晕或晕厥，甚至突然死亡。

【临床表现】

1. 心绞痛 60%有症状患者，常由运动诱发，休息后缓解。发生于劳累后，也可发生在静息时，表明与劳累和体力活动不一定有关。其产生的机制可能是由心肌肥厚，心肌需氧量增加以及继发于冠状动脉过度受压所致的供氧减少，左心室收缩期室壁张力过高有关。

2. 眩晕或晕厥 约30%的病人有眩晕或晕厥发生，其持续时间可短至1分钟至长达半小时以上。部分病人伴有阿－斯综合征或心律失常。眩晕或晕厥常发生于劳动后或身体向前弯曲时，有时在静息状态，突然体位改变或舌下含服硝酸甘油治疗心绞痛时诱发。其产生机制尚不清楚，可能与下列因素有关：①劳动使周围血管扩张，而狭窄的主动脉口限制了心输出能力相应增加，导致脑供血不足。②发生短暂严重心律失常，导致血流动力学的障碍。③颈动脉窦过敏。

3. 呼吸困难 劳力性呼吸困难往往是心功能不全的表现，常伴有疲乏无力。随着心力衰竭的加重，可出现夜间阵发性呼吸困难、端坐呼吸、咳粉红色泡沫痰。

4. 猝死 占10%~20%，多数病例猝死前常有反复心绞痛或晕厥发作，但亦可为首发症状。其发生的原因可能与严重的、致命的心律失常，如心室颤动等有关。

5. 多汗和心悸 此类患者出汗特别多，由于心肌收缩增强和心律失常，患者常感到心悸，多汗常在心悸后出现，可能与自主神经功能紊乱、交感神经张力增高有关。

【诊断】 根据临床症状、查体、心底部主动脉瓣区喷射性收缩期杂音、超声心动图检查证实主动脉瓣狭窄，可明确诊断。

【治疗】

1. 轻度狭窄无症状，无需治疗，但需要定期复查。如一旦出现晕厥、心绞痛、左心功能不全等症状考虑重度狭窄，内科治疗效果不明显，需要介入或手术治疗。

2. 主动脉瓣膜成形术 主要适应证为：①儿童和青年的先天性主动脉狭窄；②严重主动脉狭窄的心源性休克不能耐受手术者；③重度狭窄危及生命，而因心力衰竭手术风险大的过渡治疗措施；④严重主动脉瓣狭窄的妊娠妇女；⑤严重主动脉瓣狭窄拒绝手术者。

3. 瓣膜置换治疗 主动脉瓣病变技术已十分成熟，手术的成功率在98%以上，而且效果良好。主要适应证为：①有晕厥或心绞痛病史者；②心电图示左心室肥厚；③心功能Ⅲ~Ⅳ级；④左心室－主动脉间压力阶差>6.65kPa（50mmHg）。

主动脉瓣关闭不全

【定义】 主动脉瓣关闭不全是指主动脉瓣环、主动脉窦、主动脉瓣叶、瓣交界及主动脉窦管交界中的任何一个因素破坏，导致在心脏舒张期主动脉瓣叶关闭不良。主动脉瓣关闭不全术后晚期疗效的主要影响因素仍是左心腔大小和左心室功能。

【临床表现】轻中度患者无明显症状，重者感到心悸，左侧卧位易产生左胸不适感。左心衰时可感乏力、呼吸困难，或发生急性肺水肿，病情发展可致右心衰。少数患者有头晕、晕厥、心绞痛或猝死。中、重度狭窄有舒张压降低和脉压增宽，此时可有明显周围血管征。心尖搏动呈抬举性，范围较弥散，胸骨左缘可触及舒张期震颤，心界向左下扩大。第一心音常柔和，第二心音可消失或呈单心音，主动脉瓣区可闻收缩早期喷射音。胸骨左缘第 3～4 肋间可闻舒张期杂音，传导至心尖区，部分病例心尖区可闻舒张期杂音。

【临床诊断】主要是根据典型的舒张期杂音和左心室扩大，超声心动图检查可明确诊断。根据病史和其他发现可做出病因诊断。

【治疗】
1. 减轻心脏负荷，防治感染及风湿活动。
2. 积极治疗心衰、心绞痛。
3. 适宜手术者尽早手术治疗。
4. 对症支持治疗。

充血性心力衰竭

【定义】充血性心力衰竭（CHF）系指在有适量静脉血回流的情况下，由于心脏收缩和（或）舒张功能障碍，心排血量不足以维持组织代谢需要的一种病理状态。

【临床表现】根据心衰发生的基本机制可分为收缩功能障碍性心衰和舒张功能障碍性心衰。临床上根据病变的心脏和淤血部位，可分为左心衰竭、右心衰竭和全心衰竭，其中以左心衰竭开始较多见，以后继发肺动脉高压，导致右心衰竭，单纯的右心衰竭较少见。现将收缩功能障碍性心力衰竭和舒张功能障碍性心力衰竭的表现，分别予以讨论。

1. 左心衰竭症状　主要表现为肺循环淤血。

（1）疲劳、乏力　平时四肢无力，一般体力活动即感疲劳乏力，是左心衰竭的早期症状。

（2）呼吸困难　是左心衰竭时较早出现和最常见的症状，为肺淤血和肺顺性降低而致肺活量减少的结果。呼吸困难最初仅发生在重体力劳动时，休息后可自行缓解，称为"劳力性呼吸困难"。随着病情的进展，呼吸困难可出现在较轻的体力活动时，劳动力逐渐下降。有的则表现为阵发性夜间呼吸困难，通常入睡并无困难，但在夜间熟睡后，突然胸闷、气急而需被迫坐起。轻者坐起后数分钟可缓解，但有的伴阵咳、咳泡沫痰，若伴有哮喘，可称为心源性哮喘，重者可发展为肺水肿。夜间阵发性呼吸困难的发生机制，可能与平卧时静脉回流增加，膈肌上升，肺活量减少和夜间迷走神经张力增高有关。左心衰竭严重时，患者即使平卧休息也感呼吸困难，被迫取半卧位或坐位，称为端坐呼吸，由于坐位时重力作用，使部分血液转移到身体下垂部位，可减轻肺淤血，且横膈下降又可增加肺活量。

（3）急性肺水肿。

（4）咳嗽、咳痰与咯血。

（5）左心衰竭时可出现发绀、夜尿增多、左肺动脉扩张压迫左喉返神经致声音嘶哑等症状。脑缺氧严重者，可伴有嗜睡、神志错乱等精神症状，严重病例可发生昏迷。

（6）体征　除原有心脏病的体征外，左心衰竭后引起的变化，主要有以下几方面：①心脏方面体征。左心衰竭时，一般均有心脏扩大，以左心室增大为主。但急性心肌梗死引起的左心衰竭及风心病二尖瓣狭窄引起的左心房衰竭，可无左室扩大，后者仅有左心房扩大。心尖区及其内侧可闻及舒张期奔马律，肺动脉瓣区第二心音亢进，第二心音逆分裂，左室明显扩张时可发生相对性二尖瓣关闭不全而出现心尖区收缩期杂音。左心衰竭时常出现窦性心动过速，严重者可出现快速性室性心律失常。交替脉亦为左心衰竭的早期重要体征之一。②肺脏方面体征：阵发性夜间呼吸困难者，两肺有较多湿啰音，并可闻及哮鸣音及干啰音，吸气及呼气均有明显困难。急性肺水肿时，双肺满布湿啰音、哮鸣音及咕噜音，在间质性肺水肿时，肺部无干湿性啰音，仅有肺呼吸音减弱。约1/4左心衰竭患者发生胸腔积液（参见右心衰竭）。

2. 右心衰竭症状

（1）胃肠道症状　长期胃肠道淤血，可引起食欲不振、恶心、呕吐、腹胀、便秘及上腹疼痛症状。个别严重右心衰竭病例，可能发生蛋白丢失性肠病。

（2）肾脏症状　肾脏淤血引起肾功能减退，可有夜尿增多。多数病人的尿含有少量蛋白、少数透明或颗粒管型和少数红细胞。血浆尿素氮可升高，心衰纠正后，上述改变可恢复正常。

（3）肝区疼痛　肝脏淤血肿大后，右上腹饱胀不适，肝区疼痛，重者可发生剧痛而误诊为急腹症等疾患。长期肝淤血的慢性心衰患者，可造成心源性肝硬化。

（4）呼吸困难　在左心衰竭的基础上，可发生右心衰竭后，因肺淤血减轻，故呼吸困难较左心衰竭时有所减轻。但开始即为右心衰竭者，仍可有不同程度的呼吸困难。

（5）体征　除原有心脏病体征外，右心衰竭后引起的变化，主要有以下几方面：

①心脏体征　因右心衰竭多由左心衰竭引起，故右心衰竭时心脏增大较单纯左心衰竭更为明显，呈全心扩大。单纯右心衰竭患者，一般都可发现右心室和（或）右心房肥大。当右心室肥厚显著时，可在胸骨下部左缘，有收缩期强而有力的搏动。剑突下常可见到明显的搏动，亦为右室增大的表现。可闻及右室舒张期奔马律。右心室显著扩大，可引起相对性三尖瓣关闭不全，在三尖瓣听诊区可闻及收缩期吹风样杂音。若有相对性三尖瓣狭窄时，在三尖瓣听诊区可听到舒张早期杂音。

②颈静脉充盈与搏动　右心衰竭时，因上、下腔静脉压升高，使颈外静脉、手背静脉及舌下静脉等浅表静脉异常充盈，并可出现颈静脉明显搏动。颈外静脉充盈较肝脏肿大或皮下水肿出现早，故为右心衰竭的早期征象。

③肝大与压痛　肝脏肿大和压痛常发生在皮下水肿之前，且每一右心衰竭患者均无例外，因此它是右心衰竭最重要和较早出现的体征之一。肝颈静脉回流征阳性是右心衰竭的重要征象之一，但亦可见于渗出性或缩窄性心包炎，右心衰竭在短时间内迅速加重者，肝脏急剧增大，可伸至脐部，疼痛明显，并出现黄疸，转氨酶升高。长期慢性右心衰竭患者发生心源性肝硬化时，肝脏质地较硬、边缘较锐利，压痛不明显。

④下垂性水肿　下垂性皮下水肿，发生于颈静脉充盈及肝脏肿大之后，是右心衰竭的典型体征。皮下水肿先见于身体的下垂部位。起床活动者，水肿在足、踝及胫骨前较明显，尤以下午为著，随着病情的加重而呈上行性发展。卧床（仰卧）患者，则以骶部和大腿内侧水肿较显著。严重右心衰竭患者，呈全身持续性水肿。晚期全心衰竭患者，因营养不良或肝功能损害，血浆蛋白过低，出现面部水肿时，预后恶劣。

⑤大多数胸腔积液出现于全心衰竭　主要与体静脉压和肺静脉压同时升高及胸膜毛细血管通透性增加有关。多同时发生在左右两侧胸腔，往往以右侧胸腔液量较多，单侧的胸腔积液者亦多见于右侧。少数患者胸腔积液由单纯左心衰竭或右心衰竭引起。胸腔积液可诱发或加重呼吸困难。胸腔积液局限于右侧较多的原因有多种解释，较合理的解释为：右肺的平均静脉压较左侧高，同时右肺的容量较左肺大，右肺的表面滤出面积也就比左肺大。因此，心衰时常以右侧胸腔积液多见。或右侧胸腔积液量较左侧为多。

⑥腹水　腹水可见于慢性右心衰竭或全心衰竭的晚期患者，此类病人常合并有心源性肝硬化。

⑦发绀　右心衰竭患者的发绀，较左心衰竭显著，但呼吸困难较之为轻。单纯右心衰竭所致者，发绀多为周围性，出现在肢体的下垂部分及身体的周围部位。全心衰竭患者，发绀呈混合性，即中心性与周围性发绀并存。

⑧心包积液　严重而持久的右心衰竭病例，心包腔内可有异常数量的液体漏出，发生心包积液。

⑨其他表现　某些心衰患者可出现奇脉。个别严重右心衰竭病例，可出现神经兴奋、焦虑不安等症状。可有显著营养不良、消瘦甚至恶病质。

3. 全心衰竭　全心衰竭则同时具有左、右心衰竭的表现。

（1）心悸、气短　冠心病、心肌炎或高血病患者，在一般体力活动时出现心悸、气短症状，无心外原因可解释时，提示患者有心衰存在。

（2）夜间睡眠呼吸困难　任何心脏病患者出现夜间睡眠气短憋醒，头部有时须垫高，无心外原因可解释时则是由心衰引起。

（3）尿少　心脏病患者一旦有尿量减少或体重增加，是心衰的早期征象。

（4）肺底呼吸音减低　为肺淤血的早期征象，但特异性较小，如能和其他心衰表现结合起来则具有重要诊断意义。

（5）交替脉　在有心肌受损和（或）有左心衰竭可能的病人，如出现无其他原因可解释的交替脉，可视为心衰的早期征象。

（6）肝颈静脉回流征阳性　为右心衰竭的早期征象。

（7）第三心音奔马律　在有左心衰竭因素的患者出现第三心音奔马律，往往是左心慢性衰竭的一个重要征象。

（8）肝脏早期淤血肿大 为右心衰竭的早期灵敏指标，尤其是婴幼儿的心衰。

（9）心电图 PV_1，终末向量阳性 心电图 V_1 导联 P 波终末向量（$PTF-V_1$）阳性是诊断左心衰竭的常见重要指标（二尖瓣狭窄例外）。

（10）肺中、上野纹理增粗 胸片上显示两肺中、上野肺静脉纹理增粗和（或）看到 Kerley β 线对心衰的早期诊断有重要意义。

【诊断与鉴别诊断】①临床上存在可导致左室舒张功能障碍的心血管疾病。②有呼吸困难等左心衰竭症状。③体检和 X 线检查示肺淤血。④左室不大或稍大，左室射血分数 >50%。

【治疗】

1. 治疗目的和原则 治疗心衰之目的是纠正血流动力学异常，缓解临床症状，提高运动耐量，改善生活质量，防止心肌损害进一步加重，降低病死率。

2. 病因的防治 针对病因的治疗可视为治疗心衰的基本措施，若能获得彻底治疗，则心衰可因此而解除，心功能甚至可以完全恢复正常。因此，在心衰处理过程中，应千方百计寻找病因，对于可完全或部分矫正的病因，必须采取各种措施予以治疗。如先心病或心瓣膜病可通过手术或介入治疗予以纠正；甲亢性心脏病可用抗甲亢药、[131]I 或甲状腺手术，使心衰消除或预防其发生；贫血性心脏病可通过少量多次输血、给予铁剂及纠正贫血的病因而治愈；对于高血压患者，应积极采用非药物治疗（如限盐、运动、减肥、戒烟酒等）和有效降压治疗，至于继发性高血压应寻找原因并予以去除，这样就可以防止高血压性心衰的发生；感染性心内膜炎应及时应用足量、有效、长疗程抗生素以防止瓣膜损毁，防止心功能减退等，余依此类推。

3. 控制或消除诱因 心衰的恶化往往与某些诱因有关，临床上最常见的诱因包括感染（特别是呼吸道感染、感染性心内膜炎）、严重心律失常、过度劳累、风湿活动、情绪激动或忧虑、妊娠或分娩、水电解质紊乱和酸碱失衡等，必须进行相应处理。

4. 心衰本身的治疗 ①休息和限制活动。②限制水、钠摄入。③利尿药的应用。④血管扩张药。

5. 正性肌力药物的应用。

6. 非洋地黄类的正性肌力药 ①β 肾上腺素能受体激动药。②磷酸二酯酶（PDE）抑制剂。

7. β 受体阻断药在心衰中的应用。

8. 其他治疗措施 包括吸氧，支持疗法，口服或静脉注射氨茶碱，对症治疗和加强护理等均不容忽视。

【注意事项】①休息：根据心功能受损程度而定。心功能Ⅲ级，患者应适当休息，保证睡眠，注意劳逸结合。②皮肤及口腔重度水肿患者，应定时翻身，保持床单整洁、干燥，防止褥疮的发生。呼吸困难者易发生口干和口臭，应加强口腔护理。③吸氧。④排泄。

心 肌 病

【定义】心肌病（DDM）是一组由于心脏下部分腔室（即心室）的结构改变和心肌壁功能受损所导致心脏功能进行性障碍的病变。其临床表现为心脏扩大、心律失常、栓塞及心力衰竭等。按病理可分为扩张型心肌病、肥厚型心肌病和限制型心肌病等。

【临床表现】

1. 扩张型心肌病 起病缓慢，早期除心脏扩大外无明显异常，后期常为全心衰竭。患者乏力、活动后气短、夜间阵发性呼吸困难，出现浮肿、腹水及肝大等。另外，可有各种心律失常、合并脑、肾和肺等部位栓塞，甚至猝死。听诊常闻及第三、四心音、奔马律及三尖瓣或二尖瓣关闭不全的收缩期杂音，双肺底可闻及湿啰音。X线检查示心影扩大，双肺淤血及间质水肿。心电图检查以 ST 段压低、T 波低平或倒置为主，少数出现病理性 Q 波。心律失常以异位心律和传导障碍为主。二维心脏超声检查示心脏各腔室扩大，室间隔、左室后壁运动减弱，射血分数降低，左右心室流出道扩大。诊断主要根据前述的临床表现，除外其他类型心脏病，结合 X 线、超声心动图等常可确诊。

2. 肥厚型心肌病 特征为心室肌肥厚，尤其是室间隔呈不对称性肥厚，部分可引起心室流出道梗阻。起病缓慢，早期表现为劳累后呼吸困难、乏力和心悸。心绞痛亦较常见，服硝酸甘油疗效不明显。昏厥是病情严重的信号，晚期可出现心力衰竭，且常合并心房颤动。体检心界可向左扩大，心前区可闻及收缩中、晚期喷射性杂音，第二心音常分裂。心室造影示心室腔缩小，肥厚的心肌凸入心室腔内。心电图常示左室肥厚及 ST－T 改变，部分出现 Q 波，房室传导阻滞和束支传导阻滞亦较常见。超声心动图对本病诊断价值很大，表现为室间隔和左心室壁肥厚，二者厚度之比多大于正常的 1.3∶1。临床表现，结合超声心动图和心室造影检查常可确诊。

3. 限制型心肌病 主要分布在热带及亚热带地区。以心内膜心肌纤维化、心肌僵硬及心室舒张充盈受阻为特征。起病缓慢，早期可有发热、乏力、头晕、气急等症状，晚期出现全心衰竭。心房颤动也较常见，部分合并内脏栓塞。查体心脏搏动弱、心音纯、肺动脉瓣区第二心音亢进，可闻舒张期奔马律及心律不齐。X线示心脏轻度扩大，部分可见心内膜钙化阴影。心电图示低电压、心房和心室肥大、束支传导阻滞、ST－T 改变和心房颤动等心律失常。二维超声心动图检查示心腔狭小、心尖部闭塞、心内膜增厚和心室舒张功能严重受损。诊断比较困难，主要依靠临床症状，X线及超声心动图检查。

【诊断】

1. 心电图诊断

（1）扩张型心肌病 心电图检查以 ST 段压低、T 波低平或倒置为主，少数出现病理性 Q 波。

（2）肥厚型心肌病 心电图示左室肥厚及 ST－T 改变，部分出现 Q 波，房室传导阻滞和束支传导阻滞亦较常见。

（3）限制型心肌病 心电图示低电压、心房和心室肥大、束支传导阻滞、ST－T

改变和心房颤动等心律失常。

2. 超声心动图诊断

（1）扩张型心肌病　示心脏各腔室扩大，室间隔、左室后壁运动减弱，射血分数降低，左右心室流出道扩大。

（2）肥厚型心肌病　超声心动图对本病诊断价值很大，表现为室间隔和左心室壁肥厚，二者厚度之比多大于正常的 1.3∶1。临床表现，结合超声心动图和心室造影检查常可确诊。

（3）限制型心肌病　二维超声心动图检查示心腔狭小、心尖部闭塞、心内膜增厚和心室舒张功能严重受损。

3. 体格检查诊断

（1）肥厚型心肌病　体检心界可向左扩大，心前区可闻及收缩中、晚期喷射性杂音，第二心音常分裂。

（2）限制型心肌病　查体心脏搏动弱、心音纯、肺动脉瓣区第二心音亢进，可闻舒张期奔马律及心律不齐。

4. 心室造影检查

（1）肥厚型心肌病　心室腔缩小，肥厚的心肌凸入心室腔内。

（2）扩张型心肌病　X 线可看出心脏轻度扩大，部分可见心内膜钙化阴影。

【治疗】此类疾病病因未明，尚无特殊的防治方法，一般只能对症处理。

1. 扩张型心肌病　目前治疗原则是针对充血性心力衰竭和心律失常，一般是限制体力活动，低盐饮食，应用洋地黄和利尿剂。但又容易引起洋地黄中毒，故应慎用。此外常用扩血管药物、血管紧张素转化酶抑制剂等长期口服。对于已经有附壁血栓形成和发生血栓栓塞的患者必须长期抗凝治疗，口服华法林，使凝血酶原时间国际标准化比值（INR）维持在 2~2.5 之间。

2. 肥厚型心肌病　本病的治疗原则为弛缓肥厚的心肌，防止心动过速及维持正常窦性心律，减轻左心室流出道狭窄和抗室性心律失常。目前主张应用 β 受体阻断剂和钙通道阻滞剂治疗。对重症梗阻患者可作介入或手术治疗。

3. 限制型心肌病　本病无特殊防治手段，主要避免劳累、呼吸道感染，预防心力衰竭。

【并发症】心肌病常见的并发症有心律失常、心衰、栓塞、感染性心内膜炎及猝死。

1. 感染性心内膜炎和猝死多发生于有心肌肥厚者。

2. 栓塞多发生于心肌纤维化及收缩力下降、合并心房颤动、久卧不动或用利尿药的患者中。

3. 猝死是常见的致命性并发症。

【预防】心肌病患者常伴有充血性心力衰竭和各种心律失常，因此，心肌病患者应保证低盐饮食，限制钠盐摄入量，注意钠、钾平衡，有利于防止心律失常和心力衰竭的发生。心肌病患者应避免食用腌制品或其他含盐量高的食物，每日盐摄入量以 2~5g 为宜，重度或难治性心力衰竭应控制在 1g/d。避免过冷、过热和刺激性食物，不饮浓茶、咖啡等。采用低热量饮食，以减轻心脏的负荷；多食新鲜的蔬菜和水果，膳食应平衡，补充适量蛋白质，保证心肌营养供给。

心 肌 炎

【定义】 心肌炎是指各种原因引起的心肌的炎症性病变。感染、物理和化学因素均可引起心肌炎，所造成的心肌损害的程度差别很大，临床表现各异，轻症患者无任何症状，而重症患者可发生心力衰竭、心源性休克甚至猝死。大部分患者经治疗可获得痊愈，有些患者在急性期之后发展为扩张型心肌病改变，可反复发生心力衰竭。

【临床表现】 心肌炎可发生于各年龄的人群，以青壮年发病较多。对于感染性原因引起的心肌炎，常先有原发感染的表现，如病毒性者常有发热、咽痛、咳嗽、呕吐、腹泻、肌肉酸痛等，大多在病毒感染 1 ~ 3 周后出现心肌炎的症状。除外心肌炎的病因，心肌炎的临床症状与心肌损害的特点有关，如以心律失常为主要表现者可出现心悸、严重者可有黑矇和晕厥；以心力衰竭为主要表现者可出现心力衰竭的各种症状如呼吸困难等；严重者发生心源性休克而出现休克的相关表现；若炎症累及心包膜及胸膜时，可出现胸闷、胸痛症状；有些患者亦可有类似心绞痛的表现。常见体征：窦性心动过速与体温不相平行，也可有窦性心动过缓及各种心律失常；心界扩大者占 1/3 ~ 1/2，见于重症心肌炎，因心脏扩大可致二尖瓣或三尖瓣关闭不全，心尖部或胸骨左下缘收缩期杂音，心肌损害严重或心力衰竭者，可闻舒张期奔马律，第一心音减弱，合并心包炎者可闻心包摩擦音，轻者可完全无症状，也可发生猝死。

【诊断】 心肌炎的诊断一般根据病因的特点、心脏相关的临床症状和体征、实验室检查发现的心电图异常、心肌坏死标志物升高、超声心动图的异常，并排除其他心脏疾病时做出。心肌炎的确切诊断需要病理组织学的证据，主要是心内膜心肌活检的结果，因其对治疗的指导意义有限而且有一定的操作风险，目前临床并不常规进行。在许多情况下心肌炎的诊断有相当难度，例如在病毒感染的病史不明显，而心肌坏死的标志物又正常的时候，即使有明确的心力衰竭和心律失常等心脏损害，心肌炎的诊断将难以确定。

【治疗】 心肌炎目前还没有特异的治疗方法。主要是强调应卧床休息，以减轻心脏负担和组织损伤。伴有心律失常，应卧床休息 2 ~ 4 周，然后逐渐增加活动量，严重心肌炎伴有心脏扩大者，应休息 6 ~ 12 月，直到临床症状完全消失，心脏大小恢复正常。分别采用针对心律失常、心力衰竭、心源性休克的治疗。免疫抑制剂并没有获得一致公认的临床疗效，故不推荐常规应用。激素的应用尚有争论，但重症心肌炎伴有房室传导阻滞，或心源性休克者可以应用激素。必要时亦可用氢化可的松或地塞米松，静脉给药。

【并发症】 扩张型心肌病、心律失常、心力衰竭、心源性休克甚至猝死。

【预防】 尚无特殊方法。

心　包　炎

【定义】心包炎是指心包脏层和壁层因细菌、病毒、免疫反应、物理、化学等因素而发生急性炎性反应和渗液，以及心包粘连、增厚、缩窄、钙化等慢性病变。临床上主要有急性心包炎和缩窄性心包炎。

【临床表现】患者有发热、盗汗、咳嗽、咽痛或呕吐、腹泻等症状。心包渗出大量积液可发生急性心包填塞症状。患者胸痛、呼吸困难、发绀、面色苍白，甚至休克。还可有腹水、肝大等症状。

1. 急性心包炎　由原发疾病引起，如结核可有午后潮热、盗汗。化脓性心包炎可有寒战、高热、大汗等。心包本身炎症可见胸骨后疼痛、呼吸困难、咳嗽、声音嘶哑、吞咽困难等。急性心包炎早期和心包积液吸收后期在心前区可听到心包摩擦音，可持续数小时至数天。心包积液量超过 300ml 心尖搏动可消失。心脏排血量显著减少可发生休克。心脏舒张受限，使静脉压增高可产生颈静脉怒张、肝大、腹水、下肢水肿、奇脉等。

2. 缩窄性心包炎　多数是结核性，其次是化脓性。急性心包炎后经过 2～8 个月可有明显心包缩窄征象。急性心包炎后一年内出现为急性缩窄性心包炎，一年以上为慢性缩窄性心包炎。主要表现有呼吸困难、心尖搏动减弱或消失、颈静脉怒张、肝大、大量腹水和下肢水肿、奇脉等。

【诊断】根据上述临床表现及辅助检查项目即可做出诊断。

【治疗】治疗原则：治疗原发病改善症状，解除循环障碍。目前关于本病的治疗仍以对原发病的治疗为主。必要时可采取对症治疗措施，如胸痛者可给予止痛药等。若心包积液量大者可行心包穿刺术等。

1. 一般治疗　急性期应卧床休息，呼吸困难者取半卧位、吸氧，胸痛明显者可给予镇痛剂，必要时可使用可待因或哌替啶（杜冷丁），加强支持疗法。

2. 病因治疗　结核性心包炎给予抗结核治疗，用药方法及疗程与结核性胸膜炎相同，也可加用泼尼松，以促进渗液的吸收减少粘连。风湿性者应加强抗风湿治疗。非特异性心包炎一般对症治疗，症状较重者可考虑给予皮质激素治疗，化脓性心包炎除选用敏感抗菌药物治疗外，在治疗过程中应反复抽脓，或通过套管针向心包腔内安置细塑料导管引流，必要时还可向心包腔内注入抗菌药物。如疗效不佳，仍应尽早施行心包腔切开引流术，及时控制感染，防止发展为缩窄性心包炎。尿毒症性心包炎则应加强透析疗法或腹膜透析改善尿毒症，同时可服用吲哚美辛（消炎痛），放射损伤性心包炎可口服泼尼松；停药前应逐渐减量，以防复发。

3. 解除心包填塞　大量渗液或有心包填塞症状者，可施行心包穿刺术抽液减压。穿刺前应先做超声波检查，了解进针途径及刺入心包处的积液层厚度，穿刺部位有：①常于左第五肋间，心浊音界内侧 1～2cm 处（或在尖搏动以外 1～2cm 处进针），穿刺针应向内、向后推进，指向脊柱，病人取坐位；②或于胸骨剑突与左肋缘形成的角度处刺入，针尖向上、略向后，紧贴胸骨后推进，病人取半坐位；③对疑有右侧或后侧包裹性积液者，可考虑选用右第4肋间胸骨缘处垂直刺入或于右背部第7或8肋间肩胛中线处穿刺，为避免刺入心肌，穿刺时可将心电图机的胸前导联连接在穿刺针上。在心电图示波器及心脏B超监测下穿刺，如针尖触及心室肌则ST段抬高但必须严密检查绝缘是否可靠，以免病人触电。另外，使用"有孔超声探头"，穿刺针经由探头孔刺入，在超声波监测下进行穿刺、可观察穿刺针尖在积液腔中的位置以及移动情况，使用完全可靠。

【预防】风湿性及非特异性心包炎很少引起心包填塞及缩窄性心包炎，结核性、化脓性以及放射损伤性心包炎较易发展为缩窄性心包炎，故应早期诊断及时治疗，防止发展。

第二章 呼吸内科疾病

急性上呼吸道感染

【定义】是鼻腔、咽或喉部急性炎症的概称。常见病原体为病毒，少数是细菌。一般病情较轻，病程较短，预后良好。

【临床表现】①畏寒，发热，全身不适。②鼻部卡他症状，打喷嚏，流涕。③咽痒、咽部灼热感、咽痛，严重者讲话困难。④咳嗽。⑤咽部检查充血，扁桃体肿大，部分扁桃体上可见脓苔。

【鉴别诊断】

1. 根据病史、流行情况、鼻咽部症状体征，结合周围血象和胸部X线检查可做出临床诊断。

2. 进行细菌培养和病毒分离，可确定病因诊断（表1-2-1）。

表1-2-1　上呼吸道感染的病因诊断

项目	普通感冒	病毒性咽炎和喉炎	疱疹性咽峡炎	细菌性咽-扁桃体炎
一般情况	一般无发热及全身症状，或仅有低热、不适、轻度畏寒，头痛	常有发热、咽痛或咳嗽	常由柯萨奇病毒A引起，病程约一周	起病急，畏寒、发热、体温可达39℃以上
鼻部症状	鼻咽部卡他症状，初期可有喷嚏、鼻塞、流清涕；2~3d后鼻涕变稠	—	—	—

续表

项目	普通感冒	病毒性咽炎和喉炎	疱疹性咽峡炎	细菌性咽-扁桃体炎
咽部症状	初期有咽干、咽痒或烧灼感。发病数小时后有咽痛	咽部发痒和灼热感，咽痛不明显，临床特征为声嘶、讲话困难、咳嗽时疼痛	主要表现为明显咽痛、发热	明显咽痛，检查可见咽部明显充血，扁桃体肿大，充血。表面可有黄色点状物
其他症状	部分累及咽鼓管，引起咽鼓管炎，可有听力减退	体格检查可见喉部水肿、充血，局部淋巴结轻度肿大和触痛	—	颌下淋巴结肿大、压痛

【治疗】

1. 休息，戒烟，多饮水；保持室内环境空气流通。

2. 对症治疗：可选用含退热镇痛及减少鼻咽充血和分泌物的抗感冒复合剂或中成药，如对乙酰氨基酚、双酚伪麻片、银翘解毒片等。

3. 抗菌药物治疗：可根据病原菌选择敏感抗菌药物，经验用药。

4. 抗病毒治疗。

【预防】增强体质，规律运动，劳逸适度。防止交叉感染。

支气管哮喘

【定义】支气管哮喘是由多种细胞（嗜酸性粒细胞、肥大细胞、T淋巴细胞、中性粒细胞、气道上皮细胞等）和细胞组分参与的气道慢性炎症疾病。这种慢性炎症导致气道反应性增加，通常出现广泛多变的可逆性气流受限。

【临床表现】

1. 反复发作喘息、气急、胸闷或咳嗽，多与接触变应原、冷空气、理化刺激有关。

2. 发作前常有鼻塞、眼痒、打喷嚏等先兆症状。

3. 发作时双肺可闻及散在或弥漫性、以呼气相为主的哮鸣音，呼气相延长。

4. 发作严重者可有短时间内出现严重呼吸困难，低氧血症。

5. 夜间或凌晨发作加重是哮喘的特征之一。

以上症状可以经治疗缓解或自行缓解。

【鉴别诊断】①上气道肿瘤、喉水肿和声带功能障碍。②各种原因所致支气管内占位。③急性左心衰竭，支气管哮喘与心源性哮喘的鉴别见下表（表1-2-2）。④慢性阻塞性肺疾病（COPD）。

表1-2-2 支气管哮喘与心源性哮喘的鉴别诊断

鉴别项目	支气管哮喘	左心衰竭引起的喘息样呼吸困难（心源性哮喘）
病史	家族史、过敏史、哮喘发作史	高血压、冠心病、风心病、二狭病史
发病年龄	儿童，青少年多见	40岁以上多见

续表

鉴别项目	支气管哮喘	左心衰竭引起的喘息样呼吸困难（心源性哮喘）
发作时间	任何时间	常见于夜间发病
主要症状	呼气性呼吸困难	混合性呼吸困难，咳粉红色泡沫痰
肺部体征	双肺满布哮鸣音	双肺广泛湿啰音和哮鸣音
心脏体征	正常	左心界扩大、心率增快、心尖部奔马律
胸片	肺野清晰，肺气肿征象	肺淤血征、左心扩大
治疗	支气管解痉剂有效	洋地黄有效

【治疗】

1. 脱离变应原。

2. 扩张支气管药物 ①β_2受体激动剂；②抗胆碱类药物；③茶碱类。

3. 抗炎药物 ①糖皮质激素；②色苷酸钠；③LT 调节剂；④酮替酚。

支气管扩张

【定义】支气管扩张是指直径大于 2mm 中等大小的近端支气管由于管壁肌肉和弹性组织破坏引起的异常扩张。主要症状为慢性咳嗽，咳大量脓性痰和（或）反复咯血。

【临床表现】

1. 典型症状为慢性咳嗽，咳大量脓性痰和（或）反复咯血。

2. 感染加重时可以出现发热、胸痛、盗汗、食欲减退，并伴有痰量的增多，每日可达数百毫升。

3. 患侧肺部可闻及固定性湿啰音，伴或不伴干啰音。

4. 慢性支气管扩张，反复咳嗽患者可有消瘦，杵状指。

【鉴别诊断】①慢性支气管炎。②肺脓肿、支气管扩张与肺脓肿的鉴别见表 1－2－3。③肺结核。④先天性肺囊肿和弥漫性细支气管炎。

表 1－2－3　支气管扩张与肺脓肿的鉴别诊断

鉴别项目	支气管扩张	肺脓肿
发病年龄	儿童或青年	壮年，男性多于女性
起病缓急	多慢性起病	70% ～90% 为急性起病
典型表现	慢性咳嗽、大量浓痰，反复咯血	高热、咳嗽、咳大量浓痰
咯血	50% ～70% 患者反复咯血	约 1/3 患者咯血
体征	早期或干性支气管扩张无异常体征；继发感染者可有湿啰音	体征与脓肿大小和部位有关

【治疗】

1. 控制基础疾病；控制急性期感染；改善气流受限，可用 β_2 受体激动剂、氨茶碱等。

2. 清除气道分泌物 ①使用化痰药物雾化吸入；②物理治疗（振动、拍背、体位引流）。

3. 手术治疗 手术指征为反复呼吸道急性感染或大咯血者，病变范围局限，药物治疗不能控制咯血。

慢性支气管炎

【定义】慢性支气管炎是气管、支气管黏膜及其周围组织的慢性非特异性炎症。临床上以咳嗽、咳痰为主要症状。每年发病持续 3 个月，并连续 2 年或 2 年以上，排除其他慢性气道疾病者。

【临床表现】

1. 缓慢起病，病程较长，反复发作。

2. 咳嗽，咳痰，或伴有喘息。急性加重的主要原因是呼吸道感染。

3. 体征 早期可无异常体征。急性发作期可在背部或双肺底闻及干、湿啰音，咳嗽后减少或消失。

4. X 线检查 早期可无异常，后表现为肺纹理增粗、紊乱，呈网状或条索状影，下肺明显。

5. 呼吸功能检查 早期无异常。

【鉴别诊断】①咳嗽变异型哮喘。②嗜酸性粒细胞支气管炎。③肺结核。④支气管肺癌。⑤肺间质纤维化。⑥支气管扩张。

【治疗】

1. 急性加重期 ①积极控制感染。②镇咳药物及祛痰药物吸入治疗。③平喘药物应用。

2. 缓解期的治疗 ①戒烟。②增强体质。③预防感冒、感染。④中医中药治疗。

感染性肺炎

【定义】感染性肺炎是指终末气道、肺泡和间质的炎症。可由病原微生物、理化因素、免疫损伤、过敏及药物所致。

【临床表现】常见症状为咳嗽、咳痰或原有呼吸道症状加重，并出现浓痰或血痰。大多数患者有发热。病变范围较大者可有呼吸困难，呼吸窘迫，呼吸频率增快，鼻翼扇动，发绀。患肺叩诊浊音，触觉语颤减弱或增强，呼吸音减弱，肺听诊可闻及湿啰音。波及胸膜，可引起胸膜渗液或脓胸。

【鉴别诊断】①肺结核：低热、盗汗、疲乏无力；特异性X线表现；一般抗菌药物无效。②肺癌 多无急性感染中毒症状，痰或活检见癌细胞可确诊。③急性肺脓肿咳大量脓臭痰是肺脓肿的特征。④肺血栓栓塞症。⑤非感染性肺部浸润。

不同病因引起的肺炎的鉴别诊断见表1-2-4。

表1-2-4 不同病因引起的肺炎的鉴别诊断

鉴别项目	肺炎链球菌肺炎	克雷伯杆菌肺炎	肺炎支原体肺炎	铜绿假单胞菌	军团菌肺炎	病毒性肺炎
起病缓急	急	急	急	急	亚急性	较急、症状轻
前驱症状	病前数日上感史	病前上感症状	咽痛、头痛、肌肉痛	院内感染，插管史	头痛、全身酸痛、疲乏	头痛、全身酸痛、疲乏
发热	39℃~40℃（稽留热）	39℃左右	38℃左右	高热	39℃~40℃（稽留热）	中、低热
咳嗽咳痰	铁锈色痰	砖红色胶冻样痰	少量黏痰	绿色浓痰	少量黏痰或浓痰血痰	少量白色黏痰
疾病特点	不易形成空洞	砖红色果冻样痰是特征	阵发刺激性咳嗽为突出	—	—	—
X线	肺叶或肺段实变，假空洞征	肺大叶实变，蜂窝状肺脓肿	下叶间质炎，支气管炎	弥漫性支气管肺炎、早期肺脓肿	肺下叶斑片状浸润、无空洞	双肺弥漫性结节性浸润
首选药物	青霉素G	氨基糖苷类+2、3代头孢菌素	红霉素	氨基糖苷类+半合成青霉素	红霉素	利巴韦林、阿昔洛韦、阿糖腺苷、金刚烷胺
次选药物	喹诺酮类、头孢菌素类、万古霉素	2、3代头孢菌素类	喹诺酮类、四环素	头孢菌素类、氟喹诺酮类	利福平、四环素、SMZ	—

【治疗】

1. 及时经验性抗菌治疗。
2. 重视病情评估和病原学检查，治疗过程中需经常评价整体病情的治疗反应。
3. 初始经验治疗要求覆盖感染性肺炎最常见病原体。
4. 减少不必要住院和延长住院治疗。
5. 支持治疗 纠正低蛋白血症，维持水电解质平衡及酸碱平衡，循环及心肺功能支持。
6. 氧疗及机械通气支持。

肺 结 核

【定义】肺结核病是由结核分枝杆菌引起的慢性传染病，肺结核病可侵及多个脏器，以肺部结核感染最为多见。

【临床表现】

1. 咳嗽、咳痰是肺结核最常见的症状。

2. 咯血 约 1/3 患者有咯血，多数为少量咯血。

3. 胸痛 结核累及胸膜时可有胸痛，随呼吸运动和咳嗽加重。

4. 呼吸困难 多见于干酪样肺炎和大量胸腔积液患者。

5. 发热 多为午后潮热，体温从下午或傍晚开始升高，第二天早晨降至正常。

6. 部分患者可有倦怠乏力、盗汗、食欲减退、体重减轻等。育龄女性可有月经不调。

7. 体征变化取决于病变性质和范围。病变范围较小时，可以没有任何体征；渗出范围较大或干酪样坏死时，则可有肺实变体征。

【鉴别诊断】①肺炎 主要与继发型肺结核鉴别。临床特征咳嗽、咳痰、发热明显，抗菌治疗有效。②慢性阻塞性肺疾病（COPD） 少有咯血。③支气管扩张 多有大量浓痰，高分辨 CT 可鉴别。④肺癌 影像学检查及活检。⑤肺脓肿 多有高热、咳大量浓痰。⑥纵隔与肺门疾病 儿童原发性肺结核应与其他可能纵隔疾病鉴别。

各型肺结核的鉴别见表 1-2-5。

表 1-2-5 不同类型肺结核的鉴别诊断

鉴别项目	原发型肺结核	血性播散型肺结核	浸润型肺结核	纤维空洞型肺结核	结核性胸膜炎
好发年龄	少年儿童	婴幼儿、青少年	成人	—	任何人可发生，以儿童、青少年为主
发病	隐匿	急性、亚急性	缓慢	慢性迁延	原发灶迁延至胸膜
好发部位	通气较大的部位	全肺或双上、中肺野	锁骨上下	—	干性胸膜炎多发生于肺尖后部，其次为胸下部
特点	最易自愈	最严重	最常见类型	肺组织破坏严重	常局限性胸膜粘连而自愈
X 线	原发综合征（哑铃状阴影，原发病灶、淋巴管、肺门淋巴结三联征）	分布三均匀（急性）或三不均匀（亚急性）粟粒状结节阴影	絮状阴影、边界模糊，可有结核球，空洞形成	空洞形成，胸膜增厚	干性胸膜炎 X 线多无表现，渗液量达 300ml 以上时，可见肋膈角变钝

【治疗】

1. 化疗原则 早期，规律，全程，适量，联合使用敏感药物。短程化疗 6 ~ 9 个月。

2. 常用抗结核药物 ①异烟肼（N）；②利福平（R）；③吡嗪酰胺（Z）；④乙胺丁醇（E）；⑤链霉素（S）；⑥对氨基水杨酸（P）。

3. 统一标准化疗方案（表 1 - 2 - 6）

表 1 - 2 - 6 肺结核的统一标准化疗方案

肺结核	每日用药方案	间歇用药方案
初治痰涂阳性	2HRZE/4HR	$2H_3R_3Z_3E_3/4H_3R_3$
复治痰涂阳性	2HRZSE/4	$2H_3R3Z_3S_3E_3/6H_3R_3E_3$
初治痰涂阴性	2HRZ/4HR	$2H_3R_3Z_3/4H_3R_3$

4. 对症治疗 对于大咯血，可给予垂体后叶素缓慢注射。冠心病、高血压、心衰患者，孕妇慎用。

5. 糖皮质激素的应用 仅用于结核毒性症状严重者，必须确保在有效抗结核药物治疗的情况下合用。

6. 肺结核外科治疗 适应证是肺结核患者经合理化疗无效，多重耐药的厚壁空洞、大块干酪灶、结核性脓胸、支气管胸膜瘘、大咯血保守治疗无效者。

慢性阻塞性肺疾病

【定义】 慢性阻塞性肺疾病（COPD）是一种具有气流受限特征的疾病，气流受限不完全可逆，呈进行性发展，与肺部对有害气体或有害颗粒的异常炎症反应有关。

【临床表现】

1. 慢性咳嗽，咳痰 是 COPD 的主要症状。晨间咳嗽明显，夜间有阵咳或排痰。

2. 痰的性状 一般为白色黏液或浆液性泡沫性痰，偶可带血丝，清晨排痰较多。急性发作期痰量增多，可有脓性痰。

3. 气短或呼吸困难 早期在劳力时出现，后逐渐加重，以致在日常活动甚至休息时也感到气短。

4. 喘息和胸闷 部分患者特别是中毒患者或急性加重时出现喘息。

5. 其他 晚期患者有体重减轻，食欲减退。

【鉴别诊断】 ①支气管哮喘。②支气管扩张。③肺结核。④肺癌。⑤其他原因所致呼吸气腔扩大。

COPD 与支气管哮喘、充血性心力衰竭、支气管扩张的鉴别诊断见表 1 - 2 - 7。

表 1 – 2 – 7 COPD 的鉴别诊断

疾病名称	COPD	支气管哮喘	充血性心力衰竭	支气管扩张症
发病年龄及诱因	中年发病	早年（幼年）发病	老年发病	感染发病
病史	慢性进行性症状	症状变异大，急性发作	心脏病史	感染史
肺功能检查	气流受限大多不可逆	气流受限大多可逆	肺功能显示限制性通气功能障碍	支气管扩张，支气管壁增厚，结构损坏
影像学检查	X 线检查示肺纹理增粗紊乱，可出现肺气肿改变	非发作期无明显变化	胸片或胸部 CT 示心脏扩大，肺水肿	胸片或胸部 HRCT 显示支气管扩张，支气管壁增厚

【治疗】

1. 稳定期治疗 ①教育和劝导患者戒烟；脱离（致病）环境污染。②支气管舒张药：短期缓解症状，长期规则应用以预防和减轻症状：如 β_2 受体激动剂；抗胆碱药；茶碱类。③祛痰药。④长期家庭氧疗（LTOT）。

2. 急性加重期治疗 ①确定急性加重期的原因及病情严重程度。最多见的急性加重原因是感染。②控制感染，使用抗生素。③控制性吸氧，鼻导管或者面罩给氧。④糖皮质激素。

慢性肺源性心脏病

【定义】慢性肺源性心脏病是指由支气管 – 肺组织、胸廓或肺血管病变致肺血管阻力增加，产生肺动脉高压，继而右心室结构或（和）功能改变的疾病。

【临床表现】

1. 功能代偿期

（1）慢性咳嗽、咳痰或哮喘病史。逐步出现乏力，呼吸困难。

（2）体查肺气肿表现，桶状胸；叩诊过清音，听诊呼吸音低，可闻及干湿啰音。

（3）心音轻，肺动脉区第二音亢进，剑突下有明显心脏搏动。

（4）颈静脉可有轻度怒张。

2. 功能失代偿期

（1）呼吸衰竭 多见于急性呼吸道感染后。缺氧早期主要表现为发绀、心悸和胸闷等，进一步发展时发生低氧血症。

（2）心力衰竭。

【鉴别诊断】①冠状动脉粥样硬化性心脏病。②风湿性心瓣膜病。③其他：原发性心肌病、缩窄性心包炎等。

【治疗】

1. 缓解期治疗 ①冷水擦身和练习膈式呼吸，改善肺脏通气等耐寒及康复锻炼。

②镇咳、祛痰、平喘、抗感染等对症治疗。③提高机体免疫力药物。④长期氧疗可以改善慢性肺心病患者生存率。⑤中医中药治疗。

2. 急性期治疗 ①控制呼吸道感染是最重要的急性期治疗，需积极应用抗菌药物予以控制。②改善呼吸功能，抢救呼吸衰竭。③控制心力衰竭，可以应用：利尿药；洋地黄类药物，需控制用量，监测血生化指标，防止洋地黄中毒；血管扩张剂。④控制心律失常。⑤应用糖皮质激素。⑥积极对症处理并发症。酸碱平衡失调和电解质紊乱，消化道出血，休克，弥漫性血管内凝血等。⑦中医中药治疗。

阻塞性睡眠呼吸暂停低通气综合征

【定义】阻塞性睡眠呼吸暂停低通气综合征（SAHS）以睡眠过程中口鼻呼吸气流均停止大于 10s，呼吸气流强度降至正常气流强度 50% 以下，并伴有 $SaO_2\%$ 下降 ≥4% 为特点。

【临床表现】
1. 打鼾，且鼾声很大，打鼾与呼吸暂停间歇交替发作。
2. 严重患者常出现窒息后憋醒，憋醒后感心慌、胸闷或心前区不适。
3. 白天嗜睡、困倦、频繁打瞌睡。
4. 全身脏器功能损害　肺动脉高压、肺心病、心律失常、高血压、心肌梗死、脑栓塞、红细胞增多、肾功能减退、代谢紊乱和性欲减退。

【鉴别诊断】①肺动脉高压。②中枢性睡眠呼吸暂停综合征（CSAS）。③低通气综合征和其他原因低通气。④原发性鼾症。⑤上气道阻力综合征。

阻塞性睡眠呼吸暂停低通气综合征与原发性鼾症、中枢性睡眠呼吸暂停综合征的鉴别见表 1-2-8。

表 1-2-8　SAHS 与原发性鼾症、CSAS 的鉴别诊断

鉴别项目	阻塞性睡眠呼吸暂停低通气综合征	原发性鼾症	中枢性睡眠呼吸暂停综合征
鼾症	打鼾和呼吸暂停明显	严重打鼾	没有打鼾和呼吸暂停
胸腹呼吸	—	无呼吸暂停和血氧饱和度降低	胸腹呼吸运动消失

【治疗】
1. 一般措施 ①运动和适当控制饮食，调节体重对 SAHS 常有明显效果；②戒烟酒，避免应用镇静剂。

2. 呼吸机治疗 经鼻持续性气道正压呼吸较好预防该病。应用自动调节 CPAP 呼吸机可以增加患者耐受度。

3. 手术治疗 鼻甲肥大、鼻息肉、扁桃体和增殖体肥大者可行手术。腭垂、腭咽成形术（UPPP）手术总效率为 50%~60%。极严重者可考虑气管切开和造瘘术。

肺血栓栓塞症

【定义】肺血栓栓塞症是以各种栓子阻塞肺动脉系统为其发病原因的一组疾病或临床综合征的总称。肺动脉发生栓塞后，若其支配区肺组织因血流受阻或中断而发生坏死，称为肺梗死。

【临床表现】①呼吸困难或气短，活动后加剧。②胸痛，多数为胸膜性疼痛，少数为心绞痛样发作。③咳嗽，咯血。④昏厥。⑤无症状者可占6.9%。⑥值得注意：典型肺梗死三联征（胸痛，呼吸困难及咯血）不足1/3。⑦体征：发热，呼吸增快，心率增加和发绀。⑧肺野可闻及干湿啰音，可有血管杂音。⑨最有意义的体征是颈静脉充盈、搏动。

【诊断】①血D-二聚体大量增高，甚至多于100倍。②肺动脉造影见肺血管充盈缺损，血流阻断征象。③核素肺通气/灌注扫描，表现为通气/血流不匹配。④超声心动图见右心房或右心室发现血栓或肺动脉近端血栓。

【鉴别诊断】①冠状动脉粥样硬化性心脏病。②肺炎。③原发性肺动脉高压。④主动脉夹层。⑤其他原因所致胸腔积液。⑥其他原因所致晕厥、休克。

本病临床表现缺乏特异性，易与其他疾病相混淆，临床上漏诊误诊率极高。

【治疗】①一般处理和呼吸循环支持。②溶栓治疗。③抗凝治疗，常用药物主要为肝素；对于大面积栓塞且无禁忌证可以考虑溶栓。溶栓主要的并发症为出血，最严重的是颅内出血。常用的溶栓药物有尿激酶、链激酶和重组组织型纤溶酶原激活剂。④肺动脉血栓摘除术。⑤肺动脉导管碎解和抽吸术。⑥放置腔静脉滤器。⑦介入手术。

气 胸

【定义】气体进入胸膜腔，造成积气状态，称为气胸。

【临床表现】①继发性胸痛，继之有胸闷和呼吸困难。②刺激性咳嗽，刺激性干咳。③张力性气胸患者表现为精神高度紧张、恐惧、烦躁不安、气促、窒息感、发绀、出汗，并有脉搏细弱而快、血压下降、休克状态，甚至出现意识不清、昏迷。④听诊患侧肺呼吸音减弱，部分患者可有哮鸣音。

【鉴别诊断】①支气管哮喘与阻塞性肺气肿。②急性心肌梗死。③肺血栓栓塞症。④肺大泡。

不同类型气胸的鉴别诊断见表1-2-9。

【治疗】①保守治疗：主要适用于稳定型小量气胸，首次发生症状较轻的气胸。大部分患者可保守治愈。②胸腔穿刺抽气：适用于小量气胸、呼吸困难较轻、心肺功能尚好的闭合性气胸。③胸腔闭式引流。

表 1 - 2 - 9　不同类型气胸的鉴别诊断

鉴别项目	闭合性气胸	张力性气胸	开放性气胸
胸膜裂口	小	呈单向活瓣作用	大，持续开启
空气进出	空气不能自由进入	空气只进，不出	可自由进出胸膜腔
胸腔内压	接近或略超过大气压	持续升高、高压	接近 0
抽气表现	抽气后压力下降	压力先下降，后迅速增高	抽气数分钟后压力不变
治疗	肺压缩量 < 20%，观察 肺压缩量 > 20%，穿刺抽气 自觉症状重：闭式引流	立即穿刺抽气 自觉症状重：闭式引流	将开放性气胸变为闭合性气胸 再作处理 自觉症状重：闭式引流

第三章　消化内科疾病

消化道大出血

【定义】消化道出血是临床常见严重的症候。上消化道出血部位指屈氏韧带以上的食管、胃、十二指肠、上段空肠以及胰管和胆管的出血。屈氏韧带以下的肠道出血称为下消化道出血。

【临床表现】一般每日出血量在 5ml 以上，大便色不变；50 ~ 100ml 以上出现黑粪。

1. 一般状况　失血量少，在 400ml 以下，血容量轻度减少，可由组织液及脾贮血所补偿，循环血量在 1h 内即得改善，故可无自觉症状。当出现头晕、心慌、冷汗、乏力、口干等症状时，表示急性失血在 400ml 以上；如果有晕厥、四肢冰凉、尿少、烦躁不安时，表示出血量大，失血至少在 1200ml 以上；若出血仍然继续，除晕厥外，尚有气短、无尿，此时急性失血已达 2000ml 以上。

2. 脉搏　脉搏的改变是失血程度的重要指标。急性消化道出血时血容量锐减、最初的机体代偿功能是心率加快。小血管反射性痉挛，使肝、脾、皮肤血窦内的储血进入循环，增加回心血量，调整体内有效循环量，以保证心、肾、脑等重要器官的供血。一旦由于失血量过大，机体代偿功能不足以维持有效血容量时，就可能进入休克状态。所以，当大量出血时，脉搏快而弱（或脉细弱），脉搏增至 100 ~ 120 次/分以上，失血估计为 800 ~ 1600ml；脉搏细微，甚至打不清时，失血已达 1600ml 以上。

3. 血压　急性失血 800ml 以上时（占总血量的 20%），收缩压可正常或稍升高，脉压缩小；急性失血 800 ~ 1600ml 时（占总血量的 20% ~ 40%），收缩压可降至 9.33 ~ 10.67kPa（70 ~ 80mmHg），脉压小；急性失血 1600ml 以上时（占总血量的 40%），收缩压可降至 6.67 ~ 9.33kPa（50 ~ 70mmHg），更严重的出血，血压可降至零。

4. 血常规 若病人出血前无贫血，血红蛋白在短时间内下降至 7g 以下，表示出血量大，在 1200ml 以上。大出血后 2 ~ 5h，白细胞计数可增高，但通常不超过 $15 \times 10^9/L$。

5. 尿素氮 上消化道大出血后数小时，血尿素氮增高，1 ~ 2d 达高峰，3 ~ 4d 内降至正常。如再次出血，尿素氮可再次增高。

【鉴别诊断】

1. 上消化道大量出血的早期识别 若上消化道出血引起的急性周围循环衰竭征象的出现先于呕血和黑粪，就必须与中毒性休克、过敏性休克、心源性休克或急性出血坏死性胰腺炎，以及子宫异位妊娠破裂、自发性或创伤性脾破裂、动脉瘤破裂等其他病因引起的出血性休克相鉴别。

2. 出血的病因和部位的诊断

（1）病史与体征 消化性溃疡患者 80% ~ 90% 都有长期规律性上腹疼痛史，并在饮食不当、精神疲劳等诱因下并发出血，出血后疼痛减轻，急诊或早期胃内镜检查即可发现溃疡出血灶。呕出大量鲜红色血而有慢性肝炎、血吸虫病等病史，伴有肝掌、蜘蛛痣、腹壁静脉曲张、脾大、腹水等体征时，以门脉高压食管静脉曲张破裂出血为最大可能。45 岁以上慢性持续性粪便匿血试验阳性，伴有缺铁性贫血者应考虑胃癌或食管裂孔疝。有服用消炎止痛或肾上腺皮质激素类药物史或严重创伤、手术、败血症时，其出血以应激性溃疡和急性胃黏膜病变为可能。50 岁以上原因不明的肠梗阻及便血，应考虑结肠肿瘤。60 岁以上有冠心病、心房颤动病史的腹痛及便血者，缺血性肠病可能大。突然腹痛，休克，便血者要立即想到动脉瘤破裂。黄疸，发热及腹痛者伴消化道出血时，胆道源性出血不能除外，常见于胆管结石或胆管蛔虫症。上消化道大量出血病因、部位和程度的鉴别诊断见表 1 - 3 - 1。

表 1 - 3 - 1 上消化道大量出血病因、部位和程度的鉴别诊断

鉴别项目	胃十二指肠溃疡出血	门脉高压出血	出血性胃炎	胆道出血
病史	有慢性溃疡史	有肝病史，常在进食后或静脉压增加后出现	有酗酒，服用非甾体抗炎药、激素史或休克、脓毒症、烧伤、大手术和中枢神经系统的损伤以后	肝部外伤，肝胆疾病史
出血程度	出血的严重程度取决于被腐蚀的血管：静脉出血较为缓慢；动脉出血则呈搏动性喷射	难以自止的大出血。出血很突然，多表现为大量呕吐鲜血	可表现出大出血	血液进入胆道，较少有呕血、吐血的症状
位置	一般位于十二指肠球部后壁或胃小弯	食管、胃底的黏膜	胃黏膜	胆道

（2）特殊诊断方法 X 线钡剂检查：仅适用于出血已停止和病情稳定的患者，其对急性消化道出血病因诊断的阳性率不高。内镜检查；血管造影；放射性核素显像：近年应用放射性核素显像检查法来发现活动性出血的部位，其方法是静脉注射^{99m}锝胶体后作腹部扫描，以探测标记物从血管外溢的证据。

【治疗】

1. 一般治疗 卧床休息；观察神色和肢体皮肤是冷湿或温暖；记录血压、脉搏、出血量与每小时尿量；保持静脉能路并测定中心静脉压。保持病人呼吸道通畅，避免呕血时引起窒息。大量出血者宜禁食，少量出血者可适当进流质。

2. 补充血容量 当血红蛋白低于 9g/dl，收缩血压低于 12kPa（90mmHg）时，应立即输入足够量的全血。

3. 上消化道大量出血的止血处理 ①胃内降温。②口服止血剂。③抑制胃酸分泌和保护胃黏膜。④内镜直视下止血。⑤食管静脉曲张出血的非外科手术治疗。

4. 下消化道出血的治疗

（1）一般治疗 积极的给予抗休克等治疗。患者绝对卧位休息，禁食或低渣饮食，必要时给予镇静剂。经静脉或肌肉途径给予止血剂。

（2）手术治疗 在出血原因和出血部位不明确的情况下，不主张盲目行剖腹探查，若有下列情况时可考虑剖腹探查术：①活动性仍有大出血并出现血流动力学不稳定，不允许做 TCR – BCS、动脉造影或其他检查；②上述检查未发现出血部位，但出血仍在持续；③反复类似的严重出血。

（3）介入治疗 在选择性血管造影显示出血部位后，可经导管行止血治疗：①脉内灌注加压素；②动脉栓塞。

（4）内镜治疗 激光止血、电凝止血（包括单极和多极电凝）、冷冻止血、热探头止血以及对出血病灶喷洒肾上腺素、凝血酶、立止血等。

5. 手术处理

（1）食管胃底静脉曲张出血 采取非手术治疗如输血、药物止血、三腔管、硬化剂及栓塞仍不能控制出血者，应作紧急静脉曲张结扎术。有严重肝硬化引起者亦可考虑肝移植术。

（2）溃疡病出血 当上消化道持续出血超过 48h 仍不能停止；24h 内输血 1500ml 仍不能纠正血容量、血压不稳定；保守治疗期间发生再出血者；内镜下发现有动脉活动出血等情况，死亡率高达 30%，应尽早外科手术。

（3）肠系膜上动脉血栓形成或动脉栓塞 常发生在有动脉粥样硬化的中老年人，突然腹痛与便血，引起广泛肠坏死的死亡率高达 90.5%，必须手术切除坏死的肠组织。

慢性胃炎

【定义】 慢性胃炎是由各种病因引起的胃黏膜慢性炎症。

【临床表现】 由幽门螺杆菌引起的慢性胃炎多数患者无症状；有症状者表现为上腹痛或不适、上腹胀、早饱、嗳气、恶心等消化不良症状；自身免疫性胃炎患者可伴有贫血，在典型恶性贫血时除贫血外还可伴有维生素 B 缺乏的其他临床表现。

【治疗】

1. 消除病因 ①祛除各种可能致病的因素，注意饮食卫生，防止暴饮暴食。②积极治疗口、鼻、咽部的慢性疾患。③加强锻炼，提高身体素质。

2. 药物治疗　①疼痛发作时可用阿托品、普鲁本辛、颠茄合剂等。②胃酸增高可用 PPI 质子泵抑制剂如雷贝拉唑、兰索拉唑、奥美拉唑等。③胃酸缺乏或无酸者可给予 1% 稀盐酸或胃蛋白酶合剂，伴有消化不良者可加用胰酶片、多酶片等助消化药。④胃黏膜活检发现幽门螺杆菌者加服抗生素治疗。⑤胆汁反流明显者可用甲氧氯普胺（胃复安）和吗丁啉以增强胃窦部蠕动，减少胆汁反流；铝碳酸镁片、考来烯胺、硫糖铝可与胆汁酸结合、减轻症状。

消化性溃疡

【定义】消化性溃疡主要指发生在胃和十二指肠的慢性溃疡，即胃溃疡（GU）和十二指肠溃疡（DU），因溃疡形成与胃酸/胃蛋白酶的消化作用有关而得名。

【临床表现】上腹痛是消化性溃疡的主要症状，典型的消化性溃疡有如下临床特点：①慢性过程，病史可达数年至数十年；②周期性发作，发作与自发缓解相交替，发作期可为数周或数月，缓解期亦长短不一，短者数周、长者数年；发作常有季节性，多在秋冬或冬春之交发病，可因精神情绪不良或过劳而诱发；③发作时上腹痛呈节律性，表现为空腹痛即餐后 2~4h 或（及）午夜痛，腹痛多为进食或服用抗酸药所缓解，典型节律性表现在 DU 多见。

【鉴别诊断】（表 1-3-2）

表 1-3-2　十二指肠溃疡与胃溃疡的鉴别诊断

鉴别项目	十二指肠溃疡	胃溃疡
好发部位	球部前壁	胃角和胃窦小弯
发病机制	主要是侵袭因素增强	主要是保护因素减弱
发病年龄	青壮年	中老年，比十二指肠溃疡晚 10 年
与非甾体抗炎药关系	5% 有关	25% 有关
与应激关系	明显	不明显
与饮食关系	无	高盐饮食易发生
与血型关系	O 型血易患	无
幽门螺杆菌检出率	90%	70%~80%
疼痛	餐前痛→进餐后缓解→餐后 2~4h 再痛→进食后缓解	餐后 1h 疼痛→1~2h 逐渐缓解→下次进餐再痛
腹痛特点	多为饥饿痛，夜间痛多见，节律性疼痛多见	多为进食痛，夜间痛少见，节律性痛少见
癌变	否	小于 1%
复发率	高	低

【治疗】

1. 治疗原则 ①消除症状，促进溃疡愈合。②预防复发和避免并发症。③整体治疗与局部治疗相结合，要强调治疗的长期性和持续性。④选择药物要效果好、价廉、使用方便和个体化。⑤必要时手术治疗。

2. 用药原则

（1）胃溃疡与十二指肠溃疡在治疗上既有相同之外，亦有异处。相同点在应用制酸药物（包括 H_2 受体阻断剂或质子泵抑制剂及一般碱性药物）杀灭幽门螺杆菌。不同点是胃溃疡的治疗需用促进胃排空药物如吗丁啉、西沙必利等，而十二指肠溃疡则不宜应用，而多用抗胆碱药物如阿托品、普鲁苯辛等。

（2）溃疡的治疗在初治或病情较轻者，可先采用 H_2 受体阻断剂，无效或顽固性溃疡或有并发症者改用质子泵抑制剂。

（3）可辨证加用中药或中成药。

3. 外科手术指征 外科手术主要限于少数有并发症者，包括：①大量出血经内科治疗无效；②急性穿孔；③瘢痕性幽门梗阻；④胃溃疡癌变；⑤严格内科治疗无效的顽固性溃疡。

胃食管反流病

【定义】胃食管反流病（GERD）是指胃十二指肠内容物反流入食管引起烧心等症状，可引起反流性食管炎（RE），以及咽喉、气道等食管邻近的组织损害。

【临床表现】

1. 典型症状 烧心和反流是本病最常见的症状。常在餐后 1h 出现，卧位、弯腰或腹压增高时可加重，部分患者烧心和反流症状可在夜间入睡时发生。

2. 非典型症状 指除烧心和反流之外的食管症状。胸痛由反流物刺激食管引起，疼痛发生在胸骨后。严重时可为剧烈刺痛，可放射到后背、胸部、肩部、颈部、耳后，有时酷似心绞痛，可伴有或不伴有烧心和反流。由 GERD 引起的胸痛是非心源性胸痛的常见病因。吞咽困难见于部分患者，症状呈间歇性，进食固体或液体食物均可发生。少部分患者吞咽困难是由食管狭窄引起，此时吞咽困难可呈持续性或进行性加重。有严重食管炎或并发食管溃疡者，可伴吞咽疼痛。

由反流物刺激或损伤食管以外的组织或器官引起，如咽喉炎、慢性咳嗽和哮喘。

【并发症】

1. 上消化道出血反流性食管炎患者，因食管黏膜糜烂及溃疡可以导致上消化道出血，临床表现可有呕血和（或）黑便以及不同程度的缺铁性贫血。

2. 食管狭窄食管炎反复发作致使纤维组织增生，最终导致瘢痕狭窄。

3. Barrett 食管：内镜下表现为正常呈现均匀粉红带灰白的食管黏膜出现胃黏膜的

橘红色，分布可为环形、舌形或岛状。

【诊断】胃食管反流病的诊断是基于：①有反流症状；②内镜下可能有反流性食管炎的表现；③食管过度酸反流的客观证据。如患者有典型的烧心和反酸症状，可做出胃食管反流病的初步临床诊断。内镜检查如发现有反流性食管炎并能排除其他原因引起的食管病变，本病诊断可成立。对有典型症状而内镜检查阴性者，行24小时食管pH监测，如证实有食管过度酸反流，诊断成立。

由于24小时食管pH监测需要一定仪器设备且为侵入性检查，常难于在临床常规应用。因此，临床上对疑诊为本病而内镜检查阴性患者常用质子泵抑制剂（PPI）作试验性治疗（如奥美拉唑每次20mg，2次/日，连用7~14天），如有明显效果，本病诊断一般可成立。对症状不典型患者，常需结合内镜检查、24小时食管pH监测和试验性治疗进行综合分析来做出诊断。胃食管反流病与心绞痛的鉴别见表1-3-3。

表1-3-3 胃食管反流病与心绞痛的鉴别诊断

鉴别项目	胃食管反流病	心绞痛
疼痛表现	胸骨后或胸骨下烧灼痛、刺痛，也可以为钝痛；其发作与进食、体力活动、体位如卧位和弯腰等有关	夜间发病，劳累后加重
缓解	进食牛乳、饮水、制酸剂可缓解	进食后不能缓解，体位对病情影响小，服用扩血管药物，如单硝酸异山梨酯（消心痛）、硝酸甘油等明显有效

【治疗】胃食管反流病的治疗目的是控制症状、治愈食管炎、减少复发和防治并发症。

1. 一般治疗 改变生活方式与饮食习惯。为了减少卧位及夜间反流可将床头抬高15~20cm。避免睡前2h内进食，白天进餐后亦不宜立即卧床。注意减少一切引起腹压增高的因素，如肥胖、便秘、紧束腰带等。应避免进食使LES压降低的食物，如高脂肪、巧克力、咖啡、浓茶等。应戒烟及禁酒。避免应用降低LES压的药物及引起胃排空延迟的药物。如一些老年患者因LES功能减退易出现胃食管反流，如同时合并有心血管疾患而服用硝酸甘油加重反流症状，应适当避免。一些支气管哮喘患者如合并胃食管反流可加重或诱发哮喘症状，尽量避免应用茶碱及多巴胺受体激动剂，并加用抗反流治疗。

2. 药物治疗

（1）促胃肠动力药 如多潘立酮、莫沙必利、依托必利等。

（2）抑酸药 H_2受体阻断剂（H_2RA）：如西咪替丁、雷尼替丁、法莫替丁等。质子泵抑制剂（PPI）：包括奥美拉唑、兰索拉唑、泮托拉唑、雷贝拉唑和埃索美拉唑等。抗酸药：仅用于症状轻、间歇发作的患者，作为临时缓解症状用。

3. 维持治疗 H_2RA和PPI均可用于维持治疗，其中以PPI效果最好。

4. 抗反流手术治疗 抗反流手术是不同术式的胃底折叠术，目的是阻止胃内容反流入食管。抗反流手术的疗效与 PPI 相当，但术后有一定并发症。因此，对于那些需要长期使用大剂量 PPI 维持治疗的患者，可以根据患者的意愿来决定抗反流手术。对确证由反流引起的严重呼吸道疾病的患者，PPI 疗效欠佳者，宜考虑抗反流手术。

5. 并发症的治疗 ①食管狭窄除极少数严重瘢痕性狭窄需行手术切除外，绝大部分狭窄可行内镜下食管扩张术治疗。②Barrett 食管必须使用 PPI 治疗及长程维持治疗。

慢性腹泻

【定义】健康人每日解成形便一次，粪便量不超过 200~300g。腹泻时排便次数增多（>3 次/日），粪便量增加（>200g/d），粪质稀薄（含水量>85%）。腹泻超过3~6 周或反复发作，即为慢性腹泻。

【临床表现】表现为大便次数增多，便稀，甚至带黏胨、脓血，持续 2 个月以上。小肠病变引起腹泻的特点是腹部不适，多位于脐周，并于餐后或便前加剧，无里急后重，大便量多，色浅，次数可多可少；结肠病变引起腹泻的特点是腹部不适，位于腹部两侧或下腹，常于便后缓解或减轻，排便次数多且急，粪便量少，常含有血及黏液；直肠病变引起者常伴有里急后重。

（1）腹泻 病变位于直肠或乙状结肠患者多有便意频繁和里急后重。

（2）腹泻伴随症状 因病因不同而伴有腹痛、发热、消瘦、腹部肿块或消化性溃疡等。

【鉴别诊断】见表 1-3-4。

表 1-3-4 慢性腹泻与营养不良、细菌性痢疾的鉴别诊断

疾病名称	慢性腹泻	营养不良	细菌性痢疾
临床表现	大便次数增多便稀，甚至带黏胨、脓血，持续 2 个月以上，无里急后重，大便量多，色浅；病变位于直肠或乙状结肠患者多有便意频繁和里急后重	主要见于 3 岁以下婴幼儿。临床常见三种类型：能量供应不足为主，表现为体重明显减轻，皮下脂肪减少者称为消瘦型；以蛋白质供应不足为主，表现为水肿的称为浮肿型，介于两者之间的消瘦－浮肿型	由痢疾杆菌引起的常见急性肠道传染病，以结肠化脓性炎症为主要病变，有全身中毒症状，腹痛、腹泻、里急后重，排脓血便等临床表现

【治疗】

1. 病因治疗 感染性腹泻需根据病原体进行治疗。乳糖不耐受症和麦胶性乳糜泻需分别剔除食物中的乳糖或麦胶类成分。高渗性腹泻应停食高渗的食物或药物。胆盐重吸收障碍引起的结肠腹泻可用考来烯胺吸附胆汁酸而止泻。治疗胆汁酸缺乏所致的脂肪泻，可用中链脂肪代替日常食用的长链脂肪，前者不需经结合胆盐水解和微胶粒形成等过程而直接经门静脉系统吸收。

2. 对症治疗

（1）纠正腹泻所引起的失水、电解质紊乱和酸碱平衡失调。

（2）对严重营养不良者，应给予营养支持。谷氨酰胺是体内氨基酸池中含量最多的氨基酸，它虽为非必需氨基酸，但却是生长迅速的肠黏膜细胞所特需的氨基酸，与肠黏膜免疫功能、蛋白质合成有关。因此，对弥漫性肠黏膜受损者，谷胺酰胺是黏膜修复的重要营养物质，在补充氨基酸时应注意补充谷胺酰胺。

（3）严重的非感染性腹泻可用止泻药。常用双八面体蒙脱石、次碳酸铋、氢氧化铝凝胶。

溃疡性结肠炎

【定义】溃疡性结肠炎是一种病因尚不十分清楚的直肠和结肠慢性非特异性炎症性疾病。病变主要限于大肠黏膜与黏膜下层。病情轻重不等，多呈反复发作的慢性病程。

【临床表现】①腹泻：排出含有血、脓和黏液的粪便，常伴有阵发性结肠痉挛性疼痛，并里急后重，排便后可获缓解。轻型患者症状较轻微，腹泻不足 5 次/日。重型腹泻在 5 次/日以上，为水泻或血便。②黏液脓血便。③腹痛。

【并发症】①中毒性结肠扩张。②肠穿孔。③大出血。④息肉。⑤癌变。⑥小肠炎。⑦与自身免疫反应有关的并发症：关节炎；皮肤黏膜病变；眼部病变。

【鉴别诊断】溃疡性结肠炎与结肠克罗恩病的主要鉴别点见表 1 - 3 - 5。

表 1 - 3 - 5 溃疡性结肠炎与结肠克罗恩病的主要鉴别点

鉴别项目	溃疡性结肠炎	结肠克罗恩病
病变分布	连续性	节段性
病变累及范围	肠壁黏膜层及黏膜下层	肠壁全层
受累部位	直肠乙状结肠	回盲部最多见
直肠受累	绝大多数受累	少见
末端回肠受累	罕见	多见
内镜表现	浅溃疡，黏膜弥漫性充血水肿、颗粒状、质脆、出血炎性息肉，桥状黏膜，结肠袋消失	纵行或匍匐溃疡，周围黏膜正常或鹅卵石样改变
典型病理改变	隐窝脓肿、浅溃疡杯状细胞减少和潘氏细胞化生	节段性改变、裂隙状溃疡、非干酪坏死性肉芽肿
结肠穿孔	少见	少见
瘘管形成	罕见	多见
脓血便	多见	少见
肠腔狭窄	少见，中心性	多见，偏心性

【治疗】治疗目的是控制急性发作，维持缓解，减少复发，防治并发症。

1. 内科治疗

（1）卧床休息和全身支持治疗 包括液体和电解质平衡，尤其是钾的补充，低血钾者应予纠正。同时要注意蛋白质的补充，改善全身营养状况，必要时应给予全胃肠道外营养支持，有贫血者可予输血，胃肠道摄入时应尽量避免牛奶和乳制品。

（2）药物治疗　①柳氮磺胺吡啶水杨酸制剂，如艾迪莎、美沙拉嗪等；②皮质类固醇：泼尼松或地塞米松；③免疫抑制剂；④中药治疗。

2. 外科治疗　有20%～30%重症溃疡性结肠炎患者最终手术治疗

（1）手术指征　急症手术的指征：①大量、难以控制的出血；②中毒性巨结肠伴临近或明确的穿孔，或中毒性巨结肠经几小时而不是数天治疗无效者；③暴发性急性溃疡性结肠炎对类固醇激素治疗无效，亦即经4～5d治疗无改善者；④由于狭窄引致梗阻；⑤怀疑或证实有结肠癌；⑥难治性溃疡性结肠炎反复发作恶化，慢性持续性症状，营养不良，虚弱，不能工作，不能参加正常社会活动和性生活；⑦当类固醇激素剂量减少后疾病即恶化，以致几个月甚至几年不能停止激素治疗；⑧儿童患慢性结肠炎而影响其生长发育时；⑨严重的结肠外表现如关节炎，坏疽性脓皮病或胆肝疾病等手术可能对其有效果。

（2）手术方式　①结直肠全切除、回肠造口术；②结肠全切除、回直肠吻合术；③控制性回肠造口术；④结直肠全切除、回肠袋肛管吻合术。

炎症性肠病

【定义】炎症性肠病是一种原因不明的肠道炎症性疾病，在胃肠道的任何部位均可发生，但好发于末端回肠和右半结肠。本病和慢性非特异性溃疡性结肠炎两者统称为炎症性肠病（IBD）。本病临床表现为腹痛、腹泻、肠梗阻，伴有发热、营养障碍等肠外表现。病程多迁延，反复发作，不易根治。本病又称局限性肠炎、局限性回肠炎、节段性肠炎和肉芽肿性肠炎。

【临床表现】起病大多隐匿、缓渐，从发病早期症状出现至确诊往往需数月至数年。病程呈慢性，长短不等的活动期与缓解期交替，有终生复发倾向。少数急性起病，可表现为急腹症，酷似急性阑尾炎或急性肠梗阻。腹痛、腹泻和体重下降三大症状是本病的主要临床表现。

1. 消化系统表现

（1）腹痛　多位于右下腹或脐周，间歇性发作，常为痉挛性阵痛伴腹鸣。常于进餐后加重，排便或肛门排气后缓解。出现持续性腹痛和明显压痛，提示炎症波及腹膜或腹腔内脓肿形成。全腹剧痛和腹肌紧张，提示病变肠段急性穿孔。

（2）腹泻　先是间歇发作，病程后期可转为持续性。粪便多为糊状，一般无脓血和黏液。病变涉及下段结肠或肛门直肠者，可有黏液血便及里急后重。

（3）腹部包块　多位于右下腹与脐周。

（4）瘘管形成　是克罗恩病的特征性临床表现。瘘分内瘘和外瘘，前者可通向其他肠段、肠系膜、膀胱、输尿管、阴道、腹膜后等处，后者通向腹壁或肛周皮肤。肠段之间内瘘形成可致腹泻加重及营养不良。肠瘘通向的组织与器官因粪便污染可致继发性感染。外瘘或通向膀胱、阴道的内瘘均可见粪便与气体排出。

（5）肛门周围病变 包括肛门周围瘘管、脓肿形成及肛裂等病变。

2. 全身表现

（1）发热 间歇性低热或中度热常见，少数呈弛张高热伴毒血症。

（2）营养障碍 主要表现为体重下降，可有贫血、低蛋白血症和维生素缺乏等表现。青春期前患者常有生长发育迟滞。

3. 肠外表现 与溃疡性结肠炎的肠外表现相似，以口腔黏膜溃疡、皮肤结节性红斑、关节炎及眼病为常见。

【并发症】肠梗阻最常见，其次是腹腔内脓肿，偶可并发急性穿孔或大量便血。直肠或结肠黏膜受累者可发生癌变。

【鉴别诊断】（表1-3-6）

表1-3-6 炎症性肠病与肠结核的主要鉴别点

鉴别项目		炎症性肠病	肠结核
临床表现	性别	男女接近	女多于男
	肠外结核	无	常有
	瘘管	多见	少见
	肠道出血	常见	罕见
	肠道狭窄	多发性，跳跃性	单一环形狭窄
	直肠肛门病变	常有	无
内镜检查	纵行裂隙状溃疡	特征性改变	罕见
	卵石征	特征性改变	罕见
	病变特征	节段性分布	局限于一处，呈环形分布
病理检查	裂隙状溃疡	特征性	少见
	淋巴细胞聚集	特征性	少见
	干酪性肉芽肿	无	特征性改变
实验检查	抗酸染色	阴性	阳性
	结核杆菌 DNA - PCR 检测	阴性	阳性

【治疗】

1. 治疗原则 本病尚无特殊治疗方法。无并发症时，支持疗法和对症治疗十分重要，可缓解有关症状。活动期宜卧床休息，给高营养、低渣饮食。严重病例宜暂禁食，纠正水、电解质、酸碱平衡紊乱，采用肠内或肠外高营养支持。贫血者可补充维生素B_{12}、叶酸或输血。低蛋白血症可输清蛋白或血浆。水杨酸偶氮磺胺吡啶、肾上腺皮质激素或硫嘌呤等药控制活动期症状有效。解痉、止痛、止泻和控制继发感染等也有助于症状缓解。补充多种维生素、矿物质可促进体内酶类和蛋白质的合成，同时具有保护细胞膜作用。

2. 药物治疗

（1）水杨酸类 柳氮磺胺吡啶和5-氨基水杨酸，严重肝、肾疾患、婴幼儿、出血性体质以及对水杨酸制剂过敏者不宜应用 SASP 及 5 – ASA 制剂。

（2）肾上腺皮质激素　常用于中、重症或暴发型患者，对不能耐受口服者，可静滴氢化可的松或甲泼尼龙或 ACTH，14d 后改口服泼尼松维持。通常在急性发作控制后尽快停用，也可采用隔日口服泼尼松或合用 SASP 或 5 – ASA 作为维持治疗。

（3）其他药物　对肾上腺皮质激素或磺胺药治疗无效者，可改用或加用巯嘌呤、环孢素、FK506 等其他免疫抑制剂，也可合用左旋咪唑、干扰素、转移因子、卡介苗及免疫球蛋白等免疫增强剂。此外，甲硝唑、广谱抗生素和单克隆抗体等也可应用。

3. 外科手术　手术治疗用于完全性肠梗阻、肠瘘与脓肿形成、急性穿孔或不能控制的大出血，以及难以排除癌肿的患者。对肠梗阻要区分炎症活动引起的功能性痉挛与纤维狭窄引起的机械梗阻，前者经禁食、积极内科治疗多可缓解而不需手术，对没有合并脓肿形成的瘘管，积极内科保守治疗有时亦可闭合，合并脓肿形成或内科治疗失败的瘘管才是手术的指征。

手术方式主要是病变肠段的切除，手术切除包括病变及距离病变远、近侧 10cm 的肠段及其系膜和淋巴结。如局部粘连严重或脓肿形成，不能切除，可作短路或旷置术，根据情况再作二期病变肠管切除术。对多处病变的病例，只切除有并发症的病变肠管，避免因过度切除发生短肠综合征。本病手术治疗后多在肠吻合口附近复发。推荐的预防性用药在术后 2 周开始，持续时间不少于 3 年。术后复发率高，应随访。

肠 结 核

【定义】肠结核是结核分枝杆菌引起的肠道慢性特异性感染。

【临床表现】

1. 腹痛　多位于右下腹或脐周，间歇性发作，常为痉挛性阵痛伴腹鸣，于进餐后加重，排便或肛门排气后缓解。

2. 腹泻与便秘　腹泻是溃疡型肠结核的主要临床表现之一。排便次数因病变严重程度和范围不同而异，一般 2~4 次/日，重者每日达 10 余次。粪便呈糊样，一般不含脓血，不伴有里急后重。有时患者会出现腹泻与便秘交替，增生型肠结核可以便秘为主要表现。

3. 腹部肿块　常位于右下腹，一般比较固定，中等质地，伴有轻度或中度压痛。主要见于增生型肠结核，也可见于溃疡型肠结核，病变肠段和周围组织粘连，或同时有肠系膜淋巴结结核。

4. 全身症状和肠外结核表现　结核毒血症状多见于溃疡型肠结核，表现为不同热型的长期发热，伴有盗汗。患者倦怠、消瘦、贫血，随病程发展而出现维生素缺乏等营养不良的表现。可同时有肠外结核特别是活动性肺结核的临床表现。增生型肠结核病程较长，全身情况一般较好，无发热或有时低热。

并发症见于晚期患者，以肠梗阻多见，瘘管和腹腔脓肿远较克罗恩病少见，肠出血较少见，少有急性肠穿孔。可因合并结核性腹膜炎而出现相关临床表现。

【鉴别诊断】（表1-3-7）

表1-3-7　肠结核与结肠克罗恩病、溃疡性结肠炎的鉴别诊断

鉴别项目	肠结核	结肠克罗恩病	溃疡性结肠炎
腹痛部位	右下腹	右下腹或脐周	左下腹或下腹
腹痛特点	腹痛→进食加重→便后缓解	腹痛→进食加重→便后缓解	腹痛→便意→便后缓解
腹泻	腹泻便秘交替	常见	多见
大便性状	糊状，无脓血和黏液	糊状，无脓血和黏液	黏液脓血便（活动期）
里急后重	无	无（累及直肠肛管时可有）	可见（病变在直肠时）
腹部包块	增生型可有	10%~20%	无
瘘管	少见	多见	罕见
直肠肛管病变	无	见于部分患者	见于多数患者
全身症状	低热盗汗	发热，营养障碍	发热，消瘦，贫血
肠外表现	肺结核	多种	与克罗恩病相似

【治疗】

1. 肠结核的治疗目的　是消除症状、改善全身情况、促使病灶愈合及防治并发症。

2. 抗结核化学药物治疗　是本病治疗的关键。抗结核化学药物的选择、用法、疗程详见第二章。

3. 对症治疗　腹痛可用抗胆碱能药物。摄入不足或腹泻严重者应注意纠正水、电解质与酸碱平衡紊乱。对不完全性肠梗阻患者，需进行胃肠减压。

4. 手术治疗　适应证包括：①完全性肠梗阻；②急性肠穿孔，或慢性肠穿孔瘘管形成经内科治疗而未能闭合者；③肠道大量出血经积极抢救不能有效止血者；④诊断困难需剖腹探查者。

肝硬化

【定义】肝硬化是各种慢性肝病发展的晚期阶段。病理上以肝脏弥漫性纤维化、再生结节和假小叶形成为特征。晚期以肝功能减退和门静脉高压为主要表现，常出现多种并发症。

【临床表现】

1. 症状

（1）全身症状　乏力为早期症状，体重下降往往随病情进展而逐渐明显。少数患者有不规则低热。

（2）消化道症状　食欲不振为常见症状，可有恶心，偶伴呕吐。腹胀亦常见，与胃肠积气、腹水和肝脾肿大等有关，腹水量大时，腹胀成为患者最难忍受的症状。腹

泻往往表现为对脂肪和蛋白质耐受差，稍进油腻肉食即易发生腹泻。部分患者有腹痛，多为肝区隐痛。

（3）出血倾向　可有牙龈、鼻腔出血、皮肤紫癜，女性月经过多等，主要与肝脏合成凝血因子减少及脾功能亢进所致血小板减少有关。

（4）与内分泌紊乱有关的症状　男性可有性功能减退、男性乳房发育，女性可发生闭经、不孕。肝硬化患者糖尿病发病率增加。严重肝功能减退易出现低血糖。

（5）门静脉高压症状　食管－胃底静脉曲张破裂而致上消化道出血时，表现为呕血及黑粪；脾功能亢进可致血细胞三少，因贫血而出现皮肤黏膜苍白等；发生腹水时腹胀更为突出。

2. 体征　呈肝病病容，面色黝黑而无光泽。晚期患者消瘦、肌肉萎缩。皮肤可见蜘蛛痣、肝掌、男性乳房发育。腹壁静脉以脐为中心显露至曲张，严重者脐周静脉突起呈水母状并可听见静脉杂音。黄疸提示肝功能储备已明显减退，黄疸呈持续性或进行性加深提示预后不良。腹水伴或不伴下肢水肿是失代偿期肝硬化最常见表现，部分患者可伴肝性胸水，以右侧多见。肝脏早期肿大可触及，质硬而边缘钝；后期缩小，肋下常触不到。半数患者可触及肿大的脾脏，常为中度，少数重度。各型肝硬化起病方式与临床表现并不完全相同。如大结节性肝硬化起病较急进展较快，门静脉高压症相对较轻，但肝功能损害则较严重；血吸虫病性肝纤维化的临床表现则以门静脉高压症为主，巨脾多见，黄疸、蜘蛛痣、肝掌少见，肝功能损害较轻，肝功能试验多基本正常。

【并发症】①食管胃底静脉曲张破裂出血。②感染。③肝性脑病。④电解质和酸碱平衡紊乱。⑤原发性肝细胞癌，⑥肝肾综合征。⑦肝肺综合征。⑧门静脉血栓形成

【诊断和鉴别诊断】

1. 诊断

（1）失代偿期肝硬化　依据下列各点可做出临床诊断：①有病毒性肝炎、长期大量饮酒等可导致肝硬化的有关病史；②有肝功能减退和门静脉高压的临床表现；③肝功能试验有血清白蛋白下降、血清胆红素升高及凝血酶原时间延长等指标提示肝功能失代偿；④B超或CT提示肝硬化以及内镜发现食管－胃底静脉曲张。肝活组织检查见假小叶形成是诊断本病的金标准。

（2）代偿期肝硬化　对慢性病毒性肝炎、长期大量饮酒者应长期密切随访，注意肝脾情况及肝功能试验的变化，如发现肝硬度增加，或有脾大，或肝功能异常变化，B超检查显示肝实质回声不均等变化，应注意早期肝硬化，必要时肝穿刺活检可获确诊。

2. 鉴别诊断

（1）肝脾肿大的鉴别诊断　如血液病、代谢性疾病引起的肝脾肿大，必要时可作肝穿刺活检（表1－3－8、1－3－9）。

（2）腹水的鉴别诊断　腹水有多种病因，如结核性腹膜炎、缩窄性心包炎、慢性肾小球肾炎等（表1－3－10）。根据病史及临床表现、有关检查及腹水检查，与肝硬化腹水鉴别并不困难，必要时做腹腔镜检查常可确诊。

（3）肝硬化并发症的鉴别诊断　如上消化道出血（表1－3－11）、肝性脑病、肝肾综合征等的鉴别诊断见有关章节。

表 1 – 3 – 8　肝硬化病因的鉴别诊断

鉴别项目	酒精性肝硬化	肝炎后肝硬化
病史	多年饮酒史	肝炎病史
年龄	大于 40 岁	各年龄组
贫血、叶酸缺乏、缺铁	常有	少见
蜘蛛痣	＋＋＋	＋
周围神经炎	常有	少见
发热	常见	少见
肝大	常增大	正常或缩小

表 1 – 3 – 9　脾肿大的鉴别诊断

疾病名称	鉴别内容
肝硬化	肝炎病史，血小板减少，肝活检可鉴别
白血病	慢性粒细胞性白血病末梢血白细胞可达 $10 \times 10^9/L$ 以上，分类中有幼稚粒细胞，骨髓检查可确诊。霍奇金病常伴淋巴结肿大，依靠淋巴结活检可确诊
感染性疾病	血吸虫病有反复疫水接触史，血吸虫环卵试验、血吸虫补体结合试验及皮肤试验等检查为阳性。直肠黏膜活检可找到血吸虫卵。可做粪便孵化试验

表 1 – 3 – 10　腹水的鉴别诊断

疾病名称	鉴别内容
肝硬化	有肝病史，肝硬化腹水初起，且进展较快时，可有腹部胀痛，触诊有压痛
结核性腹膜炎	有结核中毒症状，腹部可有柔韧感，压痛及反跳痛，症状及体征持续不退，腹水性质为渗出液，极少数可为血性腹水
癌性腹膜炎	年龄在 40 岁以上，起病快发展迅速，腹水可呈血性，腹水中可找到癌细胞
卵巢癌	特别是假黏液性囊性癌，常以慢性腹水为临床表现，病情进展缓慢，腹水呈漏出液，有时造成诊断困难，妇科及腹腔镜检查有助于诊断
缩窄性心包炎	静脉压升高、颈静脉怒张、肝大明显，有奇脉，心音强、脉压小等表现可资鉴别
巨大肾盂积水及卵巢囊肿	较少见，无移动性浊音，无肝病表现，前者肾盂造影，后者妇科检查可助诊断

表 1 – 3 – 11　消化道出血的鉴别诊断

疾病名称	鉴别内容
肝硬化	肝病史，进食后或静脉压增加后出现，较大量
消化性溃疡出血	常有溃疡病史，脾不大、无脾功能亢进表现。但与肝硬化同时存在，则鉴别困难。急诊内镜有助诊断。肝硬化病人因食管静脉曲张破裂出血者占 53%。其余为溃疡病或胃黏膜病变
出血性胃炎	可有诱因如酗酒、药物等引起，可有胃痛。与肝硬化合并存在胃黏膜病变时，鉴别困难。可靠的诊断法是急诊内镜检查
胆道出血	较少见，常有上腹剧痛、发热、黄疸、胆囊肿大压痛等，呕血常在腹部剧痛后发生。胃镜检查，或止血后作逆行胰胆管造影或经皮经肝胆管造影，可发现胆道系统病变

【治疗】

1. 针对肝硬化的治疗

（1）支持治疗 静脉输入高渗葡萄糖液以补充热量，输液中可加入维生素 C、胰岛素、氯化钾等。注意维持水、电解质、酸碱平衡。病情较重者可输入白蛋白、新鲜血浆。

（2）肝炎活动期 可给予保肝、降酶、退黄等治疗：如肝泰乐、维生素 C。必要时静脉输液治疗，如促肝细胞生长素，还原型谷胱甘肽、甘草酸类制剂等。

（3）口服降低门脉压力的药物 ①普萘洛尔；②硝酸酯类；③钙通道阻滞剂。

（4）补充 B 族维生素和消化酶。

（5）脾功能亢进的治疗 可服用升白细胞和血小板的药物（如利血生、鲨肝醇、氨肽素等），必要时可行脾切除术或脾动脉栓塞术治疗。

（6）腹腔积液的治疗 ①一般治疗：包括卧床休息，限制水、钠摄入。②利尿剂治疗。③反复大量放腹腔积液加静脉输注白蛋白。④提高血浆胶体渗透压：每周定期少量、多次静脉输注血浆或白蛋白。⑤腹腔积液浓缩回输。⑥腹腔－颈静脉引流术：是有效的处理肝硬化、腹腔积液的方法。⑦经颈静脉肝内门体分流术（TIPS）：能有效降低门静脉压力，创伤小，安全性高，适用于食管静脉曲张大出血和难治性腹腔积液，但易诱发肝性脑病。

（7）门静脉高压症的外科治疗 包括门－腔静脉分流术、门－奇静脉分流术和脾切除术等。

（8）肝脏移植手术 适用于常规内外科治疗无效的终末期肝病。包括难以逆转的腹腔积液；门脉高压症，并出现上消化道出血；严重的肝功能损害（Child 分级 C 级）；出现肝肾综合征；出现进行性加重的肝性脑病；肝硬化基础上并发肝癌。

2. 乙肝肝硬化的抗病毒治疗

（1）一般适应证 ①HBeAg 阳性者，HBV－DNA≥10^5拷贝/ml（相当于 20000IU/ml）；HBeAg 阴性者，HBV－DNA≥10^4拷贝/ml（相当于 2000U/ml）；②ALT≥2×ULN；如用 IFN 治疗，ALT 应≤10×ULN，血清总胆红素应＜2×ULN；③ALT＜2×ULN，但肝组织学显示 Knodell HAI≥4，或炎性坏死≥G2，或纤维化≥S2。

（2）对持续 HBV－DNA 阳性、达不到上述治疗标准，但有以下情形之一者，亦应考虑给予抗病毒治疗：①对 ALT 大于 ULN 且年龄＞40 岁者，也应考虑抗病毒治疗（Ⅲ）；②对 ALT 持续正常但年龄较大者（＞40 岁），应密切随访，最好进行肝组织活检；如果肝组织学显示 Knodell HAI≥4，或炎性坏死≥G2，或纤维化≥S2，应积极给予抗病毒治疗（Ⅱ）；③动态观察发现有疾病进展的证据（如脾脏增大）者，建议行肝组织学检查，必要时给予抗病毒治疗（Ⅲ）。

（3）治疗药物包括干扰素（普通干扰素、长效干扰素）和核苷（酸）类似物（拉米夫定、阿德福韦酯、替比夫定、恩替卡韦、替诺福韦酯、克拉夫定等）。

3. 其他治疗

（1）免疫调节治疗 胸腺肽和 α 胸腺素在急慢性乙肝中常用，可调节机体免疫。

（2）中药及中药制剂治疗 保肝治疗对于改善临床症状和肝功能指标有一定效果。

4. 并发症的治疗

（1）自发性腹膜炎　选用主要针对革兰阴性杆菌并兼顾革兰阳性球菌的抗菌药物。如三代头孢、环丙沙星等。根据药敏结果和病人对治疗的反应调整抗菌药物。用药时间 1~2 周。

（2）肝肾综合征　肾功能的改善有赖于肝功能的好转，故治疗重在肝脏原发病的治疗。在此基础上进一步治疗。①迅速控制上消化道大出血、感染等诱发因素。②控制输液量维持水、电解质及酸、碱平衡。③扩容治疗选用右旋糖酐、白蛋白、血浆、全血及自身腹腔积液浓缩回输等，少用或不用盐水。可与利尿剂及小剂量强心药联用。④血管活性药物的应用如多巴胺、前列腺素 E_2 可改善肾血流，增加肾小球滤过率。⑤透析治疗包括血液透析和腹膜透析，适用于急性病例，有肝再生可能者，或有可能做肝移植者。否则只是延长患者的死亡过程而已。⑥外科治疗与肝移植，经颈静脉肝内门体分流术适用于肝硬化伴有顽固性腹水并发肝肾综合征者。⑦其他治疗：避免强烈利尿、单纯大量放腹水及使用损害肾功能的药物。

（3）肝性脑病　①消除诱因、低蛋白饮食。②纠正氨中毒：口服乳果糖，乳果糖可酸化肠道、保持大便通畅、改变肠道 pH 值，使肠道产氨及吸收氨量减少，并能减少内毒素血症及其他毒性物质吸收。一般与谷氨酸钠合并使用可抵消副作用，增强疗效。门冬氨酸钾镁：与氨结合形成天门冬酰胺而有去氨作用。③支链氨基酸治疗、拮抗相关性毒素。④积极防止脑水肿。⑤各种顽固、严重的肝性脑病、终末期肝病可行人工肝、肝移植术。

（4）食管 – 胃底静脉曲张破裂出血　如不及时抢救，可危及生命。建立血流动力学监护、扩容、输血、降低门脉压（生长抑素、奥曲肽、硝酸甘油＋垂体后叶素）、止血、抑酸、三腔管压迫止血、内镜治疗、胃冠状静脉栓塞、外科手术、经颈静脉肝内门体静脉支架分流术。

（5）原发性肝癌的治疗　目前可应用手术、介入（血管栓塞＋CT 导引局部消融）、局部放疗（γ 刀、直线加速器、三维适形放疗）等治疗手段个体化治疗肝癌。碘［131I］美妥昔单抗注射液（利卡汀）、索拉非尼、基因治疗、生物治疗可防止复发。

肝性脑病

【定义】肝性脑病过去称为肝性昏迷，是由严重肝病引起的、以代谢紊乱为基础、中枢神经系统功能失调的综合征。

【临床表现】肝性脑病发生在严重肝病和（或）广泛门体分流的基础上，临床上主要表现为高级神经中枢的功能紊乱（如性格改变、智力下降、行为失常、意识障碍等）以及运动和反射异常（如扑翼样震颤、肌阵挛、反射亢进和病理反射等）。根据意识障碍程度、神经系统体征和脑电图改变，可将肝性脑病的临床过程分为四期。分期有助于早期诊断、预后估计及疗效判断。

一期（前驱期）：焦虑、欣快激动、淡漠、睡眠倒错、健忘等轻度精神异常，可有扑翼样震颤。此期临床表现不明显，易被忽略。

二期（昏迷前期）：嗜睡、行为异常（如衣冠不整或随地大小便）、言语不清、书写障碍及定向力障碍。有腱反射亢进、肌张力增高、踝阵挛及巴氏征（Babinski 征）阳性等神经体征，有扑翼样震颤。

三期（昏睡期）：昏睡，但可唤醒，各种神经体征持续或加重，有扑翼样震颤，肌张力高，腱反射亢进，锥体束征常阳性。

四期（昏迷期）：昏迷，不能唤醒。由于患者不能合作，扑翼样震颤无法引出。浅昏迷时，腱反射和肌张力仍亢进；深昏迷时，各种反射消失，肌张力降低。

亚临床性肝性脑病最近已被更名为轻微肝性脑病，是指临床上患者虽无上述症状和体征，可从事日常生活和工作，但用精细的智力测验和（或）电生理检测可发现异常，这些患者的反应力常降低，不宜驾车及高空作业。

肝性脑病的临床表现和临床过程因原有肝病的不同、肝功能损害严重程度不同及诱因不同而异。急性肝功能衰竭所致的肝性脑病往往诱因不明显，肝性脑病发生后很快进入昏迷至死亡。失代偿期肝硬化病程中由明显诱因诱发的肝性脑病，临床表现的各个阶段比较分明，如能去除诱因及恰当治疗可能恢复。肝硬化终末期肝性脑病，起病缓慢，反复发作，逐渐转入昏迷至死亡。急性、慢性、亚临床型肝性脑病的鉴别见表 1 - 3 - 12。

表 1 - 3 - 12　急性、慢性、亚临床型肝性脑病的鉴别诊断

鉴别项目	急性肝性脑病	慢性肝性脑病	亚临床型肝性脑病
起病	急，数周内昏迷死亡	慢，肝硬化终末期	隐匿
原发病	暴发性肝炎，急性肝功能衰竭	肝硬化，门体分流术后	无明显表现
诱因	不明显	多有明显诱因	无
临床表现	昏迷前无前驱症状	有前驱症状	无任何临床表现

【治疗】肝性脑病是严重肝病或门体分流时复杂代谢紊乱的结果，治疗需在多环节，应采取综合性的治疗措施。

1. 确认并去除诱因　在肝硬化基础上的急、慢性肝性脑病，多有各种各样的诱因。积极寻找诱因并及时排除可有效地制止肝性脑病的发展。例如食管静脉曲张破裂大出血后可发展成肝性脑病，积极止血、纠正贫血、清除肠道积血等可以制止肝性脑病的发生；其他如积极控制感染、纠正水电解质紊乱、消除便秘、限制蛋白饮食、改善肾功能等措施有利于控制肝性脑病的发展。

2. 营养支持。

3. 减少或拮抗氨及其他有害物质，改善脑细胞功能　有脑水肿时，应予以脱水治疗；纠正水电解质及酸碱的失衡；保持呼吸道通畅；积极抗感染、控制内毒素血症；防治消化道出血与休克；预防和治疗肾功能、心功能及呼吸功能的衰竭。

4. 肝移植　对于肝硬化、慢性肝功能衰竭基础上反复发作的肝性脑病，肝移植可能是唯一有效的治疗方法。

5. 轻微肝性脑病的治疗 调整饮食结构，适当减少蛋白的摄入量；睡眠障碍者切忌用苯二氮䓬类药物，以免诱发显性的肝性脑病。

第四章 肾内科疾病

尿路感染

【定义】尿路感染是指各种病原微生物在尿路中生长、繁殖而引起的尿路感染性疾病。育龄期妇女、老年人、免疫力低下及尿路畸形者多见，本节主要叙述细菌性尿路感染。

【临床表现】根据感染发生部位可分为上尿路感染（肾盂肾炎）和下尿路感染（膀胱炎）。肾盂肾炎、膀胱炎又有急性和慢性之分。

1. 膀胱炎 占尿路感染的 60% 以上，主要表现为尿频、尿急、尿痛、排尿不适、下腹部疼痛等，部分患者出现排尿困难，尿液混浊，异味，血尿。一般无全身感染症状。

2. 急性肾盂肾炎 急性起病，可发生于各年龄段，育龄女性多见。可有或无尿频、尿急、尿痛、排尿困难、下腹部疼痛等。常有腰痛，腰痛程度不一，多为钝痛或酸痛。发热、寒战、头痛、全身酸痛、恶心、呕吐等，体温多在 38.0℃ 以上。多为弛张热，也可呈稽留热或间歇热。部分患者出现革兰阴性杆菌败血症。体格检查还可发现一侧或两侧肋脊角或输尿管点压痛和（或）肾区叩击痛。

3. 慢性肾盂肾炎 临床表现复杂，全身及泌尿系统局部表现可不典型。半数以上患者可有急性肾盂肾炎病史，有不同程度的低热、尿频、排尿不适、腰部酸痛及夜尿增多、低比重尿等。影像学检查肾盂肾盏变形、缩窄，两肾大小不等、外形凹凸不平者。病情持续可发展为慢性肾衰竭。急性发作时类似急性肾盂肾炎。

4. 无症状细菌尿 是指患者有真性细菌尿，而无尿路感染的症状，可由症状性尿路感染演变而来，或无急性尿路感染病史。多为大肠埃希菌，患者可长期无症状，尿常规可正常，但尿培养有真性菌尿。

【诊断】尿路感染有尿路刺激征、感染中毒症状、腰部不适等，结合尿液改变和尿液细菌学检查，有真性细菌尿者，均可诊断为尿路感染。无症状细菌尿的诊断主要依靠尿细菌学检查，要求两次细菌培养均为同一菌种的真性菌尿。女性有明显尿频、尿急、尿痛，尿白细胞增多，尿细菌定量培养 $\geq 10^2/ml$，并为常见致病菌时，可拟诊为尿路感染。

发热、寒战、伴明显腰痛，输尿管点和（或）肋脊点压痛、肾区叩击痛，甚至毒血症症状等,膀胱冲洗后尿培养阳性,尿沉渣镜检有白细胞管型,尿 NAG 升高,尿 β_2 - MG 升高,尿渗透压降低常提示上尿路感染。下尿路感染常表现为膀胱刺激征,一般很少有发热、腰痛等。尿路感染鉴别诊断如表 1 - 4 - 1。

表 1 - 4 - 1　尿路感染的鉴别诊断

疾病	致病菌	发病情况	临床特点	实验室检查
膀胱炎	多为大肠埃希菌,已婚女性可为凝固酶阴性葡萄球菌	占尿路感染的60%以上	主要表现为尿路刺激征,一般无全身感染症状	白细胞尿、血尿、蛋白尿,真性细菌尿
急性肾盂肾炎	多为大肠埃希菌,其他常见者还有变形杆菌,克雷伯杆菌等	起病急,部分临床表现同膀胱炎	尿路刺激征,伴腰痛,发热,甚或全身酸痛、恶心、呕吐等	白细胞尿、血尿、蛋白尿,真性细菌尿,膀胱冲洗后尿培养阳性,尿白细胞管型,尿 NAG 升高,尿渗透压降低
慢性肾盂肾炎	大肠埃希菌最常见,其次还有变形杆菌,克雷伯杆菌,产气杆菌,粪链球菌,葡萄球菌等	反复尿路感染病史	临床表现可不典型,反复尿路刺激征,腹部、腰部不适疼痛,间歇性低热。多尿、夜尿、甚或慢性肾衰竭等。尿路梗阻、畸形等	白细胞尿、血尿、蛋白尿,真性细菌尿,膀胱冲洗后尿培养阳性,尿白细胞管型,尿 NAG 升高,尿渗透压降低
无症状细菌尿	多为大肠埃希菌	健康人体检时发现,60 岁以上女性发病率可达10%	无任何症状	真性细菌尿
尿道综合征	感染性由衣原体、淋球菌、病毒等感染引起;非感染性无病原体	分感染性和非感染性	有尿频、尿急、尿痛症状,无真性细菌尿	感染性尿道综合征有白细胞尿,由衣原体、淋球菌、病毒等引起;非感染性无白细胞尿,检查无病原体
肾结核	结核杆菌感染引起	是全身结核的一部分,多在成年人发病,常继发于肺结核	尿路刺激征,血尿,脓尿,腰痛及全身结核症状	尿培养有结核杆菌,尿沉渣可见抗酸杆菌,血清结核抗体阳性

【治疗】

1. 注意休息、多饮水、勤排尿。

2. 膀胱炎

（1）单剂量疗法:常用磺胺甲基异噁唑 2.0g、甲氧苄啶 0.4g、碳酸氢钠 1.0g,一次顿服;氧氟沙星 0.4g,一次顿服;阿莫西林 3.0g,一次顿服。

（2）短疗程疗法:可选用磺胺类、喹诺酮类、半合成青霉素或头孢类等抗生素,任选一种药物,连用 3d。

停服抗生素 7d 后,尿细菌培养,结果阴性表示膀胱炎已治愈;仍有真性细菌尿,应给予 2 周抗生素治疗。

对于妊娠妇女、老年患者、糖尿病患者、机体免疫力低下及男性患者不宜使用单剂及短程疗法，应采用较长疗程。

3. 肾盂肾炎

（1）病情较轻者可门诊口服药物治疗，疗程 10～14d。常用药物有喹诺酮类、半合成青霉素类、头孢菌素类等。治疗 14d 后尿菌仍阳性，应参考药敏试验选用有效抗生素治疗 4～6 周。

（2）严重感染全身中毒症状明显者需住院治疗，静脉给药。常用药物有氨苄西林、头孢噻肟钠、头孢曲松钠、左氧氟沙星等。必要时联合用药。经过上述治疗若好转，可于热退后继续用药 3 天，再改为口服抗生素，完成 2 周疗程。治疗 72h 无好转，应按药敏结果更换抗生素，疗程不少于 2 周。经此治疗，仍有持续发热者，应注意肾盂肾炎并发症，如肾盂积脓、肾周脓肿、感染中毒症等。

慢性肾盂肾炎治疗的关键是积极寻找并解除易感因素。急性发作时治疗同急性肾盂肾炎。

4. 再发性尿路感染 包括重新感染和复发。

（1）重新感染 治疗后症状消失，尿菌阴性，但在停药 6 周后再次出现真性细菌尿，菌株与上次不同，称为重新感染。多数患者有尿路感染症状，治疗方法与首次发作相同。半年内发生 2 次以上者，可用长程低剂量抑菌治疗，连用半年。

（2）复发 治疗后症状消失，尿菌阴转后在 6 周内再出现菌尿，菌种与上次相同，且为同一血清型，称为复发。复发且为肾盂肾炎者，在排除诱发因素的基础上，应按药敏选择强有力的杀菌性抗生素，疗程不少于 6 周。反复发作者，给予长程低剂量抑菌疗法。

5. 无症状性菌尿 是否治疗目前有争议，一般认为有下述情况者应予治疗：①妊娠期无症状性菌尿。②学龄前儿童。③曾出现有症状感染者。④肾移植、尿路梗阻及其他尿路有复杂情况者。如治疗后复发，可选长程、低剂量抑菌疗法。

【注意事项】

1. 用药原则 ①抗生素在尿和肾内的浓度要高。②选用肾毒性小，副作用少的抗生素。③单一药物治疗失败、严重感染、混合感染、耐药菌株出现时应联合用药。

2. 坚持多饮水、勤排尿，注意会阴部清洁；尽量避免尿路器械的使用，如必须留置导尿管，前 3 天给予抗生素可延迟尿感的发生。

无症状性血尿或（和）蛋白尿

【定义】无症状性血尿或（和）蛋白尿系指无水肿、高血压及肾功能损害，而仅表现为肾小球源性血尿或（和）蛋白尿的一组肾小球疾病。

【临床表现】

1. 确诊肾小球源性蛋白尿或（和）血尿。

2. 无水肿、高血压及肾功能损害。

3. 除外继发性肾小球疾病。

4. 病理变化可呈见于轻微病变性、系膜增生性、膜增生性、局灶节段性等。

【诊断】确属肾小球源性蛋白尿或（和）血尿，无水肿、高血压及肾功能损害，除外继发性肾小球疾病，即可诊断此病。此病须与继发性肾小球疾病鉴别，如狼疮肾炎、过敏性紫癜肾炎、Alport 综合征早期、薄基底膜肾病、非典型的急性肾炎恢复期、糖尿病肾病、肾淀粉样变等。必要时行肾活检方能确诊。

【治疗】无症状性血尿或（和）蛋白尿无需特殊疗法。但应采取以下措施。

1. 定期（至少每 3～6 个月 1 次）检查，监测尿沉渣、尿蛋白、肾功能和血压的变化，女性患者在妊娠前、妊娠中更需加强监测。

2. 保护肾功能、避免肾损伤的因素。

3. 对反复发作的慢性扁桃体炎，与血尿、蛋白尿发作密切相关者，可待急性期过后行扁桃体摘除术。

4. 可用中医药辨证施治。

【注意事项】

1. 尿蛋白定量 < 1.0g/d，以白蛋白为主，而无血尿的单纯性蛋白尿，一般预后良好。

2. 近年的研究显示：有小部分蛋白尿在 0.5～1.0g/d 的患者，肾活检病理改变并不轻微，应当重视。

3. 血尿伴蛋白尿患者的病情及预后一般较单纯性血尿患者稍重。

4. 大多数长期迁延，肾功能可维持正常。少数可自动痊愈或转成慢性肾炎。

急性肾小球肾炎

【定义】急性肾小球肾炎简称急性肾炎，是以急性肾炎综合征为主要临床表现的一组疾病。临床特点为急性起病，患者出现血尿、蛋白尿、水肿和高血压，并可伴有一过性氮质血症。多见于链球菌感染后，而其他细菌、病毒及寄生虫感染亦可引起。下面介绍常见的链球菌感染后急性肾炎。

【临床表现】

1. 多见于儿童，男性多于女性。发病前 1～3 周大多有上呼吸道感染或皮肤化脓感染史。

2. 颜面部水肿，晨起明显，可渐波及全身，尿少。

3. 几乎所有患者都有血尿，约 30% 可见肉眼血尿。

4. 可有高血压、一过性肾功能不全，严重者可因水钠潴留而引起充血性心力衰竭、肺水肿和脑水肿。

5. 尿检异常，蛋白尿、血尿、管型尿，严重者出现肾病综合征表现。

6. 起病初期血补体 C_3 和总补体降低，并有动态变化。

7. 抗 "O" 滴度上升（ >1:200），B 型超声波检查多数示双肾增大。

8. 肾活检示肾小球内皮细胞增生、肿胀及上皮下电子致密物沉积。

【诊断】链球菌感染后 1~3 周发生血尿、蛋白尿、水肿和高血压，甚至少尿及氮质血症等急性肾炎综合征表现，伴血清 C_3 下降，病情于发病 8 周内逐渐减轻到完全恢复正常者，可临床诊断为急性肾炎。本病应与以下疾病鉴别诊断（表 1-4-2）。

表 1-4-2 急性肾小球肾炎的鉴别诊断

疾病	前驱感染	潜伏期	临床过程	多系统受损	补体降低	其他特点
急性肾小球肾炎	有	1~3 周	自限性	无	一过性	抗 "O" 滴度上升
急进性肾小球肾炎	可有	多为 3~5d	急剧进展	无	可有	可有血清抗肾小球基底膜抗体，抗中性粒细胞质抗体阳性
系膜增生性肾小球肾炎	有	数小时至数天	反复发作	无	无	IgA 肾病时可有 IgA 升高
狼疮肾炎	—	—	持续进展，反复发作	有	狼疮活动时降低	抗核抗体、抗双链 DNA、抗 Sm 阳性
过敏性紫癜性肾炎	可有	—	反复发作	可有	无	典型皮疹，可有关节、肠道表现

【治疗】①卧床、低盐饮食，水肿严重者限水，氮质血症者限制蛋白质。②清除感染灶：有咽部、皮肤感染灶者，抗炎治疗，必要时行扁桃体摘除。③降血压、利尿、对症治疗。④纠正水、电解质、酸碱失衡，严重高血钾、水中毒或急性肾功能衰竭，可用透析治疗。⑤中医、中药治疗。

【注意事项】

1. 绝大多数患者于 1~4 周内出现利尿、消肿、降压，尿化验也常随之好转。

2. 本病自限性疾病，治疗以休息及对症治疗为主。

3. 不宜应用糖皮质激素及细胞毒药物。

急进性肾小球肾炎

【定义】急进性肾小球肾炎是以急性肾炎综合征、肾功能急剧恶化、多在早期出现少尿性急性肾衰竭为临床特征，病理类型为新月体性肾小球肾炎的一组疾病。

【临床表现】

1. 可有前驱呼吸道感染，起病多较急，以急性肾炎综合征起病，起病急剧。

2. 出现严重血尿、蛋白尿、进行性少尿、无尿、水肿、高血压，肾功能恶化，甚至肾功能衰竭，常伴有中度贫血。

3. 肾活检光镜下 >50% 肾小球新月体形成。

4. 影像学检查双肾肿大，皮髓交界不清，后期双肾缩小。

5. 分原发性和继发性。原发性分三型：Ⅰ型为抗肾小球基底膜型肾小球肾炎；Ⅱ型为循环免疫复合物型；Ⅲ型为免疫复合物型。继发性多继发于系统性疾病，如系统性红斑狼疮、过敏性紫癜等。

【诊断】急性肾炎综合征起病伴肾功能急剧恶化，无论是否已达到少尿性急性肾衰竭，应疑及本病并及时进行肾活检。若病理证实为新月体性肾小球肾炎，根据临床和实验室检查能除外系统性疾病，诊断可成立。本病应与以下疾病鉴别诊断（表1-4-3）。

表1-4-3 急进性肾小球肾炎的鉴别诊断

疾病	前驱感染	潜伏期	临床过程	多系统受损	补体降低	其他特点
急进性肾小球肾炎	可有	多为3~5d	急剧进展	无	可有	可有血清抗肾小球基底膜抗体，抗中性粒细胞胞质抗体阳性
急性肾小球肾炎`	有	1~3周	自限性	无	一过性	抗"O"滴度上升
狼疮肾炎	—	—	持续进展，反复发作	有	狼疮活动时降低	抗核抗体，抗双链DNA，抗Sm阳性
过敏性紫癜性肾炎	可有		反复发作	可有	无	典型皮疹，可有关节、肠道表现
肾综合征出血热	有	4~46d	呈五期进展	有	无	疫区逗留，宿主接触史，血中特异性抗体阳性

【治疗】

1. 强化血浆置换疗法，应用血浆置换机分离患者的血浆和血细胞，弃去血浆以等量正常人的血浆（或血浆白蛋白）和患者血细胞重新输入体内。该疗法需配合糖皮质激素及细胞毒药物以防止在机体大量丢失免疫球蛋白后有害抗体大量合成而造成"反跳"。

2. 甲泼尼龙冲击伴环磷酰胺治疗。甲泼尼龙冲击疗法也需辅以泼尼松及环磷酰胺常规口服治疗。

3. 透析疗法：肾功能衰竭症状明显时需边透析边采取其他治疗，终末期肾功能衰竭时应行维持性透析，至少半年后再行肾移植。

4. 肾移植，有一定复发率。

5. 对水钠潴留、高血压及感染等需积极采取相应的治疗措施。

【注意事项】①患者若能得到及时明确诊断和早期强化治疗，预后可得到显著改善。②应特别注意采取措施保护残存肾功能。

急性间质性肾炎

【定义】 急性间质性肾炎又称急性肾小管－间质性肾炎，是一组以肾间质炎性细胞浸润及肾小管变性为主要病理表现的急性肾脏病。病因有药物过敏、感染、自身免疫性疾病、恶性肿瘤、代谢性疾病及病因不明的特发性。这里仅讨论药物过敏性急性间质性肾炎。

【临床表现】

1. 全身过敏反应。使用致病药物数日或数周后出现发热、皮疹、外周血嗜酸性粒细胞增高，可有过敏性关节炎、淋巴结肿大等，肾脏表现尿检异常，肾功能损伤，尿量减少或正常，非甾体类抗炎药引起者全身过敏表现常不明显。

2. 尿液检查异常。无菌性白细胞尿，嗜酸性白细胞尿，白细胞管型，血尿（镜下或肉眼），蛋白尿（轻、中、重度）。

3. 出现少尿或非少尿性急性肾衰竭，肾小管功能损害，肾小球滤过率下降，出现糖尿、低比重、低渗尿等。

4. 双肾大小正常或增大。

【诊断与鉴别诊断】 典型病例有：①近期用药史；②药物过敏表现；③尿检异常；④肾小管及小球功能损害。一般认为有上述表现中前两条，再加上后两条中任何一条，即可临床诊断本病。但非典型病例（尤其是由非甾体类抗炎药致病者）常无第二条，必须依靠肾穿刺病理检查确诊。本病当与急性肾炎、急进性肾炎、其他原因所致急性肾衰竭相鉴别，依据相应的特殊临床表现、实验室、影像学检查，有助于诊断，诊断困难时应及时肾活检。

【治疗】

1. 去除病因，停用可疑用药，多数病例可自行缓解。

2. 重症病例宜服用糖皮质激素（如泼尼松每日 30～40mg，病情好转后逐渐减量，共服 2～3 个月），很少用细胞毒药物。

3. 自身免疫性疾病、药物变态反应等免疫因素介导的间质性肾炎，可给予激素及免疫抑制剂治疗。

4. 支持替代治疗，急性肾衰竭，高钾血症，心衰，肺水肿等，应行血液净化治疗。

【注意事项】 大多数病例预后良好。病理损害重、治疗不及时以及治疗不当，可遗留永久性肾功能损害。

急性肾衰竭

【定义】 急性肾衰竭是由多种原因引起的肾功能在短时间内（几小时至几周）突然下降而出现的氮质废物滞留和尿量减少综合征。原来有无肾脏病均可发生。有狭义和广义之分，本节主要讨论临床上最常见的类型，急性肾小管坏死。

【临床表现】

1. 此次发病有肾缺血、低血压、脓毒血症或肾中毒等已知的病因。

2. 少尿、无尿、低比重尿。非少尿型尿量可不减少。可有全身浮肿、血压升高、肺水肿、脑水肿等水、钠潴留症状。

3. 肌酐、尿素氮，迅速进行性升高，内生肌酐清除率下降超过 50%，进而出现尿毒症症状。如厌食、恶心、呕吐、呼吸困难、咳嗽、憋气、胸痛、贫血及神经精神症状等。可伴有高血钾、低血钠、低血钙、高血磷、高尿酸血症、代谢性酸中毒等。

4. 肾小管细胞再生、修复。肾小球滤过率逐渐恢复正常或接近正常。少尿型患者开始出现利尿，可有多尿表现。

5. 超声检查双肾常增大或大小正常。

【诊断】急性肾衰竭一般是基于血肌酐的绝对值或相对值的变化诊断，如血肌酐绝对值每日平均增加 $44.2\mu mol/L$ 或 $88.4\mu mol/L$，或在 $24\sim 72h$ 内血肌酐值相对增加 $25\%\sim 100\%$。根据详细的病史，原发病因，既往史，近期用药史，肾功能急速进行性减退，结合相应临床表现和实验室检查，对急性肾衰竭一般不难做出诊断。急性肾衰竭应当与慢性肾衰竭进行鉴别（表 1-4-4）。

表 1-4-4　急性肾衰竭与慢性肾衰竭的鉴别诊断

疾病名称	病程	病史	超声	并发症
急性肾衰竭	较短（小于3月）	引起急性损伤因素，如缺血，感染，中毒等	肾脏体积增大或正常	无或轻度贫血，无肾性骨病，神经病变等
慢性肾衰竭	较长	慢性损伤因素，如肾炎，高血压，糖尿病等	肾脏体积缩小	有贫血、尿毒症面容、肾性骨病和神经病变等

【治疗】

1. 休息　纠正可逆的病因，如纠正心力衰竭，急性失血，休克，积极控制感染，停用肾毒性药物等。

2. 补充营养以维持机体的营养状况和正常代谢，帮助损伤细胞的修复和再生，低蛋白、高热量饮食，高分解代谢病人应增加蛋白摄入量，应予补充，减少钾、钠、氯的摄入。

3. 纠正水、电解质及酸碱平衡紊乱，补足血容量，少尿期严格限制液体输入量，及时纠正酸中毒、高血钾和严重低钠血症等。血钾超过 6.5mmol/L 时，应予以紧急处理，包括：

（1）10% 葡萄糖酸钙 10~20ml 稀释后静脉缓慢注射。

（2）11.2% 乳酸钠或 5% 碳酸氢钠 100~200ml 静脉滴注。

（3）50% 葡萄糖注射液 50~100ml 加普通胰岛素 6~12U 缓慢静脉注射。

（4）口服离子交换树脂降钾治疗。以上措施无效，透析是最有效的治疗。代谢性酸中毒，如 HCO_3^- 低于 15mmol/L，可选用 5% 碳酸氢钠 100~250ml 静脉滴注。严重酸中毒者，应立即开始透析。

4. 感染是常见并发症，也是死亡主要原因之一。应尽早使用抗生素。选用敏感、无肾毒性或毒性低的药物，并按肌酐清除率调整用药剂量。

5. 替代治疗　根据具体情况预防性和及早选择血液透析、腹膜透析。

【注意事项】

1. 积极治疗原发病，及时发现并去除可逆因素，是防止发生急性肾衰竭的关键。

2. 在老年人、糖尿病、原有慢性肾衰竭及危重病患者，尤应注意避免肾毒性药物、造影剂、肾血管收缩药物的应用，及避免肾缺血和血容量缺失。

3. 急性肾衰竭的结局与合并症的严重程度密切相关，死亡率随衰竭器官数的增加而增加。

肾病综合征

【定义】肾病综合征诊断标准：①尿蛋白大于 3.5g/d；②血浆白蛋白低于 30g/L；③水肿；④血脂升高。其中①、②两项为诊断所必需。

【临床表现】①大量蛋白尿，尿蛋白 > 3.5g/24h。②低蛋白血症，血白蛋白 < 30g/L。③明显水肿。④高脂血症。⑤除外继发性肾病综合征，如狼疮性肾炎、紫癜性肾炎、糖尿病肾病和肾淀粉样变性等。⑥病理改变可为微小病变型：系膜增生型、膜性及膜增生性、局灶节段硬化及弥漫硬化型等。

【诊断】本病诊断包括以下三个方面：①确诊肾病综合征。②确认病因，除外继发性和遗传性疾病，才能诊断为原发性肾病综合征，最好能进行肾活检，做出病理诊断。③判断有无并发症。本病应与继发性、遗传性肾病综合征相鉴别。继发性肾病综合征，如过敏性紫癜性肾炎，乙型肝炎病毒相关性肾炎，系统性红斑狼疮肾炎，糖尿病肾病，肾淀粉样变性，骨髓瘤性肾病等。

【治疗】

1. 卧床休息，症状缓解后可增加活动。低盐低脂普食，给予正常量的优质蛋白质饮食，供给足够热量。

2. 对症治疗。降压，利尿，纠正水、电解质及酸碱平衡紊乱（同慢性肾小球肾炎）；低血容量时可使用血浆及白蛋白或血浆代用品。

3. 肾上腺皮质激素治疗。使用原则和方案一般是：①起始足量；②缓慢减药；③长期维持。

4. 细胞毒药物治疗。常用药物有环磷酰胺、氮芥或苯丁酸氮芥，硫唑嘌呤等亦可试用。

5. 环孢素、麦考酚吗乙酯治疗。对以上治疗无效者可用环孢素，使用中应定期监测血中浓度。

6. 抗血小板聚集药物及抗凝治疗，如应用双嘧达莫（潘生丁）、华法林等。必要时尿激酶或腹蛇抗栓酶静脉滴注。

7. 血管紧张素转换酶抑制剂。

8. 中药治疗。

IgA 肾病

【定义】IgA 肾病指肾小球系膜区以 IgA 或 IgA 沉积为主的原发性肾小球病。

【临床表现】

1. 好发于青少年，男性多见。起病前多有感染。部分患者在上呼吸道感染后出现突发性肉眼血尿，数小时至数日后，尿红细胞可消失，也可转为镜下血尿。少数患者肉眼血尿反复发作。另一类患者起病隐匿，主要表现为无症状性尿异常，常在体检时发现，可伴或不伴轻度蛋白尿。10%～15% 患者呈现血尿、蛋白尿、高血压、尿量减少、轻度水肿等急性肾炎综合征的表现。

2. 尿沉渣检查尿红细胞增多，相差显微镜检查以变形红细胞为主，提示肾小球源性血尿，尿蛋白可阴性，少数患者呈大量蛋白尿。多次查血清 IgA，升高者可达 50%。

3. 病理检查。肾脏免疫病理检查是 IgA 肾病确诊依据。即肾小球系膜区或伴毛细血管壁 IgA 为主的免疫球蛋白呈颗粒样或团块样沉积。

【诊断】本病缺乏特征性改变，患者在上呼吸道感染后出现突发性肉眼血尿，感染控制后，尿红细胞可消失或转为镜下血尿。呈现典型的畸形红细胞尿，伴或不伴蛋白尿。血清 IgA 升高者应可疑 IgA 肾病。本病诊断依靠肾活检免疫病理学检查，即肾小球系膜区或伴毛细血管壁 IgA 为主的免疫球蛋白呈颗粒样或团块样沉积。诊断原发性 IgA 肾病时，必须排除继发性 IgA 沉积的疾病后方可成立。本病应与以下疾病鉴别（表 1-4-5）。

表 1-4-5　IgA 肾病的鉴别诊断

疾病名称	发病年龄	临床特点	临床过程	其他特点
IgA 肾病	好发于青少年，男性多见	上呼吸道感染后突发性血尿，感染控制后，尿红细胞可消失或转为镜下血尿。呈畸形红细胞尿，伴或不伴蛋白尿	临床表现、病理改变和预后变异很大	血清 IgA 升高者可达 50%。肾脏病理：肾小球系膜区以 IgA 或 IgA 沉积为主
急性链球菌感染后肾炎	多见于儿童，男性多于女性	链球菌感染后发生血尿、蛋白尿、水肿、高血压	自限性	抗"O"滴度上升，血清补体 C_3 动态变化
Alport 综合征	青少年（多在 10 岁之前）	患者有眼、耳、肾异常，并有阳性家族史	往往于青壮年发展至终末期肾脏病，预后差	组织基膜Ⅳ型胶原 α 链免疫荧光检查，肾活组织电镜检查，基因分析有助于确诊
薄基底膜肾病	任何年龄	常为持续性镜下血尿，上呼吸道感染后、剧烈运动后可呈肉眼血尿	肾功能可长期维持正常，有报道少数患者可产生轻度氮质血症	常有阳性血尿家族史，肾脏病理 IgA 阴性，电镜下弥漫性肾小球基底膜变薄

【治疗】IgA 肾病治疗应根据不同的临床、病理给予合理治疗。

1. 一般治疗 无症状单纯镜下血尿，血压、肾功能正常，病理改变轻微的 IgA 肾病患者，无需特殊治疗，避免劳累、预防感冒和避免使用肾毒性药物，定期复查。有上呼吸道感染者应积极控制感染；反复肉眼血尿者行扁桃体切除；应用降压药控制高血压，改善肾功能。

2. 药物治疗 大量蛋白尿或肾病综合征，肾功能正常、病理改变轻微者，单独给予糖皮质激素常可得到缓解、肾功能稳定。肾功能受损、病变活动者激素及细胞毒药物联合应用。病理变化重，大量蛋白尿长期得不到控制者，常进展至慢性肾衰竭，预后较差。

3. 肾功能急剧恶化，表现为急进性肾小球肾炎者，应予强化治疗（甲泼尼龙冲击治疗、环磷酰胺冲击治疗等），达到透析指征，配合透析治疗。

4. 临床表现为慢性肾炎，治疗原则以延缓肾功能恶化为主要治疗目的。合并高血压者，积极控制高血压。可应用 ACEI 或 ARB，尿蛋白 >2g/d，轻度肾功能不全，可试用糖皮质激素或加细胞毒药物，以期延缓肾功能进展。血肌酐 >265μmol/L 时，一般不主张积极应用糖皮质激素或加细胞毒药物，应按慢性肾衰竭处理。

【注意事项】①IgA 肾病临床表现、病理改变和预后变异很大。②治疗应根据不同的临床、病理类型，给予合理治疗。

慢性肾小球肾炎

【定义】慢性肾小球肾炎简称慢性肾炎，系指蛋白尿、血尿、高血压、水肿为基本临床表现，病情迁延，病变缓慢进展，可有不同程度的肾功能减退，最终将发展为慢性肾衰竭的一组肾小球病。

【临床表现】①起病缓慢，病情迁延，可有乏力、疲倦、腰痛、纳差等，部分患者呈急性起病。②多数有不同程度水肿，少数无水肿。③高血压，轻度至重度。④尿异常，如蛋白尿、血尿、管型尿。⑤肾功能损害或（和）低蛋白血症或（和）贫血。⑥肾活组织病理检查可呈系膜增生性、膜增殖性、膜性、局灶节段性和硬化性改变。

【诊断】出现蛋白尿、血尿、管型尿、水肿及高血压病史达 1 年以上，无论有无肾功能损害，在除外继发性肾小球肾炎及遗传性肾小球肾炎后，临床上可诊断为慢性肾炎。本病应与以下疾病相鉴别（表 1 - 4 - 6）。

表 1 - 4 - 6　慢性肾小球肾炎的鉴别诊断

疾病名称	发病年龄	临床特点	临床过程	其他特点
慢性肾小球肾炎	多见于中青年	起病缓慢，有不同程度的肾功能减退	缓慢进展，个体差异很大	有低蛋白血症或（和）贫血

续表

疾病名称	发病年龄	临床特点	临床过程	其他特点
急性链球菌感染后肾炎	多见于儿童，男性多于女性	链球菌感染后发生血尿、蛋白尿、水肿、高血压	自限性	抗"O"上升，血清补体 C_3 动态变化
Alport 综合征	青少年（多在10岁之前）	患者有眼、耳、肾异常，并有阳性家族史	往往于青壮年发展至终末期肾脏病，预后差	组织基膜 IV 型胶原 α 链免疫荧光检查，肾活组织电镜检查，基因分析有助于确诊
原发性高血压肾损害	多见于50岁以上，男性多于女性	有较长期高血压，其后再出现肾损害	—	常有高血压的其他靶器官并发症

【治疗】

1. 有浮肿、高血压、肾功能不全者，避免剧烈运动，低盐饮食，利尿剂治疗。

2. 肾功能不全者应限制蛋白及磷的入量，采用优质低蛋白饮食或加用必需氨基酸或 α–酮酸。

3. 积极控制高血压：力争把血压控制在理想水平，尿蛋白≥1g/d，血压应控制在 125/75mmHg 以下；尿蛋白 <1g/d，血压控制可放宽到 130/80mmHg 以下。多年研究证实，ACEI 或 ARB 除降压作用外，还有减少尿蛋白和延缓肾功能恶化的肾脏保护作用。肾功能不全患者应用 ACEI 或 ARB 要防止高血钾，血肌酐大于 264μmol/L 时务必在严密观察下谨慎使用。

4. 肾功能损害明显者，予丹参川芎注射液静脉滴注，尿毒清颗粒口服。

5. 避免加重肾脏损害的因素，感染、劳累、妊娠及肾毒性药物（如氨基糖苷类抗生素、含马兜铃酸中药等）均可能损伤肾脏，应予以避免。

6. 抗血小板解聚药，抗凝药，他汀类降脂药，也可辨证应用中医中药。

【注意事项】

1. 慢性肾炎病情迁延，病变均为缓慢进展，最终将发展至慢性肾衰竭。

2. 病变进展速度个体差异很大，病理类型甚为重要，但也与是否重视肾脏保护、治疗是否恰当及是否避免恶化因素有关。

糖尿病肾病

【定义】糖尿病肾病是指糖尿病所致的肾脏疾病，临床主要表现为持续性蛋白尿，是糖尿病最常见的微血管并发症之一。2007 年美国出版的糖尿病及慢性肾脏病临床实践指南建议将糖尿病肾病改为糖尿病肾脏疾病，如果病理证实为糖尿病肾病，则称为糖尿病肾小球病。

【临床表现】

1. 较长期的糖尿病病史，早期临床表现不明显。

2. 早期肾小球滤过率增加，以后出现微量白蛋白尿（30～300mg/24h），蛋白尿（>0.5g/24h），或肾病综合征。

3. 可有高血压，水肿，甚则全身高度水肿，胸水、腹水。伴有糖尿病眼底改变，大血管及周围神经病变等。

4. 肾活检为糖尿病肾病病理改变。

5. 可伴有肾功能损害甚至肾功能衰竭。

【诊断】 临床确诊 1 型糖尿病 5 年以上，或 2 型糖尿病确诊的同时出现微量蛋白尿，应怀疑糖尿病肾病的存在。病程更长，出现蛋白尿，肾病综合征，肾功能衰竭，伴有糖尿病眼底改变，大血管及周围神经病变等，结合肾穿刺病理检查，有助于明确诊断。有下列情况，应除外其他肾脏病：①无糖尿病视网膜病变。②GFR 很低或迅速下降。③蛋白尿急剧增多或肾病综合征样表现。④顽固性高血压。⑤尿沉渣可见红细胞，畸形红细胞，多形性细胞管型。⑥存在其他系统疾病症状、体征。⑦ACEI 或 ARB 治疗 1～3 月内 GFR 下降 >30%。

主要应与原发性肾小球疾病和其他继发性肾病鉴别（表 1 - 4 - 7）。

表 1 - 4 - 7 糖尿病肾病的鉴别诊断

疾病	发病年龄	临床特点	临床过程	其他特点
慢性肾炎	任何年龄，中青年为主	血尿、蛋白尿、水肿、高血压	病情迁延，缓慢进展，最终发展至慢性肾衰竭	除外继发性、遗传性肾炎后诊断成立
良性小动脉性肾硬化症	多见于 50 岁以上，男性多于女性	有较长期高血压，其后再出现肾损害	—	常有高血压的其他靶器官并发症
狼疮肾炎	20～40 岁女性多见	出现系统性红斑狼疮的表现，有不同程度的肾脏损害表现	能缓解，易复发，且逐渐加重	血清 ANA、抗双链 DNA 抗体、抗 Sm 抗体可阳性，肾穿刺病理检查特异性表现
肾淀粉样变	多见于 40 岁以上，男多于女	主要表现大量蛋白尿，肾病综合征及肾衰竭	出现肾衰竭，预后差	最可靠的诊断是肾穿刺病理检查

【治疗】

1. 糖尿病饮食；限制蛋白质摄入，透析患者、儿童、孕妇不宜过度限制蛋白质；保证足够热量等。

2. 积极控制血糖：糖尿病肾病患者糖化血红蛋白应控制在 7% 以下，肾功能异常时应避免使用磺脲类（格列喹酮除外）、双胍类药物，建议中晚期患者使用胰岛素。

3. 积极控制血压：血压应控制在 130/80mmHg 以下，首选 ACEI、ARB 类降压药，注意血钾、肾功能。肾动脉狭窄患者慎用或禁用。

4. 出现高脂血症，动脉硬化，血管神经病变者，调脂、改善循环、营养神经等对症治疗。

5. 终末期透析，肾移植或肾 – 胰联合移植。

【注意事项】 ①糖尿病肾病预后通常不佳。②治疗早期干预各种危险因素。

狼疮性肾炎

【定义】 狼疮性肾炎是系统性红斑狼疮最常见、最严重的内脏并发症，系统性红斑狼疮患者肾活检肾受累几乎为100%，约50%以上有肾损害的临床表现。肾衰竭是狼疮性肾炎死亡的常见原因。

【临床表现】

1. 系统性红斑狼疮多见于育龄期女性，是全身性疾病。狼疮性肾炎临床表现多样化，程度轻重不一，肾脏受累同时伴肾外脏器损害。

2. 肾外表现：有发热、乏力、全身不适、纳差；面部盘状红斑、蝶状红斑、口腔溃疡、光敏感、脱发；肌痛、关节痛、肌炎、肌无力；胸膜炎、心包炎；贫血、白细胞减少、血小板减少；偏头痛、性格改变及心血管、肺、消化系统等多系统损害。

3. 肾脏表现差异很大，可为无症状蛋白尿和（或）血尿、高血压、肾病综合征、急性肾炎、急进性肾炎综合征等，严重者少尿、肾衰竭。

4. 抗核抗体（ANA）、抗 dsDNA、抗 Sm 抗体阳性，C_3 和 C_4 同等程度下降，球蛋白升高，C 反应蛋白升高、血沉加快等。

5. 肾穿刺病理检查符合狼疮性肾炎的特征性改变。

【诊断与鉴别诊断】 在确诊为系统性红斑狼疮的基础上，出现肾脏损害表现，如持续性蛋白尿等可诊断为狼疮性肾炎。狼疮性肾炎症状不典型者，易误诊为原发性肾小球疾病，其他继发性肾小球病。通过仔细检查多系统、多器官有无损害，多次查 ANA，A – dsDNA，A – Sm 抗体，以资鉴别。内容见前述章节。

【治疗】

1. 本病不同病理类型，免疫损伤性质不同，治疗方法不一，应根据肾活检结果采用分级治疗及个体化原则。

2. 治疗以控制狼疮活动，阻止肾脏病变进展，最大限度地降低药物治疗的副作用为目的。同时重视肾外损害的治疗。

3. 一般来讲 I 型及轻症 II 型狼疮性肾炎患者无需针对狼疮肾炎的特殊治疗措施，一般给予中、小剂量糖皮质激素治疗。较重的 II 型和 III 型狼疮性肾炎，可给予单纯的糖皮质激素治疗，病情控制后逐渐减量并维持。单纯激素治疗不佳或激素治疗禁忌时，可给予免疫抑制剂治疗。

4. 重症 III 型及 IV 型、V 型（包括 V + IV、V + III）治疗包括诱导阶段及维持阶段。诱导治疗主要针对急性严重的活动性病变，迅速控制免疫炎症及临床症状，免疫抑制药物作用强，剂量大，诱导时间 6 ~ 9 个月，主要药物有糖皮质激素、吗替麦考酚酯、环孢素、他克莫司、环磷酰胺；维持治疗重在稳定病情，防止复发，减轻组织损害及随后的慢性纤维化，药物剂量小，不良反应少，主要药物有泼尼松、硫唑嘌呤、吗替麦考酚酯、环孢素、他克莫司、雷公藤多苷、来氟米特等。

5. 血浆置换 病情危重或上述治疗不满意者可考虑用血浆置换或免疫吸附治疗。

【注意事项】①狼疮性肾炎治疗缓解后易复发，且有逐渐加重趋势。②病情缓解病例若干年后可能复发，通常采用小剂量激素维持，不主张完全停用免疫抑制剂。③不能坚持用药者，可在持续缓解至少 5 年以上停药，并密切注意尿液、免疫学指标变化。

慢性肾衰竭

【定义】慢性肾衰竭是指慢性肾脏病引起的肾小球滤过率下降及与此相关的代谢紊乱和临床症状组成的综合征，简称慢性肾衰。

【临床表现】

1. 大多有慢性肾脏病史，少数病史不清。在不同阶段，临床表现各不相同，早期可无症状，尿毒症期可出现多系统损害症状。

2. 心血管、消化、血液、呼吸、骨骼等多系统症状，如胸闷、气短、气促、恶心、呕吐、贫血、鼻出血、皮肤瘙痒、食欲不振、纳差、全身乏力、夜尿等。

3. 代谢性酸中毒，水电解质失调严重，钙磷代谢紊乱等，可有水肿、体腔积液、低钠血症、高钾血症、低血钙、高磷血症和活性维生素 D 缺乏等。

4. 蛋白质、糖类、脂肪和维生素的代谢紊乱，可出现蛋白质代谢产物蓄积，血清白蛋白下降，血浆和组织必需氨基酸下降等。糖代谢异常主要表现为糖耐量减低和低血糖症。出现轻到中度高甘油三酯血症，少数轻度高胆固醇血症，血清维生素 A 水平增高、维生素 B_6 及叶酸缺乏等。

5. 肾功能化验异常，血尿素氮、血肌酐、血尿酸升高，内生肌酐清除率降低。

6. 超声提示双肾常缩小、肾皮质变薄和肾结构紊乱；糖尿病肾病，多囊肾双肾体积可不小。

【诊断】慢性肾脏病史超过 3 月，不明原因的或单纯的肾小球滤过率下降超过 3 月，或有在肾小球滤过率下降的过程中出现与肾衰竭相关的各种代谢紊乱和临床症状。符合以上条件可诊断慢性肾衰竭。慢性肾衰竭须与急性肾衰竭相鉴别，见急性肾衰竭章节。

【治疗】

1. 注意休息，低钠、优质低蛋白、低磷、足够能量、富含维生素和 α - 酮酸或必需氨基酸饮食；少尿时限制高钾食物。

2. 合并感染 抗感染、预防感冒及各种病原体的感染，在疗效相近的情况下选用肾毒性最小的药物。原则与一般感染相同，但应依据药代动力学特点调整剂量。

3. 治疗病因，避免或消除引起及加剧慢性肾衰竭急剧恶化的危险因素，保护健存肾单位：如对高血压，糖尿病，肾小球肾炎合理治疗等。纠正低血容量、贫血、感染、组织损伤、尿路梗阻、心力衰竭等，慎用肾毒性药物。

4. 纠正水、电解质、酸碱平衡及钙磷代谢紊乱 浮肿和少尿时可用呋塞米，布美他尼，高钾时用碳酸氢钠或葡萄糖＋胰岛素静脉滴注。必要时用 10% 葡萄糖酸钙静脉滴注等。补钙、降磷治疗，应用骨化三醇（罗盖全）或阿法骨化醇，碳酸钙。

5. 口服吸附和导泻疗法，口服氧化淀粉或活性炭制剂、口服大黄制剂或甘露醇等，应用胃肠道途径增加尿毒症毒素的排出。

6. 对症治疗　出现各系统症状，如消化道出血，心力衰竭等，对症治疗。

7. 替代治疗　可根据情况选择腹膜透析或血液透析。

8. 同种异体肾移植。

【注意事项】临床医师应仔细询问病史、查体，及时行实验室检查，努力做到早期诊断，积极治疗，延缓疾病进展。

第五章　神经内科疾病

短暂性脑缺血发作

【定义】短暂性脑缺血发作是颈动脉系统或椎基底动脉系统发生短暂性血液供应不足，引起局灶性脑缺血而导致突发的、短暂性、可逆性神经功能障碍。

该病好发于 34 ~ 65 岁，男性多于女性。发病突然无先兆，多在体位改变、活动过度、颈部突然转动或屈伸等情况下发病。发作持续数分钟到 2h，一般在 24h 内完全恢复，无后遗症，可反复发作。

【临床表现】

1. 颈内动脉系统短暂性脑缺血发作　常见症状为一过性单瘫、偏瘫、偏身感觉障碍、失语、单眼视力障碍（单眼突然出现一过性黑矇，或视力丧失，或白色闪烁，或视野缺损，或复视），单眼黑矇是颈内动脉分支眼动脉缺血的特征性症状。

2. 椎基底动脉系统短暂性脑缺血发作　常见症状是一过性眩晕、眼震、站立或行走不稳；视物成双或视野缺损；吞咽困难、饮水呛咳、语言不清或声音嘶哑；单肢或双侧肢体无力、感觉异常；听力下降、交叉性瘫痪、轻偏瘫和双侧轻度瘫痪等。

【诊断】依靠详细病史，突发性、反复性、短暂性和刻板性特点，结合必要的辅助检查而诊断，必须排除其他脑血管病后才能诊断。

【治疗】针对发作形式及病因采取不同的处理方法。偶尔发作或只发作 1 次在血压不太高的情况下可长期服用小剂量肠溶阿司匹林 75mg，1 次/日，或氯吡格雷 75mg，1 次/日。阿司匹林多数情况下需应用 2 ~ 5 年，如无明显副作用出现，可延长使用时间。同时应服用防止血管痉挛的药物，如尼莫地平 20mg，3 次/日。

频繁发作应作为神经科的急症。如果得不到有效的控制，近期内发生脑梗死的可能性很大，应积极治疗，其治疗原则是综合治疗和个体化治疗。

1. 积极治疗危险因素　治疗高血压、高血脂、心脏病、糖尿病、脑动脉硬化等。

2. 抗血小板聚集　选用肠溶阿司匹林或氯吡格雷等。

3. 改善脑微循环　选用尼莫地平、桂利嗪等。

4. 扩血管药物　选用曲克芦丁。

【预后】短暂性脑缺血发作为慢性反复发作性临床综合征，发作期间可出现明显的局限性脑功能障碍表现。短暂性脑缺血发作后脑梗死发生率第 1 个月为 4% ~ 8%，第 1 年为 12% ~ 13%，在 5 年后达 24.29%，第 1 个 5 年内每年的脑血管病的发生率为 5.9%。患者对于疾病的预后极为担心，从而导致焦虑、多疑、抑郁等情感障碍。负性情绪可影响神经内分泌系统，加重心理状态的改变，如果不能及时控制短暂性脑缺血发作，可能最后导致脑血管病发作；如果及时治疗，短暂性脑缺血发作则预后良好。

脑 出 血

【定义】脑出血是指非外伤性的原发性脑实质出血，常导致较严重的神经功能障碍。

【临床表现】

1. 一般表现　常见于 50 岁以上患者，男性稍多于女性，寒冷季节发病率较高，多有高血压病史。多在情绪激动中突发，常于数分钟至数小时内达到高峰。少数也可以在安静状态下发病。前驱症状不明显。

2. 局限性表现　取决于出血量和出血部位。

（1）基底节区出血　壳核、丘脑是高血压性脑出血 2 个常见部位。血肿压迫内囊后肢纤维，可见三偏征（病灶对侧偏瘫、偏身感觉缺失、偏盲），大量出血可致意识障碍，血肿进入脑室可表现为血性 CSF。

（2）脑叶出血　顶叶出血表现为偏身感觉障碍、空间构象障碍；额叶出血表现偏瘫、Broca 失语、摸索等；颞叶出血表现为 Wernicke 失语、精神症状；枕叶出血可表现为对侧偏盲。

（3）脑桥出血

①小量出血　交叉性瘫痪、共济失调性轻偏瘫；两眼向病灶侧凝视麻痹、核间性眼肌麻痹；可无意识障碍，恢复较好。

②大量出血（血肿 >5ml）累及脑桥双侧，常破入第四脑室或向背侧扩展至中脑，患者数秒至数分钟陷入昏迷、四肢瘫、去大脑强直发作；双侧针尖样瞳孔、固定正中位；呕吐咖啡样胃内容物；中枢性高热（躯干 39℃ 以上而四肢不热）；中枢性呼吸障碍、眼球浮动（双眼下跳性移动）；通常在 48h 内死亡。

（4）中脑出血　轻症患者出现一侧或双侧动眼神经不全瘫痪或 Weber 综合征。重症患者出现深昏迷、四肢弛缓性瘫，迅速死亡。

（5）小脑出血　头痛、眩晕、频繁呕吐、枕部剧烈头痛、平衡障碍等，可无肢体瘫痪；病初意识清楚或轻度意识模糊。

①小量出血患者表现为一侧肢体笨拙、行动不稳、共济失调，眼震；

②大量出血患者 12~24h 陷入昏迷和脑干受压征象，周围性面神经麻痹、两眼凝视病灶对侧，瞳孔小而光反应存在，肢体瘫，病理反射（＋）。晚期瞳孔散大，中枢性呼吸障碍，枕大孔疝死亡。

（6）脑室出血

①小量脑室出血患者表现为头痛、呕吐、脑膜刺激征、血性 CSF，无意识障碍或有局灶神经体征，酷似蛛网膜下腔出血，可完全恢复，预后好。

②大量脑室出血患者表现为起病急骤，迅速陷入昏迷，频繁呕吐，四肢弛缓性瘫或去脑强直发作，针尖样瞳孔，眼球分离斜视或浮动，病情危笃，迅速死亡。

【诊断】

1. 诊断 中老年患者活动中或情绪激动时突然发病，迅速出现局灶性神经功能缺损，以及头痛、呕吐等颅高压症状可考虑脑出血，结合 CT 检查，可明确诊断。

2. 鉴别诊断

（1）首先与其他脑血管疾病如急性脑梗死、蛛网膜下腔出血鉴别。

（2）对发病突然、迅速昏迷且局灶体征不明显者，应注意与引起昏迷的全身性疾病如中毒（酒精中毒、镇静催眠药中毒、CO 中毒）及代谢性疾病（低血糖、肝性脑病、肺性脑病和尿毒症等）鉴别。

（3）对有头部外伤史患者应与外伤性颅内血肿鉴别。

【治疗】

1. 内科治疗 治疗原则为安静卧床（2~4 周）、脱水降颅压、调整血压、防治继续出血、加强护理防治并发症，可参考脑梗死对症支持治疗。

2. 外科治疗 适应证有：①基底核区中等量以上出血（壳核出血≥30ml，丘脑出血≥15ml）；②小脑出血≥10ml 或直径≥3cm，或合并明显脑积水；③重症脑室出血（脑室铸型）；④合并脑血管畸形、动脉瘤等血管病变。

3. 康复治疗 病情稳定后宜尽早康复治疗，促进神经功能恢复，提高生活质量，如患者出现抑郁情绪可及时给予抗抑郁药或心理支持。

【预后】与出血量、部位、病因及全身状况有关，脑干、丘脑、大量脑室出血预后差。

蛛网膜下腔出血

【定义】颅内血管破裂出血进入蛛网膜下腔而产生的一系列临床表现。分为自发性及外伤性。蛛网膜下腔出血常见的病因有动脉瘤破裂和脑动静脉畸形破裂出血。

【临床表现】

1. 典型表现为"雷击样"头痛，常在活动时出现。

2. 诱发出血的活动通常为剧烈运动、工作或性交。

3. 头痛性质常常是患者所经历的最严重的头痛。查体可以正常，也可有局灶体征，通常是复视或其他颅神经麻痹表现；常发现脑膜刺激征，若患者进展至昏迷，脑膜刺激征可消失。

【诊断与鉴别诊断】

1. 诊断 当患者突然出现"一生中最剧烈的头痛时"，应考虑为蛛网膜下腔出血，如果 CT 正常，应进一步行腰穿检查以明确有无出血。如果腰穿发现血性脑脊液且非穿刺损伤时，可以确诊。若腰穿正常，则可以排除蛛网膜下腔出血。

2. 鉴别诊断

（1）偏头痛 在急性起病、主诉"一生中最严重的头痛"的患者，多数并非蛛网膜下腔出血，而是偏头痛。当头痛发生前存在闪光、亮点、视野缺损、麻木等先兆或某些运动时，更增加了偏头痛的可能性。偏头痛发作时可有恶心、呕吐、畏光、畏声等伴随症状。因此，急诊经常可见到 CT 和 LP 阴性的患者。

（2）脑实质内出血 脑实质内出血可以产生与 SAH 相似的临床表现。然而，脑实质内出血更常见局灶性无力、麻木、失语及共济失调等症状。

【治疗】

1. 密切监护。有条件可在 ICU 进行治疗，应定时对患者进行神经系统和生命体征的检查，及时发现患者再出血的可能。

2. 手术治疗。行脑血管检查，明确出血病因为动脉瘤或动静脉畸形患者，临床病情分级低于Ⅲ级时，可行手术夹闭动脉瘤或者介入栓塞治疗。

3. 预防血管痉挛。适当补液，血浆扩容剂，尼莫地平。

4. 部分 SAH 患者可出现痫性发作，因此，有些临床医师会常规预防性应用苯妥英钠或其他抗癫痫药，但不推荐长期使用。

5. 释放脑脊液疗法可促进血液吸收和缓解头痛，也可减少脑血管痉挛和脑积水发生，但应警惕脑疝、颅内感染及再出血的危险。

6. 急性期合并症状性脑积水应进行脑脊液分流术治疗，合并慢性症状性脑积水患者，推荐进行永久的脑脊液脑室腹腔分流术。

【预后】 蛛网膜下腔出血患者其死亡率明显高于缺血性卒中。部分患者可能遗留永久的神经功能障碍，主要为脑血管痉挛所致。

脑 膜 炎

【定义】 脑膜炎是一种由细菌或病毒引起的脑膜感染性疾病。

【临床表现】

1. 上呼吸道感染或胃肠道症状。

2. 神经系统表现。颅内压增高、惊厥、脑膜刺激征、意识障碍、局灶体征；

3. 全身感染中毒症状。

【诊断与鉴别诊断】

1. 诊断 确诊脑膜炎应行腰椎穿刺术，取脑脊液化验检查，血样、尿样和眼、鼻分泌物体应留作细菌培养。

2. 鉴别诊断 主要根据脑脊液压力、性状及化验检查结果（表1-5-1）。

表1-5-1 化脓性、结核性、病毒性、隐球菌性脑膜炎与感染中毒性脑病的鉴别诊断

脑脊液	压力（mmH₂O）	外观	白细胞数（个/10⁶）	Pandy试验	蛋白（g/L）	糖（mmol/L）
正常	<180	清	<10	-	0.2～0.4	2.8～4.5
化脓性脑膜炎	高	米汤样	数百至数万，多核为主	++～+++	明显增高	明显减少
结核性脑膜炎	高或较高	毛玻璃	数十个至数百，淋巴为主	+～+++	明显增高（通常1g以上）	减少
病毒性脑、脑膜炎	正常或较高	清或不太清	正常至数百，淋巴为主	±～++	正常或稍增加	正常
隐球菌性脑膜炎	高	不太清	数十个至数百，淋巴为主	+～+++	增多（通常1g以上）	减少
感染中毒性脑病	正常或稍高	清	正常	-或+	正常或稍高	正常

【治疗】

1. 抗感染治疗 给予抗生素、抗病毒药物。

2. 对症支持治疗 卧床休息，监测生命体征，处理高热、惊厥和休克。

3. 降低颅内压 20%甘露醇每次0.25～1.0 g/kg，每6～8小时1次。

【注意】 早期发现病人，就地隔离治疗；药物预防（磺胺类药物）；菌苗预防。

动脉粥样硬化性脑血栓形成

【定义】 指颈内动脉或椎-基底动脉系统产生粥样斑块，导致管腔狭窄或血栓形成，引起相应供血区域脑组织缺血、缺氧性坏死，而出现相应神经功能缺损的一类临床综合征。

【临床表现】

1. 一般特点 多见于中老年人。常在安静或睡眠时发病，部分病例有短暂性脑缺血发作前驱症状如肢体麻木、无力等，局灶性体征多在发病后10余小时或1～2日达到高峰，临床表现取决于梗死灶的大小和部位。患者一般意识清楚，当发生基底动脉血栓或大面积脑梗死时，可出现意识障碍，甚至危及生命。

2. 分类 据临床表现及影像学表现分类如下。

（1）大面积脑梗死 依据闭塞血管供应脑部血流情况。

（2）分水岭脑梗死 是指相邻血管供血区分界处、边缘带缺血。典型为颈内动脉严重狭窄或闭塞伴血压降低，心源性、动脉源性栓塞，表现为卒中样发病，症状较轻，恢复较快。

（3）出血性脑梗死 脑梗死灶内动脉坏死使血液漏出或继发出血，常见于大面积脑梗死后。

（4）多发性脑梗死 2个或以上，不同供血系统脑血管闭塞引起的脑梗死，常为反复发生的脑梗死所致。

【诊断与鉴别诊断】中年以上高血压及动脉硬化患者突然发病，一至数日出现脑局灶性损害症状体征，可归因于某颅内动脉闭塞综合征，CT或MRI检查发现梗死灶可以确诊，鉴别诊断见表1-5-2。

表1-5-2 脑梗死与脑出血鉴别诊断

鉴别项目	脑梗死	脑出血
好发人群	多为60岁以上	多为60岁以下
起病状态	安静或睡眠	动态起病
起病速度	十余小时或1~2d症状达到高峰	十分钟至数小时症状达到高峰
全脑症状	轻或无	头痛、呕吐、嗜睡等颅内压高症状
意识障碍	无或者较轻	多见且较重
神经体征	多为非均等性偏瘫（大脑中动脉主干或皮质支）	多为均等性偏瘫（基底核区）
CT检查	脑实质内低密度灶	脑实质内高密度灶
脑脊液	无色透明	可有血性

【治疗】

1. 治疗原则

（1）超早期治疗 力争发病后尽早选用最佳治疗方案。

（2）个体化治疗 根据病人年龄、卒中类型、病情基础疾病，采取最适当的治疗。

（3）整体化治疗 降低病残率、复发率，支持疗法，对症治疗，早期康复，干预卒中危险因素（如高血压、糖尿病和心脏病等）。

2. 急性期治疗

（1）一般治疗 主要为对症治疗，包括维持生命体征和处理并发症。注意：①脑梗死后通常无须紧急处理高血压，切忌过度降压导致脑灌注压降低。病后24~48h血压>220/120mmHg（平均动脉压>130mmHg），可服用卡托普利6.25~12.5mg。②发病后2~5天为脑水肿高峰期，根据临床表现及颅内压监测：可用20%甘露醇125ml，快速静滴，1次/6h；呋塞米40mg，静脉注射，2次/日；甘油果糖250ml，1~2次/日；10%白蛋白50ml，静脉滴注，1~2次/日。必须根据颅内压增高的程度和心肾功能状况来选择脱水剂及剂量。

（2）特殊治疗 包括超早期动脉或静脉溶栓治疗、抗血小板治疗、抗凝治疗、血管内介入治疗、细胞保护治疗和外科治疗等。

3. 恢复期治疗 早期进行，个体化原则，制定短期或长期治疗计划，分阶段，因地制宜选择治疗方法，进行针对性体能及技能训练。

4. 预防性治疗 尽早预防性治疗危险因素（如高血压、糖尿病、心房纤颤、颈动脉狭窄等），阿司匹林 50～100mg；氯吡格雷 75mg，对脑卒中二级预防有肯定效果。

脑 栓 塞

【定义】指各种栓子随血流进入颅内动脉，导致血管腔急性闭塞或严重狭窄，引起相应供血区脑组织发生缺血坏死及功能障碍的一组临床综合征。

【临床表现】

1. 一般特点 活动中骤然发生局灶性神经体征而无先兆，起病瞬间即达到高峰，多呈完全性卒中，常见癫痫发作，如病人有心瓣膜病、心内膜炎、心脏肥大、心律失常或多灶性脑梗死等体征，提示为心源性栓子。

2. 临床表现

（1）前循环栓塞 偏瘫、偏身感觉障碍、失语或局灶性癫痫发作。

（2）后循环栓塞 眩晕、复视、交叉瘫或四肢瘫、共济失调、饮水呛咳、吞咽困难、构音障碍。

【诊断与鉴别诊断】

1. 诊断 骤然卒中起病，出现偏瘫、失语等局灶性体征，可伴痫性发作，数秒至数分钟达高峰，有心源性栓子来源（冠心病、风心病等），合并其他脏器栓塞更支持诊断，CT、MRI 可确定脑栓塞部位、数目、是否伴发出血，有助于明确诊断。

2. 鉴别诊断 与动脉粥样硬化性血栓形成、脑出血鉴别，头颅 CT 或 MR 可明确诊断，迅速的起病过程和栓子来源支持脑栓塞的诊断。

【治疗】

1. 脑栓塞的治疗 一般治疗与脑血栓形成相同，主要是改善循环、减轻脑水肿、防止出血、减小梗死范围。注意：合并出血性梗死时，应暂停溶栓、抗凝和抗血小板，防止出血加重。

2. 原发病的治疗 有利于脑栓塞病情控制和防止复发。

3. 抗栓治疗 房颤或有心源性栓子、动脉夹层、高度狭窄，可用肝素预防再栓塞，定期监测凝血功能及调整抗凝药物剂量。

【预后】脑栓塞急性期病死率 5%～15%，多死于严重脑水肿、脑疝、肺感染、心力衰竭。心肌梗死所致脑栓塞预后差，脑栓塞病人病后 10 日内复发率 10%～20%。

高血压脑病

【定义】高血压脑病是高血压患者血压骤然升高，超过其脑血管自身调节能力，大量血流进入脑组织，引起局限性或弥漫性脑水肿，导致一系列中枢神经系统功能障碍的现象。

【临床表现】高血压脑病常由过度劳累、紧张、情绪激动所诱发。起病急骤，进展迅速，血压急剧升高，可达 200 ~ 260/140 ~ 180mmHg，或血压比前明显升高（收缩压升高 >50mmHg，舒张压升高 >30mmHg）。患者表现为头痛、癫痫发作、意识障碍等症状和体征。高血压脑病发作常在血压升高 12 ~ 48h 后出现，持续数分钟或数天，不留后遗症，如急救措施不当可导致严重脑损害甚至危及生命。

1. 高血压脑病三联征　由于脑血流量增加、脑水肿而出现头痛、癫痫发作、意识障碍等相应的症状和体征，称为高血压脑病三联征。

2. 其他脑功能障碍　包括短暂性失语、偏身感觉障碍、偏瘫、视力模糊、视力障碍甚至失明等。

【诊断与鉴别诊断】

1. 诊断　当同时具备以下三个条件时，应考虑为高血压脑病：

（1）高血压患者突然出现血压迅速升高，其中以舒张压 >120mmHg 为重要特征。

（2）以颅内压增高和局限性脑组织损害为主的精神神经系统异常表现。患者突发剧烈头痛，常伴呕吐、黑矇、抽搐和意识障碍，一般在血压显著升高 12 ~ 48h 后发生。

（3）经紧急降压治疗后，症状和体征随着血压下降，一般在数小时内明显减轻或消失，不遗留任何脑损害后遗症。

2. 鉴别诊断（表 1 – 5 – 3）

表 1 – 5 – 3　高血压脑病的鉴别诊断

疾病名称	临床表现	脑脊液	头颅 CT
高血压脑病	以颅内压增高和局限性脑组织损害为主。突发剧烈头痛，常伴呕吐、黑矇、抽搐和意识障碍，一般在血压显著升高 12 ~ 48h 后发生。可恢复，不遗留任何脑损害后遗症	—	脑水肿
脑出血	偏盲、偏身感觉障碍、偏瘫、失语等，短时间不能恢复	血性	局限性高密度影
蛛网膜下腔出血	脑膜刺激征，如颈项强直	血性	蛛网膜下腔可见高密度影
脑梗死	头痛多不严重，很少出现昏迷。患者血压可不高，或仅有轻、中度升高。有明确而固定的神经系统体征	非血性	低密度梗死灶
脑肿瘤	起病隐匿，进展缓慢，进行性加重，逐渐出现头痛、呕吐、视乳头水肿，伴有进行性加重的局限性的神经系统体征	蛋白高	占位病灶

【治疗】

1. 尽快降低血压　常用降压药物：硝普钠、硝酸甘油、拉贝洛尔、乌拉地尔等。

2. 降低颅内压、控制脑水肿　可静脉应用甘露醇、呋塞米（速尿）、复方甘油、地塞米松等药物。

3. 控制抽搐　地西泮（安定）、苯巴比妥、咪达唑仑等药物。

4. 镇静、吸氧、卧床休息，避免情绪激动及紧张，低盐饮食，治疗并发症，注意纠正水电解质平衡紊乱。

5. 并发症治疗。

【预后】本病发病急，症状明显，病情危重，但对降压治疗反应敏感。当血压下降后，病情迅速好转，预后良好。若治疗不及时，可引起广泛的脑功能损害，甚至导致死亡。如果降压不及时，忽视心、脑、肾保护，80%患者在一年内、99%患者在五年内死于心功能不全、心肌梗死、尿毒症、脑出血等。

血管性痴呆

【定义】由于多灶性脑梗死导致的痴呆称为血管性痴呆，呈进行性或阶梯性进展。多灶性脑梗死影响皮层和（或）皮层下区域，出现认知或其他神经系统功能的进行性恶化。

【临床表现】①进行性痴呆，经常呈阶梯状加重。②患者几乎都有血管病危险因素。③除了认知改变，还存在运动或共济失调。④通常为皮层下痴呆，提示皮层下白质受累。

【诊断与鉴别诊断】

1. 诊断　皮层下痴呆患者中枢神经系统多灶性小的皮层或皮层下梗死可确诊。注意：部分老年人核磁 T2 或 FLAIR 像可见类似微梗死的多灶性异常，但这些病灶与临床并不一定有相关性，而且，不能仅凭这种影像学改变就做出血管性痴呆的诊断。

2. 鉴别诊断

（1）阿尔茨海默病　有痴呆表现，没有运动或步态等局灶性异常。神经心理学检查结果通常表现为皮层性痴呆。

（2）额颞叶痴呆　有痴呆表现，没有运动或步态等局灶性异常。影像学可有助于鉴别，表现为脑叶萎缩而不是多灶性脑梗死。

（3）正常颅压力脑积水　痴呆、共济失调、尿失禁是典型的三联征。影像学示脑室增大而不是脑叶萎缩，CT 通常可以鉴别。

（4）脑肿瘤　意识模糊伴有头痛，视乳头水肿常见。发病远较血管性痴呆缓慢。影像学表现为占位性病变。

【治疗】①胆碱酯酶抑制剂对于认知能力下降的治疗可能有帮助。②应用抗精神病药治疗行为改变。③抗血栓治疗及控制血管病危险因素，可用于减缓疾病进展。④可补充维生素，虽然其疗效并不肯定。

阿尔茨海默病

【定义】阿尔茨海默病是中枢神经系统一种原发性退行性变性疾病。本病起病缓慢，病程呈进行性，病因及发病机制尚不十分清楚。常于老年期或老年前期发病。脑病理改变为弥散性脑萎缩，伴有神经元纤维缠结及老年斑，神经元颗粒空泡变性，血管壁淀粉样蛋白变性等。

【临床表现】

1. 起病潜隐，病情发展缓慢，多数发病在65岁以后。

2. 认知症状 记忆障碍（近事遗忘先出现，再出现远记忆障碍，可出现虚构现象）；视空间和定向障碍（定向力进行性受累，常在熟悉的环境里迷路，视空间技能受损，时间定向力差）；言语障碍（含糊、刻板啰嗦。可出现失语、失认、失用）；智力障碍（全面性的智力减退，包括理解、推理判断、抽象概括和计算等认知功能）。

3. 精神症状 妄想（如偷窃妄想、嫉妒妄想）；幻觉（幻听最常见，其次为幻视，其他幻觉少见，多出现在傍晚）；错认（混淆现实与视觉的界限，往往把屏幕、照片和镜中人误认为真人并与之对话）；焦虑、抑郁常见，躁狂相对较少。人格改变比较普遍，多见于额、颞叶受损的患者，表现自私、固执、偏激、乖戾、以自我为中心、敏感多疑、骂人言语粗俗、行为不顾及社会规范等。有单调、刻板及无目的的和怪异的行为。可有睡眠障碍和神经系统症状，如肌张力增高、震颤、动作迟缓等症状，也可有病理性反射。

4. 病程 总病程一般2～12年。早期可持续1～3年，近记忆力下降，学习新知识困难，交往被动，生活能自理或部分自理。中期的智力及人格改变渐加重，有皮层高级功能障碍，可出现幻觉和妄想，生活部分自理或不能自理。晚期出现严重痴呆，生活完全不能自理，有明显的神经系统症状，大小便失禁。预后不良。

【诊断与鉴别诊断】

1. 诊断 ①存在痴呆。②潜隐起病，通常难以明确起病时间。③无临床依据或检查结果能提示精神障碍是由其他可引起痴呆的疾病所致。④在疾病早期无局灶性神经系统损害的体征。

2. 鉴别诊断（表1-5-4）

表1-5-4 阿尔茨海默病与血管性痴呆鉴别诊断

鉴别项目	阿尔茨海默病	血管性痴呆
起病	隐渐	较急，常有高血压史
病程	进行性缓慢发展	波动或阶梯恶化
早期症状	近记忆障碍	神经衰弱综合征
精神症状	全面性痴呆	以记忆障碍为主的局限性痴呆
	判断力、自制力丧失	判断力、自制力较好
	有人格改变	人格改变不明显
	淡漠或欣快	情感脆弱
神经系统	早期多无限局性体征	限局性症状和体征
CT	弥漫性脑皮质萎缩	多发梗死，腔隙和软化灶
Hachinski评分	＜4	＞7

【治疗】

1. 抗精神病药物　可予小剂量的氟哌啶醇、奋乃静、利培酮、奥氮平等药物，1～2 次／日，宜根据病情调整药物。

2. 抗抑郁药　多选用 SSRIs 类，如氟西汀、西酞普兰、舍曲林等，根据病情调整药物。

3. 抗焦虑药　丁螺环酮 30mg/d，分三次服用。劳拉西泮 1～1.5mg/d，分 2～3 次服用。

4. 心境稳定剂　可用丙戊酸钠、碳酸锂、卡马西平等，应尽可能小剂量，并注意监测副反应。

5. 促智药　胆碱酯酶抑制剂多奈哌齐 5～10mg/d；NMDA 受体阻断剂盐酸美金刚 10～20mg/d。

帕金森病

【定义】帕金森病是一种神经系统变性疾病，表现为静止性震颤、运动迟缓、肌强直、协调障碍和步态异常。主要病因为黑质到基底节的投射纤维变性，纹状体多巴胺递质水平显著降低。

【临床表现】静止时有明显的震颤，活动时减轻，行走时加重；站立时身体前倾，两脚间距变小；行走时拖步，步基窄，步幅小，上肢摆动少，慌张步态；肢体肌张力增高，强直或齿轮样震颤。

【诊断与鉴别诊断】

1. 诊断　包括强直、运动迟缓、静止性震颤和姿势反射丧失的任意组合即可据此做出临床诊断。

2. 鉴别诊断

（1）帕金森综合征　如进行性核上性麻痹（PSP）、多系统萎缩（MSA），除典型的帕金森症状外，还伴有其他的临床特征，如垂直性眼球凝视障碍（PSP）、体位性低血压（Shy－Drager 综合征）、早期出现严重痴呆和视幻觉（路易体痴呆）、角膜色素环（肝豆状核变性）、皮质复合感觉缺失和锥体束征（皮质基底核变性）和周围神经病等。这些疾病所伴发的帕金森症状常以强直、少动为主，静止性震颤少见，对左旋多巴治疗不敏感。

（2）药物性帕金森　症状由镇静药物或其他药物导致，临床上无法鉴别。只有通过停用该种药物后的表现加以诊断。

（3）血管性帕金森　多发性脑梗死可出现类似于帕金森病的临床表现，影像学检查可见血管性病变。

（4）正常颅压脑积水　表现为共济失调、痴呆和尿失禁，可以出现肌张力增高，但不似齿轮样，不伴有震颤。

【治疗】

1. 内科保守治疗

（1）保持活动能力至关重要，可用的药物包括：抗胆碱能药物，多巴胺激动剂，左旋多巴，儿茶酚胺－氧位－甲基转移酶（COMT）抑制剂，单胺氧化酶抑制剂，促多巴胺释放药物。

（2）震颤的治疗主要是抗胆碱能药物如苯海索，多巴胺激动剂和左旋多巴也有一定疗效。

（3）对强直和运动迟缓可使用多巴胺激动剂或左旋多巴治疗，中重度患者可联合使用。

（4）患者的年龄影响药物的选择，年轻患者通常先选择多巴胺激动剂，而年老患者则首选左旋多巴，左旋多巴和卡比多巴联合应用可以减少左旋多巴的全身性副反应。

2. 外科手术治疗　立体定向脑深部电极植入术，或立体定向脑内神经核团毁损术。

【预后】帕金森病是一种进展性疾病，随时间的推移，功能障碍会越来越明显，药物只能对症治疗，药物的保护性效果即便有也非常微弱。随着用药时间的延长，患者会出现症状性的波动，对药物的反应也越来越差。外科手术效果较好。

面神经麻痹

【定义】面神经麻痹是以面部表情肌群运动功能障碍为主要特征的一种常见病，主要症状是口眼歪斜。其可分为中枢性面神经麻痹、周围性面神经麻痹。

【临床表现】

1. 中枢性面神经麻痹　病变对侧睑裂以下的颜面表情肌瘫痪，常伴有与面瘫同侧的肢体瘫痪，无味觉和唾液分泌障碍。

2. 周围性面神经麻痹　病变同侧眼睑不能闭合、不能皱眉、鼓腮漏气、口角歪斜等，可伴有听觉改变、舌前 2/3 的味觉减退以及唾液分泌障碍。

【诊断】根据临床表现及相关检查基本可确诊，一般无需与其他疾病鉴别。

【治疗】周围性面瘫主要采用激素、B 族维生素、抗病毒药物和理疗等方法治疗。中枢性面瘫需治疗脑部原发疾病。

【预后】周围性面瘫中 80% 的病例可在 2~3 月内恢复。轻症病例多无神经变性，2~3 周后开始恢复，1~2 个月内痊愈；神经部分变性者，需 3~6 个月恢复；更严重者恢复缓慢甚至不能恢复。

【注意事项】多锻炼身体，提高身体素质，避免过劳，减轻工作压力，患感冒、牙痛或中耳炎等疾病时要及时系统治疗。

偏头痛

【定义】偏头痛是以发作性中重度、搏动样、偏侧头痛为主要表现的慢性神经血管性疾病。一般持续4~72h，可伴有恶心、呕吐，光、声刺激或日常活动均可加重头痛，安静环境、休息可缓解头痛。偏头痛多起病于儿童和青春期，中青年期达发病高峰，女性多见，男女患者比例约为1:2~3，人群中患病率为5%~10%，常有遗传背景。

【临床表现】①反复发作的头痛，间歇期无症状。②大多为一侧，局限于额、颞及枕部。③搏动性头痛，可转为持续性钝痛。④少数患者有先兆症状，如视觉、感觉和运动等。⑤恶心、呕吐、畏光或（和）畏声、倦怠等是常见伴发症状。

【诊断】

1. 无先兆偏头痛

（1）符合标准（2）~（4），至少5次发作。

（2）头痛发作持续4~72h（未治疗或治疗不成功）。

（3）头痛至少具备以下特点中的2条：①单侧；②搏动性；③疼痛程度为中度或重度；④日常体力活动可以加剧或头痛时主动避免此类活动（如散步或爬楼梯）。

（4）在头痛期间至少具备以下中的1条：①恶心和/或呕吐；②畏光和畏声。

（5）不归因于其他疾患。

2. 有先兆偏头痛

（1）符合（2）~（4）特征的至少2次发作。

（2）先兆至少有下列中的1种表现，但没有运动无力症状：①完全可逆的视觉症状，包括阳性表现（如闪光、亮点或亮线）和（或）阴性表现（如视野缺损）；②完全可逆的感觉异常，包括阳性表现（如针刺感）和（或）阴性表现（如麻木）；③完全可逆的言语功能障碍。

（3）至少满足以下2项：①同向视觉症状和（或）单侧感觉症状；②至少1个先兆症状逐渐发展的过程≥5min，和（或）不同的先兆症状接连发生，过程≥5 min；③每个先兆症状持续5~60 min。

（4）在先兆症状同时或在先兆发生后60 min内出现头痛，头痛符合无先兆偏头痛诊断标准中的（2）~（4）项。

（5）不能归因于其他疾病。

【鉴别诊断】见表1-5-4。

表1-5-4　偏头痛的鉴别诊断

鉴别项目	偏头痛	丛集性头痛	紧张型头痛
家族史	多有	多无	可有
周期性	部分女性和月经周期有关	有丛集发作期，丛集发作频率为隔天1次到8次/日	多无
性别比（男:女）	1:3~2	2.5~3.5:1	4:5

续表

鉴别项目	偏头痛	丛集性头痛	紧张型头痛
头痛性质	搏动性	尖锐痛、撕裂牵拉痛	压迫痛、紧箍感
持续时间	4～72h	15min～3h	30min～7d
头痛程度	中重度	重度或极重度	轻中度
伴随症状	恶心、呕吐畏声、畏光	结膜充血、流泪、流涕	极少
活动加重	多有	多无	多无

【治疗】

1. 一般治疗　①避免过度疲劳和精神紧张，保持安静，卧床休息。②避免声、光刺激。③节制饮食，不吃刺激性食物。④戒烟戒酒等。

2. 药物治疗　急性期主要用曲坦类、麦角碱类、非甾体抗炎药等。针对恶心、呕吐、烦躁等伴随症状可给予对症药物处理。

【预后】大多数偏头痛患者的预后良好。偏头痛可随年龄的增长而症状逐渐缓解，部分患者可在60～70岁时偏头痛不再发作。

腔隙性脑梗死

【定义】大脑半球或脑干深部的小穿通动脉，在长期高血压等危险因素基础上，发生闭塞而引起供血区脑组织缺血坏死，从而出现的相应神经功能缺损的一类临床综合征。

【临床表现】多见于中老年患者，男性多见于女性，半数以上有高血压病史，突然或者逐渐起病，出现偏瘫或偏身感觉障碍等局灶症状。通常症状较轻，无头痛、颅高压和意识障碍等表现，体征单一、预后较好，许多患者并不出现症状而由头颅影像学检查表现。

【检查】头颅CT可见基底节区、皮质下白质内单个、多个病灶，多数呈圆形或卵圆形，边界清晰、无占位效应低密度病灶。MRI显示更清晰，CSF检查正常，EEG无阳性发现。

【诊断与鉴别诊断】

1. 诊断　中老年发病，有高血压、糖尿病等高危因素，急性起病，出现局灶性神经功能症状患者高度怀疑腔隙性脑梗死。根据头颅CT或MRI检查，结合临床病史、体征可确诊。

2. 鉴别诊断　需要与小量脑出血、感染、囊虫病、Moyamoya病、脑脓肿、颅外段颈动脉闭塞、脑桥出血、脱髓鞘疾病和转移瘤等鉴别。

【治疗】与脑血栓形成治疗类似。主要为控制脑血管病危险因素，尤其强调要控制血压。

【预后】本病预后一般良好，死亡率和致残率较低，但复发率较高。

脑 肿 瘤

【概述】脑肿瘤即各种颅内肿瘤，是神经系统中常见的疾病之一，分为原发和继发两大类。原发性颅内肿瘤可发生于脑组织、脑膜、脑神经、垂体、血管残余胚胎组织等。继发性肿瘤指身体其他部位的恶性肿瘤转移或侵入颅内形成的转移瘤。

颅内肿瘤约占全身肿瘤的 5%，占儿童肿瘤的 70%。颅内肿瘤可发生于任何年龄，以 20～50 岁为最多见。少儿以颅后窝及中线肿瘤较多见，主要为髓母细胞瘤、颅咽管瘤及室管膜瘤。成人以大脑半球胶质瘤为最多见，如星形细胞瘤、胶质母细胞瘤、室管膜瘤等。其次为脑膜瘤、垂体瘤及颅咽管瘤、神经纤维瘤、海绵状血管瘤、胆脂瘤等。原发性颅内肿瘤发生率无明显性别差异，男稍多于女。

颅内肿瘤的发生部位往往与肿瘤类型有明显关系，胶质瘤好发于大脑半球，垂体瘤发生于鞍区、听神经瘤发生于小脑桥脑角，血管网织细胞瘤发生于小脑半球较多，小脑蚓部好发髓母细胞瘤等。

【临床表现】如果患者出现精神障碍，幻嗅，视力骤降，癫痫，清晨头痛，喷射状呕吐，单眼突出，单侧耳聋，感觉减退，半身不遂，肢端肥大，性征反常等肿瘤早期表现，高度怀疑脑肿瘤。

颅内肿瘤的临床表现：肿瘤的病理性质、发生部位、生长速度不同差异很大。常见的临床表现如下。

1. 颅内压增高症状 约 90% 以上脑瘤患者中出现，主要表现如下。

（1）头痛、恶心、呕吐、头痛多位于前额及颞部，为持续性头痛阵发性加剧，常在早上头痛更重，间歇期可以正常。

（2）视乳头水肿及视力减退。

（3）精神及意识障碍及其他症状：头晕、复视、一过性黑矇、猝倒、意识模糊、精神不安或淡漠，可发生癫痫，甚至昏迷。

（4）生命体征变化：中度与重度急性颅内压增高时，常引起呼吸、脉搏减慢，血压升高。

2. 局部症状与体征 主要取决于肿瘤生长的部位，因此可以根据患者特有的症状和体征做出肿瘤的定位诊断。

（1）大脑半球肿瘤的临床症状

①精神症状 多表现为反应迟钝，生活懒散，近记忆力减退，甚至丧失，严重时丧失自知力及判断力，亦可表现为脾气暴躁，易激动或欣快。

②癫痫发作 包括全身大发作和局限性发作，以额叶最为多见，依次为颞叶、顶叶，枕叶最少见，有的病例抽搐前有先兆，如颞叶肿瘤，癫痫发作前常有幻想，眩晕等先兆，顶叶肿瘤发作前可有肢体麻木等异常感觉。

③锥体束损害症状 表现为肿瘤对侧半身或单一肢体力弱或瘫痪病理征阳性。

④感觉障碍 表现为肿瘤对侧肢体的位置觉，两点分辨觉，图形觉、质料觉、实

体觉的障碍。

⑤失语 分为运动性和感觉性失语。

⑥视野改变 表现为视野缺损，偏盲。

（2）蝶鞍区肿瘤的临床表现

①视觉障碍 肿瘤向鞍上发展压迫视交叉引起视力减退及视野缺损，常常是蝶鞍肿瘤患者前来就诊的主要原因，眼底检查可发现原发性视神经萎缩。

②内分泌功能紊乱 如性腺功能低下，男性表现为阳痿、性欲减退。女性表现为月经期延长或闭经，生长激素分泌过盛在发育成熟前可导致巨人症，发育成熟后表现为肢端肥大症。

（3）松果体区肿瘤临床症状 四叠体受压迫症状：视障碍，瞳孔对光反应和调节反应障碍，耳鸣、耳聋；持物不稳，步态蹒跚，眼球水平震颤，肢体不全麻痹，两侧锥体束征；尿崩症，嗜睡，肥胖，全身发育停顿，男性可见性早熟。

（4）颅后窝肿瘤的临床症状

①小脑半球症状 主要表现为患侧肢体共济失调，还可出现患侧肌张力减弱或无张力，膝腱反射迟钝，眼球水平震颤，有时也可出现垂直或旋转性震颤。

②小脑蚓部症状 主要表现为躯干性和下肢远端的共济失调，行走时两足分离过远，步态蹒跚，或左右摇晃如醉汉。

③脑干症状 特征的临床表现为出现交叉性麻痹，如中脑病变表现为病变侧动眼神经麻痹，桥脑病变表现为病变侧眼球外展及面肌麻痹，同侧面部感觉障碍以及听觉障碍，延髓病变可出现同侧舌肌麻痹、咽喉麻痹、舌后1/3味觉消失等。

④小脑桥脑角症状 常表现为耳鸣，听力下降，眩晕，颜面麻木，面肌抽搐，面肌麻痹以及声音嘶哑，食水呛咳，病侧共济失调及水平震眼。

【治疗】

1. 手术治疗 性质较良性、包膜较完整和较易于剥离的以及病程较短的脑肿瘤，手术治愈的希望较大。但对恶性程度高的或其他转移癌可行姑息性手术，如肿瘤部分切除、减压术、脑室脑池造瘘术以及脑室静脉分流术。

2. 放射治疗 目前多采用放疗性手术又称为立体照射，采用全方位的旋转放疗技术，使肿瘤在多方位受到照射后萎缩，甚至消失，达到和外科手术相同的效果。

3. 化学治疗 恶性胶质瘤常用化疗方案如下。

（1）BCNU – DA 方案 BCNU $90mg/m^2$，静脉注射，第 1d；DAG $70mg/m^2$，静脉注射，第 1d；每 5 周重复。用于脑肿瘤及脑转移瘤。

（2）AVC 方案：ADM $45mg/m^2$，静脉注射，第 1d；Vm $60mg/m^2$，静脉注射，第 2、3d，连续 5h 点滴；CCNU $60mg/m^2$，口服，第 4 ~ 5d，每 35d 重复，用于脑恶性胶质瘤。

4. 靶向治疗 针对肿瘤细胞内传导通路上的特异分子的靶向治疗是近年的治疗热点，包括：①靶向血小板衍生的生长因子/受体；②靶向表皮生长因子受体；③靶向法酰基转移酶酪氨酸激酶受体；④靶向血管内皮生长因子/受体 5 靶向基质金属蛋白酶等，部分药品已经进入临床，显示出良好的肿瘤抑制作用。

5. 生物免疫治疗 DC–CIK 生物免疫疗法是以回输 DC 细胞、CIK 细胞为主的免疫治疗，通过专门的血液分离机采集患者自身体内抗癌细胞送至 GMP 洁净实验室进行体外培养，增强病人免疫细胞数量和功能。获取成熟的、具有识别肿瘤能力的 DC 细胞和数量增殖、更具活性与杀伤力的 CIK 细胞后，将两种细胞以输液的方式回输至患者体内，对肿瘤细胞回输至患者体内，对肿瘤细胞进行杀伤。

第六章　精神科疾病

精神科急症

镇静安眠药中毒

【概述】临床上以苯二氮草类最常见，死亡率较高。

【临床表现】

1. 意识障碍 程度不一，从嗜睡到昏迷。

2. 呼吸障碍 呼吸急而浅或呼吸减慢甚至出现潮式呼吸。

3. 其他症状 肝脏肿大、肝功能损害、黄疸、蛋白尿、血尿、心肌损害及白细胞减少，可有眼球震颤、共济失调等，有"反跳"的现象。

【诊断】根据明确的服药史、临床表现一般可做出诊断。

【治疗】

1. 一般处理 催吐、洗胃、吸附、导泻。

2. 使用中枢兴奋剂 贝美格 50～100mg 加 10% 葡萄糖 500ml 中静脉推注，或 50mg 静脉推注，每 5～10min 一次；洛贝林 9～15mg 加 250～500ml 葡萄糖中持续静脉滴注；利他林 40～100mg 肌内注射或 10mg 加葡萄糖注射液 20ml 静脉滴注。

3. 透析治疗，对症和支持治疗。

恶性综合征

【概述】这是一种少见的抗精神病药不良反应。多见于大剂量用药且增量过快时，死亡率约 20%～30%。

【临床表现】①高热。②严重的锥体外系反应：肌肉强直、运动不能、木僵、缄默、构音或吞咽困难。③自主神经功能紊乱：多汗、流涎、心动过速、血压不稳。④意识障碍。⑤其他：急性肾衰、循环衰竭。

【治疗】①停抗精神病药物。②支持疗法：补液、降温、预防感染。③多巴胺受体激动剂如金刚烷胺、左旋多巴或溴隐亭有治疗成功的报道，溴隐亭 7.5 ~ 20mg/d 分次服用，或肌内注射 5 ~ 60mg/d。

精神药物急性中毒处理的一般原则

1. 清除服用的药物

①洗胃：即使服药时间较长，超过 6h，甚至超过 24h 以上者，仍以洗胃为安全。1∶5000 的高锰酸钾溶液 5000 ~ 10000ml 或清水反复清洗。②催吐：服药时间短、意识清晰、合作的病人可用。③活性炭。④利尿。

2. 保持电解质和酸碱平衡。

3. 预防并发症　防止缺氧、呼吸衰竭及休克、心律失常，改善肝功能。升压药只能用去甲肾上腺素、间羟胺、多巴胺，不能用肾上腺素、麻黄碱。三环类和吩噻嗪类中毒时不能用阿托品。

4. 适当应用中枢兴奋剂。

癫痫性精神障碍

【定义】癫痫是一种慢性、发作性神经系统疾病。临床具有突发性、短暂性和反复性的特点，是神经科的常见病、多发病。

【临床表现】

1. 发作前后精神障碍　发作前表现为先兆或前驱症状。有情感和认知改变，如极度抑郁、激惹、激越、思维紊乱、言语不连贯等。发作后出现朦胧状态。

2. 发作时精神障碍

（1）知觉障碍　视觉、听觉、嗅觉、味觉都可以出现异常感觉。

（2）记忆障碍　以似曾相识症和旧事如新症较常见。

（3）思维障碍　如思维中断、强制性思维、强制性回忆等。

（4）情感障碍　多为恐惧感、幸福感，也有焦虑、抑郁、愤怒和毁灭感。

（5）自主神经障碍　常见腹部不适、恶心、呕吐、心悸、速脉、呼吸窘迫或暂停、出汗、流涎、竖毛、面色苍白或潮红、体温改变等。

（6）自动症　有意识障碍，常在意识模糊的情况下做出一些目的不明确的行为或动作。

3. 发作间精神障碍　精神症状可发生于各次癫痫发作之间。主要有癫痫性精神病、智能障碍、性功能障碍和人格改变。

（1）精神分裂症样精神病　以慢性幻觉妄想状态多见，约半数有幻听。

（2）人格障碍　人格改变一情感反应最明显，带有"双极性"，思维黏滞，有病理性赘述。

（3）智能障碍　发病年龄越早，全身强直－阵挛性发作越频繁，越容易出现智力衰退。表现慢性脑病综合征，近记忆力减退，再累及远记忆力。

【诊断与鉴别诊断】

1. 诊断　在明确的癫痫诊断的基础上，精神障碍的诊断符合脑器质性精神障碍的诊断标准，才能诊断癫痫所致精神障碍。

2. 鉴别诊断　需要与癫痫发作进行鉴别诊断的症状很多。包括昏厥、过度换气、低血糖、一过性脑缺血、癔症抽搐发作、猝倒症、发作性睡病。这些鉴别都需要详细的病史。

【治疗】①对各种癫痫发作进行控制。②发作间歇期精神障碍的治疗：可用抗癫痫药物稳定情绪，如卡马西平、丙戊酸钠、拉莫三嗪等；同时可用抗精神病药物如氟哌啶醇、利培酮等治疗幻觉妄想。但要注意这些药物本身的诱发癫痫的作用。

酒精依赖和酒精中毒

【定义】酒是一种麻醉剂，一次大量饮用可引起急性酒精中毒，病人长期反复大量饮酒，躯体和精神两方面都发生病理改变，社会功能受损。长期反复饮酒也可导致精神依赖和躯体依赖。

【临床表现】

1. 酒精依赖综合征　①有长期或反复饮酒的历史。②对饮酒有强烈的渴求。③为了饮酒而放弃其他娱乐活动或爱好；明知饮酒有害，却继续饮用，或想控制自己不饮或少饮，但是做不到或反复失败；不择手段以求得到酒；饮酒时体验到快感，而不饮时则感到痛苦难忍；耐受量增大；停饮后可出现戒断综合征。

2. 戒断综合征　戒断综合征是在反复地，长时间和大量饮酒后绝对或相对戒酒时出现的一组表现程度不一的症状。停用或减少饮酒后几小时或几天出现下列 2 项以上的症状：①自主神经系统功能亢进（例如，出汗或心率超过 100 次/分）。②手部震颤。③失眠。④恶心或呕吐。⑤一过性的视幻觉、触幻觉或听幻觉，或错觉。⑥精神运动性激惹。⑦焦虑。⑧癫痫大发作。

3. 震颤谵妄　酒依赖患者在减酒或断酒 1～4d 后出现的意识模糊、认知损害和幻觉的状态，如不经治疗，病死率可高达 35%。

4. 酒精中毒性精神障碍　酒精中毒性精神障碍可分为急性中毒和慢性中毒两大类。

（1）急性酒精中毒性精神障碍　分为普通醉酒、复杂性醉酒和病理性醉酒。

①普通醉酒　是指一次大量饮酒后，多数人可产生的对酒精的正常生理反应，并具有共同的临床特征的醉酒状态。临床过程通常分为兴奋期、麻痹期和睡眠期。

②复杂性醉酒　也是在大量饮酒过程中迅速产生非常强并急速加深的意识浑浊。在不愉快的基本情绪的背景上，急速出现强烈的精神运动性兴奋、意识障碍更深、持续时间更长，行为与动因往往极不相称是其临床特点之一。兴奋后进入睡眠期。复杂性醉酒多在脑病基础上产生。

③病理性醉酒 是指较小量饮酒，突然醉酒，并同时产生严重的意识障碍，病人出现全面的错误感知，行为受幻觉、妄想的支配，与当时的环境、客观现实不协调。病理性醉酒发生急剧，一般持续时间不长，最后大都陷入酣睡，醒后完全遗忘。

（2）慢性酒精中毒性精神障碍

①酒精中毒性幻觉症 大多数病人在酒依赖状态下、习惯性饮酒或停饮后（通常在断酒24d以内）出现以幻觉为主要症状的精神障碍。不包括醉酒状态下由不同意识状态的改变所产生的错觉、幻觉。更多是幻听，可持续数日、数周、数月。

②柯萨可夫精神病 以严重近记忆力障碍、遗忘、错构及虚构、定向力障碍为基本症状，但知觉、思维无明显障碍。不同的病人可有轻重不等的多发性神经炎、肌萎缩或肌肉麻痹、腱反射减弱。多呈慢性病程，往往经久不愈。

③酒精中毒性痴呆 是由于长期大量酗酒，出现脑器质性改变的结果。也可由于慢性酒精中毒反复发生震颤谵妄、痉挛发作导致人格改变、智力低下、记忆力障碍呈痴呆状态。

【诊断与鉴别诊断】首先有饮用酒精或既往有持续的饮酒史。

1. 酒精依赖和戒断综合征的诊断 应具备下列症状三项以上，且病期已超过12个月者：①对酒具有强烈的渴求；②主观上控制饮酒及控制饮酒量的能力存在缺损；③使用酒的意图是解除戒酒产生的症状；④出现过生理戒断症状；⑤出现过耐受状态，只有增大饮酒量才可达到先前少量饮酒所产生的效应；⑥个人饮酒方式的控制能力下降，不受社会约束的饮用；⑦不顾饮酒引起的严重躯体疾病，对社会职业的严重影响及所引起的心理上的抑郁，仍继续使用；⑧常出现酗酒问题；饮酒逐渐导致对其他方面的兴趣与爱好的减少；⑨中断饮酒产生戒断症状后，又重新饮酒，使酒依赖的特点反复出现。并且饮酒行为重于没有产生依赖特征的个体。

2. 急性酒精中毒

（1）正在饮酒或刚饮酒后，出现临床上明显的适应不良行为或心理改变。

（2）正在饮酒或刚饮酒后出现下列症状之一者：言语含糊不清；协调不良；步态不稳；眼球震颤；言语兴奋；注意力或记忆缺损；木僵或昏迷。

【鉴别诊断】

1. 醉酒应与躁郁症或其他原因中毒所引起的急性类躁狂状态，与颅脑外伤、低血糖、原发性癫痫等引起的意识障碍相鉴别，应着重追问饮酒与症状的关系。

2. 慢性酒精中毒性精神障碍鉴别诊断

（1）震颤谵妄应与其他各种症状性谵妄，如感染中毒所引起的谵妄状态鉴别。

（2）酒精中毒性幻觉症应与精神分裂症相区别，前者往往发生于酒依赖患者减酒或停酒不久，病程短暂，预后良好，对极少见的单纯慢性幻觉为主者应追踪观察，根据病程进展变化进行鉴别诊断。

（3）酒精性痉挛发作与原发性癫痫、外伤性癫痫进行鉴别。

3. 酒精性嫉妒妄想与精神分裂症、偏执性精神病鉴别。

4. 柯萨可夫精神病与重症感染中毒、代谢障碍、头部外伤，脑血管疾病等引起的脑器质性疾患类似的综合征相鉴别。

5. 酒精中毒性痴呆和人格障碍与其他原因引起的脑器质性痴呆和人格改变鉴别。

【治疗】

1. 治疗原则 对急性酒精中毒一般不需进行特殊处理，严重兴奋的患者可考虑住进公安系统设立的醒酒室，或送进医院急诊室适当控制兴奋，并对合并的躯体症状进行对症处理，一般应在住院条件下戒酒和治疗。

2. 常用的处理方法

（1）戒断综合征的处理 戒断症状一般发生在酒量减少或断酒后 6~8h，持续一周左右。应用苯二氮䓬类如地西泮、氯硝西泮等；纠正电解质紊乱；补充维生素和叶酸；震颤谵妄的处理，可给予高剂量的苯二氮䓬类药物。

（2）脱瘾维持期治疗 ①心理治疗：认知行为疗法、家庭治疗、厌恶疗法等。②药物治疗：戒酒硫在最后一次饮酒后的 24h 开始应用。最初剂量为 0.25 或 0.5g，1 次/日，可连用 1~3 周。或纳曲酮 50mg/d。

阿片类物质所致的精神障碍

【定义】阿片类物质包括：①阿片；②从阿片中提取的生物碱，如吗啡；③吗啡的衍生物，如二乙酰吗啡，即海洛因；④具有吗啡样作用的化合物，如可待因、哌替啶、美沙酮等。这些物质都具有吗啡样的药理作用。

【临床表现】

1. 精神症状

（1）急性中毒 临床上出现明显的适应不良行为或心理改变，严重时意识障碍如昏睡或昏迷，针尖样瞳孔是其特征，但严重超量而缺氧者可使瞳孔扩大。

（2）慢性中毒 病人不断加大剂量，可引起持久性的精神和躯体的功能障碍。病人情绪低落和高涨交替出现，易激惹。记忆力下降，注意力不集中，创造力和主动性减低。人格改变极为严重，自私，好诡辩，对家庭及社会丧失责任感。

2. 躯体及神经系统的症状及体征 一般状况极差，食欲丧失、多汗，常伴有便秘、体重下降、皮肤干燥、唾液分泌减少、性欲减低；血管运动障碍可表现脸红、头晕、脸肿、体温升高、心动过速、血压偏低；神经系统症状及体征：可见震颤，动作和步态不稳，言语困难。眼肌麻痹，瞳孔缩小，大小不对称，对光反应减弱。

3. 戒断综合征 阿片类的戒断症状，在停药 4~6h 即可出现，病人坐卧不安，情绪抑郁恐惧，易疲乏，打哈欠、流涕，身体不同部位疼痛，几乎不能入睡。不自主动作，四肢抽搐，震颤。常有腹泻、胃痛、流涎，一般无明显的思维障碍及幻觉。

【诊断】

1. 阿片类物质滥用 ①病理性的用药模式，几乎每天用药，还可能发生用药过量。②因滥用药物之故，工作、学习、交往及日常生活已受到不良影响。③时间已超过一个月。

2. 阿片类依赖 ①已经符合阿片类物质滥用的根据。②对药物产生耐受性。③每日用药至少 2 ~ 3 次，否则出现戒断症状。

3. 阿片类物质戒断 ①长时间（数周以上）大量使用阿片类物质。②停药或减量时出现以下症状中至少 4 种：流泪；流鼻涕；瞳孔扩大；体毛竖立；出汗；腹泻；血压轻度上升；心搏加快；呵欠；发热；失眠；肌肉酸痛；恶心或呕吐；心境恶劣。③以上症状不是由于别的躯体疾病或精神疾病引起。

【治疗】

1. 药物治疗 替代疗法和非替代疗法。替代疗法可用美沙酮，开始剂量为 10 ~ 20mg 递减，或用丁丙诺啡递减法。非替代性治疗用可乐定或中药治疗。

2. 纳曲酮防复吸治疗 维持剂量 50mg/d。

3. 社会心理干预 认知行为治疗，行为治疗，群体治疗及家庭治疗。也可以建立自助组织。

精神分裂症

【定义】 精神分裂症是一种常见的、病因尚未完全阐明的精神病。多起病于青壮年，常有特殊的思维、知觉、情感和行为等多方面的障碍和精神活动与环境的不协调。一般无意识障碍及智能障碍，病程迁延。

【临床表现】

1. 思维形式障碍 思维松弛，破裂性思维，病理性象征性思维，语词新作等。

2. 情感障碍 情感淡漠、情感反应与思维内容及外界刺激不协调，情感倒错。

3. 意志行为障碍 意志缺乏，生活懒散，有矛盾意向、意向倒错、蜡样屈曲、行为怪异等。

4. 其他常见的精神症状 幻觉和感知综合障碍（主要是言语性、评论性或命令性幻听）、关系妄想、被害妄想、物理影响妄想、紧张综合征等。

【鉴别诊断】

1. 强迫症 精神分裂症可以伴有一些强迫症状，但内容离奇荒谬不可理解，患者自知力不全，痛苦体验不深，"反强迫"意愿不强，甚至对强迫症状无动于衷，不能清楚地意识到这种强迫思维是来源于自身还是外界。这些与强迫性神经症完全不同。

2. 抑郁症 精神分裂症的认知功能受损及阴性症状与抑郁症有本质的区别。

3. 躁狂发作 见情感障碍一章。

4. 偏执性精神障碍 本病以系统的妄想为主要临床症状，妄想的形成以一定现实为基础，是在对事实片面评价的基础上发展起来的，无幻觉，多具有主观、固执、敏感、多疑的性格缺陷。

【治疗】

1. 抗精神病药物治疗

（1）传统抗精神病药物 氯丙嗪 300 ~ 400mg/d，或奋乃静 40 ~ 60 mg/d，或氟哌啶醇 12 ~ 20mg/d，或氯氮平 300 ~ 400 mg/d，或舒必利 600 ~ 800mg/d。

（2）新型抗精神病药物　利培酮 3~6 mg/d，或奥氮平 5~20 mg/d，或阿立哌唑 15~30 mg/d，或齐拉西酮 80~160 mg/d。

2. 心理治疗和心理社会康复。

神经症

恐惧症

【定义】以恐惧症状为主要临床相的神经症。患者对外界某些处境、物体或与人交往时，产生异乎寻常的恐惧和紧张，导致心慌、出汗、血压变化、无力甚至昏厥等。患者明知客体对自己并无真正的威胁，明知自己的恐惧反应不合理，但在相同场合下仍反复出现恐惧情绪和回避行为，难以控制，以致影响正常活动。

【临床表现】

1. 场所恐惧症　也称广场恐惧症，患者不敢进入空旷的场所、广场或人群集聚的地方，担心忍受不了哪种场合下将要产生的极度焦虑，因而回避这些地方。

2. 社交恐惧症　社交时害羞，感到局促不安、尴尬、笨拙，怕别人耻笑。有赤面恐惧、对视恐惧等。

3. 单一恐惧症　患者对某一物体、动物有不合理的恐惧。

【诊断与鉴别诊断】

1. 诊断　符合神经症的共同特征，除有以上表现之外，对恐惧情景和事物的回避必须是或曾经是突出的症状。

2. 鉴别诊断

（1）焦虑症　二者都有焦虑情绪，但存在的方式不同。焦虑症的焦虑是持续存在的，并不是针对某一具体的环境或对象。恐惧症伴有的焦虑是境遇性的、间断的、有针对性的发作。

（2）疑病症　疑病症患者过分关注和担心的是自身的健康，而恐惧症所害怕的是患者身体以外的东西。

【治疗】

1. 行为治疗。

2. 药物治疗　三环类及 SSRI 类抗抑郁药均有效。

焦虑症

【定义】一组以焦虑情绪为主要临床表现的神经症，包括急性焦虑（惊恐发作）和慢性焦虑两种临床相。焦虑并非实际威胁所致，其紧张程度与现实不相称。

【临床表现】

1. 急性焦虑　是一种突如其来的惊恐体验。心脏、呼吸、神经系统均可出现自主神经功能失调。起病与终止迅速。

2. 慢性焦虑　又称广泛性焦虑，长期感到紧张不安，惶惶不可终日。伴有自主神经功能失调或运动性不安。

【诊断与鉴别诊断】

1. 诊断

（1）惊恐发作 一个月内至少发作3次，或首次发作后害怕再次发作的焦虑持续1个月。

（2）广泛性焦虑 经常或持续的无明确对象或无固定内容的恐惧，或提心吊胆，或精神紧张；伴自主神经症状或运动性不安。

2. 鉴别诊断

（1）与躯体疾病伴发的焦虑症状鉴别 可见于急性心肌梗死、冠心病、阵发性心动过速、高血压、甲亢、嗜铬细胞瘤等，要熟悉原发病的症状和体征，以资鉴别。

（2）与精神疾病伴发的焦虑症状的鉴别 焦虑可见于任何精神疾病，除了焦虑症状之外如果还伴有其他的精神病性症状，不诊断为焦虑症。

【治疗】

1. 心理治疗。

2. 药物治疗 苯二氮䓬类如地西泮7.5~15 mg/d，分2~3次。丁螺环酮30mg/d，分3次服用。一些抗抑郁药也有抗焦虑作用，如三环类、SSRI类抗抑郁药。

强迫症

【定义】以强迫观念、强迫冲动或强迫行为等症状为主要表现一种神经症。患者明知这些症状不合理、不必要，但无法摆脱，而感到焦虑和痛苦。

【临床表现】

1. 强迫观念 强迫怀疑、强迫回忆、强迫性穷思竭虑。

2. 强迫情绪。

3. 强迫意向 患者感到有一种冲动要去做某个自己不愿意做的事情。

4. 强迫行为 强迫检查、强迫洗涤、强迫计数、强迫性仪式动作。

【诊断与鉴别诊断】

1. 诊断 强迫症是一种神经症，至少要有一种症状表现，如强迫观念、强迫情绪、强迫意向、强迫动作等，患者清楚强迫症状源于自己内心、没有意义并感到痛苦，抵抗无效。

2. 鉴别诊断 精神分裂症患者也可出现强迫症状，鉴别诊断见精神分裂症。

【治疗】

1. 心理治疗 行为疗法。

2. 药物治疗 氯米帕明150~50mg/d，也可用SSTI类，如舍曲林、氟西汀、帕罗西汀、氟伏沙明等。

癔症

【定义】由精神因素，如生活事件、内心冲突、暗示或自我暗示，作用于易病个体引起的精神障碍。表现有分离症状和转换症状两种。

【临床表现】 癔症的临床表现极其多样化，有学者认为癔症可以模仿任何一种疾病，一般归纳为以下几种形式。

1. 癔症性精神障碍 表现为癔症性蒙眬状态、情绪爆发、癔症性遗忘、癔症性漫游、癔症性身份障碍、癔症性假性痴呆。

2. 癔症性躯体障碍

（1）运动障碍 痉挛发作、局部肌肉抽动或阵挛、肢体瘫痪、行走不能、缄默症、失音症。

（2）感觉障碍 感觉过敏、感觉缺失、感觉异常、视觉障碍、听觉障碍。

3. 癔症的特殊表现形式

（1）赔偿性神经症 在交通事故、工伤、各种纠纷中，受害者往往显示、保留、夸大症状，症状往往持续很久。

（2）癔症性精神病 可出现片段的幻觉和妄想，自知力不全，起病急、缓解快。

【诊断与鉴别诊断】

1. 诊断 有心理社会因素作为诱因，有下列表现之一者：癔症性遗忘、癔症性漫游、癔症性双重或多重人格、癔症性精神病、癔症性运动和感觉障碍、其他癔症形式，并排除器质性病变和其他精神病。

2. 鉴别诊断 见表 1-6-1。

表 1-6-1 癔症性痉挛发作与癫痫大发作的鉴别诊断

鉴别项目	癔症性痉挛发作	癫痫大发作
发作诱因	在精神刺激之后	常无明显诱因
先兆	可以有，但内容形式多变化	内容形式固定
发作形式	翻滚、四肢乱舞、表情痛苦	症状刻板、强直期、阵挛期次序分明
呼吸	保持呼吸	呼吸停止
拇指发作	握拳时常在其余四指之外	常在其余四指之内
言语	可以讲话	绝无
意识	多清楚，可有蒙眬	丧失
大便失禁	无	可有
小便失禁	偶有	常有
眼球运动	躲避检查者	固定朝向
眼睑板开时	阻抗大	松弛
咬伤	较少咬伤自己，可咬伤他人	可咬伤自己的舌、唇
摔伤	较少、较轻	较重、多伤在头面部
持续时间	数分钟到数小时	不超过数分钟（除外持续状态）
发作地点	多在人群中、安全地带	不择
睡眠中发作	无	常见
脑电图	正常	可见棘波或阵发性 θ 或 δ 波

精神发育迟滞

精神发育迟滞指个体在发育阶段（通常指18岁以前）精神发育迟滞或受阻。表现为与同龄儿童相比在认知、语言、情感意志和社会适应水平等方面有缺陷和不足（表1-6-2、表1-6-3）。精神发育迟滞可作为单一的临床征象出现，也可与其他导致大脑发育受损的躯体疾病并存。

表1-6-2 精神发育迟滞分级

分级	智商水平	相当智力	适应能力缺陷	从特殊教育中受益水平
轻度	50~70	9~12岁	轻度	通过特殊教育可获得实际技巧及实用的阅读和计算能力，并能在指导下适应社会
中度	35~49	6~9岁	中度	可学会简单的人际交往，基本卫生习惯和简单手工技巧，但阅读和计算方面不能取得进步
重度	20~34	3~6岁	重度	可从系统的训练中受益
极重度	<20	3岁	极重度	对于进食、大小便训练有反应

表1-6-3 精神发育迟滞各级诊断标准参考

	重度	中度	轻度
语言思维理解力	无语言或发音不清或仅有片言只语，生活用语也不能理解，有时吐字不清	可有语言，但词汇贫乏，仅能表达有限的意愿和要求，能理解日常简单用语	语言发育较好，但理解能力仍差，仅能反映事物的表面现象
计算力	不识数	略识数	运算困难，难以达到小学毕业程度
情感及动作	原始情感或愚蠢表情，不能行走、站立，或能行走而步态不稳，不能灵巧动作，生活不能自理	能辨别亲疏，部分有羞怯感，情绪不稳，兴趣少，精细动作困难，字迹不整	情感较丰富，有一定兴趣，但主动性、积极性仍差
社会适应能力	对陌生环境表现恐惧、不安或无反应，无劳动能力	主动活动少，大部分可在指导下做简单劳动，长期训练后生活可部分自理	大部分能在他人照顾下从事较简单劳动，遇不良刺激易产生反应状态

情感障碍

【定义】情感障碍，又称心境障碍，是以情感或心境异常改变为主要临床特征的一组精神障碍，伴有与异常心境相应的认知、行为、心理生理学以及人际关系方面的改变或紊乱。常表现为一组症状和体征持续几周或几个月，导致患者生活和社会功能改变，容易呈周期性或循环性方式复发。临床上表现为抑郁和躁狂。

【临床表现】

1. 抑郁发作

（1）核心症状　心境或情绪低落，兴趣缺乏以及乐趣丧失。诊断抑郁状态时应至少包括此三种症状中的一种。

（2）心理症状群　焦虑、自责自罪、精神病性症状、认知症状、自杀行为和观念、精神运动性迟滞或激越、自知力不全或丧失。

（3）躯体症状群　睡眠紊乱、食欲紊乱、性功能减退、精力丧失、晨重夜轻及非特异性躯体症状。

2. 躁狂发作

（1）情感高涨　后期易转换成易激惹。

（2）思维奔逸　思维联想加快，可出现音联、意联。

（3）意志行为增强　协调性精神运动性兴奋，内心体验与行为及外在环境统一。

（4）伴随症状　睡眠需要减少，终日忙忙碌碌不知疲倦。

【诊断】

1. 发作

（1）抑郁发作的一般标准　发作持续至少2周；既往没有躁狂或轻躁狂发作；排除精神活性物质或器质性精神障碍所致。

（2）抑郁发作的核心症状　抑郁心境持续至少2周；丧失兴趣和愉快感；精力不足或过度疲劳。

（3）抑郁发作的附加症状　无自信或自卑；自责、自罪；自杀行为和观念；思维和注意力下降；精神运动表现为激越或迟滞。睡眠障碍；食欲改变。

2. 躁狂发作

（1）轻躁狂　情感增高或易激惹至少持续4d；必须具备以下至少3条：①活动增多或坐卧不安、语量增多、注意力集中困难或随境转移、睡眠需要减少、性功能增强、轻度挥霍、社交性增高或过分亲昵；②不符合躁狂发作和双相情感障碍、抑郁发作、环形心境的标准；③不是由于精神活性物质使用所致。

（2）躁狂发作，不伴精神病性症状　情感明显高涨、兴高采烈、易激惹至少一周；至少具有以下三项：①活动增多或坐立不安、言语增多、观念飘忽或思维奔逸、正常的社会约束力丧失、睡眠需要减少、自我；②评价过高或夸大、随境转移、行为鲁莽不计后果、性欲亢进；③无幻觉和妄想，排除酒、药依赖或器质性精神障碍。

（3）躁狂发作，伴精神病性症状　在（2）的基础上存在幻觉和妄想，常见的情况为带有夸大、自我援引、色情、被害内容的妄想。

【鉴别诊断】

1. 躁狂发作的鉴别诊断

（1）精神分裂症　所出现的精神运动性兴奋是不协调的，情感不是高涨而是傻乐，不能使周围人产生共鸣。动作单调刻板、言语交谈、接触比较困难，行为愚蠢、幼稚、杂乱无章和冲动性。

（2）躯体疾病　躯体疾病所致的躁狂发作表现为情绪不稳、焦虑紧张甚至是欣快，发生与原发病密切相关。

2. 抑郁发作的鉴别诊断

（1）躯体疾病　要注意区别躯体疾病与抑郁发作之间的关系，是伴发还是诱因，还是没有关系，应具体分析其情况。

（2）神经系统疾病　如帕金森病、痴呆性疾病、癫痫、脑血管病或肿瘤。往往伴发抑郁情绪。

（3）痴呆　痴呆的抑郁表现不具有晨重夜轻的特点，在回答问题时，抑郁症患者多不愿意回答问题，而痴呆患者则会尽可能地编造。

（4）其他精神障碍　不少精神障碍如精神分裂症、神经衰弱、广泛性焦虑等均可伴有抑郁情绪，要注意抑郁情绪与其他症状之间的关系。

【治疗】

1. 抑郁症的治疗

（1）抗抑郁药治疗（表 1-6-4）

表 1-6-4　抗抑郁药物

通用名	常用剂量（mg）	常见不良反应
NRIs		
地昔帕明	75～300	困倦、失眠、直立性低血压、激越、心律失常、体重增加、抗胆碱能反应
普罗替林	20～60	困倦、失眠、直立性低血压、激越、心律失常、抗胆碱能反应
去甲替林	40～200	困倦、直立性低血压、心律失常、体重增加、抗胆碱能反应
马普替林	100～225	困倦、心律失常、体重增加、抗胆碱能反应
瑞波西汀	12～36	失眠、直立性低血压
SSRIs		
西酞普兰	20～60	所有选择性 5-HT 再摄取抑制剂都可引起失眠、激越、镇静、胃肠道不适和性功能障碍
艾司西酞普兰	10～20	
氟西汀	10～40	
氟伏沙明	100～300	
帕罗西汀	20～50	
舍曲林	50～150	
SNRIs		
阿米替林	75～300	困倦、直立性低血压、心律失常、体重增加、抗胆碱能反应
多塞平	75～300	困倦、直立性低血压、心律失常、体重增加、抗胆碱能反应
曲米帕明	75～300	困倦、失眠、激越、直立性低血压、心律失常、胃肠道不适、体重增加、抗胆碱能反应
文拉法辛	75～300	困倦、直立性低血压、心律失常、体重增加、抗胆碱能反应
度洛西汀	60	困倦、胃肠道不适

续表

通用名	常用剂量（mg）	常见不良反应
NaSSA		
米氮平	15 ~ 30	镇静、体重增加
其他		
安非他酮	200 ~ 400	失眠、激越、胃肠道不适
氯米帕明	75 ~ 300	困倦、体重增加
曲唑酮	75 ~ 300	困倦、直立性低血压、心律失常、体重增加、胃肠道不适

注：NRIs：去甲肾上腺素再摄取抑制剂；SSRIs：选择性 5 - HT 再摄取抑制剂；SNRIs：选择性 5 - HT 和去甲肾上腺素再摄取抑制剂；NaSSA：去甲肾上腺素和选择性 5 - HT 再摄取抑制剂

（2）电抽搐治疗　对于难治性抑郁它仍是最佳选择之一，起效快。

（3）预防复发　WTO 专家组的建议是：在首次抑郁发作治愈后应预防用药至少 6 个月，在第二次发作痊愈后应预防用药 2 ~ 3 年，而出现第三次发作时，应终身服药预防复发。

2. 双相情感障碍的治疗

（1）躁狂状态的药物治疗　锂盐为首选时，要定期检测血锂浓度，≥1.2mEq/L 时要关注锂中毒。丙戊酸钠可以采用 20 ~ 30mg/kg 的负荷剂量治疗。卡马西平、抗精神病药物和镇静催眠药物也可使用。

（2）双相抑郁的药物治疗　双相抑郁使用抗抑郁药时必须合用心境稳定剂以减少转躁。如拉莫三嗪 50 ~ 200mg/d。

（3）维持治疗　双相障碍具有反复发作性，因此在躁狂或抑郁发作后应采取维持治疗。锂盐维持治疗时，有效血锂浓度应在 0.8 ~ 1.0mEq/L，低于 0.6mEq/L 效果不好。

（4）心理治疗　人际交往心理治疗、认知行为治疗、婚姻治疗、家庭治疗等。

第七章　血液内科疾病

溶血性贫血

【定义】溶血性贫血是红细胞遭到破坏，寿命缩短的过程。当溶血超过骨髓的代偿能力，引起的贫血即为溶血性贫血。

【临床表现】

1. 急性溶血性贫血　短期内在血管内大量溶血。起病急骤，临床表现为严重的腰背及四肢酸痛，伴头痛、呕吐、寒战，随后高热、面色苍白和血红蛋白尿、黄疸。严重者出现周围循环衰竭和急性肾衰竭。

2. 慢性溶血性贫血　临床表现有贫血、黄疸、脾大。长期高胆红素血症可并发胆石症和肝功能损害。慢性重度溶血性贫血时，长骨部分的黄髓可以变成红髓。儿童时期骨髓都是红髓，严重溶血时骨髓腔可以扩大，X 线片示骨皮质变薄，骨骼变形。髓外造血可致肝、脾大。

【鉴别诊断】见表 1-7-1。

表 1-7-1　血管内溶血与血管外溶血的鉴别诊断

鉴别项目	血管内溶血	血管外溶血
病因	红细胞在血液中遭到破坏，释放游离的血红蛋白引起症状	单核-吞噬系统吞噬裂解红细胞后，释放的血红蛋白可分解为珠蛋白和血红素
血红蛋白尿	有	无
血红蛋白血症	有	无
含铁血黄素尿	有	无
游离胆红素	不高	增高
黄疸	轻	重
常见原因	血型不合输血、输注低渗溶液、阵发性睡眠性血红蛋白尿症	遗传性球形细胞增多症、温抗体自身免疫性贫血
起病	急	缓慢
病程	多发生急性溶血	多发生慢性溶血
临床症状	剧烈腰痛、四肢痛、头痛、呕吐、寒战高热、血红蛋白尿、黄疸、可在短期内休克、衰竭死亡	贫血、黄疸、肝脾肿大，病程长，呼吸循环系统可对贫血代偿，长期高胆红素血症，胆石症，肝功能减退

【治疗】

1. 病因治疗　①冷型抗体自体免疫性溶血性贫血应注意防寒保暖；②蚕豆病患者应避免食用蚕豆和具氧化性质的药物，药物引起的溶血，应立即停药；③感染引起的溶血，应予积极抗感染治疗；④继发于其他疾病者，要积极治疗原发病。

2. 糖皮质激素和其他免疫抑制剂　如自体免疫溶血性贫血、新生儿同种免疫溶血病、阵发性睡眠性血红蛋白尿等，波尼松 1mg/（kg·d），每日清晨顿服，或氢化可的松 200～300mg/d，静脉滴注，如自体免疫溶血性贫血可用环磷酰胺、硫唑嘌呤或达那唑等。

3. 脾切除术　脾切除适应证：①遗传性球形红细胞增多症脾切除有良好疗效；②自体免疫溶血性贫血应用糖皮质激素治疗无效时，可考虑脾切除术；③地中海贫血伴脾功能亢进者可作脾切除术；④其他溶血性贫血，如丙酮酸激酶缺乏，不稳定血红蛋白病等。

4. 输血　贫血明显时，输血是主要疗法之一。

5. 其他　并发叶酸缺乏者，口服叶酸制剂，若长期血红蛋白尿而缺铁表现者应补铁。但对阵发性睡眠性血红蛋白尿（PNH）病人补充铁剂时应谨慎，因铁剂可诱使PNH病人发生急性溶血。

再生障碍性贫血

【定义】再生障碍性贫血（AA，简称再障）是一组由多种病因所致的骨髓功能障碍，以全血细胞减少为主要表现的综合征。根据起病和病程急缓分为急性和慢性再生障碍性贫血。

【临床表现】

1. 重型再生障碍性贫血（SAA）

（1）贫血 苍白、乏力、头昏、心悸和气短等症状进行性加重。

（2）感染 多数患者有发热，体温在39℃以上，个别患者自发病到死亡均处于难以控制的高热之中。以呼吸道感染最常见，其次有消化道、泌尿生殖道及皮肤、黏膜感染等，常合并败血症。

（3）出血 皮肤可有出血点或大片瘀斑，口腔黏膜有血泡，有鼻出血、牙龈出血、眼结膜出血等。深部脏器出血时可见呕血、咯血、便血、血尿、阴道出血、眼底出血和颅内出血。

2. 非重型再生障碍性贫血（NSAA） 起病和进展较缓慢，贫血、感染和出血的程度较重型轻，也较易控制。久治无效者可发生颅内出血。

【鉴别诊断】（表1-7-2）

表1-7-2 缺铁性贫血与再生障碍性贫血的鉴别诊断

鉴别项目	缺铁性贫血	再生障碍性贫血
贫血分类	小细胞低色素性贫血	正细胞正色素性贫血
红细胞 Hb	降低	降低
白细胞	正常或降低	降低
血小板	正常或降低	降低
网织红细胞	正常或轻度增高	降低
血涂片	红细胞体积缩小，中央淡染区扩大	形态正常，数目减少
骨髓	①红系：增生活跃，以中晚红细胞为主，核老浆幼现象；②粒系、巨核系：正常；③骨髓涂片铁染色示铁粒幼细胞减少或消失	①多部位骨髓增生低下，红系、粒系、巨核系明显减少，形态大致正常；②非造血细胞比例上升；③骨髓小粒无造血细胞；④骨髓活检示造血组织均匀减少，脂肪组织增加

【治疗】

1. 支持治疗

（1）保护措施预防感染，注意饮食及环境卫生，SAA需要保护性隔离；避免出血，防止外伤及剧烈活动；不用对骨髓有损伤作用和抑制血小板功能的药物；必要的心理护理。

（2）对症治疗

①纠正贫血 通常认为血红蛋白低于60g/L，且患者对贫血耐受较差时，可输注红细胞。

②控制出血 可用酚磺乙胺、氨基己酸。女性子宫出血可肌注丙酸睾酮。输浓缩血小板对血小板减少引起的严重出血有效。当血小板输注无效时，可输HLA配型相配的血小板。肝脏疾病如有凝血因子缺乏时应予纠正。

③控制感染 及时采用经验性广谱抗生素治疗，同时取感染部位的分泌物或尿、大便、血液等做细菌培养和药敏试验，药敏试验有结果后应换用敏感的抗生素。

④护肝治疗。

2. 针对发病机制的治疗

（1）免疫抑制治疗 ①抗淋巴/胸腺细胞球蛋白（ALG/ATG）。②环孢素。③其他：CD3单克隆抗体、麦考酚吗乙酯（MMF，骁悉）、环磷酰胺、甲泼尼龙等。

（2）促造血治疗 ①雄激素。②造血生长因子。③造血干细胞移植对40岁以下、无感染及其他并发症、有合适供体的SAA患者，可考虑造血干细胞移植。

缺铁性贫血

【定义】缺铁性贫血（IDA）指缺铁引起的小细胞低色素性贫血及相关的缺铁异常，是血红素合成异常性贫血中的一种。

【临床表现】

1. 贫血 常见乏力、易倦、头昏、头痛、耳鸣、心悸、气促、纳差等；伴苍白、心率增快。

2. 组织缺铁 ①精神行为异常，如烦躁、易怒、注意力不集中、异食癖。②体力、耐力下降。③易感染。④儿童生长发育迟缓、智力低下。⑤口腔炎、舌炎、舌乳头萎缩、口角炎、缺铁性吞咽困难、毛发干枯、脱落；皮肤干燥、皱缩；指（趾）甲缺乏光泽、脆薄易裂，重者指（趾）甲变平，甚至凹下呈勺状（匙状甲）。

3. 缺铁原发病表现 如消化性溃疡、肿瘤或痔疮导致的黑便、血便或腹部不适，肠道寄生虫感染导致的腹痛或大便性状改变，妇女月经过多，肿瘤性疾病的消瘦，血管内溶血的血红蛋白尿等。

【诊断与鉴别诊断】缺铁性贫血与其他类型贫血的鉴别诊断见表1-7-3。

表1-7-3 缺铁性贫血与其他类型贫血的鉴别诊断

鉴别项目	缺铁性贫血	铁幼粒细胞性贫血	地中海贫血	慢性病性贫血	转铁蛋白缺乏症
血清铁	降低	增高	不低或增高	降低	明显降低
血清铁蛋白	降低	增高	不低或增高	增高	明显降低

续表

鉴别项目	缺铁性贫血	铁幼粒细胞性贫血	地中海贫血	慢性病性贫血	转铁蛋白缺乏症
转铁蛋白饱和度	降低	增高	不低或增高	降低	—
总铁结合力	增高	—	—	降低	明显降低
骨髓铁幼粒细胞	降低	增高	—	—	—

【治疗】

1. 病因治疗 IDA 的病因诊断是治疗 IDA 的前提，只有明确诊断后方有可能去除病因。如婴幼儿、青少年和妊娠妇女营养不足引起的 IDA，应改善饮食；胃、十二指肠溃疡伴慢性失血或胃癌术后残胃癌所致的 IDA，应多次检查大便潜血，做胃肠道 X 线或内镜检查，必要时手术根治。月经过多引起的 IDA 应调理月经；寄生虫感染者应驱虫治疗等。

2. 补铁治疗 首选口服铁剂，如琥珀酸亚铁 0.1g，3 次/日。餐后服用胃肠道反应小且易耐受。应注意，进食谷类、乳类和茶等会抑制铁剂的吸收，鱼、肉类、维生素 C 可加强铁剂的吸收。口服铁剂后，先是外周血网织红细胞增多，高峰在开始服药后 5 ~ 10d 出现，2 周后血红蛋白浓度上升，一般 2 个月左右恢复正常。铁剂治疗在血红蛋白恢复正常后至少持续 4 ~ 6 个月，待铁蛋白正常后停药。若口服铁剂不能耐受或吸收障碍，可用右旋糖酐铁肌内注射，每次 50mg，每日或隔日 1 次，缓慢注射，注意过敏反应。注射用铁的总需量（mg）：（需达到的血红蛋白浓度 − 患者的血红蛋白浓度）× 0.33 × 患者体重（kg）。

骨髓增生异常综合征

【定义】骨髓增生异常综合征是一组异质性疾病，起源于造血干细胞，以病态造血，高风险向急性白血病转化为特征，表现为难治性一系或多系细胞减少的血液病。任何年龄男、女均可发病，约 80% 患者大于 60 岁。

【临床表现】

1. 贫血 面色苍白、乏力、活动后心悸、气短等特点；原因不明性发热，表现为反复发生的感染及发热，其中感染部位会以呼吸道、肛门周围和泌尿系最多。

2. 肢体部位出血 常见的出血部位包括呼吸道及消化道，有些患者也会有颅内出血。早期的出血症状较轻，大多是皮肤黏膜出血、牙龈出血或鼻衄；而女性患者就会有月经过多等表现；晚期患者有出血趋势加重。

3. 脾、肝肿大易感染。

【鉴别诊断】见表 1 − 7 − 4。

表1-7-4　骨髓增生异常综合征与再生障碍性贫血的鉴别诊断

鉴别项目	骨髓增生异常综合征	再生障碍性贫血
红细胞、血红蛋白	减少	减少
白细胞	减少	减少
血小板	减少	减少
网织红细胞	减少偶有正常或增高	减少
贫血类型	正常细胞性或大细胞性贫血90%，小细胞性贫血10%	正常细胞性贫血
骨髓红系	增生活跃（中，晚幼粒为主）	增生不良
骨髓粒系	增生活跃，少数正常或减少	增生不良
骨髓巨核细胞	增生或正常	明显缺少或缺如

【治疗】

1. 支持治疗　对于严重贫血和有出血症状者可输注红细胞和血小板。粒细胞减少和缺乏者应注意防治感染。长期输血者应注意使用除铁治疗。

2. 促造血治疗　能使部分患者改善造血功能。可使用雄激素，如司坦唑醇、11-庚酸睾酮等；造血生长因子，如 G-CSFr、红细胞生成素（Epo）等。

3. 诱导分化治疗　可使用全反式维 A 酸和 $1,25-(OH)_2-D_3$，少部分患者血常规改善。

4. 生物反应调节剂　沙利度胺及其衍生物对 5q-综合征有较好疗效。

5. 去甲基化药物　MDS 抑癌基因启动子存在 DNA 高度甲基化，可以导致基因缄默，去甲基化药物 5-氮杂胞苷能够减少患者的输血量，提高生活质量，延迟向 AML 转化。

6. 联合化疗　对于脏器功能良好的 MDs 患者可考虑联合化疗，如蒽环类抗生素联合阿糖胞苷，预激化疗部分患者能获一段缓解期。

7. 异基因造血干细胞移植　这是目前唯一能治愈 MDs 的疗法。

白 血 病

概述

【定义】白血病是一类造血干细胞的恶性克隆性疾病，因白血病细胞自我更新增强、增殖失控、分化障碍、凋亡受阻，而停滞在细胞发育的不同阶段。在骨髓和其他造血组织中，白血病细胞大量增生累积，使正常造血受抑制并浸润其他器官和组织。

【临床表现】

1. 正常骨髓造血功能受抑制表现

（1）贫血　部分患者因病程短，可无贫血。

（2）发热　可低热，亦可高达 39℃~40℃以上，伴有畏寒、出汗等。

（3）出血　以皮肤瘀点、瘀斑、鼻出血、牙龈出血、月经过多为多见。眼底出血可致视力障碍。颅内出血时会发生头痛、呕吐、瞳孔大小不对称，甚至昏迷而死亡。

2. 白血病细胞增殖浸润的表现

（1）淋巴结和肝脾肿大　淋巴结肿大以急性淋巴细胞白血病（ALL）较多见。纵隔淋巴结肿大常见于 T 细胞 ALL。白血病患者可有轻至中度肝脾大，除慢性粒细胞白血病（CMI）急性变外，巨脾罕见。

（2）骨骼和关节　常有胸骨下段局部压痛。可出现关节、骨骼疼痛，尤以儿童多见。

（3）眼部粒细胞白血病　形成的粒细胞肉瘤或绿色瘤常累及骨膜，以眼眶部位最常见，可引起眼球突出、复视或失明。

（4）口腔和皮肤 AL，尤其是 M_4 和 M_5，由于白血病细胞浸润可使牙龈增生、肿胀；皮肤可出现蓝灰色斑丘疹，局部皮肤隆起、变硬，呈紫蓝色结节。

（5）中枢神经系统白血病（CNSI）　可发生在疾病各个时期，但常发生在治疗后缓解期，临床上轻者表现头痛、头晕，重者有呕吐、颈项强直，甚至抽搐、昏迷。

（6）睾丸　出现无痛性肿大，多为一侧性，另一侧虽无肿大，但在活检时往往也发现有白血病细胞浸润。

【鉴别诊断】见表 1-7-5。

表 1-7-5　急性白血病与慢性白血病的鉴别诊断

鉴别项目	急性白血病	慢性白血病
病程	起病急，发展迅速，自然病程仅数月	病程发展缓慢，自然病程为数年
停滞	白血病细胞停滞于原始细胞及早幼阶段	白血病细胞停滞于较成熟和成熟细胞阶段
亚分类	急淋、急粒	慢粒、慢淋、毛细胞白血病、幼淋巴细胞白血病

【治疗】

1. 支持治疗

（1）注意休息　卧床休息，进食高热量、高蛋白食，维持水、电解质平衡。

（2）防治感染　真菌感染可用制霉菌素、克霉唑、咪康唑等；病毒感染可选择阿糖胞苷、利巴韦林。粒细减少引起感染时可给予白细胞、血浆静脉输入以对症治疗。

（3）纠正贫血　显著贫血者可酌情输注红细胞或新鲜全血；自身免疫性贫血可用肾上腺皮质激素，丙酸睾酮或蛋白同化激素等。

（4）控制出血　有严重的出血时可用肾上腺皮质激素，输全血或血小板。急性白血病（尤其是早粒），易并发 DIC，一经确诊要迅速用肝素治疗，当 DIC 合并纤维蛋白溶解时，在肝素治疗的同时，给予抗纤维蛋白溶解药（如对羧基苄胺、氨甲苯酸等）。必要时可输注新鲜血或血浆。

（5）高尿酸血症的防治　在治疗上除鼓励病人多饮水外，要给予嘌呤醇。

2. 化疗。

3. 骨髓移植　对急性非淋巴细胞白血病（ANLL）疗效较好。

（1）同基因骨髓移植，供者为同卵孪生子。

（2）同种异基因骨髓移植，供者为患者的兄弟姐妹。

（3）自体骨髓移植，不需选择供者，易推广。

慢性髓细胞白血病

【定义】　慢性髓细胞白血病，又称慢粒，是一种发生在多能造血干细胞上的恶性骨髓增生性疾病（获得性造血干细胞恶性克隆性疾病），主要涉及髓系。外周血粒细胞显著增多并有不成熟性，在受累的细胞系中，可找到 Ph 染色体和 bcr/abl 融合基因。病程发展缓慢，脾脏肿大。由慢性期、加速期、最终急变期。

【临床表现】　患者有乏力、低热、多汗或盗汗、体重减轻等代谢亢进的症状，由于脾大而自觉左上腹坠胀感。常以脾脏肿大为最显著体征，若发生脾梗死，则脾区压痛明显，并有摩擦音。肝脏明显肿大较少见。部分患者胸骨中下段压痛。当白细胞显著增高时，可有眼底充血及出血。白细胞极度增高时，可发生"白细胞淤滞症"。

【鉴别诊断】（表1-7-6）

表1-7-6　慢性髓细胞、慢性中性粒细胞、慢性粒单核细胞白血病的鉴别诊断

疾病名称	鉴别内容
慢性髓细胞白血病	Ph 染色体和 bcr/abl 融合基因的检测，CML 为阳性，而相关疾病为阴性
慢性中性粒细胞白血病	骨髓中增生的细胞主要为成熟的中性分叶核细胞、外周血中性粒细胞碱性磷酸酶（ALP）染色积分常升高
慢性粒单核细胞白血病	原 FAB 分型中属骨髓增生异常综合征（MDS）的 CMML 有明显的病态造血及原始细胞增多（RAEB），同时伴外周血单核细胞 $>10^9/L$，不易和 CML 混淆。另一类称为增生型 CMML 则应仔细鉴别，除上述的 Ph 染色体及 bcr/abl 融合基因阴性外，外周血单核细胞 $>10^9/L$ 为主要鉴别点

【治疗】

1. 羟基脲　为细胞周期特异性抑制 DNA 合成的药物，起效快，但持续时间短。

2. 白消安（马利兰）　是一种烷化剂，作用于早期祖细胞，起效慢且后作用长，剂量不易掌握。

3. 其他药物　阿糖胞苷、高三尖杉酯碱、靛玉红、异靛甲、二溴卫茅醇、美法仑（苯丙氨酸氮芥）、硫鸟嘌呤、环磷酰胺，砷剂及其他联合化疗亦有效，但多在上述药物无效时才考虑使用。

4. 干扰素，甲磺酸伊马替尼。

5. 异基因造血干细胞移植。

慢性淋巴细胞白血病

【定义】　慢性淋巴细胞白血病是一种单克隆性小淋巴细胞疾病，细胞以正常或高于正常的速率复制增殖，大量积聚在骨髓、血液、淋巴结和其他器官，最终导致正常造血功能衰竭的低度恶性疾病。

【临床表现】

1. 贫血：表现为乏力、头晕、面色苍白或活动后气促等。

2. 反复感染且不易治好，主要由于缺少正常的白细胞，尤其是中性粒细胞。

3. 出血倾向：容易出血、出血不止、牙龈出血、大便出血及月经不规则出血等，由于血小板减少引起。

4. 浅表淋巴结肿大，不明原因的消瘦及盗汗等。

【鉴别诊断】（表 1 - 7 - 7）

表 1 - 7 - 7　慢性淋巴细胞、幼淋巴细胞、多毛细胞、小淋巴细胞白血病的鉴别诊断

疾病名称	诊断要点
慢性淋巴细胞白血病	患者年龄是诊断 CLL 的重要参数，因为 95% 的 CLL 发生在 50 岁以后。病史中颈部和（或）左上腹无痛性肿块有提示价值，据此应即查血常规。如显示白细胞总数增高，淋巴细胞绝对数 $\geq 5 \times 10^9/L$，并持续存在，应高度疑似 CLL，在除外引起淋巴细胞增多的其他原因后可做出基本诊断
幼淋巴细胞白血病	临床表现脾脏明显肿大，幼淋巴细胞其细胞体较 CLL 细胞大，胞质呈淡蓝色，有一明显核仁。电镜下细胞表面绒毛较 CLL 细胞表面多，细胞表面免疫球蛋白表达水平高
多毛细胞白血病	大多为 B 细胞来源，T 细胞来源者极罕见，与 CLL 为两种不同疾病。临床上以脾中度肿大伴血中出现典型的毛细胞，其含有酸性磷酸酶同工酶 5，呈现耐酒石酸酸性磷酸酶染色阳性特点
小淋巴细胞淋巴瘤	小淋巴细胞淋巴瘤开始不一定浸润骨髓，骨髓淋巴细胞比例 <40%，即使有骨髓浸润也以结节状浸润为主，而 CLL 多为弥漫型

【治疗】慢性淋巴细胞白血病是一种惰性的淋巴系统肿瘤，患者可以维持无症状长约数月至数年，不需要治疗。但对于某些出现症状等需要治疗。

1. 出现下面任何一项与疾病相关的症状：①半年内体重下降 $\geq 10\%$；②明显乏力（如不能正常工作或日常生活）；③排除感染原因，体温 >38℃，并持续超过 2 周；④排除感染因素，出现盗汗。

2. 出现骨髓正常造血功能的衰竭，如红细胞、血小板降低。

3. 自身免疫性贫血或血小板减少，并对激素治疗不敏感。

4. 重度脾大或进展性脾大。

5. 巨大淋巴结（如肿物最长径超过 10cm）或进展性淋巴结增大。

6. 进展性淋巴细胞增多，且两个月内增加超过 50%；或淋巴细胞倍增时间小于 6 个月。

并非所有的 CLL 都需要治疗，因无标准的治愈性方案，治疗的目的仍然是姑息性。早期病例或病情稳定不需要抗肿瘤治疗。口服烷化剂类的标准治疗对于病例早期、病情稳定或无症状病例并不能延长生存期，相反实际上可能会缩短。有鉴于此，对于早期病例或病情稳定者的标准治疗仍是观察。治疗方案主要是单药或联合化疗，取决于病人的症状严重程度及化疗耐受程度。

过敏性紫癜

【定义】过敏性紫癜为一种常见的血管变态反应性疾病，因机体对某些致敏物质产生变态反应，导致毛细血管脆性及通透性增加，血液外渗，产生紫癜、黏膜及某些器

官出血。可同时伴发血管神经性水肿、荨麻疹等其他过敏表现。

【临床表现】

1. 一般症状 多数患者于发病前 1～2 周有上呼吸道感染史及症状。

2. 皮肤表现 典型皮疹为棕红色斑丘疹，突出于皮表，压之不褪色，单独或互相融合，对称性分布，以四肢伸侧及臀部多见，很少侵犯躯干，可伴有痒感或疼痛，成批出现，消退后可遗有色素沉着。除紫癜外，还可并发荨麻疹、血管神经性水肿、多形性红斑或溃疡坏死等。偶尔口腔黏膜或眼结膜也可出现紫癜。

3. 关节表现 可有轻微疼痛到明显的红、肿、痛及活动障碍。病变常累及大关节，以膝、踝、肘、腕等关节多见，可呈游走性，主要是关节周围病变，可反复发作，不遗留关节畸形。

4. 腹部表现 腹痛常见，多呈绞痛，以脐及右下腹痛明显，亦可遍及全腹，但一般无腹肌紧张，压痛较轻，可伴有恶心、呕吐、腹泻与黑便。因肠道不规则蠕动，可导致肠套叠，可扪及包块。

5. 肾脏 肾炎是本病最常见的并发症，主要为血尿、蛋白尿、管型尿、浮肿及高血压等急性肾小球肾炎表现。

6. 其他 少数病人出现紫癜后，病变累及脑膜血管，表现为头痛、呕吐、谵妄、抽搐、瘫痪和昏迷等。少数可累及呼吸系统，表现为咯血、哮喘、胸膜炎、肺炎等。

【诊断】

1. 诊断要点 ①发病前 1～3 周有低热、咽痛、全身乏力或上呼吸道感染史。②典型四肢皮肤紫癜，可伴腹痛、关节肿痛及血尿。③血小板计数、功能及凝血相关检查正常。④排除其他原因所致的血管炎及紫癜。

2. 鉴别诊断 本病需与下列疾病进行鉴别（表 1-7-8）：①遗传性出血性毛细血管扩张症；②单纯性紫癜；③血小板减少性紫癜；④风湿性关节炎；⑤肾小球肾炎、系统性红斑狼疮（SLE）；⑥外科急腹症等。

表 1-7-8 过敏性紫癜的鉴别诊断

疾病名称	诊断要点
过敏性紫癜	发病前 1～3 周有低热、咽痛、全身乏力或上呼吸道感染史；典型四肢皮肤紫癜，可伴腹痛、关节肿痛及血尿；血小板计数、功能及凝血相关检查正常
特发性血小板减少性紫癜	根据皮肤紫癜的形态不高出皮肤，分布不对称及血小板计数减少，不难鉴别。过敏性紫癜皮疹如伴有血管神经性水肿，荨麻疹或多形性红斑更易区分
败血症	脑膜炎双球菌败血症引起的皮疹与紫癜相似，但本症中毒症状重，白细胞明显增高，刺破皮疹处涂片检菌可为阳性
风湿性关节炎	二者均可有关节肿痛及低热，于紫癜出现前较难鉴别，随着病情的发展，皮肤出现紫癜，则有助于鉴别
肠套叠	多见于婴幼儿。如患儿阵阵哭叫，腹部触及包块，腹肌紧张时应疑为本病。钡灌肠透视可予鉴别。但过敏性紫癜可同时伴有肠套叠，故应引起注意
阑尾炎	二者均可出现脐周及右下腹痛伴压痛。但过敏性紫癜腹肌不紧张，皮肤有紫癜，可予鉴别

【治疗】

1. 消除致病因素 防治感染，清除局部病灶（如扁桃体炎等），驱除肠道寄生虫，避免可能致敏的食物及药物等。

2. 一般治疗

（1）抗组胺药 盐酸异丙嗪、氯苯那敏（扑尔敏）、阿司咪唑（息斯敏）、去氯羟嗪（克敏嗪）、西咪替丁及静脉注射钙剂等。

（2）改善血管通透性药物 维生素C、曲克芦丁、卡巴克络等。维生素C以大剂量（5~10g/d）静脉注射疗效较好，持续用药5~7d。

3. 糖皮质激素 糖皮质激素有抑制抗原抗体反应、减轻炎症渗出、改善血管通透性等作用。一般用泼尼松30mg/d，顿服或分次口服。重症者可用氢化可的松100~200mg/d，或地塞米松5~15mg/d，静脉滴注，症状减轻后改口服。糖皮质激素疗程一般不超过30d，肾型者可酌情延长。

4. 对症治疗 腹痛较重者可予阿托品或山莨菪碱（654-2）口服或皮下注射；关节痛可酌情用止痛药；呕吐严重者可用止吐药；伴发呕血、血便者，可用奥美拉唑等治疗。

5. 其他 如上述治疗效果不佳或近期内反复发作者，可酌情使用。

（1）免疫抑制剂 如硫唑嘌呤、环孢素、环磷酰胺等。

（2）抗凝疗法 适用于肾型患者，初以肝素钠100~200U/（kg·d）静脉滴注或低分子肝素皮下注射，4周后改用华法林4~15mg/d，2周后改用维持量2~5mg/d，2~3个月。

（3）中医中药 以凉血、解毒、活血化瘀为主，适用于慢性反复发作或肾型患者。

特发性血小板减少性紫癜

【定义】特发性血小板减少性紫癜是一种自身免疫性出血性综合征，也呈自身免疫性血小板减少，使血小板免疫性破坏，外周血中血小板减少的出血性疾病。临床主要表现为皮肤、黏膜、内脏出血，分急性及慢性两种，急性多见于儿童，慢性多见于成人，以40岁以下女性常见。

【临床表现】

1. 急性型

（1）半数以上发生于儿童。

（2）起病方式 多数患者发病前1~2周有上呼吸道等感染史，特别是病毒感染史。起病急骤，部分患者可有畏寒、寒战、发热。

（3）出血 ①皮肤、黏膜出血：全身皮肤瘀点、紫癜、瘀斑，严重者可有血泡及血肿形成。出血、牙龈出血、口腔黏膜及舌出血常见，损伤及注射部位可渗血不止或形成大小不等的瘀斑。②内脏出血：呕血、黑粪、咯血、尿血、阴道出血等，颅内出血（含蛛网膜下腔出血）可致剧烈头痛、意识障碍、瘫痪及抽搐。③其他：出血量过大，可出现程度不等的贫血、血压降低甚至失血性休克。

2. 慢性型

（1）主要见于成人。

（2）起病方式 起病隐匿，多在常规查血时偶然发现。

（3）出血倾向 多数较轻而局限，但易反复发生。可表现为皮肤、黏膜出血，如瘀点、紫癜、瘀斑及外伤后止血不易等，鼻出血、牙龈出血亦很常见。严重内脏出血较少见，但月经过多较常见，在部分患者可为唯一的临床症状。患者病情可因感染等而骤然加重，出现广泛、严重的皮肤黏膜及内脏出血。

（4）其他 长期月经过多可出现失血性贫血。病程半年以上者，部分可出现轻度脾肿大。

【诊断与鉴别诊断】

1. 诊断要点 ①广泛出血累及皮肤、黏膜及内脏；②多次检验血小板计数减少；③脾不大；④骨髓巨核细胞增多或正常，有成熟障碍；⑤泼尼松或脾切除治疗有效；⑥排除其他继发性血小板减少症。

2. 鉴别诊断 本病的确诊需排除继发性血小板减少症，如再生障碍性贫血、脾功能亢进、MDS、白血病、SLE、药物性免疫性血小板减少等。本病与过敏性紫癜不难鉴别（表1-7-9）。

表1-7-9 特发性血小板减少性紫癜的鉴别诊断

疾病名称	鉴别要点
特发性血小板减少性紫癜	广泛出血累及皮肤、黏膜及内脏；多次检验血小板计数减少；脾不大；骨髓巨核细胞增多或正常，有成熟障碍；泼尼松或脾切除治疗有效
再生障碍性贫血	表现为发热、贫血、出血三大症状，肝、脾、淋巴结不大，与特发性血小板减少性紫癜伴有贫血者相似，但一般贫血较重，白细胞总数及中性粒细胞多减少，网织红细胞不高。骨髓红、粒系统生血功能减低，巨核细胞减少或极难查见
慢性肝病等伴有脾功能亢进	患者有肝脏疾病表现、脾脏肿大等可资鉴别
骨髓增生异常综合征	有些MDS-RA患者早期仅以血小板减少为主要表现，需与ITP鉴别。骨髓检查发现多系造血细胞的病态造血是主要鉴别点
急性白血病	ITP特别需与白细胞不增高的白血病鉴别，通过血涂片中可见各期幼稚白细胞及骨髓检查即可确诊
红斑性狼疮	早期可表现为血小板减少性紫癜，有怀疑时应检查抗核抗体及狼疮细胞（LEC）可助鉴别
药物诱发的血小板减少症	肝素、奎尼丁、解热镇痛药等有时引起急性血小板减少，也常常是由于免疫机制参与。通过仔细询问用药史和停药后血小板一般能够较快回升，可与ITP鉴别
过敏性紫癜	为对称性出血斑丘疹，以下肢为多见，血小板不少，一般易于鉴别

【治疗】

1. 一般治疗 出血严重者应注意休息。血小板低于$20 \times 10^9/L$者应严格卧床，避免外伤。

2. 糖皮质激素　一般情况下为首选治疗，近期有效率约为80%。

3. 脾切除

（1）适应证　①正规糖皮质激素治疗无效，病程迁延3～6个月；②糖皮质激素维持量需大于30mg/d；③有糖皮质激素使用禁忌证；④Cr扫描脾区放射指数增高。

（2）禁忌证　①年龄小于2岁；②妊娠期；③因其他疾病不能耐受手术。

脾切除治疗的有效率约为70%～90%，无效者对糖皮质激素的需要量亦可减少。

4. 免疫抑制剂治疗　不宜作为首选。

（1）适应证　①糖皮质激素或脾切除疗效不佳者；②有使用糖皮质激素或脾切除禁忌证；③与糖皮质激素合用以提高疗效及减少糖皮质激素的用量。

（2）主要药物　①长春新碱：为最常用者。除具免疫抑制作用外，还可能有促进血小板生成及释放作用；②环磷酰胺；③硫唑嘌呤；④环孢素：主要用于难治性ITP的治疗；⑤霉酚酸酯：难治性ITP可试用；⑥利妥昔单克隆抗体：可有效清除体内B淋巴细胞，减少自身抗体生成，有人认为可替代脾切除。

5. 其他　①达那唑，为合成的雄性激素。②氨肽素。

6. 急症的处理　①血小板输注。②静脉注射免疫球蛋白。③大剂量甲泼尼龙1g/d，静脉注射，3～5d为一疗程，可通过抑制单核–巨噬细胞系统而发挥治疗作用。④血浆置换3～5d内，连续3次以上，每次置换3000ml血浆，也有一定的疗效。

第八章　风湿免疫科疾病

类风湿关节炎

【定义】类风湿关节炎（RA）是以对称性多关节炎为主要临床表现的异质性、系统性、自身免疫性疾病。异质性指患者遗传背景不同，病因可能也非单一，因而发病机制不尽相同。

【临床表现】流行病学资料显示，RA发生于任何年龄，80%发病于35～50岁，女性患者约3倍于男性。其临床表现多样，可表现为主要的关节症状到关节外多系统受累。RA多以缓慢而隐匿的方式起病，在出现明显关节症状前可有数周的低热，少数患者可有高热、乏力、全身不适、体重下降等症状，以后逐渐出现典型关节症状。少数起病较急，在数天内出现多个关节症状。

1. 关节表现　可分滑膜炎症状和关节结构破坏的表现，前者经治疗后有一定可逆性，但后者一经出现很难逆转。RA病情和病程有个体差异，从短暂、轻微的少关节炎到急剧进行性多关节炎均可出现，常伴有晨僵。

（1）晨僵 早晨起床后病变关节感觉僵硬（日间长时间静止不动后也可出现），如胶着样感觉，持续时间至少1h者意义较大。可出现在95%以上的RA患者，持续时间和关节炎症的程度呈正比，常被作为观察本病活动指标之一。其他病因的关节炎也可出现晨僵，但不如本病明显和持久。

（2）痛与压痛 关节痛往往是最早的症状，最常出现的部位为腕、掌指关节、近端指间关节，其次是足趾、膝、踝、肘、肩等关节。多呈对称性、持续性，但时轻时重，疼痛的关节往往伴有压痛，受累关节的皮肤出现褐色色素沉着。

（3）关节肿 多因关节腔内积液或关节周围软组织炎症引起，病程较长者可因滑膜慢性炎症后的肥厚而引起肿胀。凡受累的关节均可肿胀，常见的部位为腕、掌指关节、近端指间关节、膝等关节，亦多呈对称性。

（4）关节畸形 见于较晚期患者，关节周围肌肉的萎缩、痉挛则使畸形更为加重。最为常见的是腕和肘关节强直、掌指关节的半脱位、手指向尺侧偏斜和呈"天鹅颈"样及"纽扣花样"表现。重症患者关节呈纤维性或骨性强直失去关节功能，致使生活不能自理。

（5）特殊关节 ①颈椎的可动小关节及周围腱鞘受累出现颈痛、活动受限，有时甚至因颈椎半脱位而出现脊髓受压。②肩、髋关节其周围有较多肌腱等软组织包围，由此很难发现肿胀。最常见的症状是局部痛和活动受限，髋关节往往表现为臀部及下腰部疼痛。③1/4的RA患者早期患颞颌关节表现为讲话或咀嚼时疼痛加重，严重者有张口受限。

（6）关节功能障碍 关节肿痛和结构破坏都可引起关节的活动障碍。美国风湿病学会按照影响生活的程度将RA分为四级：Ⅰ级，能照常进行日常生活和各项工作；Ⅱ级，可进行一般的日常生活和某种职业工作，但参与其他项目活动受限；Ⅲ级，可进行一般的日常生活，但参与某种职业工作或其他项目活动受限；Ⅳ级，日常生活的自理和参与工作的能力均受限。

2. 关节外表现

（1）类风湿结节 是本病较常见的关节外表现，可见于20%～30%的患者，多位于关节隆突及受压部位的皮下，如前臂伸面、肘鹰嘴突附近、枕、跟腱等处。其大小不一，结节直径由数毫米至数厘米、质硬、无压痛、对称性分布。此外，几乎所有脏器如心、肺、眼等均可累及。

（2）类风湿血管炎 RA患者的系统性血管炎少见，体格检查能观察到的有指甲下或指端出现的小血管炎，其表现和滑膜炎的活动性无直接相关性，少数引起局部组织的缺血性坏死。眼受累多为巩膜炎，严重者因巩膜软化而影响视力。RA阳性的患者可出现亚临床型的血管炎，如无临床表现的皮肤和唇腺活检可有血管壁免疫物质的沉积，亚临床型血管炎的长期预后尚不明确。

（3）肺 受累很常见，其中男性多于女性，有时可为首发症状。①肺间质病变。②结节样改变。③Caplan综合征。④胸膜炎。⑤肺动脉高压。

（4）心脏 心包炎最常见，多见于RF阳性、有类风湿结节的患者，多数患者无相关临床表现。通过超声心动图检查约30%出现小量心包积液。

（5）胃肠道　患者可有上腹不适、胃痛、恶心、纳差，甚至黑粪，多与服用抗风湿药物，尤其是非甾体抗炎药有关，很少由 RA 本身引起。

（6）肾　偶有轻微膜性肾病、肾小球肾炎、肾内小血管炎以及肾脏的淀粉样变。

（7）神经系统　神经受压是神经系统病变的常见原因，与相应关节滑膜炎的严重程度相关。最常受累的神经有正中神经、尺神经以及桡神经，神经系统的受累可以根据临床症状和神经定位来诊断。

（8）血液系统　贫血程度和病情活动度相关，尤其是关节的炎症程度相关。贫血一般是正细胞正色素性贫血。

（9）干燥综合征。

【鉴别诊断】（表 1 - 8 - 1）

表 1 - 8 - 1　类风湿关节炎的鉴别诊断

疾病名称	鉴别要点
系统性红斑狼疮	蝶形红斑、蛋白尿、溶血性贫血、血小板减少，多见浆膜炎
原发性干燥综合征	口眼干、腮腺肿大、龋齿、肾小管性酸中毒、高球蛋白血症
皮肌炎	上眼睑肿、Gottron 丘疹颈部呈 V 字形、充血肌无力
系统性硬皮病	雷诺现象、指端缺血性溃疡、硬指、皮肤肿硬失去弹性
Wegener 肉芽肿	鞍鼻、肺迁移性浸润或空洞
大动脉炎	无脉
贝赫切特病	口腔溃疡、外阴溃疡、针刺反应

【治疗】

1. 一般治疗　休息、关节制动（急性期）、关节功能锻炼（恢复期）、物理疗法等。卧床休息只适宜于急性期、发热以及内脏受累的患者。

2. 药物治疗

（1）非甾体抗炎药　①塞来昔布；②美洛昔康；③双氯芬酸；④吲哚美辛；⑤萘普生；⑥布洛芬。均有胃肠道不良反应，剂量应个体化；一种 NSAID 足量使用 1～2 周后无效更改为另一种；避免两种或两种以上 NSAID 同时服用；老年人宜选用半衰期短的 NSAID 药物，对有溃疡病史的老年人，宜服用选择性 COX - 2 抑制剂以减少胃肠道的不良反应。

（2）抗风湿药　发挥作用慢，临床症状的明显改善需 1～6 个月，有改善和延缓病情进展的作用。一般首选甲氨蝶呤（MTX），作为联合治疗的基本药物。受累关节超过 20 个，起病 2 年内就出现关节骨破坏，RF 滴度持续很高，有关节外症状者应尽早采用 DMARD 联合治疗方案。

（3）糖皮质激素　关节炎急性发作可给予短效激素，一般应不超过泼尼松 10mg/d；关节腔注射激素有利于减轻关节炎症状，改善关节功能，一年内不宜超过 3 次。

（4）植物药制剂　常有的植物药制剂包括：①雷公藤多苷；②青藤碱；③白芍总苷。

3. 外科手术治疗　包括关节置换和滑膜切除手术，前者适用于较晚期有畸形并失去功能的关节。滑膜切除术可以使病情得到一定的缓解，但当滑膜再次增生时病情又趋复发，所以必须同时应用 DMARD。

强直性脊柱炎

【定义】强直性脊柱炎（AS）多见于青少年，是以中轴关节慢性炎症为主，也可累及内脏及其他组织的慢性进展性风湿性疾病。典型病例 X 线片表现骶髂关节明显破坏，后期脊柱呈"竹节样"变化。

【临床表现】

1. 起病大多缓慢而隐匿。男性多见，且一般较女性严重。发病年龄多在 10～40 岁，以 20～30 岁为高峰。16 岁以前发病者称幼年型 AS，45～50 岁以后发病者称晚起病 AS，临床表现常不典型。

2. 症状

（1）早期症状常为腰骶痛或不适、晨僵等。也可表现为臀部、腹股沟酸痛，症状可向下肢放射而类似"坐骨神经痛"。少数患者可以颈、胸痛为首发表现。症状在静止、休息时反而加重，活动后可以减轻。

（2）约半数患者以下肢大关节如髋、膝、踝关节炎症为首发症状，常为非对称性、反复发作与缓解，较少表现为持续性和破坏性，为区别于 RA 的特点。

（3）典型表现为腰背痛、晨僵、腰椎各方向活动受限和胸廓活动度减少。随着病情进展，整个脊柱可自下而上发生强直。

（4）关节外症状包括眼葡萄膜炎、结膜炎、肺上叶纤维化、升主动脉根和主动脉瓣病变以及心传导系统失常等。神经、肌肉症状如下肢麻木、感觉异常及肌肉萎缩等也不少见。

（5）晚期病例常伴严重骨质疏松，易发生骨折。

3. 体征 常见体征为骶髂关节压痛，脊柱前屈、后伸、侧弯和转动受限，胸廓活动度减低，枕墙距 >0 等。

【鉴别诊断】慢性腰痛、僵硬、不适是十分常见的临床症状，各个年龄均可发生，多种原因如外伤、脊柱侧凸、骨折、感染、骨质疏松、肿瘤等皆可以引起，应注意鉴别。对青壮年来说，外伤性腰痛和椎间盘病较为多见。外伤性腰痛有明确的外伤史，休息有利缓解症状，活动则使症状加重，不难鉴别。有时腰椎间盘病和本病临床上不容易鉴别，腰椎 CT 可肯定或除外之。早期、尤以外周关节炎为首发症状者应与 RA 鉴别，可行 RF、HLA－B27 以及有关影像学检查。

【治疗】

1. 非药物治疗 坚持脊柱、胸廓、髋关节活动等医疗体育锻炼；注意立、坐、卧正确姿势；睡硬板床、低枕，避免过度负重和剧烈运动。

2. 药物治疗 ①非甾体抗炎药。②抗风湿药。③糖皮质激素。④其他：沙利度胺和帕米膦酸钠用于本病的治疗，前者基于其免疫调节作用，后者则由于其骨质保护作用。

3. 外科治疗 主要用于髋关节僵直和脊柱严重畸形的晚期患者的矫形。

系统性红斑狼疮

【定义】 系统性红斑狼疮（SLE）是一种表现有多系统损害的慢性系统性自身免疫病，其血清具有以抗核抗体为代表的多种自身抗体。本病病程以病情缓解和急性发作交替为特点，有内脏（肾、中枢神经）损害者预后较差。

【临床表现】

1. 全身症状 约90%的患者在病程中出现各种热型的发热，尤以低、中度热为常见，发热应除外感染因素，尤其是在免疫抑制剂治疗中出现的发热。此外尚可有疲倦、乏力、体重下降等。

2. 皮肤与黏膜 80%患者在病程中出现皮疹，其中以颊部蝶形红斑最具特征性。与SLE相关的特殊皮肤型红斑狼疮有：①亚急性皮肤型红斑狼疮；②深层脂膜炎型。

3. 浆膜炎 半数以上患者在急性发作期出现多发性浆膜炎，包括双侧中小量胸腔积液，中小量心包积液。

4. 肌肉骨骼 常出现对称性多关节疼痛、肿胀。10%的患者因关节周围肌腱受损而出现Jaccoud关节病，其特点为可复的非侵蚀性关节半脱位，可以维持正常关节功能，关节X线片多无关节骨破坏。可以出现肌痛和肌无力，5%～10%出现肌炎。有小部分患者在病程中出现股骨头坏死。

5. 肾 几乎所有患者的肾组织都有病理变化。

6. 心血管 常出现心包炎，可为纤维蛋白性心包炎或渗出性心包炎，但心包填塞少见。约10%患者有心肌损害，可有气促、心前区不适、心律失常，严重者可发生心力衰竭导致死亡。

7. 肺 约35%的患者有胸腔积液，多为中小量、双侧性。患者可发生狼疮肺炎，表现为发热、干咳、气促，肺X线可见片状浸润阴影，多见于双下肺，有时与肺部继发感染很难鉴别。SLE所引起的肺间质性病变主要是急性和亚急性期的磨玻璃样改变和慢性期的纤维化，表现为活动后气促、干咳、低氧血症，肺功能检查常显示弥散功能下降。约2%患者合并弥漫性肺泡出血（DAH），病情凶险，病死率高达50%以上。临床主要表现为咳嗽、咯血、低氧血症、呼吸困难，胸片显示弥漫肺浸润，血红蛋白下降及血细胞比容减低常是较特征性表现。10%～20% SLE存在肺动脉高压，其发病机制包括肺血管炎、雷诺现象、肺血栓栓塞和广泛肺间质病变。

8. 神经系统 又称神经精神狼疮。轻者仅有偏头痛、性格改变、记忆力减退或轻度认知障碍；重者可表现为脑血管意外、昏迷、癫痫持续状态等。少数患者出现脊髓损伤，表现为截瘫、大小便失禁等。

9. 消化系统 约30%患者有食欲减退、腹痛、呕吐、腹泻或腹水等；40%患者血清转氨酶升高，肝不一定肿大，一般不出现黄疸。少数可并发急腹症，如胰腺炎、肠坏死、肠梗阻。

10. 血液系统表现 活动性SLE中血红蛋白下降、白细胞和（或）血小板减少常见。约20%患者有无痛性轻或中度淋巴结肿大，以颈部和腋下为多见；约15%患者有脾大。

11. 抗磷脂抗体综合征 出现在 SLE 的活动期，表现为动脉和（或）静脉血栓形成，习惯性自发性流产，血小板减少，患者血清不止一次出现抗磷脂抗体。

12. 干燥综合征 有约 30% 的 SLE 有继发性干燥综合征并存，有唾液腺和泪腺功能不全。

13. 眼 约 15% 患者有眼底变化，如出血、视乳头水肿、视网膜渗出物等。血管炎可累及视神经，两者均影响视力，重者可数日内致盲。

【鉴别诊断】（表 1 -8 -2）

表 1 -8 -2 系统性红斑狼疮的鉴别诊断

鉴别项目		系统性红斑狼疮	类风湿关节炎	强制脊柱炎	骨关节炎	痛风
周围关节炎	起病	不定	缓	缓	缓	急
	首发	手关节或其他	近端指间关节、掌指关节、腕	膝、髋、踝	膝、腰关节远端指节关节	第一跖趾关节
	痛性质	不定	持续性、休息后加重	休息后加重	活动后加重	痛剧烈，夜间重
	肿性质	少见	软组织为主	软组织为主	骨性肥大	红肿热
	畸形	偶见	常见	部分	小部分	少见
	演变	无	对称性多关节炎	不对称下肢大关节炎	负重关节症状明显	反复发作
脊柱骶髂关节炎		无	偶有病变	有，功能受限	腰椎增生，唇样变	无

【治疗】

1. 一般治疗 包括心理及精神支持、避免日晒或紫外线照射、预防和治疗感染或其他合并症及依据病情选用适当的锻炼方式。

2. 药物治疗

（1）非甾体抗炎药（NSAIDS） 适用于有低热、关节症状、皮疹和心包及胸膜炎的患者，有血液系病变者慎用。

（2）抗疟药 氯喹或羟基氯喹，对皮疹、低热、关节炎、轻度胸膜和心包炎、轻度贫血和血白细胞计数减少及合并干燥综合征者有效，有眼炎者慎用。

（3）糖皮质激素 小剂量适用于无重要脏器受损的活动性 SLE 患者；中等剂量适用于有高热或有一个重要脏器轻度损害者；大剂量适用于有恶性高热或有一个或一个以上重要器官严重受损者；对重症患者可采用超大剂量冲击治疗，一般选用甲泼尼龙静脉滴注，连续 3 ~5d，后改为常规量激素，必要时可重复。

（4）免疫抑制剂 ①环磷酰胺；②硫唑嘌呤；③甲氨蝶呤；④环孢素；⑤长春新碱。

（5）其他治疗 大剂量免疫球蛋白冲击，血浆置换等。

（6）狼疮肾炎的治疗 ①糖皮质激素；②免疫抑制剂；③血浆置换与免疫吸附疗法；④大剂量免疫球蛋白冲击治疗；⑤其他：如抗凝剂，全身淋巴结照射及中药治疗，肾功能不全者可行透析治疗。

外科篇

第九章 外科感染

败 血 症

【定义】败血症是指致病菌或条件致病菌侵入血循环，并在血中生长繁殖，产生毒素而发生的急性全身性感染。败血症伴有多发性脓肿而病程较长者称为脓毒血症。

【临床表现】

1. 感染中毒症状 主要为寒战，高热，面色苍白，四肢湿冷，呼吸急促，心率加快，血压下降。

2. 皮肤损伤 出现瘀点、瘀斑、猩红热样皮疹、荨麻疹样皮疹。皮疹常见于四肢、躯干皮肤或口腔黏膜等处。

3. 胃肠道症状 伴有呕吐、腹泻、腹痛，甚至呕血、便血、中毒性肠麻痹。

4. 关节症状 可有关节肿痛、活动障碍或关节腔积液。

5. 肝脾肿大 轻度或中度肿大。

6. 其他症状 常伴有心肌炎、心力衰竭、意识模糊、嗜睡、昏迷、少尿或无尿等实质器官受累症状。

【鉴别诊断】（表2-9-1）

表2-9-1 败血症与脓血症的鉴别诊断

鉴别项目	败血症	脓血症
发热情况	突然的剧烈寒战后，出现高达40~41℃的发热，呈稽留热	寒战和高热的发生呈阵发性，间歇期间的体温可正常，故呈弛张热，病程多数呈亚急性或慢性
皮肤情况	眼结膜和皮肤常出现瘀点	无
转移性脓肿	一般不出现转移性脓肿	转移性脓肿

【治疗】

1. 基础治疗 补充各种维生素、能量合剂，给予人血白蛋白（白蛋白）、血浆或新鲜全血以补充机体消耗，供给能量，加强营养，支持器官功能。

2. 抗菌治疗 首选头孢哌酮/舒巴坦，对耐甲氧西林的金葡菌首选万古霉素。

3. 局部治疗 对化脓性病灶，待成熟后均应及时切开引流。对有梗阻的胆道、泌尿道感染，应考虑手术解除阻塞。

脓血症

【定义】脓血症是指局部化脓性病灶的细菌栓子或脱落的感染血栓，间歇的进入血液循环，并在身体各处的组织或器官内发生转移性脓肿者。

【临床表现】高烧可达 40~41℃，多有头痛、头晕、神志淡漠、烦躁、谵妄和昏迷。脉细速、呼吸急促或困难。肝脾可肿大，严重者出现黄疸、皮下淤血。

【治疗】

1. 一般治疗　维持水、电解质和酸碱平衡，补充各种维生素，特别是维生素 C 和 B，必要时间断少量输给新鲜全血或血浆。

2. 处理原发感染　去除伤口内坏死组织和异物，脓肿切开引流，坏疽肢体截肢及拔出体内留置的导管等。

3. 应用抗菌药　细菌培养和药敏试验可指导用药。

4. 对症处理　高热者可药物或物理降温，严重患者可用人工冬眠或肾上腺皮质激素。发生休克时则应积极抗休克治疗。

气性坏疽

【定义】气性坏疽是由梭状芽孢杆菌所引起的一种严重急性特异性感染，主要发生在肌组织广泛损伤的病人，少数发生在腹部或会阴部手术后的伤口处。

【临床表现】

1. 全身症状　病人表情淡漠，有头晕、头痛、恶心、呕吐、出冷汗、烦躁不安、高热、脉搏快速，血压下降，最后出现黄疸、谵妄和昏迷。

2. 局部表现　患处"胀裂样"剧痛，肿胀明显，很快变为紫红色，进而变为紫黑色，并出现大小不等的水泡。伤口内肌肉坏死，伤口周围常扪到捻发音，表示组织间有气体存在。轻轻挤压患部，常有气泡从伤口逸出，并有稀薄、恶臭的浆液样血性分泌物流出。

【鉴别诊断】（表 2-9-2）

表 2-9-2　气性坏疽的鉴别诊断

鉴别项目	气性坏疽	芽孢菌性蜂窝织炎	厌氧性链球菌性蜂窝织炎
起病时间	6~8h	3~5d	3d 后
部位	肌肉	皮下蜂窝组织，沿筋膜间隙迅速扩散	皮下组织和筋膜
全身症状	较重	较轻	较轻
涂片	梭状芽孢杆菌	芽孢菌	链球菌

【治疗】①严格隔离，加强护理，严防交叉感染。②清创引流，切口必须充分，用

大量3%双氧水冲洗，伤口彻底开放。肢体广泛坏死者应行截肢术，以挽救生命。③大量应用抗生素。④高压氧治疗，可在3个大气压的纯氧下进行治疗，第一天3次，每次2～4h，以后2次/天。⑤全身支持治疗。⑥中药治疗。

第十章　水、电解质代谢及酸碱平衡失调

等渗性脱水

【定义】水和钠成比例地丧失，因而血清钠在正常范围，细胞外液渗透压也维持正常。

【临床表现】病人不口渴，有尿少、厌食、恶心、乏力、舌干、眼球下陷、皮肤干燥、松弛等表现。体液丧失达体重的5%以上时病人出现脉搏细速、肢端湿冷、血压不稳定或下降等血容量不足的症状。体液继续丧失达体重的6%～7%，常伴有代谢性酸中毒。

【治疗】①尽可能处理引起等渗性失水的原因。②等渗盐水或平衡盐液尽快补充血容量。③缺水已达体重的5%者，可快速输入上述液体约3.0L，或补等渗盐水量（L）＝血细胞比容上升值×体重（kg）×0.25 血细胞比容正常值。

低渗性脱水

【定义】水和钠同时缺失，但缺水少于缺钠，血清钠低于正常范围，细胞外液呈低渗状态。

【临床表现】

1. 轻度缺钠　患者有疲乏感，头晕、手足麻木、口渴不明显。血清钠在135mmol/L以下。

2. 中度缺钠　除上述症状外，常有恶心，呕吐，脉搏细速，血压不稳定，视力模糊，尿量少。血清钠在130mmol/L以下。

3. 重度缺钠　病人神志不清、肌腱反射减弱或消失，出现木僵，甚至昏迷。常发生休克。血清钠在120mmol/L以下。

【治疗】

1. 积极根治病因。

2. 采用含盐溶液或高渗盐水静脉输注。轻度和中度缺钠时，血清钠为130～

135mmol/L，则氯化钠 0.5g/kg，即需氯化钠 30g，先补给 1/2 量即 15g，加日需氯化钠量 4.5g，总计 19.5g，可以给 5% 葡萄糖盐水 2000ml，此外再补日需量液体 2000ml。氯化钠的另 1/2（即 15g），在第二天补给；重度缺钠时，因常有休克（低钠性休克），应先补足血容量后输入高渗盐水（一般为 5% 氯化钠溶液）200 ~ 300ml。

3. 缺钠伴有酸中毒时，在补充血容量和钠盐后，经血气分析，酸中毒仍未完全纠正时，可给 1.25% 碳酸氢钠溶液 100 ~ 200ml 或平衡盐溶液 200ml。

4. 尿量达 40ml/h 后，应补充钾盐。

高渗性脱水

【定义】水和钠同时丧失，但缺水多于缺钠，故血清钠高于正常范围，细胞外液呈高渗状态。

【临床表现】

1. 轻度缺水　除有口渴外，多无其他症状。缺水量为体重的 2% ~ 4%。

2. 中度缺水　有极度口渴，伴乏力、尿少、尿比重高。唇干舌燥、皮肤弹性差、眼窝凹陷，常有烦躁。缺水量为体重的 4% ~ 6%。

3. 重度缺水　除上述症状外，出现躁狂、幻觉、谵语、甚至昏迷等脑功能障碍的症状。缺水量为体重的 6% 以上。

【治疗】

1. 去除病因，补充已丧失的液体，可静脉输注 5% 葡萄糖或低渗盐水溶液。

2. 估计补充已丧失液体量有两种方法。

（1）根据临床表现的严重程度，按体重百分比的丧失来估计。例如中度缺水的缺水量为体重的 4% ~ 6%，补液量约为 2.5 ~ 3.0L。

（2）根据测得的血 Na^+ 浓度来计算

补水量（ml）= ［血钠测得值（mmol）－ 血钠正常值（mmol）］×体重（kg）×4

当日先给补水量的一半，另一半在次日补给，此外，还应补给当日需要量。

在补水同时应适当补钠，以纠正缺钠。如同时有缺钾纠正时，应在尿量超过 40ml/h 后补钾，以免引起血钾过高。经过补液治疗后，酸中毒仍未得到纠正时可补给碳酸氢钠溶液。

低钾血症

【定义】血清钾浓度在 3.5 ~ 5.5mmol/L，平均 4.2mmol/L。通常血清钾浓度 < 3.5mmol/L 时称低钾血症。多见于长期禁食或少食，钾盐摄入不足；大量呕吐，腹泻和长期应用呋塞米等利尿药致钾排出过多而引起。

【临床表现】

1. 神经肌肉系统　肌无力，全身肌肉无力甚至瘫痪，呼吸肌麻痹。中枢神经系统症状有抑郁、嗜睡、定向障碍及精神紊乱等。

2. 消化系统　肠蠕动减弱，腹胀、恶心、便秘。严重低血钾时可出现肠麻痹。

3. 心血管系统　窦性心动过速、房性期前收缩或室性期前收缩，室上性或室性心动过速及室颤等乃至猝死。

4. 肾脏　持久性低比重尿。

5. 代谢性碱中毒　尿中氢离子增加，尿呈酸性。

【治疗】

1. 一般采用口服钾，成人预防剂量为 10% 氯化钾 30～40ml/d。

2. 静脉输注氯化钾，常用浓度为 5% 葡萄糖液 1.0L 中加入 10% 氯化钾 10～20ml，每克氯化钾必须均匀滴注 30～40min 以上，不可静脉推注。

3. 补钾注意事项　①尿量必须在 30ml/h 以上时，方考虑补钾。②静脉滴注的氯化钾浓度太高可刺激静脉引起疼痛，甚至静脉痉挛和血栓形成。③血清钾浓度突然增高可导致心搏骤停。④纠正缺钾需历时数日。⑤缺钾同时有低血钙时，应注意补钙。⑥短期内大量补钾或长期补钾时，注意避免发生高血钾。

高钾血症

【定义】高钾血症是指血清钾离子高于 5.5 mmol/L。高钾血症的主要原因：①钾的入量过多；②排出减少；③组织破坏；④分布异常。

【临床表现】

1. 有轻度神志模糊或淡漠、手足及口唇麻木感和感觉异常、四肢软弱等。

2. 可出现皮肤苍白、青紫、发冷、血压下降等。

3. 心搏慢而无力。心律不齐，心脏可停搏于舒张期而死亡。

4. 心电图。T 波高尖，基底变窄，Q－T 间期延长，继而 QRS 波群增宽，P－T 间期延长。

【治疗】

1. 注射钙剂。钙可迅速拮抗高钾对心肌的毒性作用，可用 10% 葡萄糖酸钙 20ml 于 5～10 分钟内静脉推注。注射后数分钟即可见效。

2. 注射高渗盐水。用 3%～5% NaCl 100ml 缓慢滴注。

3. 用 5% 碳酸氢钠 125～250ml 缓慢静脉滴注。

4. 10% 葡萄糖注射液 500ml 加入胰岛素 10～15U 静脉滴注。

代谢性酸中毒

【定义】以原发性 HCO_3^- 降低（<21mmol/L）和 pH 值降低（<7.35）为特征。机

体对酸碱负荷有相当完善的调节机制，主要包括缓冲、代偿和纠正作用。

【临床表现】①呼吸深快，有时呼气中带有酮味。②面部潮红、心率加快，血压下降，神志不清，甚至昏迷，病人常伴有严重缺水的症状。③肌张力降低，腱反射减退和消失。

【治疗】①积极防治引起代谢性酸中毒的原发病。②用 $NaHCO_3$ 补充 HCO_3^-，去缓冲 H^+。可先补给计算量的 $1/3 \sim 1/2$，再结合症状及血液化验结果，调整补碱量。③纠正其酸中毒时需要依据血清钾下降程度适当补钾。

代谢性碱中毒

【定义】代谢性碱中毒是指体内酸丢失过多或者从体外进入碱过多的临床情况，主要生化表现为血 HCO_3^- 过高（ $>27mmol/L$ ）， $PaCO_2$ 增高。pH 值多 >7.45 ，但按代偿情况而异，可以明显过高，也可以仅轻度升高甚至正常。本病临床上常伴有血钾过低。

【临床表现】①呼吸浅而慢。②精神症状，躁动、兴奋、谵语、嗜睡、严重时昏迷。③神经肌肉兴奋性增加，有手足搐搦，腱反射亢进等。

【治疗】①积极防治引起代谢性碱中毒的原发病，消除病因。②纠正低钾血症或低氯血症。③纠正碱中毒：轻度碱中毒可使用等渗盐水静脉滴注，重症碱中毒患者可给予精氨酸、氯化铵等。计算需补给的酸量可采用下列公式：需补给的酸量（mmol）＝（测得的 SB 或 CO_2CP – 正常的 SB 或 CO_2CP ）×体重（kg）× 0.2。

呼吸性酸中毒

【定义】呼吸性酸中毒是体内 CO_2 蓄积及 pH 值下降。主要原因是肺的换气功能降低；见于呼吸道梗阻，肺炎，肺不张，胸腹部手术，创伤等。

【临床表现】①呼吸困难，换气不足，乏力，气促，发绀，头痛，胸闷。②血压下降，有时突然发生心室纤颤。③谵妄，木僵，昏迷。

【治疗】①解除呼吸道梗阻，改善肺换气功能。②原发病的治疗。

呼吸性碱中毒

【定义】呼吸性碱中毒是指由于肺通气过度使血浆 HCO_3^- 浓度或 $PaCO_2$ 原发性减少，而导致 pH 值升高（ >7.45 ）。根据发病情况分为急性及慢性两大类。

【临床表现】①手、足、面部特别是口周麻木并有针刺样感觉。②胸闷、胸痛、头昏、恐惧，甚至四肢抽搐。③呼吸浅而慢。

【治疗】①积极治疗原发病，在治疗原发病的过程中能逐渐恢复。②对过度通气的病人可吸入含 5% CO_2 的氧气。③手足搐搦者可静脉适量补给钙剂，缓慢注射 10% 葡萄糖酸钙。

第十一章　外科休克

【定义】休克是指机体在各种致病因素作用下引起的以有效循环血量锐减，微循环灌注不足，细胞代谢紊乱及主要脏器损害所产生的一种危急综合征。

1. 低血容量休克　失血或失液使血容量减少。

2. 感染性休克　又称中毒性休克，细菌及病毒的毒素作用于血管，使血管扩张，血管床面积增大，导致血容量相对减少。

3. 心源性休克　由于急性心肌梗死，严重心律失常，心包填塞、肺动脉栓塞等引起，使左心室收缩功能减退，或舒张期充盈不足，致心输出量锐减。

4. 神经源性休克　由于剧烈的刺激（如疼痛、外伤等），引起强烈的神经反射性血管扩张，外周血管阻力降低，有效循环量相对不足所致。

5. 过敏性休克　某些物质和药物、异体蛋白等，可使人体发生过敏反应致全身血管骤然扩张，引起休克。

【临床表现】

1. 休克早期　机体对休克的代偿，相当于微循环的痉挛期。病人神志清醒、精神兴奋、躁动不安、面色苍白、脉搏增快、血压变化不大，舒张压升高、脉压差变小、尿量正常或减少。如在此期给予诊断及抗休克治疗，休克症状可迅速得以控制和逆转。

2. 休克期　机体失代偿进入微循环扩张期，精神由兴奋转为抑制，表情淡漠、感觉迟钝、皮肤黏膜由苍白转为发绀或出现花斑。四肢湿冷、呼吸浅促、脉搏细数、血压进行性下降、脉压差更小、尿量明显减小或无尿，并可出现进行性加重的代谢性酸中毒。

3. 休克晚期　病人神志不清、无脉搏、无血压、无尿、体温不升、呼吸微弱或不规则、全身出血倾向，如皮肤、黏膜出现瘀斑，提示已有 DIC 的可能。此外见鼻衄、便血、呕吐、咯血、腹胀，继之出现多脏器功能衰竭而死亡。

【诊断】

1. 休克的经验诊断标准　①重病容或意识改变；②心率 >100 次/分；③呼吸 >22 次/分或 $PaCO_2$ <32mmHg；④动脉血碱缺乏 < -5mmol/L 或乳酸 >4mmol/L；⑤尿量 < 0.5ml/（kg·h）；⑥动脉低血压 >20min。不管何种病因符合 4 项。

2. 休克诊断标准　①有诱发休克的病因；②意识异常；③脉搏细速，超过 100 次/分或不能触及；④湿冷，胸骨部位皮肤指压痕阳性（指压后再充盈时间 >2s），皮肤花纹、黏膜苍白或发绀，尿量 <30ml/h 或无尿；⑤收缩压小于 80mmHg；⑥脉压差小于

20mmHg；⑦原有高血压者收缩压较基础下降30%以上。凡符合以上①项，以及②、③、④项中两项；或⑤、⑥、⑦项中一项，可诊断休克。

【治疗】

1. 治疗原发疾病。

2. 调整血管床与容量匹配，维持正常灌注压

（1）液体复苏　①补充液体的性质：先输注晶体再补充胶体。如平衡液、NS、血浆、全血、蛋白或代血浆。②补充液体的量与速度：迅速将BP和CVP纠正到正常范围，达$1000 \sim 2500ml/h$。

（2）血管收缩剂的使用　①去甲肾上腺素：剂量$0.02 \sim 1.5\mu g/$（$kg \cdot min$），主要用于感染性休克、神经源性休克等。②多巴胺：$2\mu g/$（$kg \cdot min$），扩张肾、胃肠血管；$2 \sim 10\mu g/$（$kg \cdot min$）收缩和扩张血管都有；$> 10\mu g/$（$kg \cdot min$）强烈收缩血管。$20 \sim 25\mu g/$（$kg \cdot min$）不能维持血压时，可加用去甲肾上腺素。③阿拉明：可与多巴胺合用，比例为1:2。

3. 调整心排量，维持正常代谢

（1）强心药物　①多巴酚丁胺：正性肌力作用，$2 \sim 10\mu g/$（$kg \cdot min$）。②西地兰：$0.2 \sim 0.4mg/$次，24h不超过$1.2mg$。

（2）改善微循环　①酚妥拉明：阻断α受体解除微循环淤滞。$0.1 \sim 0.5mg/kg$。②酚苄明：阻断α受体兼有反射性兴奋β受体作用。可增加冠脉血流。③山莨菪碱：舒张血管，改善微循环。$40 \sim 80mg/h$持续静脉注射至症状改善。④东莨菪碱：每次$0.3mg$，可连续用3次。总量，$2mg/d$。⑤硝普钠：产生NO而扩张血管。$20 \sim 100\mu g/min$，一般用药不超过3天。

4. 纠正酸碱平衡紊乱

（1）最常见的类型　呼吸性碱中毒和代谢性酸中毒。可给予面罩吸氧增加呼吸死腔而缓解呼碱；轻度代谢性酸中毒不必急于纠正，经足够的液体复苏后可自行调整。

（2）宁酸勿碱　防止氧离曲线左移引起组织缺氧。

5. 皮质类固醇激素的使用　①指征：感染性休克等。②剂量：地塞米松一般$0.3mg/$（$kg \cdot min$）。也可换算为其他种类的皮质类固醇药物。

6. DIC的治疗　药物：各种凝血因子、肝素、低分子右旋糖酐等。

第十二章　神经外科疾病

颅内压增高

【定义】凡由多种致病因素引起颅内容积增加，侧卧位腰椎穿刺所测得的脑脊液压力超过 2 kPa，即为颅内压增高，若出现头痛、呕吐、视力障碍及视神经乳头水肿等一系列临床表现时，称为颅内压增高综合征。

【临床表现】

1. 头痛 是颅内压增高最常见的症状之一，早晨、晚间较重，部位多在额部及颞部，头痛性质以胀痛和撕裂痛多见。

2. 呕吐 呈喷射性，伴发于头痛剧烈时。

3. 视神经乳头水肿 是颅内压增高的重要客观体征，表现为视神经乳头充血，边缘模糊不清，中央凹陷消失，视盘隆起，静脉怒张。

以上三者又被称为颅内压增高的"三主征"。

4. 意识障碍和生命体征变化。

【诊断】 通过全面而详细地询问病史和认真地神经系统检查，可做出初步诊断；当发现有"三主征"时，则诊断大致可以肯定，必要时采取上述辅助检查手段。

【治疗】

1. 内科治疗

（1）糖皮质激素 为治疗恶性肿瘤脑转移、继发性脑水肿的极重要的有效的辅助药物，常用的药物有地塞米松、甲泼尼龙、泼尼松，它们可阻断肿瘤毒性代谢对血管的影响。其临床疗效出现较快，可维持 6~48h，甚至可达 3~7d，可使 60%~80% 病人的临床症状缓解。

（2）渗透疗法 应用渗透性利尿剂以减少脑细胞外液量和全身性水分。常用药物有甘露醇、尿素、山梨醇或甘油，须静脉注入或快速静脉滴入。这类药物进入血管后随血管内与细胞外间隙出现的渗透压梯度差，使水顺利地由脑细胞间隙透过血脑屏障返回血管，并随渗透性利尿剂由肾排出。

2. 外科治疗

（1）对孤立性或局限性多发转移癌争取手术切除，以减低脑压和获得病理诊断。

（2）对脑室阻塞、颞侧或小脑转移灶已失去代偿机能、对渗透疗法未能缓解、对放疗抗拒、手术后复发或有转移灶并发症（出血感染或脑脊液滞流）的有生命威胁者，一般均需外科紧急减压，包括脑室穿刺引流、分流术开颅减压、放置减压装置、切除肿瘤或（和）清除血块及止血。

（3）选择性手术死亡率 8.5%~32%，中位生存期为 3.6~9.1 个月，1 年以上生存率 13%~45%。

脑 疝

【定义】 当颅腔内某一分腔有占位性病变时，该分腔的压力比邻近分腔的压力高，脑组织从高压区向低压区移位，导致脑组织、血管及神经等重要结构受压和移位，有时被挤入硬脑膜的间隙或孔道中，从而引起一系列严重临床症状和体征，称为脑疝。

【临床表现】

1. 小脑幕切迹疝

（1）颅内压增高的症状　表现为剧烈头痛及频繁呕吐，其程度较在脑疝前更加剧，并有烦躁不安。

（2）意识改变　表现为嗜睡、浅昏迷以至昏迷，对外界的刺激反应迟钝或消失。

（3）瞳孔改变　两侧瞳孔不等大，初起时病侧瞳孔略缩小，光反应稍迟钝，以后病侧瞳孔逐渐散大，略不规则，直接及间接光反应消失，但对侧瞳孔仍可正常，这是由于患侧动眼神经受到压迫牵拉之故。此外，患侧还可眼睑下垂、眼球外斜等。如脑疝继续发展，则可出现双侧瞳孔散大，光反应消失，这是脑干内动眼神经核受压致功能失常所引起。

（4）运动障碍　大多发生于瞳孔散大侧的对侧，表现为肢体的自主活动减少或消失。脑疝的继续发展使症状波及双侧，引起四肢肌力减退或间歇性地出现头颈后仰，四肢挺直，躯背过伸，呈角弓反张状，称为去大脑强直，是脑干严重受损的特征性表现。

（5）生命体征的紊乱　表现为血压、脉搏、呼吸、体温的改变。严重时血压忽高忽低，呼吸忽快忽慢，有时面色潮红、大汗淋漓，有时转为苍白、汗闭，体温可高达41℃以上，也可低至35℃以下而不升，最后呼吸停止，终于血压下降、心脏停搏而死亡。

2. 枕骨大孔疝　病人常只有剧烈头痛，反复呕吐，生命体征紊乱和颈项强直、疼痛，意识改变出现较晚，没有瞳孔的改变而呼吸骤停发生较早。

3. 大脑镰下疝　引起病侧大脑半球内侧面受压部的脑组织软化坏死，出现对侧下肢轻瘫，排尿障碍等症状。

【治疗】 脑疝是颅内压增高引起的严重状况，必须作紧急处理。除必要的病史询问与体格检查外，由静脉输给高渗降颅内压药物，以暂时缓解病情。然后进行必要的诊断性检查以明确病变的性质及部位，根据具体情况进行手术治疗，去除病因。如病因一时不能明确或虽已查明病因但尚缺乏有效疗法时，则可选择下列姑息性手术来缓解增高的颅内压。

（1）脑室外引流术　可在短期内有效地降低颅内压，暂时缓解病情。对有脑积水的病例效果特别显著。

（2）减压术　小脑幕切迹疝时可作颞肌下减压术，枕骨大孔疝时可作枕下减压术。这种减压术常造成脑组织的大量膨出，对脑的功能损害较大，故非迫不得已不宜采用。

（3）脑脊液分流术　适用于有脑积水的病例，根据具体情况及条件可选用：①脑室脑池分流术；②脑室腹腔分流术；③脑室心房分流术等。

（4）内减压术　在开颅术中遇到脑组织大量膨出，无法关闭脑腔时，不得不作部分脑叶切除以达到减压目的。

头皮损伤

【定义】 头皮损伤是原发性颅脑损伤中最常见的一种，其范围可由轻微擦伤到整个头皮的撕脱伤，往往都合并有不同程度的颅骨及脑组织损伤，可作为颅内感染的入侵门户及引起颅内的继发性病变。

【临床表现】

1. 头皮血肿 头皮富含血管，遭受钝性打击或碰撞后，可使组织内血管破裂出血，而头皮仍属完整。头皮出血常在皮下组织中、帽状腱膜下或骨膜下形成血肿，其所在部位和类型有助于分析致伤机制，并能对颅骨和脑的损伤做出估计。

（1）皮下血肿 头皮的皮下组织层是头皮的血管、神经和淋巴汇集的部位，伤后易于出血、水肿。由于血肿位于表层和帽状腱膜之间，受皮下纤维隔的限制而有其特殊表现：①体积小、张力高；②疼痛十分显著；③扣诊时中心稍软，周边隆起较硬，往往误为凹陷骨折。

（2）帽状腱膜下血肿 帽状腱膜下层是一疏松的蜂窝组织层，其间有连接头皮静脉和颅骨板障静脉以及颅内静脉窦的导血管。当头部遭受斜向暴力时，头皮发生剧烈的滑动，引起层间的导血管撕裂，出血较易扩散，常致巨大血肿。临床特点是：血肿范围宽广，严重时血肿边界与帽状腱膜附着缘一致，前至眉弓，后至枕外粗隆与上项线，两侧达颧弓部，恰似一顶帽子顶在病人头上。血肿张力低，波动明显，疼痛较轻，有贫血外貌。婴幼儿巨大帽状腱膜下血肿，可引起休克。

（3）骨膜下血肿 颅骨骨膜下血肿，除婴儿因产伤或胎头吸引助产所致者外，一般都伴有颅骨线形骨折。出血来源多为板障出血或因骨膜剥离而致，血液集积在骨膜与颅骨表面之间，临床特征是：血肿周界止于骨缝，这是因为颅骨在发育过程中，将骨膜夹嵌在骨缝之内，故鲜有骨膜下血肿超过骨缝者，除非骨折线跨越两块颅骨时，但血肿仍将止于另一块颅骨的骨缝。

2. 头皮裂伤 头皮含有大量的毛囊、汗腺和皮脂腺，容易隐藏污垢、细菌而招致感染。然而头皮血液循环十分丰富，虽然头皮发生裂伤，只要能够及时施行彻底的清创，感染并不多见。在头皮各层中，帽状腱膜是一层坚韧的腱膜，它不仅是维持头皮张力的重要结构，也是防御浅表感染侵入颅内的屏障。当头皮裂伤较浅，未伤及帽状腱膜时，裂口不易张开，血管断端难以退缩止血，出血反而较多。若帽状腱膜断裂，则伤口明显裂开，损伤的血管断端随伤口退缩、自凝，故而较少出血。

（1）头皮单纯裂伤 常因锐器的刺伤或切割伤，裂口较平直，创缘整齐无缺损，伤口的深浅多随致伤因素而异，除少数锐器直接穿戳或劈砍进入颅内，造成开放性颅脑损伤者外，大多数单纯裂伤仅限于头皮，有时可深达骨膜，但颅骨常完整无损，也不伴有脑损伤。

（2）头皮复杂裂伤 常为钝器损伤或因头部碰撞在外物上所致，裂口多不规则，创缘有挫伤痕迹，创内裂口间尚有纤维相连，没有完全断离，即无"组织挫灭"现象，在法医鉴定中，头皮挫裂伤创口若出现"组织挫灭"，常暗示系金属类或有棱角的凶器所致。伤口的形态常能反映致伤物的大小和形状。这类创伤往往伴有颅骨骨折或脑损伤，严重时亦可引起粉碎性凹陷骨折或孔洞性骨折穿入颅内，故常有毛发、布屑或泥沙等异物嵌入，易致感染。检查伤口时慎勿移除嵌入颅内的异物，以免引起突发出血。

（3）头皮撕裂伤　大多为斜向或切线方向的暴力作用在头皮上所致，撕裂的头皮往往是舌状或瓣状，常有一蒂部与头部相连。头皮撕裂伤一般不伴有颅骨和脑损伤，但并不尽然，偶尔亦有颅骨骨折或颅内出血。这类病人失血较多，但较少达到休克的程度。

3. 头皮撕脱伤　头皮撕脱伤是一种严重的头皮损伤，几乎都是因为留有发辫的妇女不慎将头发卷入转动的机轮而致。由于表皮层、皮下组织层与帽状腱膜3层紧密相接在一起，故在强力的牵扯下，往往将头皮自帽状腱膜下间隙全层撕脱，有时连同部分骨膜也被撕脱，使颅骨裸露。头皮撕脱的范围与受到牵扯的发根面积有关，严重时可达整个帽状腱膜的覆盖区，前至上眼睑和鼻根，后至发际，两侧累及耳郭甚至面颊部。病人大量失血，可致休克，但较少合并颅骨骨折或脑损伤。

【治疗】

1. 头皮血肿

（1）皮下血肿　皮下血肿多在数天后自行吸收，无需特殊治疗，早期给予冷敷以减少出血和疼痛，24～48h之后改为热敷以促进血肿吸收。

（2）帽状腱膜下血肿　对较小的血肿可采用早期冷敷、加压包扎，24～48h后改为热敷，待其自行吸收。若血肿巨大，则应在严格皮肤准备和消毒下，分次穿刺抽吸后加压包扎，尤其对婴幼儿病人，须间隔1～2d穿刺1次，并根据情况给予抗生素。血肿不消失或继续增大者，在排除颅骨骨折及颅内损伤后，可经套管针置入引流管引流数天，也可切开清除血肿并止血，严密缝合伤口，加压包扎，并应用抗生素预防感染。血肿合并感染者应切开引流。婴幼儿的帽状腱膜下血肿可导致全身有效循环血量不足，必要时尚需补充血容量之不足。

（3）骨膜下血肿　早期仍以冷敷为宜，但忌用强力加压包扎，以防血液经骨折缝流向颅内，引起硬脑膜外血肿，较大者应在严格备皮和消毒情况下施行穿刺，抽吸积血1～2次即可恢复。若反复积血则应及时行CT扫描或其他辅助检查。对较小的骨膜下血肿，亦可采用先冷敷，后热敷待其自行吸收的方法；但对婴幼儿骨膜下血肿，往往为时较久即有钙盐沉着，形成骨性包壳，难以消散，对这种血肿宜及时穿刺抽吸，在密切观察下小心加压包扎。

2. 头皮裂伤

（1）头皮单纯裂伤　处理的原则是尽早施行清创缝合，即使伤后逾时24h，只要没有明显的感染征象，仍可进行彻底清创一期缝合，同时应给予抗菌药物及破伤风马血清抗破伤风毒素（TAT）注射。

（2）头皮复杂裂伤　处理的原则亦应及早施行清创缝合，并常规用抗生素及TAT。对复杂的头皮裂伤进行清创时，应做好输血的准备。机械性清洁冲洗应在麻醉后进行，以免因剧烈疼痛刺激引起心血管系统等不良反应。

3. 头皮撕脱伤　应首先积极采取止血、止痛、抗休克等措施。用无菌敷料覆盖创面加压包扎止血，并保留撕脱的头皮备用，争取在 12h 内送往有条件的医院清创。根据病人就诊时间的早迟、撕脱头皮的存活条件、颅骨是否裸露以及有无感染迹象而采用不同的方法处理。

（1）头皮瓣复位再植　即将撕脱的头皮经过清创后行血管吻合，原位再植。仅适于伤后 2～3h，最长不超过 6h、头皮瓣完整、无明显污染和血管断端整齐的病例。

（2）清创后自体植皮　适于头皮撕脱后不超过 6～8h，创面尚无明显感染、骨膜亦较完整的病例。

（3）晚期创面植皮　头皮撕脱伤为时过久，头皮创面已有感染存在，则只能行创面清洁及交换敷料，待肉芽组织生长后再行晚期邮票状植皮。若颅骨有裸露区域，还需行外板多处钻孔，间距约 1cm 左右，使板障血管暴露，以便肉芽生长，覆盖裸露之颅骨后，再行种子式植皮，消灭创面。

颅骨骨折

【定义】颅骨骨折是指头部骨骼中的一块或多块发生部分或完全断裂的疾病，多由于钝性冲击引起。按骨折部位分为颅盖与颅底骨折；按骨折形态分为线形骨折、凹陷骨折、粉碎骨折等；按骨折与外界是否相通，分为开放性与闭合性骨折。

【临床表现】

1. 线形骨折　颅盖骨的线性骨折发生率最高，主要靠颅骨 X 线片确诊。骨折引起的脑损伤或颅内出血，尤其是硬膜外血肿，常因骨折线穿越脑膜中动脉而致出血，尤以儿童较多。当骨折线穿过颞肌或枕肌在颞骨或枕骨上的附着区时，可出现颞肌或枕肌肿胀而隆起，这一体征亦提示该处有骨折发生。

（1）颅前窝骨折　累及眶顶和筛骨，可有鼻出血、眶周围广泛淤血斑"熊猫眼"以及广泛球结膜下出血等表现。其中"熊猫眼"对诊断有重要意义。若脑膜、骨膜均破裂，则合并脑脊液鼻漏及（或）气颅，使颅腔与外界交通，故有感染可能，应视为开放性损伤。脑脊液鼻漏早期多呈血性，须与鼻衄区别。此外，前窝骨折还常有单侧或双侧嗅觉障碍，眶内出血可致眼球突出，若视神经受波及或视神经管骨折，尚可出现不同程度的视力障碍。

（2）颅中窝骨折　颅中窝骨折往往累及岩骨而若累及蝶骨，可有鼻出血或合并脑脊液鼻漏，脑脊液经蝶窦由鼻孔流出。若累及颞骨岩部，可损伤内耳结构或中耳腔，病人常有第Ⅶ、Ⅷ脑神经损伤，表现为听力障碍和面神经周围性瘫痪，脑膜、骨膜及鼓膜均破裂时，则合并脑脊液耳漏，脑脊液经中耳由外耳道流出；若鼓膜完整，脑脊液则经咽鼓管流往鼻咽部，可误认为鼻漏。若累及蝶骨和颞骨的内侧部，可能损伤垂体或第Ⅱ、Ⅲ、Ⅳ、Ⅴ、Ⅵ脑神经。若骨折伤及颈动脉海绵窦段，可因动静脉瘘的形成而出现搏动性突眼及颅内杂音；破裂孔或颈内动脉管处的破裂，可发生致命性的鼻出血或耳出血。

（3）颅后窝骨折　累及颞骨岩部后外侧时，多在伤后 1～2d 出现乳突部皮下淤血斑（Battle 征）。若累及枕骨基底部，可在伤后数小时出现枕下部肿胀及皮下淤血斑；枕骨大孔或岩尖后缘附近的骨折，可合并后组脑神经（第Ⅸ～Ⅻ脑神经）损伤。

2. 凹陷性骨折 多见于额、顶部，一般单纯性凹陷骨折，头皮完整，不伴有脑损伤，多为闭合性损伤，但粉碎凹陷骨折则常伴有硬脑膜和脑组织损伤，甚至引起颅内出血。

（1）闭合性凹陷骨折 儿童较多，尤其是婴幼儿颅骨弹性较好，钝性的致伤物，可引起颅骨凹陷，但头皮完整无损，类似乒乓球样凹陷，亦无明显的骨折线可见。患儿多无神经功能障碍，但当凹陷区较大较深，可有脑受压症状和体征。

（2）开放性凹陷骨折 常系强大打击或高处坠落在有突出棱角的物体上所致，往往头皮、颅骨、硬脑膜与脑均同时受累，而引起的开放性颅脑损伤。临床所见开放性凹陷骨折有洞形骨折及粉碎凹陷骨折两种类型。

①洞形凹陷骨折 多为接触面小的重物打击所致，多为凶器直接穿透头皮及颅骨进入颅腔。骨折的形态往往与致伤物形状相同，是法医学认定凶器的重要依据。骨碎片常被陷入脑组织深部，造成严重的局部脑损伤、出血和异物存留。但由于颅骨整体变形较小，一般都没有广泛的颅骨骨折和脑弥散性损伤，因此，洞形凹陷骨折的临床表现常以局部神经缺损为主。

②粉碎凹陷骨折 伴有着力部骨片凹陷，常为接触区较大的重物致伤，不仅局部颅骨凹曲变形明显，同时，颅骨整体变形亦较大，造成多数以着力点为中心的放射状骨折。硬脑膜常为骨碎片所刺破，脑损伤均较严重，除局部有冲击伤之外，常有对冲性脑挫裂伤或颅内血肿。

【诊断】

1. 闭合性颅盖骨折 若无明显凹陷仅为线形骨折时，单靠临床征象难以确诊，常需行 X 线平片检查始得明确。即使对开放性骨折，如欲了解骨折的具体情况，特别是骨折碎片进入颅内的位置和数目，仍有赖于 X 线片检查。

2. 颅底骨折 主要依靠临床表现，X 线平片不易显示颅底骨折，对诊断无益。CT扫描可利用窗宽和窗距的调节清楚显示骨折的部位，不但对眼眶及视神经管骨折的诊断有帮助，还可了解有无脑损伤，故有重要价值。对脑脊液漏有疑问时，可收集流出液作葡萄糖定量检测来确定。有脑脊液漏存在时，实际属于开放性脑损伤。

【治疗】

1. 颅盖骨折的治疗 原则是手术复位。手术指征：①骨折片陷入颅腔的深度在1cm 以上；②大面积的骨折片陷入颅腔，因骨性压迫或并发出血等引起颅内压增高者；③因骨折片压迫脑组织，引起神经系统体征或癫痫者。位于大静脉窦部的凹陷骨折如引起神经系统体征或颅内压增高者也应手术整复或摘除陷入之骨折。若缺损过大，则应留待日后择期修补。术前必须做好充分的输血设备，以防止骨折整复时大出血。术后应密切观察以防出血。

2. 颅底骨折的治疗 颅底骨折多数无需特殊治疗，而要着重处理合并的脑损伤和其他并发损伤。耳鼻出血和脑脊液漏，不可堵塞或冲洗，以免引起颅内感染。多数脑脊液漏能在两周左右自行停止。持续四周以上或伴颅内积气经久不消时，应及时手术，进行脑脊液漏修补，封闭漏口。对碎骨片压迫引起的视神经或面神经损伤，应尽早手术去除骨片。伴脑脊液漏的颅底骨折属于开放伤，需给予抗生素治疗。

【预防】矿业、建筑业等行业的从业人员，应佩戴安全头盔，严格遵守从业规范；在遭遇暴力时，应注意保护头部，特别是颞部。因颞部骨骼较薄，且有脑膜中动脉走行，这里骨折容易导致脑膜中动脉破裂，引起急性的硬膜外血肿，出血量大，有出现脑疝的风险。

脑 损 伤

【定义】脑损伤是指暴力作用于头部造成脑组织器质性损伤。根据伤后脑组织与外界相同与否分为开放性及闭合性脑损伤。根据暴力作用于头部时是否立即发生脑损伤，分为原发性脑损伤和继发性脑损伤。

【临床表现】

1. 脑震荡 受伤当时即出现短暂意识障碍，常为数秒或数分钟，多不超过半个小时。病人有逆行性遗忘，头痛、头晕、失眠、烦躁等症状，神经系统检查无阳性体征。

2. 脑挫裂伤 受伤当时即出现意识障碍，一般时间均较长。生命体征改变多明显，出现局灶症状、颅压增高、头痛呕吐等症状。

3. 弥漫性轴索损伤 伤后立即出现昏迷，且昏迷时间较长。可有一侧瞳孔或双侧瞳孔散大。

4. 脑干损伤 受伤当时立即出现昏迷，昏迷程度较深，持续时间较长。双侧瞳孔不等大或大小多变。病人出现去大脑强直，生命体征变化包括呼吸功能紊乱、心血管功能紊乱和体温变化，内脏症状包括消化道出血和顽固性呃逆。

【诊断】

1. 脑震荡 有明确外伤史及一过性意识丧失、逆行性遗忘临床症状，无明显生命体征改变，亦无阳性体征。

2. 脑挫裂伤 根据外伤史、伤后有较长时间昏迷。存在神经系统阳性体征和头颅CT表现可明确诊断。

3. 弥漫性轴索损伤 明确颅脑外伤史，伤后及出现意识障碍、可有瞳孔大小变化，无明显神经系统局灶性定位体征，头颅CT可无明显异常。

4. 脑干损伤 伤后即出现昏迷并进行性加重、瞳孔多变、早期发生呼吸循环功能衰竭、出现去大脑强直及双侧病理征阳性。

【治疗】

1. 脑震荡 ①伤后短时间密切观察意识、肢体活动和生命体征变化；②急性期卧床休息；③头痛时可用罗痛定对症治疗。

2. 弥漫性轴索损伤 ①轻者同脑震荡，重者同脑挫裂伤；②脱水治疗；③昏迷期间防止继发感染；④重者保持呼吸道通畅，必要时行气管切开术；⑤高压氧和康复治疗。

3. 脑挫裂伤 ①轻型脑挫裂伤病人，治疗同弥漫性轴索损伤；②昏迷病人保持呼吸道通畅，必要时行气管切开术；③伴有脑水肿病人应用脱水治疗；④严重脑挫裂伤伴脑水肿病人，如果出现意识障碍和神经功能损害，药物无法控制高颅压，需急诊行开颅手术。

4. 脑干损伤 主要是维持机体内外环境平衡，保护脑干功能不再继续受损，冬眠低温疗法及高压氧疗效肯定。

颅内血肿

硬脑膜外血肿

【定义】指头部遭受外力直接打击，产生颅骨骨折或颅骨局部变形而造成血管损伤出血，血液积聚于颅骨与硬脑膜之间的血肿。

【临床表现】

1. 大多数头部外伤后出现短暂性昏迷，局部多有伤痕和头皮血肿。

2. 剧烈头痛、恶心、呕吐、躁动，可出现一侧肢体无力、失语等。

3. 再次昏迷并加深，小脑幕上血肿时，血肿侧瞳孔先散大、对光反应消失、对侧肢体瘫痪、肌张力增高、腱反射亢进，呼吸和脉搏减慢，血压升高。晚期双侧瞳孔散大，去大脑强直和出现病理性呼吸。

【诊断】

1. 有头部外伤史，多有头皮损伤和颅骨骨折。

2. 伤后可短暂昏迷，随之清醒（即中间清醒期），但少数可无昏迷，之后因血肿增大引起脑受压而昏迷。

3. 在中间清醒期内常有剧烈头痛、恶心、呕吐、躁动不安。可有偏瘫、失语、呼吸和脉搏减慢、血压升高、继而昏迷并加深。幕上血肿晚期出现颞叶勾回疝综合征。

4. 颅骨 X 线片常显示骨折线跨过脑膜血管沟或静脉窦沟。幕上血肿者，超声波检查中线波向对侧移位。脑血管造影、头部 CT 或核磁共振检查可显示血肿部位和大小。

5. 颅骨钻孔探查发现硬脑膜外血肿。

【治疗】①血肿较小，症状较轻者可药物治疗，但应密切观察病情变化。②血肿较大、症状较重者立即手术治疗。③对症支持治疗。

硬脑膜下血肿

【定义】指位于硬脑膜与蛛网膜之间、具有包膜的血肿。

【临床表现】

1. 急性硬脑膜下血肿 由于多数有脑挫裂伤及继发的脑水肿同时存在，故病情一般多较重。如脑挫裂伤较重或血肿形成速度较快，则脑挫裂伤的昏迷和血肿所致脑疝的昏迷相重叠，表现为意识障碍进行性加深，无中间清醒期或意识好转期表现。颅内压增高与脑疝的其他征象也多在 1～3d 内进行性加重，单凭临床表现难以与其他急性颅内血肿相区别。如脑挫裂伤相对较轻，血肿形成速度较慢，则可有意识好转期存在，其颅内压增高与脑疝的征象可在受伤 72h 以后出现，属于亚急性型，此类血肿与脑挫裂伤的继发性脑水肿很难从临床表现上做出区别。少数不伴有脑挫裂伤的单纯性硬脑膜下血肿，其意识障碍过程可与硬脑膜外血肿相似，有中间清醒期，唯因其为桥静脉出血，中间清醒期可较长。

2. 慢性硬脑膜下血肿

（1）慢性颅内压增高症状如头痛、恶心、呕吐和视神经乳头水肿等。

（2）血肿压迫所致的局灶症状和体征如轻偏瘫、失语和局限性癫痫等。

（3）脑萎缩、脑供血不全症状如智力障碍、精神失常和记忆力减退等。

【诊断】应尽早施行辅助检查，明确诊断。以往多采用脑超声波、脑电图、同位素脑扫描或脑血管造影等方法协助诊断。MRI 更具优势，对 CT 呈等密度时的血肿或积液均有良好的图像鉴别。

【治疗】①对于急性硬脑膜下血肿，伤后 6h 内手术清除血肿，可降低病死率，提高功能恢复率。②慢性硬脑膜下血肿一旦出现颅内压增高症状，即应施行手术治疗，而且首选的方法是钻孔引流，疗效堪称满意，如无其他并发症，预后多较良好。

脑内血肿

【定义】指头部外伤以后在脑实质内出血形成的血肿。

【临床表现】以进行性意识障碍加重为主，与急性硬脑膜下血肿甚相似。其意识障碍过程受原发性脑损伤程度和血肿形成的速度影响，由凹陷骨折所致者，可能有中间清醒期。

【诊断】CT 检查示在脑挫裂伤灶附近或脑深部白质内见到圆形或不规则高密度血肿影，有助于确诊，同时可见血肿周围的低密度水肿区，同时结合临床表现可以诊断。

【治疗】①血肿较小，症状较轻者可药物治疗，但应密切观察病情变化。②血肿较大、症状较重者立即手术治疗。③对症支持治疗。

椎管内肿瘤

【定义】指生长于脊髓本身及椎管内与脊髓相邻近的组织结构（如神经根、硬脊膜、椎管内脂肪组织、血管等）的原发性肿瘤及转移性肿瘤的统称。临床上根据肿瘤与脊髓、硬脊膜的位置关系，一般将椎管内肿瘤分为髓内、髓外硬膜内和硬膜外三类。

【临床表现】主要表现为肿瘤所在平面的神经根损害及该水平以下的锥体束受累的症状和体征。

1. 神经根性疼痛为神经根或硬脊膜的刺激所致。部位较固定，常局限于一处并沿受累神经根分布区放射，性质如刀割针刺或烧灼样，常呈间歇性发作，在用力咳嗽或打喷嚏时加重或诱发。

2. 感觉障碍表现为受损脊髓平面以下的感觉减退或感觉异常（麻木或蚁走感）。

3. 运动障碍颈髓病变可出现四肢肌力减弱；胸腰段损害表现为下肢无力、肌张力增高及病理反射阳性等；腰骶段病变表现为马尾神经受损体征、肌张力及腱反射低下等；部分患者可伴有肌肉萎缩。

4. 直肠和膀胱功能障碍表现为括约肌功能损害，便秘、小便急促甚至大小便失禁。

5. 合并脊柱或中线部位皮肤异常可有脊柱畸形（前突或侧弯畸形），多为胚胎残余组织发生肿瘤的长期慢性压迫的结果。椎管可有发育闭合障碍表现为椎板缺如、隐性脊椎裂等；背部或腰骶部皮肤可有皮毛窦或局部毛发异常分布。

6. 脑膜炎史约10%的患儿有不明原因的脑膜炎史，其中多数为脑膜炎反复发作，各种抗生素难以控制，常见于椎管内皮样或上皮样囊肿，有皮毛窦与椎管内相通，因此易招致感染。

【诊断】椎管内肿瘤并不罕见，但是由于肿瘤性质及部位多变，临床表现复杂多样，给诊断带来一定困难。椎管内肿瘤部位主要依赖于脊髓造影、CT 扫描或 MRI 等辅助检查。尤其是准确地鉴别髓内肿瘤和髓外肿瘤，更要依赖于影像学检查手段。

【治疗】

1. 保守治疗 症状轻或自发性缓解的患者可以保守治疗，并予反复、多次身体检查和 MRI 复查（注意：有复发和脊髓损伤出血的危险）。

2. 手术治疗 椎管内肿瘤尤其是髓外硬膜内肿瘤属良性，一旦定位诊断明确，应尽早手术切除，多能恢复健康。髓内室管膜瘤术中借助于显微镜有利于肿瘤完全切除。髓内胶质细胞瘤与正常脊髓分界不清，只能部分切除，但必须充分减压，缓解脊髓压迫症状，以获得较长时间症状缓解。硬脊膜外的恶性肿瘤，如病人全身情况好，骨质破坏较局限，也可手术切除，术后辅以放射治疗及化学治疗。

3. 放射治疗 凡属恶性肿瘤在术后均可进行放疗，多能提高治疗效果。放射剂量为 4000~5000 伦琴肿瘤量，疗程为 4~5 周。

4. 化学治疗 胶质细胞瘤用脂溶性烷化剂如卡氮芥（BCNU）治疗有一定的疗效。转移癌（腺癌、上皮癌）应用环磷酰胺、甲氨蝶呤等。

第十三章　心胸外科疾病

胸部创伤

肋骨骨折

【定义】肋骨骨折是由于在直接暴力的作用下，如打击、冲撞、跌倒、坠落、压轧等，肋骨的完整性或连续性遭受破坏。根据皮肤是否完整，肋骨骨折可分为闭合性和开放性。由于作用力的方向不同，肋骨可向内或向外折断转位。

【临床表现】

1. 局部疼痛：是肋骨骨折最明显的症状，且随咳嗽、深呼吸或身体转动等运动而加重。

2. 疼痛以及胸廓稳定性受破坏，可使呼吸动度受限、呼吸浅快和肺泡通气减少，病人不敢咳嗽，痰潴留，从而引起下呼吸道分泌物梗阻、肺实变或肺不张。

3. 反常呼吸运动和纵隔摆动。

【诊断与鉴别诊断】

1. 诊断 肋骨骨折的诊断主要依据受伤史、临床表现和 X 线胸片检查。

2. 鉴别诊断

（1）肋骨骨折时，当伴有其他严重伤病时易忽略肋骨骨折的存在，如发生肺挫伤合并液气胸，心脏损伤，锁骨骨折，肩胛骨骨折及结核性胸膜炎胸膜肥厚时易造成误诊，故临床上应仔细进行鉴别。

（2）当第 7 肋以下的肋骨骨折时，由于骨折处肋间神经受刺激，产生传导性腹痛，应注意与腹腔脏器损伤所引起的示位性腹痛相鉴别。

【治疗】

1. 单纯性肋骨骨折 治疗原则是止痛、固定和预防肺部感染。

（1）口服或必要时肌内注射止痛剂。

（2）肋间神经阻滞 有较好的止痛效果，且能改善呼吸和有效咳嗽功能。肋间神经阻滞可用 0.5% 或 1% 普鲁卡因 5ml 注射于脊柱旁 5cm 处的骨折肋骨下缘，注射范围包括骨折肋骨上、下各一根肋骨。

（3）痛点封闭 是将普鲁卡因直接注射于肋骨骨折处，每处 10ml。

（4）预防肺部并发症 主要在于鼓励病人咳嗽、经常坐起和辅助排痰，必要时行气管内吸痰术。适量给予抗菌药和祛痰剂。

2. 连枷胸 除了上述原则以外，尤其注意尽快消除反常呼吸运动、保持呼吸道通畅和充分供氧、纠正呼吸与循环功能紊乱和防治休克。

（1）当胸壁软化范围小或位于背部时，反常呼吸运动可不明显或不严重，可采用局部夹垫加压包扎。

（2）当浮动幅度达 3cm 以上时可引起严重的呼吸与循环功能紊乱，当超过 5cm 或为双侧连枷胸（软胸综合征）时，可迅速导致死亡，必须进行紧急处理：①首先暂时予以夹垫加压包扎，然后进行肋骨牵引固定。②在需行开胸手术的病人，可同时对肋骨骨折进行不锈钢丝捆扎和缝扎固定或用克氏针做骨髓内固定。③对于伴有严重肺挫伤且并发急性呼吸衰竭的病人，及时进行气管内插管或气管切开后应用呼吸器治疗，仍有其重要地位。

气胸的外科治疗

气胸的定义、临床表现、检查项目、诊断和鉴别诊断见本书第二章。

1. 小量闭合性气胸可自行吸收，不需特别处理，但应注意观察其发展变化。

2. 中、大量气胸可先行胸腔穿刺，若一直抽不尽、抽气不久又达抽气前的积气量、另一侧亦有气胸、合并血胸、需行全身麻醉或需用机械通气等，均应放置胸腔闭式引流。治疗中警惕发展为张力性气胸。

3. 张力性气胸的急救在于迅速行胸腔排气解压。可用大号针头在锁骨中线第 2 或第 3 肋间刺入胸膜腔，即刻排气减压。

4. 若张力性气胸系胸壁上较小的穿透性伤口引起，应立即予以封闭、包扎及固定。

5. 疑有严重的肺裂伤或支气管断裂，或诊断出食管破裂（口服美蓝观察胸腔引流或口服碘油造影），应进行开胸探查手术。

6. 纵隔气肿和皮下气肿一般不需处理，在胸腔排气解压后多可停止发展，以后自行吸收。极少数严重的纵隔气肿，尤其偶因胸膜腔粘连而不伴明显气胸者，可在胸骨上窝做 2~3 cm 长的横切口，逐层切开皮肤、颈浅筋膜和颈阔肌，钝性分离颈部肌肉，直至气管前筋膜，切口内以纱布条作引流，气体即可从切口排出。

血胸

【定义】胸膜腔内积血谓之血胸。出血的来源较常为肋骨骨折断端出血经壁层胸膜上的刺破口流入胸膜腔，以及肺破裂或裂伤出血。

【临床表现】

1. 小量血胸胸腔积血量在 500 ml 以下，病人无明显症状和体征。

2. 中量血胸积血量 500~1500ml，病人可有内出血的症状，如面色苍白，呼吸困难，脉细而弱，血压下降等。查体发现伤侧呼吸运动减弱，下胸部叩诊浊音，呼吸音明显减弱。

3. 大量血胸积血量在 1500 ml 以上，病人表现有较严重的呼吸与循环功能障碍和休克症状，躁动不安、面色苍白、口渴、出冷汗、呼吸困难、脉搏细数和血压下降等。查体可见伤侧呼吸运动明显减弱，肋间隙变平，胸壁饱满，气管移向对侧，叩诊为浊实音，呼吸音明显减弱以至消失。

【诊断】根据受伤史，内出血的症状、胸腔积液的体征结合 X 线胸片的表现，创伤性血胸的临床诊断一般不困难。

【治疗】血胸的治疗旨在防治休克；及早清除胸膜腔积血以解除肺与纵隔受压和防治感染；对进行性血胸开胸探查；以及处理合并伤和并发症。

1. 小量血胸多能自行吸收，但要连续观察积血有无增多的趋势。

2. 中量血胸可行胸腔穿刺抽出积血。对于积血量较多的中量血胸和大量血胸，以及几次胸腔穿刺后又出现中量血胸，均应进行胸腔闭式引流术。

3. 对于进行性血胸，应在输血、补液及抗休克治疗下，及时进行开胸探查，根据术中所见，对胸廓的破裂血管予以缝扎；对肺裂伤进行修补；对严重肺裂伤或肺挫伤进行肺切除；对心脏或大血管破裂进行修复等。

4. 对中等量以上的凝固性血胸，应进行开胸血块清除术，清除血块和积血，剥除脏壁层胸膜表面的纤维膜、检查胸内脏器、膨胀肺、冲洗胸腔、放入适量抗菌药、安装胸腔闭式引流。

5. 对于机化性血胸应行胸膜纤维层剥脱术，一般在伤后 5 周左右进行，过晚则手术困难或肺难以复张。

6. 对于中、大量血胸病人以及开胸手术病人，需要常规应用抗菌药。

7. 对感染性血胸按急性脓胸处理，尽早作胸腔闭式引流术。凝固性血胸和纤维胸并发感染，或脓胸粘连形成多房性，应尽早行开胸手术清除脓性纤维素块和血块，并行肺皮层剥脱。全身应用足量、对细菌敏感的抗菌药。

肺挫伤

【概述】　肺挫伤为常见的肺实质损伤，多为迅猛钝性伤所致，例如车祸、撞击、挤压和坠落等。发生率约占胸部钝性伤的 30%～75%，但常由于对其认识不足、检查技术不敏感或被其他胸部伤所掩盖而被忽视或漏诊。

【临床表现】　轻者仅有胸痛、胸闷、气促、咳嗽和血痰等，听诊有散在啰音。X 线胸片上有斑片状阴影（常报告为创伤性湿肺），1～2d 即可完全吸收，血气可正常，亦称之为肺震荡。

严重者则有明显呼吸困难、发绀、血性泡沫痰、心动过速和血压下降等。听诊有广泛啰音、呼吸音减弱至消失或管型呼吸音。动脉血气分析有低氧血症，在胸片尚未能显示之前具有参考价值。

【诊断】　有明确的胸部外伤病史，有典型症状如胸闷气急、气道分泌物增多、痰中带血的病例，结合体格检查伤肺闻及小水泡音或湿啰音，影像学 X 线胸片及 CT 检查，动脉血气分析，肺挫伤诊断即可成立。

【治疗】

1. 轻型肺挫伤无需特殊治疗。

2. 重型肺挫伤是引起胸部伤后急性呼吸衰竭的最常见因素，治疗在于维护呼吸和循环功能以及适当处理合并伤。

3. 连枷胸常有不同程度的肺挫伤，病理生理改变在很大程度上取决于肺挫伤，当出现急性呼吸衰竭的先兆时即应及时给予机械通气治疗。

4. 对伴有低血容量休克者，仍要及时补充血容量，合理搭配晶体与胶体液比例，保持正常的胶体渗透压和总渗透压，以后则保持液体负平衡，维持在 1600～1800ml/d。

心脏损伤

穿透性心脏损伤

【概述】　心脏穿透伤可为枪弹伤、弹片伤或刀、剪等锐器刺伤，此外，尚有介入性诊断和治疗技术操作所引起的医源性损伤。心脏各部位均可受伤，但损伤率与各心腔在前胸壁暴露范围有关。

【临床表现】　①心包内积血（血心包）量不多，临床上主要表现为失血性休克，甚至迅速死亡。②枪弹伤引起的心包裂口较大，主要表现为失血性休克。③刀刺伤的心包裂口容易被堵塞，80%～90% 发生心包填塞。心包填塞有利于减少心脏出血，病人生存机会反而较有出血但无心包填塞者为多，然而，如不及时解除，则很快导致循环衰竭。

【诊断】仔细了解致伤物和伤道、迅速诊断出心包填塞、奇脉的存在、对心脏穿透伤的诊断很有帮助。超声心动图对心包填塞和心脏异物的诊断帮助较大，且能估计心包积血量。

【治疗】初到急诊室救治的心脏穿透伤伤员可分为 4 类：①死亡：入院前已无生命体征；②临床死亡：送院途中有生命体征，入院时无生命体征；③濒死：半昏迷、脉细、测不到血压、叹息呼吸；④重度休克：动脉收缩压小于 80mmHg，神志尚清。第一类是救不活的，第二、三类需立即开胸复苏。第四类可先扩容再开胸，如情况不改善也必须立即开胸复苏。

急救和复苏措施包括：①迅速气管内插管，机械通气。②建立大口径静脉快速扩容通道，可用套管针穿刺几处大静脉，快速静脉输血、补液 1000 ~ 3000ml，以提高心脏充盈压。③建立中心静脉压测量装置。④如有血气胸，予以闭式引流。⑤疑有心包填塞者立即行心包穿刺，诊断并解压，最好用塑料套管针穿刺，抽出血液后可将塑料管保留直至手术。⑥若心包穿刺未抽出血液，临床上又高度怀疑心包填塞，可紧急在局麻下进行心包开窗探查术。⑦已经心跳停止者需行开胸心脏复苏，胸外按压不仅无效，且能加重出血和心包填塞。心脏穿透伤均应手术修补。⑧术后加强心电图和血液动力学监护，以及复苏后续治疗。注意观察有无继发性出血、残余症和并发症。常规给予破伤风抗毒素和抗菌药。

钝性心脏损伤

【概述】心脏钝性闭合伤约占胸部伤的 10% ~ 25%，但由于常对其缺乏警惕、轻者表现不明显或被其他损伤所掩盖而致漏诊。临床上心脏闭合伤常为几种因素联合作用所致。大多数为交通事故伤引起。

【类型及临床表现】心脏钝性伤可起引不同程度和类型的损伤，包括：

（1）心包损伤、挫伤或破裂　单纯心包破裂很少见，一般合并于心脏其他部位损伤。

（2）心肌挫伤　大多数表现为心绞痛和心律紊乱。心绞痛可伴呼吸困难或休克，常不为扩冠药物所缓解。心律紊乱多为心动过速、期前收缩和阵发性房颤。

（3）心脏破裂　大多数发生在受伤即刻，引起大出血或心包填塞，在病情相对平稳后易突发严重胸痛和心包填塞。

（4）创伤性心内间隔缺损　多为室间隔破裂所致。

（5）瓣膜损伤　以主动脉瓣最多，撕裂或穿孔，其次为二尖瓣，常为腱索或乳头肌断裂。

（6）冠状动脉损伤　多为左冠前降支裂伤。

（7）创伤性室壁瘤　为心肌挫伤后坏死或冠状动脉阻塞引起的真性室壁瘤。心脏闭合伤常有合并伤，如胸骨和肋骨骨折及血气胸等。

【诊断】单纯心肌挫伤很少阳性体征，心电图检查诊断价值较大，表现为 ST 段抬高和 T 波倒置低平。血清磷酸肌酸激酶同功酶 CK - MB 和乳酸脱氢酶同功酶 LDH_1 和

LDH$_2$有诊断价值。

【治疗】 心肌挫伤的治疗在于对症处理，控制心律紊乱和防治心力衰竭，并观察有无室壁瘤发生。

胸腹联合伤

穿透性胸腹联合伤

【概述】 战时多见，约占胸部穿透伤的10% ~27% 。绝大多数病例的致伤物经胸部进入腹部，少数由腹部进入胸部。两侧膈肌损伤的发生率大约相等，或左侧稍多于右侧。在胸部，常有肺损伤、胸壁血管损伤和肋骨骨折等，引起血胸或（和）气胸。在腹部，肝、脾和肾等实质性脏器损伤，造成出血，甚至引起休克。胃肠等空腔脏器损伤，导致穿孔，造成腹腔或胸腔的急性炎症和感染。

【临床表现】 穿透性胸腹联合伤的临床表现可分为4类：

（1）以胸部伤表现为主，如胸痛、呼吸困难、血胸和气胸等。

（2）以腹部伤表现为主，内出血或腹膜炎的表现。

（3）同时有胸部伤和腹部伤的表现。

（4）严重创伤性休克，胸腹部伤的表现均不突出。

【治疗】

1. 穿透性胸腹联合伤的治疗首先在于防治休克。

2. 一般均需手术治疗。通常胸部伤仅需行胸腔闭式引流术，腹部伤须行剖腹探查处理腹内脏器损伤，同时修补膈肌破裂。

3. 若有进行性血胸或持续性大量漏气时，必须紧急开胸探查处理胸内脏器损伤，接着剖腹探查处理腹内脏器伤。尽量避免做胸腹联合切口。

4. 右侧胸腹联合伤伴肝破裂时，以经胸切口和扩大膈肌裂口修复较为容易。

5. 治疗中注意补充血容量和水与电解质平衡，纠正酸中毒。

闭合性膈肌破裂

【概述】 平时多见，约占严重胸部伤的4% ~7% ，占严重腹部伤的22% 。大多数为交通事故伤引起，其次是高处坠落、塌方或挤压等。膈肌破裂绝大多数为左侧，少数为右侧或双侧。伴随隔肌破裂而进入胸腔的脏器以胃为最多见，依次为脾、结肠、网膜、小肠和肝脏等。

【临床表现】 临床上可分为三种类型：

（1）急性型 临床上表现为呼吸困难、发绀、心率加速，甚至出现休克。检查时可见伤侧胸部膨隆，纵隔向对侧移位，叩诊呈鼓音，听诊呼吸音减弱，有时可听到肠鸣音。

（2）迁延型 指经抢救伤情平稳或趋于恢复阶段者。若膈肌裂口不大，为大网膜封闭，可完全不出现症状。若部分腹腔脏器进入胸腔内而又未形成梗阻或绞窄，病人可仅表现为腹部不适，亦可有恶心、呕吐、胸骨后疼痛，疼痛可放射至肩部，在饱食后症状加重，可被误诊为溃疡病、胆道疾病，甚至心肌梗死等。

（3）梗阻或绞窄型　进入胸腔的脏器（主要是胃及肠）可发生梗阻或绞窄，出现严重的胸痛、腹痛、呕吐等症状，可在伤后数小时、数月，甚至若干年后发生。

【治疗】一旦确定诊断，均应及早手术治疗。

1. 术前准备　纠正水、电解质及酸碱平衡失调，维持生理状况的基本稳定，放置胃管减压，以减轻进入胸腔为膨胀的胃对心肺的影响及避免麻醉诱导时呕吐，配血待用，按全身麻醉术前给药。

2. 手术方法　急性期如无其他需要开胸指征，多主张经腹切口，其优点是早期腹腔无明显粘连，进入胸腔内的脏器易于还纳入腹腔，也易于处理腹腔内脏损伤。对损伤时间较久，又无腹腔病变者，可经胸手术，尽量避免采用胸腹联合切口。手术时将进入胸腔的脏器还纳入腹腔后，修剪破裂的膈肌边缘，在无张力情况下，用粗丝线间断全层缝合，缝合距缺损边缘1cm，如膈缺损过大，可采用自体游离植片或人造材料修补。术后应持续胃肠减压，防止腹胀，积极防治肺部并发症，使受压萎陷的肺及时复张。

脓　胸

急性脓胸

【概述】急性脓胸主要是由于胸膜腔的继发性感染所致。常见的原因有：肺部感染、邻近组织化脓性病灶、胸部手术、胸部创伤、败血症或脓毒血症、自发性气胸、其他原因所致的胸腔积液经反复穿刺或引流后并发感染、自发性食管破裂、纵隔畸胎瘤感染等，穿入胸腔均可形成脓胸。

【临床表现】

1. 患者常有胸痛、发热、呼吸急促、脉快、周身不适、食欲不振等症状，如为肺炎后急性脓胸，多有肺炎后1～2周出现胸痛、持续高烧的病史。

2. 查体可见发热面容，有时不能平卧，患侧胸部语颤减弱，叩诊呈浊音并有叩击痛，听诊呼吸音减弱或消失。

【治疗】急性脓胸的治疗原则包括控制感染、排除脓液、全身支持治疗三个方面。

1. 控制感染　根据病原菌及药敏试验选用有效足量的抗菌药，以静脉给药为好，观察疗效并及时调整药物和剂量。

2. 排除脓液　是脓胸治疗的关键。应尽早施行胸腔闭式引流，排尽脓液，促使肺早日膨胀。

3. 全身支持治疗　应包括给予高蛋白、高热量、高维生素饮食，鼓励多饮水。必要时静脉补液并输血。

慢性脓胸

【定义】急性脓胸经过4～6周治疗脓腔未见消失，脓液稠厚并有大量沉积物，提示脓胸已进入慢性期。

【临床表现】

1. 长期感染、慢性消耗，常使患者呈现慢性全身中毒症状，如低热、乏力、食欲不振、消瘦、营养不良、贫血、低蛋白血症等。有支气管胸膜瘘者，咳大量脓痰，且与体位有关。合并皮肤瘘时，有脓液自瘘口外溢。

2. 查体可见患侧胸廓下陷、肋间隙窄、呼吸运动减弱或消失，叩诊呈实音，纵隔心脏向患侧移位，呼吸音减弱或消失，脊柱侧弯，杵状指（趾）。

【治疗】慢性脓胸的治疗原则是消除致病原因，闭合脓腔。绝大多数病人需手术治疗。在治疗过程中，必须注意全身情况，鼓励病人多活动，增强心肺功能。补充营养，提高血浆蛋白、纠正贫血，应将其血红蛋白提高到10g/dl以上，痰量及脓液排出减少至最低水平，方可进行较大的手术。

1. 改进引流 对于已做了引流但引流管过细，或引流管的位置不合适，长期潴脓影响愈合，则应重新置管引流。

2. 胸膜纤维板剥脱术 范围较大的慢性脓胸，剥除脏、壁层胸膜上的纤维板，即彻底切除脓腔壁，解除纤维包膜对肺组织的束缚和对胸壁的固定，肺可重新扩张，脓腔消失，胸廓的呼吸运动亦可得以恢复。

3. 胸膜内胸廓改形术 切除脓腔外侧壁的肋骨和增厚的壁层胸膜，使其余的胸壁软组织塌陷并与脓腔内侧壁对合，并清除脏层胸膜表面的肉芽组织，以促进脓腔消失，若脓腔较大还可利用背阔肌、前锯肌等带蒂肌瓣充填。

4. 胸膜外胸廓改形术 切除患侧部分肋骨和增厚的脏层胸膜纤维板，使胸壁塌陷脓腔闭合，而达到治疗目的。适用于胸膜增厚不太严重而肺内又有病变，如活动性结核，或做包膜剥脱后肺不能膨胀的病例。

5. 胸膜肺切除术 如慢性脓胸同时合并有肺内广泛严重病变，如有结核空洞、支气管扩张或高度狭窄等，其他手术方法还不能根治，则为施行胸膜全肺切除或胸膜肺叶切除的适应证。但此类手术较为复杂，出血多，危险性较大，手术适应证应严格掌握。

胸壁结核

【概述】胸壁结核为最常见的胸壁疾病，其病变可能侵犯胸壁各种组织。常见于30岁以下的青年人，男性较多。大多数病人症状不明显，或有轻度疼痛。胸壁结核绝大多数为继发性感染。最常见的原发病变是肺结核、胸膜结核或纵隔淋巴结核。

【临床表现】

1. 早期胸壁结核没有明显症状，起初可为不红无热的脓肿，亦可能有轻微疼痛，但无急性炎症征象。在按压时可能有波动感，穿刺可抽出乳白色脓液或少量干酪样物质，涂片或普通培养无化脓细菌可见。

2. 病变继续发展，肿块逐渐长大、变软、穿破皮肤，形成久不愈合的慢性窦道，长期流脓。

【诊断与鉴别诊断】 最可靠的诊断方法是从穿刺脓液中找到结核杆菌，或取窦道处肉芽组织病理活检，X线检查对胸壁结核的诊断很有帮助。应与以下疾病相鉴别：

1. 化脓性胸壁脓肿 局部有急性炎症表现，并常有全身感染症状，病程较短且于脓腋中多可查到化脓菌。

2. 脊柱结核及脊柱旁脓肿 脊柱X线检查即可确诊。

3. 外穿性结核性脓胸 包块经穿刺后，可见明显缩小，然后不久又可迅速隆起。胸部X线检查即可确定诊断。

4. 乳房结核 一般位于女性胸大肌浅部，前胸壁乳房处。临床上较少见。

5. 胸壁肿瘤 常见的胸壁肿瘤有软骨瘤、软骨肉瘤、纤维肉瘤、神经纤维瘤及海绵状血管瘤，诊断时应加以区别。

6. 肋软骨病 多见于青年女性，病变常累及一侧或双侧的第2~4肋软骨，受累的肋软骨明显隆起压痛较轻，可行局部注射可的松醋酸酯50mg，如保守治疗无效可考虑行手术切除。

【治疗】 胸壁结核必须加强病人机体的抵抗力及抗结核药物治疗。

1. 在合并有活动性肺结核或较广泛的肺门淋巴结核病人，不应采取手术治疗。

2. 有在肺部或全身其他部位的结核病得到有效控制和基本稳定以后，方可对胸壁结核施行手术治疗，彻底切除脓肿、窦道及破坏的肋骨，然后放引流条，创口内留置链霉素2g，彻底止血后，缝合伤口，加压包扎。术后继续应用抗结核药物三个月以上。

3. 对于较小的胸壁寒性脓肿，可试行穿刺排脓及腔内注射抗结核药物治疗，在尽量抽空积脓之后，注入链霉素0.5g，并行加压包扎，1次/3日，再配合全身药物治疗，有部分病人可获痊愈。

4. 对单纯的胸壁结核脓肿，不应进行切开引流。已有继发感染的病例，应先行切开引流，并用抗菌药控制感染，等继发性炎症完全控制后，再作病灶切除治疗。

食管疾病

食管癌

【概述】 食管癌是人类较常见的恶性肿瘤之一，发生于食管黏膜上皮的基底细胞，绝大多数是鳞状上皮细胞癌（95%），腺癌起源于食管者少见，多位于食管末端。

【临床表现】

1. 早期表现

（1）咽下食物梗噎感，常因进食固体食物引起，第一次出现梗噎感后，不经治疗而自行消失，隔数日或数月再次出现。

（2）胸骨后疼痛，常在咽下食物后发生，进食粗糙热食或刺激性食物时加重。

（3）食物通过缓慢并有滞留感。

（4）剑突下烧灼样刺痛，轻重不等，多在咽下食物时出现，食后减轻或消失。

（5）咽部干燥与紧缩感，食物吞下不畅，并有轻微疼痛。

（6）胸骨后闷胀不适。

2. 中、晚期症状

（1）吞咽困难　进行性吞咽困难是食管癌的主要症状。初起时进食固体食物有梗噎感，以后逐渐呈进行性加重，甚至流质饮食亦不能咽下。

（2）疼痛和呕吐　见于严重吞咽困难病例，多将刚进食之食物伴同唾液呕出呈黏液状。疼痛亦为常见症状，多位于胸骨后，肩胛间区，早期呈间歇性，出现持续而严重的胸痛或背痛、需用止痛剂止痛者，为晚期肿瘤外侵的征象。

（3）贲门癌患者可出现便血、贫血。

（4）体重下降及恶病质　因长期吞咽困难，引起营养障碍，体重明显下降，消瘦明显。出现恶液质是肿瘤晚期的表现。

（5）邻近器官受累的症状　肿瘤侵及邻近器官可引起相应的症状。

【诊断与鉴别诊断】

1. 病史。

2. X 线食管钡餐造影　是诊断中晚期食管癌的主要方法。可见食管黏膜纹中断，紊乱，管腔有不同程度的狭窄，充盈缺损、龛影、管壁扩张受限、僵直等。早期病变可无阳性发现。

3. 食管拉网细胞学检查　食管拉网细胞学检查的阳性率为 90%。

4. 纤维食管镜检查　这是诊断食管癌比较可靠的方法，可同时做腔内黏液涂片和取活体组织检查。

本病应与食管良性肿瘤、贲门痉挛、食管瘢痕狭窄等疾病鉴别。

【治疗】外科手术是食管癌治疗的首选方案。凡符合以下条件者，以积极手术治疗为宜。

1. 适应证　①病人全身情况良好，心、脑、肺、肝、肾等主要脏器功能基本正常，估计能耐受手术者。②无远处转移。③局部病变可以切除者。

2. 手术方法　部分食管切除术，食管胃吻合术或用肠管重建食管。

3. 非根治性手术　对于不能手术切除的病例可作腔内置管术，食管胃底吻合术，或胃造瘘术。

贲门失弛缓症

【定义】贲门失弛缓症又称贲门痉挛。其主要病理改变为食管壁间神经丛的节细胞数量减少，甚至消失，可累及整个胸段食管，但以食管中下部最为明显。发病年龄多见于青壮年，病因不明。

【临床表现】

1. 主要症状为吞咽困难，早期为间歇性，暴饮、暴食或吃过冷、过热食物后容易发作。

2. 随着病程增长，由间歇性可变作持续性。其一显著的特点是下咽费力，每餐进食时间明显延长。

3. 进食后呕吐、反流，与饮食无关的胸骨后或剑突下绞痛。

4. 大多数青壮年患者虽有下咽困难，病程持续数年，但全身情况不受影响，此点与食管癌患者不同。

【诊断与鉴别诊断】 依据临床表现、钡餐检查、胃镜检查等可做出诊断。应与心绞痛、食管神经官能症（如癔球症）、食管癌、贲门癌、继发性贲门失弛缓症等疾病鉴别。

【治疗】

1. 一般采用降低迷走神经兴奋的药物，如阿托品、颠茄类、罂粟碱、麦角胺、腾喜龙降低食管下括约肌张力缓解疼痛和吞咽困难，但药物治疗效果不佳。

2. 采用机械扩张，如果施力得当，压力合适，对病变不太严重的病例可获得良好效果。

3. 手术是目前比较理想的治疗方法，多采用改良 Heller 手术。即在食管下端前壁纵行切开环形肌层至黏膜下，使黏膜膨出。值得注意的是该手术须在食管尚未出现明显扩张、延长或屈曲之前进行，即适合于轻、中型扩张的患者，如出现重型扩张，食管呈 S 状，则需行食管胃转流或其他术式。

肺部疾病

肺癌

【概述】 肺癌大多数发生于各级支气管黏膜及其腺体的上皮细胞，亦称支气管肺癌，临床上则通称为肺癌。

1. 大体分型 可分为中央型肺癌和周围型肺癌。

2. 组织学类型 可分为鳞状细胞癌（鳞癌）、腺癌、小细胞癌（小细胞未分化癌）和大细胞癌。

3. 转移与扩散 主要有直接扩散、淋巴转移和血行转移三种。

4. 分期 TNM 为国际通用的统一分期标准。

（1）T 代表原发肿瘤，N 区域淋巴结，M 远处转移。

（2）Tx：细胞学阳性；Tis：原位癌；$T_1 \leqslant 3cm$；T_2：>3cm/侵及肺门区/侵及脏层胸膜/部分肺不张；T_3：侵及胸壁，膈肌、心包、纵隔胸膜，全肺不张；T_4：侵入纵隔、心包、大血管、气管、食管、癌性胸水。

（3）N_1：支气管旁、同侧肺门；N_2：同侧纵隔。N_3：对侧纵隔、斜角肌或锁骨上。

（4）M_0：无远处转移；M_1有远处转移。

（5）TNM 分期：0 期（Tis N_0 M_0）；I_A（T_1 N_0 M_0）；I_B（T_2 N_0 M_0）；II_A（T_1 N_1 M_0）；II_B（T_2 N_1 M_0，T3 N_0 M_0）；III_A（T_3 N_1 M_0，$T_{1 \sim 3}$ N_2 M_0）；III_B（T_4任何 N M_0，任何 T N_3 M_0）；IV（任何 T 任何 N M_0）。

【临床表现】

1. 癌肿在较大的支气管内生长，常出现刺激性咳嗽。

2. 癌肿增大影响支气管引流，继发肺部感染时可以有脓痰。

3. 血痰，通常为痰中带血点、血丝或间断少量咯血；有些病人即使出现一两次血痰对诊断也具有重要参考价值。

4. 有的病人由于肿瘤造成较大支气管阻塞，可以出现胸闷、气短、发热和胸痛等症状。

5. 晚期肺癌压迫邻近器官、组织或发生远处转移时，可以产生：①压迫或侵犯膈神经，引起同侧膈肌麻痹；②压迫或侵犯喉返神经，引起声带麻痹声音嘶哑；③压迫上腔静脉引起面部、颈部、上肢和上胸部静脉怒张、皮下组织水肿、上肢静脉压升高；④侵犯胸膜，可以引起胸腔积液，多为血性；⑤癌肿侵入纵隔，压迫食管，可引起吞咽困难。

6. 少数肺癌，由于癌肿产生内分泌物质，临床上呈现非转移性的全身症状：如骨关节综合征（杵状指、关节痛、骨膜增生等）、Cushing 综合征、重症肌无力、男性乳腺增大、多发性肌肉神经痛等肺外症状。这些症状在切除肺癌后可能消失。

【诊断与鉴别诊断】

1. 诊断 早期诊断具有重要意义。对 40 岁以上人员定期进行胸部 X 线普查；对中年人久咳不愈或出现血痰或 X 线检查发现肺部块影者，应考虑肺癌的可能，进一步做周密检查。

2. 鉴别诊断 应注意与肺结核、支气管肺炎、肺脓肿、肺部良性肿瘤等鉴别。

【治疗】

1. 手术疗法 手术治疗的目的是彻底切除肺原发肿瘤和局部的转移淋巴结，并尽可能保留健康肺组织。

（1）肺切除术的范围 决定于病变的部位和大小。对周围型肺癌，一般施行肺叶切除术；中心型肺癌，一般施行肺叶或一侧全肺切除术。早期肺癌经手术治疗，约半数病人可获得长期生存。

（2）手术禁忌证 ①胸外淋巴结（锁骨上、腋下）转移；②远处转移，如脑、骨、肝等器官转移；③广泛肺门、纵隔淋巴结转移；④胸膜转移，癌肿侵入胸壁和肋骨，虽然可以与病肺一并切除，但疗效不佳，肺切除术应慎重考虑；⑤心肺、肝、肾功能不全，全身情况差的病人。

2. 放射疗法 放射治疗是局部消除肺癌病灶的一种手段。在各型肺癌中，小细胞肺癌对放射疗法敏感性较高，鳞癌次之，腺癌和细支气管肺癌最低。

3. 药物疗法

（1）化学疗法 低分化的肺癌，特别是小细胞肺癌疗效较好。化疗可以单独用于晚期肺癌病例，以缓解症状或与手术、放疗综合应用，以防止癌转移、复发、提高治愈率。常用化疗药物有：环磷酰胺、氟尿嘧啶、丝裂霉素 C、阿霉素、甲基苄肼、长春新碱、甲氨蝶呤、洛莫司汀（环己亚硝脲）、顺铂等。

（2）中医中药疗法 按病人症状、脉象、舌苔应用辨证论治法进行治疗，部分病人的症状得到改善，寿命延长。

4. 免疫疗法

（1）特异性免疫疗法　用经过处理的自体肿瘤细胞或加用佐剂，作皮下接种进行治疗。

（2）非特异性免疫疗法　用卡介苗、短小棒状杆菌、转移因子、干扰素、白细胞介素 −2 等以激发人体免疫功能。

肺脓肿

【概述】肺脓肿是一种肺内化脓性和有空洞形成的病变。急性肺脓肿多数可经药物治疗而愈，但如治疗不及时、不彻底，则可转为慢性肺脓肿，则需外科手术治疗。

【临床表现】

1. 肺脓肿发病急剧，往往有上呼吸道感染、肺炎、支气管炎以及口腔病灶等经过。

2. 初期症状包括发冷发烧、全身不适、胸痛、干咳等。

3. 经药物治疗，急性症状有好转，但未能全部消除，逐步转为慢性肺脓肿，主要症状为咳嗽、咳脓痰、咯血、间断发热及胸痛等。其咳痰量多、黏稠、脓性、有臭味。

4. 体格检查。患者肺部叩诊呈浊音，听诊有各种啰音及管性呼吸音，少数病例可听到胸膜粘连血管杂音。病程较久者常有杵状指。

【诊断】根据病史、结合白细胞总数和中性粒细胞显著增高，肺野大片浓密炎性阴影中有脓腔及液平面的 X 线征象，可做出诊断。血、痰培养，包括厌氧菌培养，分离细菌，有助于做出病原诊断。

【治疗】肺脓肿病期在三个月以内者，应采用全身及药物治疗。包括抗生素全身应用及体位引流，局部滴药、喷雾及气管镜吸痰等。经上述治疗无效则考虑外科手术治疗。

1. 手术适应证　①病期在三个月以上，经内科治疗病变未见明显吸收，而且持续或反复发作有较多症状者；②慢性肺脓肿有突然大咯血致死的威胁，或大咯血经积极药物治疗仍不停止者，应及时手术抢救；③慢性肺脓肿如因支气管高度阻塞而感染难以控制者，应在适当准备后进行肺切除；④慢性肺脓肿与其他病灶并存，或不能完全鉴别，如结核、肺癌、肺霉菌感染等，也需要肺切除治疗。

2. 术前准备　包括改善病人全身情况，加强营养，间断输血，全身用抗生素，体位排痰，局部喷雾，气管内滴药等。经住院 3 ~ 6 周准备，痰量减少至 50ml/d 以下；痰由黄脓稠变为白黏稀薄；食欲、体重有所增加；血红蛋白接近正常，体温脉搏趋于平稳，则可进行手术。

3. 手术范围　肺脓肿的手术难度大、出血多，病变往往跨叶，手术范围不宜太保守，尽可能不做肺段或部分肺叶切除，而多数是超过肺叶范围，甚至需要全肺切除。

4. 手术并发症　常见的有失血性休克，支气管瘘及脓胸、吸入性肺炎、食管瘘等。

支气管扩张的外科治疗

支气管扩张的定义、临床表现、检查项目、诊断及鉴别诊断见第二章。

【治疗】由于支气管扩张是一种不可逆性的病理改变，内科药物抗感染治疗支气管和肺部炎症症状虽可缓解，但不能根治。因此一旦确诊，就应手术治疗。

1. 手术适应证 根据病史、临床表现和支气管造影明确诊断的病人，若一般情况和体质较好，又无心、肺和肾脏器质性病变，可按下列情况选择手术方式。

（1）单侧一叶支气管扩张，可行肺叶切除术。

（2）单侧支气管扩张，病变范围超过一个肺叶，可考虑作双肺叶或肺叶加肺段切除术。

（3）一侧各肺叶都有支气管扩张，对侧无明显病变，结合病人肺功能检查分析，可考虑施单侧全肺切除术。

（4）支气管扩张病变累及双侧肺叶，可根据病人情况，先用双侧肺叶同期切除和分期肺叶切除术。

（5）支气管扩张大咯血病人，药物治疗仍咯血不止时，紧急做支气管镜检查，若能明确出血来自病肺者，可施行急诊肺叶切除术。

2. 手术禁忌证 ①病人一般情况差，合并心、肝、肾功能不全，不能耐受手术者；②双侧广泛性支气管扩张，心肺功能明显损害者；③合并肺气肿，哮喘或有肺心病的老年人；④支气管扩张合并急性感染，未得到控制者。

肺包虫囊肿

【定义】肺包虫囊肿，亦称肺棘球绦虫囊肿，多发生于牧区，在我国以西北新疆、青海、甘肃和内蒙等地较为常见，亦偶见于其他地区。肺包虫囊肿是犬绦虫的幼虫在人体肺内寄生所致。犬类是这种绦虫的终宿主，人、羊、猪、牛等均可能为其中间宿主。

【临床表现】肺包虫囊肿有的无症状，当囊肿逐渐长大引起压迫或并发感染时，则可能有胸痛、咳嗽、咳痰、咯血等症状。囊肿有时也可能破裂，有囊液或小囊进入支气管内，病人则有阵发咳嗽、发热或其他过敏反应，如休克、皮疹等。咳出物呈黏液状，并可能有囊壁的断片或子囊，状如粉皮。

【诊断与鉴别诊断】根据病史、临床症状和实验室检查资料可以诊断。

肺包虫囊肿需与支气管肺囊肿、支气管肺癌、肺内转移瘤、纵隔肿瘤以及局限型脓胸等相鉴别。

【治疗】肺包虫囊肿多需外科治疗。目前尚无有效的药物治疗。囊肿穿刺可能引起严重反应或并发症，应视为禁忌。手术方法有以下几种：

1. 囊肿摘除术 适用于较浅位的单纯囊肿。开胸后，显露囊肿并用纱垫保护周围组织。在囊肿外囊之外，进行剥离解剖，遇有小血管及小支气管随时予以结扎缝合，直至囊肿全部剥除，然后进行止血及缝补小支气管孔。此种方法，手术当时较麻烦，但术后肺部复张较好，无残囊存在。术中注意避免切破囊腔或损伤较大血管。

2. 肺叶或肺段切除术 如系单个囊肿，且邻近肺部有感染或因囊肿压迫而有继发病时，以行肺叶或肺段切除较为理想，治疗效果良好，并发症亦少见。

肺大疱

【概述】肺大疱一般继发于细小支气管的炎性病变，如肺炎、肺气肿和肺结核，临床上最常与肺气肿并存。

【临床表现】肺大疱如为单发且张力不大，则其临床症状可能并不显著。但如同时有广泛肺气肿或为多发大疱，则常有咳嗽、胸闷、气短等症状。巨大的肺大疱，疱内张力较高，则多有不同程度的呼吸困难，有的病人因而失去劳动力，甚至行动亦受到限制。严重肺气肿并发肺大疱，则能促使肺源性心脏病的发生，或是加重肺源性心脏病的发展。

并发自发性气胸时，则有突然胸痛，呼吸困难，在有严重张力气胸的病例，呼吸困难相应加重，并可出现发绀。

【诊断与鉴别诊断】

1. 诊断 主要有赖于 X 线检查，但并不可忽视病史、症状和体征。

2. 鉴别诊断 应注意与肺小泡、肺囊肿、实质内肺大疱、气胸等相鉴别。

【治疗】

1. 对于较局限的肺大疱，病人如无明显症状，不必急于考虑外科治疗，可随诊观察，有的病人可因小支气管阻塞消除，肺大疱也可随之消失。

2. 肺大疱已较长期存在，而又明显影响呼吸功能者，应行外科手术治疗。肺大疱外科治疗的原则，是既要解除大疱的压力，又要尽可能保存有功能的肺组织，不可轻易进行肺切除术。

心脏疾病

心包疾病

急性化脓性心包炎的外科治疗

急性化脓性心包炎的定义、临床表现、检查项目、诊断及鉴别诊断见本书第一章。

1. 全身治疗 静脉给足量有效抗菌药行抗菌治疗。同时加强全身支持，少量多次输新鲜血，高蛋白、高维生素饮食，维持电解质平衡，必要时物理降温。

2. 心包穿刺术 适用于病变早期，渗出液尚稀薄时的排脓和心包腔内注入抗菌药。穿刺视积液多少，可选用剑突下入路或胸骨旁入路。每次排脓并注入抗菌药。

3. 心包切开引流术 适用于经反复心包穿刺治疗而病情无明显改善的患者。

4. 心包部分切除术 适用于久病，已发展为慢性缩窄性心包炎的患者。

慢性缩窄性心包炎的外科治疗

慢性缩窄性心包炎的定义、临床表现、检查项目、诊断及鉴别诊断见本书第一章。慢性缩窄性心包炎一旦确定诊断，应尽早手术治疗。

术前应根据病人情况做好准备工作。如限制钠盐、适当应用利尿剂，维持水电解质平衡，加强营养，补充蛋白质、维生素、小量输血或血浆、结核性病人抗结核治疗，以及适量排除胸水腹水等。常采用纵劈胸骨入路或左前外剖胸切口。

风湿性心脏病的外科治疗

二尖瓣狭窄

二尖瓣狭窄的定义、临床表现、检查项目、诊断及鉴别诊断见本书第一章。

1. 二尖瓣狭窄无明显症状的心功能Ⅰ级患者不需手术治疗。心功能Ⅱ、Ⅲ级患者应行手术治疗。心功能Ⅳ级者应行强心、利尿等治疗，待心功能改善后再行手术。伴有心房纤颤、肺动脉高压、体循环栓塞及功能性三尖瓣关闭不全者亦应手术，但手术危险性增大。有风湿活动或细菌性心内膜炎者应在风湿活动及心内膜炎完全控制后6个月再行手术。

2. 手术方法　二尖瓣狭窄的手术有二尖瓣交界分离术及二尖瓣替换术两类。前者又分闭式及直视分离术两种。

二尖瓣关闭不全

二尖瓣关闭不全的定义、临床表现、检查项目、诊断及鉴别诊断见本书第一章。二尖瓣关闭不全有症状的心功能Ⅱ级以上者均应手术治疗。手术方法有二尖瓣成形术及替换术两种。

主动脉瓣狭窄

主动脉狭窄的定义、临床表现、检查项目、诊断及鉴别诊断见本书第一章。主动脉轻度狭窄无症状者，无需治疗，但需要定期复查。如一但出现晕厥、心绞痛、左心功能不全等症状考虑重度狭窄，内科治疗效果不明显，需要介入或手术治疗。

冠状动脉粥样硬化性心脏病的外科治疗

冠状动脉粥样硬化性心脏病的定义、临床表现、检查项目、诊断及鉴别诊断见本书第一章。自从1967年Favaloro采用大隐静脉行升主动脉－冠状动脉旁路移植术以来，疗效良好，此项手术获得迅速推广。

手术适应证：①药物治疗无效的心绞痛；②左冠状动脉主干病变，若不手术治疗患者多在3~4年内死亡；③3支冠状动脉均有病变；④急性心肌梗死并发症如室壁瘤、室间隔穿孔及二尖瓣关闭不全应先在内科治疗，病情稳定后行手术治疗。

第十四章　普通外科疾病

颈部疾病

甲状腺腺瘤

【定义】是起源于甲状腺滤泡细胞的良性肿瘤，是甲状腺最常见的良性肿瘤。好发于甲状腺功能的活动期。临床分滤泡状和乳头状实性腺瘤两种。

【临床表现】好发 40 岁以下女性，一般均为甲状腺体内的单发结节。圆形或椭圆形，表面光滑，边界清楚，质地韧实，与周围组织无粘连，无压痛，可随吞咽上下移动。

【鉴别诊断】（表 2 - 14 - 1）

表 2 - 14 - 1　甲状腺腺瘤的鉴别诊断

鉴别项目	结节性甲状腺肿	甲状腺腺瘤
结节数目	多为多发结节	多为单发结节
流行地区	甲状腺肿流行病区	非甲状腺肿流行病区
结节特点	单发结节无完整包膜，界限也不清楚	单发结节有完整包膜，界限清楚

【治疗】甲状腺腺瘤有癌变的可能，并可引起甲状腺功能亢进症，故应早期手术切除。手术是最有效的治疗方法，无论肿瘤大小，目前多主张做患侧腺叶切除或腺叶次全切除而不宜行腺瘤摘除术。

结节性甲状腺肿

【定义】结节性甲状腺肿又叫腺瘤样甲状腺肿。多数有单纯性甲状腺肿病史，至晚期则多形成多发结节。

【临床表现】

1. 长期单纯性甲状腺肿的病史。

2. 结节性甲状腺肿可出现甲状腺功能亢进症。

3. 自碘缺乏地区的结节性甲状腺肿患者，其甲状腺功能可有低下表现，临床上也可发生心率减慢、水肿与皮肤粗糙及贫血表现等。少数患者也可癌变。

【治疗】用甲状腺制剂治疗。给甲状腺粉（片），1~2 次/日，口服。治疗后肿大结节缩小者可继续使用至完全消失，治疗后结节不消失者，应采用切除甲状腺结节治疗，治疗期间应观察甲状腺功能变化。

甲状腺癌

【定义】甲状腺癌是来源于甲状腺上皮细胞的恶性肿瘤。

【临床表现】

1. **局部转移症状**　颈部出现硬而固定的淋巴结。

2. **局部压迫症状**　压迫喉返神经导致患者出现声音嘶哑、侵犯食管出现吞咽困难及体重减轻、侵犯或压迫到气管则出现呼吸困难。

3. **远处转移症状**　脑部转移可引起头痛及呕吐、肺部或纵隔腔转移引起咳嗽、咳血及胸部不适、骨转移可造成病理性骨折引起疼痛、脊髓转移引起手脚酸麻或无力等。

4. **伴随症状**　甲状腺髓样癌患者可出现腹泻、心悸、脸面潮红和血钙降低等症状。

【鉴别诊断】（表 2 - 14 - 2）

表 2 - 14 - 2　甲状腺癌与结节性甲状腺肿的鉴别诊断

鉴别项目	甲状腺癌	结节性甲状腺肿
病程	病史较短	病史较长
压迫症状	易出现压迫症状	不易出现压迫症状
结节特点	单发结节，边界不清，质硬	多发结节，结节大小不一，平滑，质软
治疗效果	无明显变化	服用甲状腺制剂后，腺体可对称性缩小

【治疗】

1. 外科治疗　手术切除：除未分化癌其余乳头状癌、滤泡状腺癌、髓样癌都应积极手术切除。

2. 化学治疗　分化型甲状腺癌对化疗反应差，仅有选择的和其他治疗方法联用于一些晚期局部无法切除或远处转移的病人。

3. 内分泌治疗　甲状腺素能抑制 TSH 分泌，对乳头状癌和滤泡状癌有较好的治疗效果。手术后常规给予抑制 TSH 剂量甲状腺素。

4. 放射治疗　未分化癌的治疗主要是放射治疗。

5. 生物细胞治疗。

颈部肿块

根据发病原因，一般将颈部肿块分为先天性、炎症性和肿瘤性三类。

1. 先天性　甲状舌管囊肿、鳃裂囊肿。

2. 炎症性　急、慢性颈淋巴结炎、颈淋巴结核。

3. 肿瘤　甲状腺腺瘤、涎腺混合瘤、神经源性肿瘤、颈动脉体瘤、非霍奇金淋巴瘤、转移性恶性肿瘤。

4. 急、慢性颈淋巴结炎　急性淋巴结炎时，有红、肿、痛、热等急性炎症特点，起病快，常伴发热、局部压痛，抗炎治疗后肿块消退。颈淋巴结慢性炎症时，病程长，症状轻，常位于下颌下区，淋巴结较小，可活动，压痛不明显。

5. 转移性恶性肿瘤　鼻咽癌较早发生颈淋巴结转移，肿大的淋巴结有时融合成团。质硬，活动差，无压痛。常为单侧性，也可双侧颈淋巴结同时受累。扁桃体癌之颈淋巴结转移部位与鼻咽癌相仿。喉癌也常有颈淋巴结转移，声门上型者尤易发生，早期多为颈外侧上深组，颈动脉分叉处淋巴结肿大，晚期时转移性淋巴结癌可向下颌角或锁骨上区扩展。鼻腔、鼻窦癌的淋巴结转移，常发生于病变后期，肿大之淋巴结多位于下颌下区。肺癌、食管癌等病变，有时可发生锁骨上区转移性淋巴结癌。

6. 恶性淋巴瘤　是一种发生于淋巴网状组织的恶性肿瘤。主要临床表现为淋巴结肿大，或先在淋巴结外组织内形成肿块，然后再累及邻近的淋巴结。根据细胞形态和分化程度，可分为霍奇金和非霍奇金淋巴瘤两大类。肿块为无痛性，进行性增大，质硬，早期可活动，后期各淋巴结相互粘连成团，不易推动。因霍奇金淋巴瘤所致的颈淋巴结肿大，多为双侧性，并有发热、肝脾肿大、消瘦、乏力等全身症状。

7. 甲状舌管囊肿　多见于少年儿童。属先天性发育异常。肿块位于颈部中线、甲状软骨与舌骨间，常随吞咽动作上下移动。感染后可形成瘘管，并有黏液性或黏脓性分泌物溢出。瘘管不易愈合，或经常反复感染。

乳房疾病

急性乳腺炎

【定义】急性乳腺炎是指乳腺的急性化脓性感染，绝大多数发生在哺乳期初产妇哺乳期的 3~4 周内。

【临床表现】

1. 全身表现　主要为畏寒、发热、白细胞计数增高。

2. 局部表现　主要为乳房红、肿、热、痛和肿块，患侧乳房体积增大，患侧腋窝淋巴结肿大，超过 10d 可形成脓肿。

【鉴别诊断】需与炎性乳癌相鉴别。

【治疗】

1. 非手术治疗

（1）加强营养，引流乳汁，局部热敷（50% 硫酸镁热敷，每次 20min，4 次/日）。

（2）保持乳头清洁，采用正确的哺乳方法，除外脓肿提倡坚持哺乳。

（3）药物治疗

①退热　布洛芬，口服，400mg，3 次/日。或对乙酰氨基酚，口服，1g，3 次/日。

②抗生素　一线用药阿莫西林，875mg，2 次/日。头孢氨苄，500mg，4 次/日。

③青霉素过敏者一线用药红霉素，500mg，4 次/日，静脉滴注或口服。

④中药治疗。

2. 手术治疗　脓肿切开引流。

【注意事项】①常为急诊、哺乳期患者。②保守治疗为主，绝对保证乳腺通畅。③外科手术考虑超声下小切口引流术。

乳腺增生

【定义】乳腺上皮和纤维组织增生，乳腺组织导管和乳小叶在结构上的退行性病变及进行性结缔组织的生长。

【临床表现】

1. 乳房胀痛　大多数患者月经前期发生或加重，月经后减轻或消失。

2. 乳房肿块　月经前期肿块增大，质地较硬，月经后肿块缩小，质韧而不硬。可伴有乳头溢液。

3. 月经失调　本病患者可兼见月经前后不定期，量少或色淡，可伴痛经。

4. 情志改变　患者常感情志不畅或心烦易怒，每遇生气、精神紧张或劳累后加重。

【鉴别诊断】（表 2-14-3）

表 2 - 14 - 3　乳腺增生与乳腺癌鉴别诊断

鉴别项目	乳腺增生	乳腺癌
肿块	肿块质地一般较软,或中等硬度,肿块多为双侧多发,大小不一	肿块质地一般较硬,有的坚硬如石,肿块大多为单侧单发,肿块活动度差,易与皮肤及周围组织发生粘连
与月经关系	肿块随月经周期及情绪变化而发生变化,且肿块生长缓慢	肿块与月经周期及情绪变化无关,可在短时间内迅速增大
发病年龄	好发于中青年女性	好发于中老年女性
乳腺钼靶	无明显乳腺癌表现	乳腺癌常表现为肿块影、细小钙化点、异常血管影及毛刺等

【治疗】

1. 非手术治疗　中药疏肝理气及调和等方法可缓解疼痛,月经来潮前服用甲睾酮每次 5mg,3 次/日;口服孕酮 5～10mg/d,在月经前服 7～10d,应用维生素 E 治疗亦有缓解疼痛的作用。

2. 手术切除　已有明显的癌变趋势,或经活检确诊为癌前病变,应行单纯乳房切除术。

乳头溢液

【定义】分为生理性溢液及病理性溢液。生理性溢液是指妊娠和哺乳期的泌乳现象,病理性溢液是指非生理情况下,间断性、持续性从数月到数年者。

【临床表现】多数与以下几种乳房疾病有关。

1. 乳腺导管扩张症　溢液的颜色多为棕色,少数为乳头溢液血性。此病好发于 40 岁以上非哺乳期或绝经期妇女。发生溢液的乳晕区有与皮肤粘连的肿块,直径常小于 3cm,若并发感染时,肿块局部有红、肿、热、痛的炎症表现。

2. 乳管内乳头状瘤　此病以 40～50 岁者多见,常为血性,乳晕下常有樱桃大的包块,质软、光滑、活动。

3. 乳房囊性增生　溢液为黄绿色、棕色、血性或无色浆液样。好发或加重于月经前期,乳房肿块常为多发,可肿块在月经后可有缩小。

4. 乳腺癌　鲜红或暗红色或清水性溢液。肿块无痛,渐大。晚期病变部位出现橘皮样皮肤改变及卫星结节。腋窝淋巴结肿大、质硬,随病程进展彼此融合成团。

【治疗】

1. 非肿瘤性溢液的治疗　常为乳腺导管扩张症、乳腺囊性增生等引起。前者可行药物治疗或手术治疗,后者可行中药治疗、药物治疗或手术治疗。

2. 肿瘤性溢液的治疗　常为导管内乳头状瘤或导管内乳头状癌所引起。前者行局部区段切除,后者应行乳腺癌根治术。

乳腺癌

【定义】乳腺癌是发生在乳腺腺上皮组织的恶性肿瘤。乳腺癌中 99% 发生在女性,男性仅占1%。

【临床表现】

1. 乳腺肿块　80%的乳腺癌患者以乳腺肿块首诊。无痛，单发，质硬，边缘不规则，表面欠光滑。

2. 乳头溢液。

3. 皮肤改变　出现"酒窝征"或"橘皮样改变"。

4. 乳头、乳晕异常　乳头回缩或抬高。乳头湿疹样癌出现乳头皮肤瘙痒、糜烂、破溃、头回缩。

5. 腋窝淋巴结肿大。

【鉴别诊断】与乳腺增生相鉴别（表2-14-3）。

【治疗】

1. 外科手术　手术治疗仍为乳腺癌的主要治疗手段之一。

（1）全身性禁忌证　①肿瘤远处转移者；②年老体弱不能耐受手术者；③一般情况差呈现恶病质者；④重要脏器功能障碍不能耐受手术者。

（2）局部病灶的禁忌证　Ⅲ期患者出现下列情况之一者：①乳房皮肤橘皮样水肿超过乳房面积的一半；②乳房皮肤出现卫星状结节；③乳腺癌侵犯胸壁；④临床检查胸骨旁淋巴结肿大且证实为转移；⑤患侧上肢水肿；⑥锁骨上淋巴结病理证实为转移；⑦炎性乳腺癌有下列五种情况之二者：a. 肿瘤破溃；b. 乳房皮肤橘皮样水肿占全乳房面积1/3以内；c. 癌瘤与胸大肌固定；d. 腋淋巴结最大长径超过2.5cm；e. 腋淋巴结彼此粘连或与皮肤深部组织粘连。

（3）手术方式　①乳腺癌根治术；②乳腺癌扩大根治术；③改良根治术；④乳房单纯切除术。

2. 放射治疗　多用于综合治疗包括根治术之前或后作辅助治疗晚期乳腺癌方法。

3. 其他　化疗。中医中药治疗。细胞免疫治疗。

胃和十二指肠疾病

急性胃、十二指肠溃疡穿孔

【概述】急性穿孔是胃、十二指肠溃疡严重并发症，为常见的外科急腹症。十二指肠溃疡穿孔男性病人较多，胃溃疡穿孔则多见于老年妇女。

【临床表现】

1. 多数病人既往有溃疡病史，穿孔前数日溃疡病症状加剧。

2. 情绪波动、过度疲劳、刺激性饮食或服用皮质激素药物等常为穿孔的诱发因素。

3. 多在夜间空腹或饱食后突然发生，表现为骤起上腹部刀割样剧痛，迅速波及全腹，病人疼痛难忍，可有面色苍白、出冷汗、脉搏细速、血压下降等表现。常伴恶心、呕吐。

4. 体检。病人表情痛苦，仰卧微屈膝，不愿移动，腹式呼吸减弱或消失；全腹压痛、反跳痛，腹肌紧张呈"板样"强直，尤以右上腹最明显。叩诊肝浊音界缩小或消失，可有移动性浊音；听诊肠鸣音消失或明显减弱。

5. 在站立位 X 线检查时，80% 的病人可见隔下新月状游离气体影。

【鉴别诊断】（表 2 - 14 - 4）

表 2 - 14 - 4　急性胃、十二指肠溃疡穿孔的鉴别诊断

疾病名称	鉴别要点
急性胃、十二指肠溃疡穿孔	多数病人既往有溃疡病史，多在夜间空腹或饱食后突然发生，在站立位 X 线检查时，80% 的病人可见隔下新月状游离气体影
急性胆囊炎	右上腹绞痛或持续性疼痛伴阵发加剧，疼痛向右肩放射，伴畏寒发热； 右上腹局部压痛、反跳痛，可触及肿大的胆囊，Murphy 征阳性。可有弥漫性腹膜炎； X 线检查隔下无游离气体。B 超提示胆囊炎或胆囊结石
急性胰腺炎	腹痛多位于上腹部偏左并向背部放射，有逐渐加重的过程，肌紧张程度相对较轻；血清、尿液和腹腔穿刺液淀粉酶明显升高；X 线检查隔下无游离气体，CT、B 超提示胰腺肿胀
急性阑尾炎	症状比较轻，体征局限于右下腹，无腹壁板样强直，X 线检查隔下无游离气体

【治疗】

1. 非手术治疗　适用于一般情况好，症状体征较轻的空腹穿孔；穿孔超过 24h，腹膜炎已局限者；或是经水溶性造影剂行胃十二指肠造影检查证实穿孔业已封闭的病人。治疗措施主要包括：①持续胃肠减压，减少胃肠内容物继续外漏。②输液以维持水、电解质平衡并给予营养支持。③全身应用抗生素控制感染。④经静脉给予 H_2 受体阻断剂或质子泵抑制剂等制酸药物。

非手术治疗 6~8h 后病情仍继续加重，应立即转行手术治疗。

2. 手术治疗　单纯穿孔缝合术、彻底性溃疡手术。

胃、十二指肠溃疡大出血

【定义】胃十二指肠溃疡病人有大量呕血、柏油样黑便，引起红细胞、血红蛋白和血细胞比容明显下降，脉率加快，血压下降，出现为休克前期症状或休克状态，称为溃疡大出血，是上消化道大出血中最常见的原因，约占 50% 以上。

【临床表现】

1. 多有典型溃疡病史，近期可有服用阿司匹林或 NSAID 药物等情况。

2. 主要是呕血和黑便，多数只有黑便，迅猛的出血则为大量呕血与紫黑血便。严重时伴心悸、眼前发黑、乏力、全身疲软，甚至出现晕厥。

3. 短期内失血量超过 800ml 可出现休克症状。

4. 腹部体征不明显，腹部稍胀，上腹部可有轻度压痛，肠鸣音亢进。伴严重腹痛应注意有无伴发溃疡穿孔。

5. 大出血时不宜行上消化道钡餐检查，急诊纤维胃镜检查可迅速明确出血部位和病因，出血 24h 内胃镜检查阳性率可达 70%~80%，超过 48h 则阳性率下降。

【治疗】治疗原则是补充血容量防治失血性休克，尽快明确出血部位并采取有效止

血措施。

1. 补充血容量 建立静脉通道，根据病情给予快速滴注血浆代用品、平衡盐液，作输血配型试验。同时严密观察生命体征、测定中心静脉压、尿量和周围循环状况，并判断失血量指导补液，必要时输血。维护脏器功能。

2. 胃肠减压 用生理盐水冲洗胃腔，持续低负压吸引，动态观察出血情况。可经胃管注入 200 ml 含 8 mg 去甲肾上腺素的生理盐水溶液，每 4～6h 一次。

3. 急诊纤维胃镜检查 可明确出血病灶，还可同时施行局部止血措施。检查前必须纠正病人的低血容量状态。

4. 止血、制酸、生长抑素等药物的应用 经静脉或肌内注射巴曲酶（立止血）；静脉给予 H₂ 受体阻断剂（西咪替丁等）或质子泵抑制剂（奥美拉唑等）；静脉应用生长抑素（善宁、施他宁等）。

5. 急症手术止血 手术指征为：①出血速度快，短期内发生休克，或较短时间内（6～8h）需要输入较大量血液（＞800 ml）方能维持血压和血细胞比容者；②年龄在60 岁以上伴动脉硬化症者；③近期发生过类似的大出血或合并穿孔或幽门梗阻；④正在进行药物治疗的胃十二指肠溃疡病人发生大出血；⑤纤维胃镜检查发现动脉搏动性出血，或溃疡底部血管显露再出血危险很大。

手术方法：①包括溃疡在内的胃大部切除术。②贯穿缝扎溃疡底的出血动脉，冉行选择性迷走神经切断加胃窦切除或加幽门成形术，或作旷置溃疡的毕Ⅱ式胃大部切除术外加胃十二指肠动脉、胰十二指肠上动脉结扎。③重症病人难以耐受较长时间手术者，可采用溃疡底部贯穿缝扎止血方法。

胃、十二指肠溃疡瘢痕性幽门梗阻

【定义】 胃、十二指肠溃疡病人因幽门管、幽门溃疡或十二指肠球部溃疡反复发作形成瘢痕狭窄，合并幽门痉挛水肿可以造成幽门梗阻。

【临床表现】

1. 主要表现为腹痛与反复发作的呕吐。

2. 呕吐多发生在下午或晚间，呕吐量大，一次可达 1000～2000 ml，呕吐物含大量宿食有腐败酸臭味，但不含胆汁。呕吐后自觉胃部饱胀改善。

3. **查体** 营养不良、消瘦、皮肤干燥、弹性消失，上腹隆起可见胃型，有时有自左向右的胃蠕动波，晃动上腹部可闻及振水音。

【鉴别诊断】 见表 2－14－5。

表 2－14－5 十二指肠溃疡瘢痕性幽门梗阻鉴别诊断

疾病名称	鉴别要点
痉挛水肿性幽门梗阻	有溃疡疼痛，梗阻为间歇性，经胃肠减压和应用解痉制酸药症状可缓解
十二指肠球部以下的梗阻	呕吐物含胆汁，X 线、胃镜、钡餐检查可助鉴别
胃窦部与幽门的肿瘤	病程较短，胃扩张程度轻，钡餐与胃镜活检可明确诊断

【治疗】 瘢痕性幽门梗阻是外科手术治疗的绝对适应证。手术方式以胃大部切除为

主，也可行迷走神经干切断术加胃窦部切除术。如老年病人、全身情况极差或合并其他严重内科疾病者可行胃空肠吻合加迷走神经切断术治疗。

胃癌

【概述】　我国胃癌在各种恶性肿瘤中居首位，好发年龄在 50 岁以上，男女发病率之比为 2∶1。

【临床表现】

1. 早期多无明显症状，少数人有恶心、呕吐或是类似溃疡病的上消化道症状。

2. 常有上腹不适、进食后饱胀，逐渐出现上腹疼痛，食欲下降、乏力、消瘦，部分病人有恶心、呕吐。

3. 肿瘤部位不同有特殊表现：①贲门胃底癌：胸骨后疼痛和进行性吞咽困难；②幽门附近癌：幽门梗阻表现；③肿瘤破坏血管后可有呕血、黑便等消化道出血症状。

4. 约 10% 的病人有胃癌扩散的症状和体征，诸如锁骨上淋巴结肿大、腹水、黄疸、腹部包块、直肠前凹扪及肿块等。

5. 晚期：贫血、消瘦、营养不良甚至恶病质等表现。

【诊断】　为提高早期胃癌诊断率，对有胃癌家族史或原有胃病史的人群定期检查。对 40 岁以上有上消化道症状而无胆道疾病者；原因不明的消化道慢性失血者；短期内体重明显减轻，食欲不振者应作胃的相关检查以防漏诊。

【治疗】

1. 手术治疗　分为根治性手术和姑息性手术两类。

（1）根治性手术原则　整块切除包括癌灶和可能受浸润胃壁在内的胃的部分或全部，按临床分期标准整块清除胃周围的淋巴结，重建消化道。

（2）姑息性手术　对原发灶无法切除，为了减轻由于梗阻、穿孔、出血等并发症引起的症状而作的手术，如胃空肠吻合术、空肠造口、穿孔修补术等。

2. 胃癌的化疗　用于根治性手术的术前、术中和术后，延长生存期。

（1）晚期胃癌病人采用适量化疗，能减缓肿瘤的发展速度，改善症状，有一定的近期效果。

（2）早期胃癌根治术后原则上不必辅助化疗，有下列情况者应行辅助化疗：①病理类型恶性程度高；②癌灶面积大于 $5cm^2$；③多发癌灶；④年龄低于 40 岁。

（3）进展期胃癌根治术后、姑息手术后、根治术后复发者需要化疗。

施行化疗的胃癌病人应明确病理诊断，一般情况良好，心、肝、肾与造血功能正常，无严重合并症。临床上较为常用的化疗方案：

（1）FAM 方案　氟尿嘧啶 600 mg/m^2 静脉滴注，第 1、2、5、6 周用药；ADM 30mg/m^2，静脉注射，第 1、5 周用药；MMC 10 mg/m^2，静脉注射，第 1 周用药。6 周为一疗程。

（2）MF 方案　丝裂霉素 8～10 mg/m^2，静脉注射，第一天用药；氟尿嘧啶以 500～700$mg/$（$m^2 \cdot d$），静脉滴注，连续 5d。1 个月为一疗程。

（3）ELP 方案　叶酸钙（CF）200 mg/m^2，先静脉注射，第 1～3d；氟尿嘧啶以

500mg/（$m^2 \cdot d$）静脉滴注，第 1 ~ 3d；VP – 16 以 120 mg/m^2静脉滴注，第 1 ~ 3d。每 3 ~ 4 周期为一疗程。

3. 胃癌的其他治疗 包括放疗、热疗、免疫治疗、抗血管形成、中医中药治疗等。

【预后】胃癌的预后与其病理分期、部位、组织类型、生物学行为以及治疗措施有关。施行规范治疗 I 期胃癌的 5 年生存率为 82% ~ 95%，Ⅱ期 55%，Ⅲ期为 15% ~ 30%，Ⅳ期仅 2%。

胃淋巴瘤

【概述】胃原发恶性淋巴瘤约占胃恶性肿瘤的 3% ~ 5%，仅次于胃癌而居第二位。发病年龄以 45 ~ 60 岁居多。男性发病率较高。

【临床表现】早期症状：食纳差、腹痛、消化道出血、体重下降、贫血等表现。部分病人上腹部可触及包块，少数病人可有不规则发热。

【治疗】

1. 早期低度恶性胃黏膜相关淋巴瘤的可采用抗幽门螺杆菌治疗，清除幽门螺杆菌后，肿瘤一般 4 ~ 6 个月消退。

2. 抗生素治疗无效或侵及肌层以下的病例可以选择放、化疗，常用化疗方案为 CHOP 方案。

3. 手术治疗胃淋巴瘤有助于准确判断临床病理分期，病变局限的早期患者可获根治机会。姑息性切除也可减瘤。

胰腺疾病

急性胰腺炎

【概述】急性胰腺炎是一种常见的急腹症，可分为水肿型和出血坏死型。

【临床表现】

1. 腹痛 是本病的主要症状。腹痛剧烈，多位于左上腹，向左肩及左腰背部放射。胆源性者腹痛位于右上腹，逐渐向左侧转移。病变累及全胰时，疼痛范围较宽并呈束带状向腰背部放射。

2. 腹胀 与腹痛同时存在，是腹腔神经丛受刺激产生肠麻痹的结果。

3. 恶心呕吐 早期即出现，常与腹痛伴发。剧烈而频繁，呕吐物为胃十二指肠内容物，呕吐后腹痛不缓解。

4. 腹膜炎 急性水肿性胰腺炎时腹膜炎不显著。急性出血坏死性胰腺炎明显，范围较广或延及全腹。移动性浊音多为阳性。肠鸣音减弱或消失。

5. 其他

（1）发热 合并胆道感染或胰腺坏死感染常伴有寒战、高热。

（2）黄疸 结石嵌顿或胰头肿大压迫胆总管所致。

（3）休克 早期主要是低血容量性休克，后期多为感染性休克。

（4）急性肺功能衰竭　呼吸困难和发绀。

（5）胰性脑病　感觉迟钝、意识模糊乃至昏迷。

（6）腹膜后坏死感染　腰部皮肤水肿、发红和压痛。

（7）胰液深入腹膜后造成出血　① Grey – Turner 征：腰部、季肋部和下腹部皮下青紫色瘀斑；②Cullen 征：脐周皮下瘀斑。

（8）胃肠出血——呕血和便血。

（9）血钙降低——手足抽搐。

（10）严重者可有 DIC 表现。

【诊断】

1. 轻型急性胰腺炎　多为水肿性胰腺炎，主要表现为上腹痛、恶心、呕吐；腹膜炎限于上腹，体征轻；血、尿淀粉酶增高。

2. 重症急性胰腺炎　多为出血坏死性胰腺炎，除上述症状外，腹膜炎范围宽，体征重，腹胀明显，肠鸣音减弱或消失，可有腹部包块，偶见腰胁部或脐周皮下瘀斑征。腹水呈血性或脓性。可伴休克，也可并发脏器功能障碍和严重的代谢障碍。

重症急性胰腺炎实验室检查：白细胞增多（ > 16 × 10^9/L），血糖升高（ > 11.1mmol/L），血钙降低（ <1.87mmol/L），血尿素氮或肌酐增高，酸中毒；PaO$_2$下降 <8kPa（60 mmHg），应考虑 ARDS；甚至出现 DIC、急性肾功能衰竭等，死亡率高。早期合并多器官功能障碍的特重型胰腺炎称暴发性胰腺炎，死亡率很高。

针对重症急性胰腺炎国际上有许多评定标准。如 Ranson 预后判断标准、急性生理学和慢性健康评分标准 APACHE Ⅱ，对病情及预后估计很有帮助，但是较为繁琐。

3. 急性胰腺炎的局部并发症　①胰腺及胰周组织坏死。②胰腺及胰周脓肿。③急性胰腺假性囊肿。④胃肠道瘘。⑤出血：腹腔或腹膜后的大出血。

【治疗】根据急性胰腺炎的分型、分期和病因选择恰当的治疗方法。

1. 非手术治疗　适用于急性胰腺炎全身反应期、水肿性及尚无感染的出血坏死性胰腺炎。

（1）禁食、胃肠减压。

（2）补液、补充电解质、纠正酸中毒、防治休克并重症监护。

（3）镇痛解痉　禁用吗啡，以免引起 Oddi 括约肌痉挛。

（4）抑制胰腺分泌　H$_2$受体阻断剂（如西咪替丁）、生长抑素（如奥曲肽）、胰蛋白酶抑制剂等。

（5）营养支持　①禁食期：完全肠外营养（TPN）；②空肠造瘘且病情稳定：经造瘘管输入营养液；③血淀粉酶恢复正常，症状、体征消失后可恢复饮食。

（6）抗生素的应用　重症急性胰腺炎应使用致病菌敏感广谱抗生素。

（7）中药治疗　常用复方清胰汤。

2. 手术治疗　适应证：①不能排除其他急腹症时；②胰腺和胰周坏死组织继发感染；③经非手术治疗，病情继续恶化；④暴发性胰腺炎经过短期（24h）非手术治疗多器官功能障碍仍不能得到纠正；⑤伴胆总管下端梗阻或胆道感染者；⑥合并肠穿孔、大出血或胰腺假性囊肿。

慢性胰腺炎

【定义】慢性胰腺炎是各种原因所致的胰实质和胰管的不可逆慢性炎症，其特征是反复发作的上腹部疼痛伴不同程度的胰腺内、外分泌功能减退或丧失。

【临床表现】腹痛、体重下降、糖尿病和脂肪泻称之为慢性胰腺炎的四联症。少数病人可有黄疸。

【诊断】依据典型临床表现，应考虑本病的可能。

【治疗】

1. 非手术治疗

（1）病因治疗。

（2）镇痛　长效抗胆碱能药物，必要时行腹腔神经丛封闭。

（3）饮食疗法　少食多餐，高蛋白、高维生素、低脂饮食，控制饮食。

（4）补充胰酶　消化不良，特别对脂肪泻病人，应给予大量外源性胰酶制剂。

（5）控制糖尿病　控制饮食并采用胰岛素替代疗法。

（6）营养支持　有计划地给予肠外和（或）肠内营养支持。

2. 手术治疗　①纠正原发疾病。②胰管引流术。③胰腺切除术。

对顽固性剧烈疼痛，其他方法无效时，可施行内脏神经切断术或用无水乙醇等药物注射于内脏神经节周围，以控制疼痛。

胰腺癌（胰头癌）

【概述】胰腺癌是一种较常见的恶性肿瘤，40岁以上好发，男性多见。90%的病人在诊断后一年内死亡，5年生存率仅1%~3%。

【临床表现与诊断】最常见的临床表现为腹痛、黄疸和消瘦。

1. 上腹疼痛不适　是常见的首发症状，出现上腹不适，或隐痛、钝痛、胀痛。中晚期肿瘤侵及腹腔神经丛，出现持续性剧烈腹痛，向腰背部放射，致不能平卧，影响睡眠和饮食。

2. 黄疸　是胰头癌最主要的临床表现，呈进行性加重。

3. 消化道症状　如食欲不振、腹胀、消化不良、腹泻或便秘。

4. 消瘦和乏力，晚期可出现恶病质。

5. 其他　上腹肿块，质硬，固定，腹水征阳性。少数病人可发现左锁骨上淋巴结转移和直肠指诊扪及盆腔转移。

【治疗】手术切除是胰头癌有效的治疗方法。

壶腹周围癌

【概述】壶腹周围癌主要包括壶腹癌、胆总管下端癌和十二指肠腺癌。壶腹周围癌的恶性程度明显低于胰头癌，手术切除率和5年生存率都明显高于胰头癌。

【临床表现与诊断】常见为黄疸、消瘦和腹痛。化验及影像学检查方法与胰头癌基本相同。壶腹周围癌三种类型之间也不易鉴别，ERCP在诊断和鉴别诊断上有重要价值。

1. 壶腹癌　黄疸出现早，可呈波动性；常合并胆管感染；大便潜血可为阳性。ER-CP 可见十二指肠乳头隆起的菜花样肿物。胆管与胰管于汇合处中断，其上方胆胰管扩张。

2. 胆总管下端癌　黄疸出现早，进行性加重，出现陶土色大便。多无胆道感染。胰管末端受累时可伴胰管扩张。ERCP 胆管不显影或梗阻上方胆管扩张，其下端中断，胰管可显影正常。MRCP 也具有重要的诊断价值。

3. 十二指肠腺癌　黄疸出现较晚，黄疸不深，进展较慢。大便潜血可为阳性，病人常有轻度贫血。肿瘤增大可致十二指肠梗阻。

【治疗】行 Whipple 手术或 PPPD，远期效果较好，5 年生存率可达 40% ~ 60%。

胆道和肝脏疾病

急性胆囊炎

【定义】急性胆囊炎是胆囊管梗阻和细菌感染引起的炎症。约95%以上的病人有胆囊结石，称结石性胆囊炎；5%的病人无胆囊结石，称非结石性胆囊炎。

【临床表现】

1. 女性多见，上腹阵发性剧痛，或持续性腹痛、阵发加重。

2. 可伴畏寒、发热及黄疸。

3. 查体右上腹压痛，可有腹肌紧张及反跳痛，Murphy 征阳性。

4. 可触及肿大压痛胆囊或肿块；如发生坏疽、穿孔则出现弥漫性腹膜炎表现。

【诊断与鉴别诊断】典型的临床表现、结合实验室和影像学检查，诊断一般无困难。鉴别诊断见阑尾炎疾病。

【治疗】急性结石性胆囊炎最终需采用手术治疗。应争取择期进行手术。手术方法首选腹腔镜胆囊切除术，其他还有传统的开腹手术、胆囊造口术。

1. 非手术治疗　可作为手术前的准备。方法包括禁食、抗感染、解痉止痛、输液、营养支持、补充维生素、纠正水电解质及酸碱代谢失衡。对老年病人，应监测血糖及心、肺、肾等器官功能，治疗并存疾病。

2. 手术治疗　急性期行手术治疗力求安全、简单、有效，对年老体弱、合并多个重要脏器疾病者，选择手术方法应慎重。

急性非结石性胆囊炎

【病因】病因不清，通常在严重创伤、烧伤、腹部非胆道手术后如腹主动脉瘤手术、脓毒症等危重病人中发生。

【临床表现】

1. 多见于男性老年病人，临床表现与急性胆囊炎相似。

2. 对危重的、严重创伤及长期应用肠外营养支持的病人，出现右上腹疼痛并伴有发热时应警惕本病的发生。

3. 若右上腹压痛及腹膜刺激征，或触及肿大胆囊、Murphy 征阳性时，应 B 超、CT 检查。

【治疗】因本病易坏疽穿孔，一经诊断，应及早手术治疗。可选用胆囊切除或胆囊造口术，或 PTGD 治疗。

慢性胆囊炎

【定义】慢性胆囊炎是胆囊持续的、反复发作的炎症过程，超过 90% 的病人有胆囊结石。

【临床表现】

1. 多数病人有胆绞痛病史。

2. 病人常在饱餐、进食油腻食物后出现上腹胀、腹痛。牵涉到右肩背部，较少出现畏寒、高热和黄疸，可伴有恶心、呕吐。

3. 腹部检查可无体征，或仅有右上腹轻度压痛，Murphy 征或呈阳性。

【诊断】有腹痛发作并胆囊结石证据提示慢性胆囊炎的诊断，B 超检查作为首选，可显示胆囊壁增厚，胆囊排空障碍或胆囊内结石。

【治疗】对伴有结石或确诊为本病的无结石者应行胆囊切除，首选腹腔镜胆囊切除。不能耐受手术者可选择非手术治疗，方法包括口服溶石药物、限制肥腻食物并服用消炎利胆药及中药等治疗。

急性梗阻性化脓性胆管炎

【定义】急性梗阻性化脓性胆管炎（AOSC）是急性胆管炎的严重阶段，也称急性重症胆管炎（ACST）。急性胆管炎时，如胆道梗阻未解除，细菌感染加重，逐渐发展至 AOSC 并威胁病人生命。

【临床表现】

1. 多数病人有较长胆道感染病史和急诊或择期胆道手术史。本病除有急性胆管炎的 Charcot 三联征外，还有休克、神经中枢系统受抑制表现，称为 Reynolds 五联征。

2. 发病急骤，病情迅速发展。肝外梗阻腹痛、寒战高热、黄疸均较明显，肝内梗阻则主要表现为寒战高热，可有腹痛，黄疸较轻。常伴有恶心、呕吐等消化道症状。

3. 神经系统症状　主要为神情淡漠、嗜睡、神志不清，甚至昏迷；合并休克可表现为烦躁不安、谵妄等。

4. 体格检查　高热 39℃～40℃ 以上，脉快弱，血压降低。嘴唇发绀，指甲床青紫，全身皮肤可能有出血点和皮下瘀斑。剑突下或右上腹有压痛，或可有腹膜刺激征。肝常肿大并有压痛和叩击痛。肝外梗阻可触及肿大的胆囊。

【治疗】立即解除胆道梗阻并引流。当胆管内压降低后，病人情况常常能暂时改善，有利于争取时间继续进一步治疗。

1. 非手术治疗　既是治疗手段，又可作为手术前准备。主要包括：①尽快恢复血容量。②联合应用足量抗生素。③纠正水、电解质紊乱和酸碱失衡。④对症治疗如降温、使用维生素和支持治疗。⑤酌情考虑应用血管活性药物、肾上腺皮质激素、抑制炎症反应药物，吸氧纠正低氧状态。⑥以上治疗后病情仍未改善，应在抗休克的同时行紧急胆道引流治疗。

2. 紧急胆管减压引流　主要为抢救病人生命，方法力求简单有效。包括：①胆总管切开减压、T管引流。②ENBD。③PTCD，且需注意凝血功能。

3. 后续治疗　病人一般情况恢复，宜在1~3个月后根据病因选择彻底的手术治疗。

胆道蛔虫病

【概述】胆道蛔虫病是常见的外科急腹症，以儿童及青、少年多见，农村比城市多见。

【临床表现】其特点是剧烈的腹痛与较轻的腹部体征不相称。

1. 常突发剑突下阵发性、钻顶样剧烈绞痛，痛时辗转不安、呻吟不止、大汗淋漓，可伴有恶心、呕吐或吐出蛔虫。常放射至右肩脚或背部。

2. 腹痛可突然缓解，间歇期可全无症状。

3. 疼痛可反复发作，持续时间不一。如合并胆道感染时，症状同急性胆管炎。

4. 体检仅有右上腹或剑突下轻度深压痛。

【治疗】以非手术治疗为主，仅在出现并发症才考虑手术治疗。

1. 非手术治疗

（1）解痉止痛　剧痛时可注射抗胆碱类药如阿托品、山莨菪碱等或非抗胆碱类的屈他维林，必要时可加用哌替啶。

（2）利胆驱虫　症状缓解后常用阿苯达唑（驱虫净）、哌嗪（驱蛔灵）或左旋咪唑。驱虫后继续服用利胆药物。

（3）抗感染　可选用对肠道细菌及厌氧菌敏感的抗生素，预防和控制感染。

（4）纤维十二指肠镜取虫　ERCP检查时如发现虫体在十二指肠乳头外，可钳夹取出，但对于儿童尤其需要保护Oddi括约肌功能，如需作括约肌切开宜慎重。

2. 手术治疗　非手术治疗未缓解或合并胆管结石、急性重症胆管炎、肝脓肿、重症胰腺炎等合并症者，可行胆总管切开探查、T形管引流手术。术中应用胆道镜检查，术后仍需服驱虫药。

胆囊结石

【定义】胆囊结石主要为胆固醇结石或以胆固醇为主的混合性结石和黑色胆色素结石。主要见于成年人，发病率在40岁后随年龄增长而增高，女性多于男性。

【临床表现】可无症状，仅在体格检查、手术和尸体解剖时偶然发现，称为"静止性胆囊结石"或"无症状胆囊结石",随着健康检查的普及,无症状胆囊结石的发现明显增多。胆囊结石的典型症状为胆绞痛,只有少数病人出现,其他常表现为急性或慢性胆囊炎。

1. 典型症状 胆绞痛,为右上腹或上腹部阵发性绞痛,或者持续疼痛阵发性加剧,可向右肩胛部和背部放射,伴恶心、呕吐。首次出现后约70%的病人一年内会再发作。

2. "胃病"症状 上腹隐痛,饱胀不适、嗳气、呃逆等,常被误诊为"胃病"。

3. 大多数病人无明显不适,称为静止性胆囊结石。有些病人胆汁透明无色,称为"白胆汁"。

4. Mirizzi 综合征 临床特点是反复发作胆囊炎及胆管炎,明显的梗阻性黄疸。胆道影像学检查可见胆囊增大、肝总管扩张、胆总管正常。

5. 合并症 ①极少引起黄疸。②继发性胆总管结石。③胆源性胰腺炎。④胆囊十二指肠瘘或胆囊结肠瘘,偶尔可引起肠梗阻称为胆石性肠梗阻。⑤胆囊癌。

【诊断】临床是诊断的重要依据,影像学检查可确诊。首选 B 超检查,CT、MRI 也可显示胆囊结石,但不作为常规检查。

【治疗】

1. 有症状和(或)并发症的胆囊结石,首选腹腔镜胆囊切除(LC)治疗。

2. 无症状的胆囊结石出现下列情况应考虑行手术治疗:①结石直径 >3cm;②合并需要开腹的手术;③伴有胆囊息肉 >1 cm;④胆囊壁增厚;⑤胆囊壁钙化或瓷性胆囊;⑥儿童胆囊结石;⑦合并糖尿病;⑧有心肺功能障碍;⑨边远或交通不发达地区、野外工作人员;⑩发现胆囊结石 10 年以上。

肝外胆管结石

【概述】

1. 急性和慢性胆管炎。

2. 全身感染 胆管梗阻后,胆道内压增加,感染胆汁可逆向经毛细胆管进入血循环,导致脓毒症。

3. 肝损害 梗阻并感染可引起肝细胞损害,甚至可发生肝细胞坏死及形成胆源性肝脓肿;反复感染和肝损害可致胆汁性肝硬化。

4. 胆源性胰腺炎 结石嵌顿于壶腹时可引起胰腺的急性和(或)慢性炎症。

【临床表现】

1. 一般平时无症状或仅有上腹不适。

2. 继发胆管梗阻合并胆管炎时,呈典型的 Charcot 三联征:腹痛、寒战高热、黄疸。

3. 体格检查。无发作时可无阳性体征,合并胆管炎时,可有不同程度的腹膜炎征象,并有肝区叩击痛。胆囊或可触及,有触痛。

【诊断与鉴别诊断】主要依靠影像学诊断,合并胆管炎者有典型的 Charcot 三联征则诊断不难（表 2 - 14 - 6）。

表 2 - 14 - 6　肝外胆管结石的鉴别诊断

疾病名称	鉴别点
肝外胆管结石	平时无症状或仅有上腹不适，合并胆管炎时，可有不同程度的腹膜炎征象，并有肝区叩击痛。胆囊或可触及，有触痛
右肾绞痛	右腰或胁腹部疼痛，可向右股内侧或外生殖器放射，伴肉眼或镜下血尿，无发热，无腹膜刺激征，右肾区叩击痛或脐旁输尿管行程压痛。腹部平片多显结石
肠绞痛	脐周疼痛，伴恶心、呕吐，腹胀，无肛门排气排便。肠鸣音亢进；可有不同程度和范围的压痛和（或）腹膜刺激征。腹部平片显示有肠胀气和气液平面
壶腹癌、胰头癌	起病缓慢，黄疸呈进行性加重；腹痛轻，一般不伴寒战高热，体检无腹膜刺激征，可触及肿大胆囊；MRCP、CT 和 EUS 检查有助于诊断和鉴别

【治疗】肝外胆管结石仍以手术治疗为主。术中应尽量取尽结石、解除胆道梗阻、术后保持胆汁引流通畅。

1. 非手术治疗　可作为手术前的准备治疗。治疗措施包括：①应用抗生素：主要针对革兰阴性细菌的抗生素。②解痉。③利胆。包括一些中药和中成药。④纠正水、电解质及酸碱平衡紊乱。⑤加强营养支持和补充维生素，禁食病人应使用肠外营养。⑥护肝及纠正凝血功能异常的治疗。争取在胆道感染控制后才行择期手术治疗。

2. 手术治疗　胆总管切开取石、T 管引流术。胆肠吻合术。

肝内胆管结石

【临床表现】

1. 可多年无症状或仅有上腹和胸背部胀痛不适。

2. 绝大多数以急性胆管炎就诊，主要表现为寒战高热和腹痛，严重者出现急性梗阻性化脓性胆管炎、全身脓毒症或感染性休克。

3. 反复发作导致肝脓肿，脓肿穿破导致胆管支气管瘘，化脓性心包炎。

4. 长期梗阻可导致肝硬化。

5. 体格检查：可触及肿大或不对称的肝，肝区有压痛和叩击痛。

【诊断】对反复腹痛、寒战高热者应进行 B 超、MRCP、CT 或 MRI 检查，尤其对肝硬化和癌变者有重要诊断价值。

【治疗】主要采用手术治疗，原则为尽可能取净结石、解除胆道狭窄及梗阻、去除结石部位和感染病灶、恢复和建立通畅的胆汁引流、防止结石的复发。

细菌性肝脓肿

【定义】细菌性肝脓肿是指由化脓性细菌侵入肝脏形成的肝内化脓性感染病灶。引起细菌性肝脓肿最常见的致病菌在成人为大肠埃希杆菌、变形杆菌、铜绿假单胞菌，在儿童为金黄色葡萄球菌和链球菌。

【临床表现】

1. 起病较急，主要症状是寒战高热（体温可达 39~40℃）、肝区疼痛和肝肿大。

2. 伴恶心、呕吐、食欲不振和周身乏力。

3. 查体：右下胸及肝区叩击痛，可伴右上腹肌紧张。并发于胆道梗阻者，可出现黄疸。

4. 可合并膈下脓肿、心包炎、腹膜炎、上消化道出血。

【诊断与鉴别诊断】根据病史、临床表现以及 B 超和 X 线检查，即可诊断本病。必要时可在肝区压痛最剧处或超声探测导引下施行诊断性穿刺，抽出脓液即可证实本病（表 2-14-7）。

表 2-14-7　细菌性肝脓肿与阿米巴性肝脓肿的鉴别诊断

鉴别项目	细菌性肝脓肿	阿米巴性肝脓肿
病史	继发于胆道或其他化脓性疾病	继发于阿米巴痢疾后
症状	病情急骤严重，全身中毒症状明显，有寒战、高热	起病较缓慢，病程较长，可有高热，或不规则发热、盗汗
血液化验	白细胞计数及中性粒细胞可明显增加。血液细菌培养可阳性	白细胞计数可增加，如无继发细菌感染，血液细菌培养阴性。血清学阿米巴抗体检测阳性
粪便检查	无特殊表现	部分病人可找到阿米巴滋养体或包囊
脓液	多为黄白色脓液，涂片和培养可发现细菌	大多为棕褐色脓液，无臭味，镜检有时可找到阿米巴滋养体。若无混合感染，涂片和培养无细菌
诊断性治疗	抗阿米巴药物治疗无效	抗阿米巴药物治疗有好转
脓肿	较小，常为多发性	较大，多为单发，多见于肝右叶

【治疗】早期诊断，积极治疗。①全身支持疗法。②抗生素治疗。③经皮肝穿刺脓肿置管引流术：适用于单个较大的脓肿。④切开引流：适用于较大脓肿，有穿破可能，或已穿破胸腔或腹腔；胆源性肝脓肿；位于肝左外叶脓肿；慢性肝脓肿。⑤慢性局限性的厚壁脓肿，也可行肝叶切除。而多发性肝脓肿一般不手术。⑥中医中药治疗：以清热解毒为主。

原发性肝癌

【概述】原发性肝癌是我国常见的恶性肿瘤之一，高发于东南沿海地区。我国中位年龄为 40~50 岁，男性比女性多见。

【临床表现】原发性肝癌早期缺乏典型症状。

1. 肝区疼痛　有半数以上病人以此为首发症状，多为持续性钝痛、刺痛或胀痛。当肝癌结节发生坏死、破裂，引起腹腔内出血时，则表现为突然引起右上腹剧痛和压痛，出现腹膜刺激征等急腹症表现。

2. 全身和消化道症状　主要为乏力、消瘦、食欲减退、腹胀等。

3. 肝肿大　为中、晚期肝癌最常见的主要体征。

4. 肺、骨、脑等处转移，可产生相应症状。少数病人还可有低血糖症、红细胞增多症、高血钙和高胆固醇血症等特殊表现。

5. 原发性肝癌的并发症，主要有肝性昏迷、上消化道出血、癌肿破裂出血及继发感染。

【诊断】中年以上，特别是有肝病史的病人，如有原因不明的肝区疼痛、消瘦、进行性肝肿大者，应及时作详细检查：①肝癌血清标志物检测。②影像学检查。

【治疗】早期诊断，早期治疗，根据不同病情进行综合治疗，是提高疗效的关键；而早期施行手术切除仍是目前首选的、最有效的治疗方法。

1. 手术治疗

（1）肝切除　目前仍是治疗肝癌首选的和最有效的方法。总体上，肝癌切除术后 5 年生存率为 30%~40%，微小肝癌切除术后 5 年生存率可达 90% 左右，小肝癌为 75% 左右。行肝切除术病人须具备以下条件：无明显心、肺、肾等重要脏器器质性病变；肝功能分级属 A 级；或属 B 级，经短期护肝治疗后，肝功能恢复到 A 级；肝外无广泛转移性肿瘤。

①行根治性肝切除须满足的条件　a. 单发的微小肝癌、小肝癌、向肝外生长的大肝癌或巨大肝癌，界限较清楚，受肿瘤破坏的肝组织少于 30%。b. 多发性肿瘤，但结节少于 3 个，且局限在肝的一段或一叶内。

②行姑息性肝切除须符合的条件　a. 3~5 个多发性肿瘤，超越半肝范围者，行多处局限性切除。b. 肿瘤局限于相邻 2~3 个肝段或半肝内，无肿瘤的肝组织明显代偿性增大达全肝的 50% 以上。c. 肝中央区原发性肝癌，无肿瘤的肝组织明显代偿性增大达全肝的 50% 以上。d. 肝门部有淋巴结转移者，切除肿瘤同时行淋巴结清扫或术后治疗。e. 周围脏器受侵犯者一并同时切除。

（2）对不能切除的肝癌的外科治疗　术中肝动脉结扎、肝动脉化疗栓塞、射频、冷冻、激光、微波等治疗，都有一定的疗效。

（3）根治性切除术后复发肝癌的再手术治疗。

（4）肝癌破裂出血的病人，可行肝动脉结扎或动脉栓塞术，或仅作填塞止血。全身情况较好可行急诊肝叶切除术治疗。也可非手术治疗。

2. B 超引导下经皮穿刺肿瘤行射频、微波或注射无水乙醇治疗，以及体外高能超声聚焦疗法等。

3. 化学药物治疗。放射治疗。生物免疫治疗。中医中药治疗。

腹 外 疝

腹外疝是由腹腔内的脏器或组织连同腹膜壁层，经腹壁薄弱点或孔隙，向体表突出而致。

腹股沟疝

【定义】腹股沟疝是指发生在腹股沟区的腹外疝。腹股沟疝分为斜疝和直疝两种。

1. 腹股沟斜疝　疝囊经过腹壁下动脉外侧的腹股沟管深环（内环）突出，向内、向下、向前斜行经过腹股沟管，再穿出腹股沟管浅环（皮下环），并可进入阴囊，称为腹股沟斜疝。

2. 腹股沟直疝　疝囊经腹壁下动脉内侧的直疝三角区直接由后向前突出，不经过内环，也不进入阴囊，称为腹股沟直疝。

【临床表现与诊断】

1. 腹股沟斜疝　腹股沟区突出肿块，逐渐增大并导致腹股沟区坠胀感，并穿过浅环甚或进入阴囊。

（1）嵌顿性疝　疝块突然增大，并伴有明显疼痛。平卧或用手推送不能使疝块回纳。触之硬，明显触痛。嵌顿内容物如为大网膜，局部疼痛常较轻微；如为肠袢，不但局部疼痛明显，还可伴有机械性肠梗阻的临床表现。

（2）绞窄性疝　表现比嵌顿疝严重，但肠袢坏死穿孔时疼痛可暂时缓解。若疝内容物发生感染，侵及周围组织，引起疝外被盖组织的急性炎症。严重者可发生脓毒症。

2. 腹股沟直疝　常见于年老体弱者，病人直立时腹股沟内侧端、耻骨结节上外方出现一半球形肿块，不伴有疼痛或其他症状。

3. 腹股沟斜疝与腹股沟直疝的鉴别（表2-14-8）

表2-14-8　腹股沟斜疝和直疝的鉴别

鉴别项目	腹股沟斜疝	腹股沟直疝
发病年龄	多见于儿童及青壮年	多见于老年人
突出途径	经腹股沟管突出，可进阴囊	由直疝三角突出，不进阴囊
疝块外形	椭圆或梨形，上部呈蒂柄状	半球形，基底较宽
回纳疝块后压住深环	疝块不再突出	疝块仍可突出
精索与疝囊的关系	精索在疝囊后方	精索在疝囊前外方
疝囊颈与腹壁下动脉的关系	疝囊颈在腹壁下动脉外侧	疝囊颈在腹壁下动脉内侧
嵌顿机会	较多	极少

【鉴别诊断】睾丸鞘膜积液、交通性鞘膜积液、精索鞘膜积液、隐睾、急性肠梗阻（诊断肠梗阻时一定要排除嵌顿疝）。

【治疗】除少数特殊情况外，腹股沟疝一般均应尽早施行手术治疗。

1. 非手术治疗　适宜于1岁以下婴幼儿及年老体弱或伴有其他严重疾病而禁忌手术者，可用绷带或医用疝带的软压垫压迫疝环，阻止疝块突出。

2. 手术治疗　如有慢性咳嗽、排尿困难、严重便秘、腹水等腹内压力增高情况，或合并糖尿病，手术前应先予处理，以避免和减少术后复发。

股疝

【定义】 疝囊通过股环、经股管向卵圆窝突出的疝，称为股疝。

【临床表现】 腹股沟韧带下方卵圆窝处半球形的突起。平卧回纳内容物后，疝块有时不能完全消失，咳嗽冲击感也不明显。部分病人可在久站或咳嗽时感到患处胀痛，并有可复性肿块。如发生嵌顿，除局部明显疼痛外，常伴急性机械性肠梗阻，严重者甚至可以掩盖股疝的局部症状。

【鉴别诊断】 见表2-14-9。

表2-14-9 股疝的鉴别诊断

疾病名称	鉴别要点
股疝	位于腹股沟韧带下方，平卧回纳内容物后，疝块有时不能完全消失
腹股沟斜疝	位于腹股沟韧带上内方，用手指探查腹股沟管外环（浅环）是否扩大
脂肪瘤	脂肪瘤基底不固定而活动度较大，股疝基底固定而不能被推动
肿大淋巴结	淋巴结表浅，活动；股疝囊位置固定，行局部B超可鉴别
大隐静脉曲张	压迫大隐静脉近心端结节样膨大增大，下肢其他部分同时有静脉曲张
髂腰部结核性脓肿	多位于腹股沟外侧偏髂窝处，有波动，检查脊椎常可发现腰椎有病症

【治疗】 一旦确诊应及时手术，对于嵌顿性或绞窄性股疝，更应紧急手术。

最常用的手术是McVay修补法；也可采用无张力疝修补法或经腹腔镜疝修补术。

嵌顿性或绞窄性股疝手术中必要时可切断腹股沟韧带以扩大股环。但在疝内容物回纳后，应仔细修复被切断的韧带。

其他腹外疝

切口疝

切口疝是发生于腹壁手术切口处的疝。腹壁切口处膨隆或肿块，站立或用力时明显，平卧休息缩小或消失。可伴腹部牵拉感、食欲减退、恶心、便秘、腹部隐痛等。大切口疝可见局部肠型和肠蠕动波，触诊可闻及肠管的咕噜声。肿块复位后，多数能触及疝环边缘。原则是手术修补。

脐疝

疝囊通过脐环突出称脐疝。

1. 小儿脐疝 啼哭时脐疝脱出，安静时肿块消失。除嵌顿或穿破等紧急情况外，在小儿2岁之前可采取非手术疗法。满2岁后，如脐环直径还大于1.5 cm，则可手术治疗。5岁以上儿童的脐疝均应采取手术治疗。非手术疗法的原则是在回纳疝块后，用一大于脐环的、外包纱布的硬币或小木片抵住脐环，然后用胶布或绷带加以固定勿使移动。

2. 成人脐疝 多数是中年经产妇女，发生嵌顿或绞窄者较多，应采取手术疗法。

脐疝手术修补的原则是切除疝囊，缝合疝环；必要时可重叠缝合疝环两旁的组织。

手术时应注意保留脐眼。

白线疝

是指发生于腹壁正中线（白线）处的疝，绝大多数在脐上，故也称上腹疝。早期肿块不易被发现。以后可出现明显的上腹疼痛，以及消化不良、恶心、呕吐等症状。嘱病人平卧，回纳疝块后，常可在白线区扪及缺损的空隙。

疝块较小而无明显症状者，可不必治疗。症状明显者可行手术。白线缺损较大者，可用人工高分子修补材料进行修补。

腹部损伤

【概述】腹部损伤于平时和战时都常见。可分为：开放性损伤（穿透伤、非穿透伤）、闭合性损伤、贯通伤、盲管伤、锐器伤、钝器伤、医源性损伤等。常见受损内脏顺序依次是脾、肾、肝、胃、结肠。胰、十二指肠、膈、直肠等由于解剖位置较深，发生率较低。

【临床表现】

1. 单纯腹壁损伤的症状和体征较轻。可表现为受伤部位疼痛、局限性腹壁肿胀和压痛，有时可见皮下瘀斑。其症状随时间的推移逐渐减轻和缩小。

2. 实质性脏器损伤主要表现为腹腔内（或腹膜后）出血。腹痛呈持续性、不剧烈、压痛、肌紧张、反跳痛不严重，当有较严重的腹壁损伤时损伤部位的压痛及反跳痛非常明显。

3. 空腔脏器损伤主要表现为腹膜炎的症状和体征。胃、十二指肠、上段空肠损伤时立即出现腹膜炎表现。下消化道破裂时，腹膜炎出现较晚，程度轻。最后都会引起细菌性腹膜炎，下消化道造成的细菌污染较上消化道为重。随着腹膜炎的发展，逐渐因肠麻痹而出现腹胀，严重的发生感染性休克。

4. 实质脏器和空腔脏器同时破裂时，出血和腹膜炎同时出现。

【诊断】

1. 明确有无内脏损伤，必须做到详细询问受伤情况、注意生命体征变化、全面而有重点的体格检查。

2. 根据上述病史和体格检查结果，有下列情况之一者，应考虑到腹内脏器损伤的存在：①腹部疼痛较重且呈持续性，有进行性加重的趋势，伴有恶心、呕吐等消化道症状者；②早期出现明显的失血性休克表现者；③有明显的腹膜刺激征者；④腹腔积有气体，肝浊音界缩小或消失者；⑤腹部明显胀气，肠蠕动减弱或消失者；⑥腹部出现移动性浊音者；⑦便血、呕血或尿血者；⑧直肠指检发现前壁压痛或波动感或指套染血者。

3. 什么性质的脏器受到损伤：①恶心呕吐、便血、腹腔积有气体多为胃肠道损伤；

②有排尿困难、血尿、外阴或会阴部牵涉痛者，提示泌尿系统损伤；③有膈面腹膜刺激表现，提示上腹脏器损伤；④左右季肋部肋骨骨折者应注意肝脾破裂的存在。

4. 是否有多发损伤 除腹部损伤外，尚有腹部以外的合并损伤；腹内某一脏器多处破裂；腹有一个以上脏器损伤。

【治疗】

1. 非手术治疗

（1）适应证 ①通过各项检查一时不能确定有无内脏损伤者应严密观察病情；②诊断明确，为轻度的单纯实质性脏器损伤，生命体征稳定或仅轻度变化。

（2）观察内容 ①15～30min 测一次呼吸脉搏、血压；②半小时进行一次腹部体征检查；③30～60min 检查一次血常规、做一次 B 超检查；④重复进行腹腔穿刺术或灌洗术、CT、血管造影。

（3）观察期间需注意 ①不要随便搬弄伤者；②不注射止痛剂。

（4）措施 ①输血补液；②广谱抗生素；③禁食、胃肠减压；④营养支持。

2. 手术治疗的适应证 ①腹痛和腹膜刺激征有进行性加重或范围扩大者；②肠蠕动音减少、消失或出现明显腹胀者；③全身情况有恶化趋势；④膈下有游离气体；⑤红细胞计数有进行性下降；⑥血压不稳定甚至休克或休克不见好转而恶化；⑦腹腔穿刺吸出气体、不凝血液、胆汁、胃肠内容物者；⑧胃肠出血不易控制者。

【常见内脏损伤的特征和处理原则】

1. 脾破裂

（1）脾是腹腔内脏中最容易受损的器官，有慢性病理改变者更容易破裂。

（2）从病理上分为三种：中央型破裂、被膜下破裂、真性破裂。

（3）脾破裂多见于脾上极及膈面，如发生在脏面尤其是临近脾门者，有撕裂脾蒂的可能。

（4）一经诊断积极处理，常采用脾切除术。近年有人主张裂口修补术或脾部分切除术以免日后招致严重的全身感染（以肺炎球菌为主要病源的爆发型感染）。

2. 肝破裂

（1）右肝较左肝为多，分为肝破裂和包膜下血肿。根据损伤的范围和程度分为六度：Ⅲ、Ⅳ、Ⅴ、Ⅵ为严重的肝外伤。

（2）胆汁溢入腹腔，腹痛和腹膜炎症状明显。血液通过胆管进入十二指肠而出现黑便或呕血。

（3）手术治疗 ①暂时控制出血，尽快查明伤情。②肝单纯的裂伤，裂口深度小于2cm，单纯修补缝合。严重的肝外伤，彻底清创和止血是关键。③如肝损伤严重，应作清创性肝切除，尽可能多地保留正常肝组织。④纱布填塞法。

（4）非手术治疗 ①指征：神志清楚、查体合作；血液动力学稳定；无腹膜炎体征；B 超或 CT 检查定位肝轻度损伤；无内脏合并伤。②注意：输液或输血 300～500ml 后，血压和脉率恢复正常；反复 B 超检查证明肝损伤情况稳定，腹腔内积血量未增加或减少。

3. 胰腺损伤

（1）胰腺位于腹膜后不易受到损伤。损伤后常发生胰漏，死亡率高。

（2）临床表现　局部疼痛、上腹明显压痛、肌紧张、弥漫性腹膜炎。

（3）治疗原则　彻底清创、完全止血、制止胰液外漏、处理合并伤。如出现胰漏，除加强引流外，应禁食并给予全肠外营养支持并应用生长抑素。

4. 十二指肠损伤

（1）十二指肠位置较深，受伤的机会较少。该损伤多发生于十二指肠降部和水平部。

（2）胰液或胆汁流入腹腔引起腹膜炎。如损伤发生在腹膜后部分，早期无明显体征，以后发生严重的腹膜后感染，可逐渐出现持续而进行性的右上腹和腰背部疼痛，并无腹膜刺激征。有时有血性呕吐物出现。

（3）治疗　①早期手术。临床上早期诊断本病较难，如有怀疑及时剖腹探查。腹膜后血肿、胆汁染色、捻发音是十二指肠损伤的典型表现。②十二指肠壁间血肿：如能排除十二指肠穿孔，可保守治疗。包括胃肠减压、静脉输液全身支持，如果无好转，仍需手术。③十二指肠破裂需手术治疗。

5. 小肠破裂

（1）小肠占据中下腹的大部分空间，受伤机会多。

（2）早期产生腹膜炎，诊断不难。少数病人有气腹，如无气腹，不能否定小肠穿孔的诊断。若小肠破裂口不入或穿破后被食物渣、纤维蛋白素、突出的黏膜堵塞可能无弥漫性腹膜炎表现。

（3）立即手术，以简单修补为主。有以下情况应采用部分小肠切除吻合术：裂口较大或裂口边缘部肠壁组织挫伤严重者；小段肠管有多处破裂；肠管大部分或完全断裂者；肠系膜损伤影响肠管血液循环。

6. 结肠破裂

（1）结肠破裂发病率低，腹膜炎出现晚，但严重。

（2）结肠破裂口小、腹腔感染轻、全身情况好的病人可考虑一期修补或一期切除吻合（限于右半结肠）。

（3）大部分病人先采用肠造口术或肠外置术，3~4周情况好转时再关闭瘘口。

7. 直肠损伤

（1）直肠损伤如损伤在腹膜反折以上，其临床表现与结肠破裂基本相同，应剖腹进行修补，同时行乙状结肠双筒造口术，2~3月后闭合造口。

（2）下段直肠破裂将引起严重的直肠周围感染，不表现为腹膜炎，应充分引流直肠周围间隙以防感染扩散，也应实行乙状结肠造口术。

8. 腹膜后血肿

（1）腹膜后血肿临床表现可有腰肋部瘀斑（Grey Turner 征），突出表现是内出血、腰背痛和肠麻痹。伴尿路损伤者常有血尿。血肿进入盆腔者可有里急后重感。

（2）治疗　①剖腹探查；②血肿扩展应切开后腹膜，寻找破裂血管，予以结扎或修补；③如无扩展可不予切开，可起压迫作用，使出血得以自控。

阑尾疾病

急性阑尾炎

【定义】急性阑尾炎是指阑尾发生炎症、肿胀及化脓。

【临床表现】

1. 腹部症状 典型的腹痛为转移性右下腹痛，也可发病开始即出现右下腹痛。伴厌食、恶心呕吐、腹泻。弥漫性腹膜炎时可致麻痹性肠梗阻，腹胀、排气排便减少。

（1）不同类型阑尾炎腹痛程度的差异

单纯性阑尾炎——轻度隐痛；

化脓性阑尾炎——阵发性胀痛和剧痛；

坏疽性阑尾炎——持续性剧烈腹痛；

穿孔性阑尾炎——腹痛可暂时减轻，出现腹膜炎后，腹痛又会持续加剧。

（2）不同位置的阑尾炎腹痛部位差异

盲肠后位——疼痛在右侧腰部；

盆位——耻骨上区，可伴里急后重；

肝下区——右上腹痛；

左下腹——左下腹痛。

2. 全身症状 乏力，严重时心率增快，发热；穿孔时高热；合并门静脉炎时可出现寒战、高热和轻度黄疸。

3. 体格检查

（1）右下腹压痛 压痛点始终在一个固定的位置上。

（2）腹膜刺激征 注意在小儿、老人、孕妇、肥胖、虚弱者或盲肠后位阑尾炎时，腹膜刺激征象可不明显。

（3）右下腹包块 压痛，边界不清，固定，应考虑阑尾周围脓肿的诊断。

4. 辅助诊断的其他体征

（1）结肠充气试验（Rovsing 征）。

（2）腰大肌试验（psoas 征） 阳性说明阑尾位于腰大肌前方，盲肠后位或腹膜后位。

（3）闭孔内肌试验（obturator 征） 阳性提示阑尾靠近闭孔内肌。

（4）肛门直肠指检 直肠右前方或前壁广泛压痛。形成阑尾周围脓肿可触及痛性肿块。

【鉴别诊断】见表 2 – 14 – 10。

表 2 – 14 – 10　急性阑尾炎鉴别诊断

疾病名称	鉴别要点
急性阑尾炎	转移性右下腹疼痛、麦氏点压痛、反跳痛
胃十二指肠溃疡穿孔	突发上腹痛、腹壁板状强直，X 线检查可发现膈下游离气体

续表

疾病名称	鉴别要点
右侧输尿管结石	突发右下腹阵发性绞痛，向会阴部、外生殖器放射。右下腹无明显压痛，尿中发现多量红细胞。B超检查或X线片在输尿管走行部位可呈现结石阴影
异位妊娠破裂	突然下腹痛，伴心悸、头晕和腹腔内出血的体征，有停经史及阴道不规则出血史；体检宫颈举痛、附件肿块、阴道后穹窿穿刺有血等
卵巢滤泡、黄体破裂	与异位妊娠相似，但病情较轻，多发病于排卵期或月经中期以后
急性附件炎和盆腔炎	下腹痛逐渐发生，可伴有腰痛；腹部压痛点较低，直肠指诊盆腔有对称性压痛；伴发热及白细胞计数升高，常有脓性白带，阴道后穹窿穿刺出脓液，涂片检查细菌阳性
卵巢囊肿蒂扭转	剧烈腹痛，下腹部可触及压痛性的肿块。B超检查均有助于鉴别
急性肠系膜淋巴结炎	多见于儿童。多有上呼吸道感染史，腹部压痛范围不太固定且较广，并可随体位变化
右侧肺炎、胸膜炎	全身症状较严重，右下腹压痛轻，右肺可闻及湿啰音

【治疗】

1. 手术治疗　急性阑尾炎一旦确诊，均应早期施行阑尾切除术，术前应用抗生素，有助于防止术后感染的发生。

2. 非手术治疗　仅适用于单纯性阑尾炎及急性阑尾炎的早期阶段，病人不接受手术治疗或客观条件不允许，或伴存其他严重器质性疾病有手术禁忌证者。主要措施包括选择有效的抗生素和补液治疗。也可经肛门直肠内给予抗生素栓剂。

特殊类型阑尾炎

新生儿急性阑尾炎

早期临床表现无特殊性，仅有厌食、恶心、呕吐、腹泻和脱水等，发热和白细胞升高均不明显，因此术前难于早期确诊，穿孔率可高达80%，死亡率也很高。诊断时应仔细检查右下腹部压痛和腹胀等体征，并应早期手术治疗。

小儿急性阑尾炎

【临床表现】
1. 病情发展较快且较重，早期即出现高热、呕吐等症状。
2. 右下腹局部压痛和肌紧张，是小儿阑尾炎的重要体征。
3. 穿孔率较高，并发症和死亡率也较高。

【诊断】诊断小儿急性阑尾炎须仔细耐心，取得患儿的信赖和配合，再经轻柔的检查，左、右下腹对比检查，仔细观察病儿对检查的反应，做出判断。

【治疗】原则是早期手术，并配合输液、纠正脱水，应用广谱抗生素等。

妊娠期急性阑尾炎

较常见。查体压痛、肌紧张和反跳痛均不明显；大网膜难以包裹炎症阑尾，腹膜炎不易被局限而易在腹腔内扩散。这些因素致使妊娠中期急性阑尾炎难于诊断，炎症发展易致流产或早产，威胁母子生命安全。治疗以早期阑尾切除术为主。围手术期应加用黄体酮。手术切口须偏高，操作要轻柔，尽量不用腹腔引流。术后使用广谱抗生素。

老年人急性阑尾炎

老年人对疼痛感觉迟钝，主诉不强烈，体征不典型，临床表现轻而病理改变却很重，体温和白细胞升高均不明显，容易延误诊断和治疗。且易导致阑尾缺血坏死。加之老年人常伴发心血管病、糖尿病、肾功能不全等，使病情更趋复杂严重。一旦诊断应及时手术，同时注意处理伴发的内科疾病。

AIDS/HIV 感染病人的阑尾炎

其临床症状及体征与免疫功能正常者相似，但不典型，此类病人 WBC 不高，常被延误诊断和治疗。B 超或 CT 检查有助于诊断。阑尾切除术是主要的治疗方法，强调早期诊断并手术治疗，可获较好的短期生存，否则穿孔率较高（占40%）。因此，不应将 AIDS 和 HIV 感染者视为阑尾切除的手术禁忌证。

慢性阑尾炎

大多数慢性阑尾炎由急性阑尾炎转变而来，少数也可开始即呈慢性过程。主要病变为阑尾壁不同程度的纤维化及慢性炎性细胞浸润。

【临床表现与诊断】既往常有急性阑尾炎发作病史，经常有右下腹疼痛，有的病人仅有隐痛或不适，剧烈活动或饮食不节可诱发急性发作。有的病人有反复急性发作的病史。主要体征是右下腹局限性压痛，持续存在且较固定。左侧卧位查体部分病人在右下腹可扪及阑尾条索。X 线钡剂灌肠透视可见阑尾不充盈或充盈不全，阑尾腔不规则，72h 后透视复查阑尾腔内仍有钡剂残留，即可诊断慢性阑尾炎。

【治疗】诊断明确后需手术切除阑尾，并行病理检查证实此诊断。慢性阑尾炎常粘连较重，手术操作尤应细致。

结肠、直肠与肛管疾病

肠梗阻

【概述】肠内容物不能正常运行、顺利通过肠道，称为肠梗阻。

【临床表现】肠梗阻共同表现是腹痛、呕吐、腹胀及停止肛门排气排便。

1. 症状

（1）腹痛　机械性肠梗阻——阵发性腹中部绞痛，伴肠鸣，有"气块"在腹中窜动。可见肠型和蠕动波。若间歇期不断缩短，变为持续性腹痛，应警惕绞窄性肠梗阻可能。

（2）呕吐　吐出物为食物或胃液。一般梗阻部位愈高，呕吐出现愈早、愈频繁，吐出物主要为胃十二指肠内容物；低位肠梗阻呕吐出现迟而少，吐出物可呈粪样。呕吐物呈棕褐色或血性是肠管血运障碍的表现。

（3）腹胀 高位肠梗阻腹胀不明显，可见胃型。低位肠梗阻及麻痹性肠梗阻腹胀显著，遍及全腹。结肠梗阻时，腹周膨胀显著。腹部隆起不均匀，是肠扭转等闭袢性肠梗阻的特点。

（4）停止排气排便 梗阻早期特别是高位肠梗阻，仍有肛门排气排便。某些绞窄性肠梗阻，如肠套叠、肠系膜血管栓塞或血栓形成，则可排出血性黏液样粪便。

2. 体格检查

（1）一般状况 梗阻晚期或绞窄性肠梗阻，可表现唇干舌燥、眼窝内陷、皮肤弹性消失，尿少或无尿等明显缺水征。或脉搏细速、血压下降、面色苍白、四肢发凉等中毒和休克征象。

（2）腹部情况

①视诊

机械性肠梗阻——肠型和蠕动波。

肠扭转——腹胀多不对称。

麻痹性肠梗阻——腹胀均匀。

②触诊

单纯性肠梗阻——有轻度压痛，无腹膜刺激征。

绞窄性肠梗阻——有固定压痛和腹膜刺激征。压痛的包块，常为受绞窄的肠袢。

肿瘤或蛔虫梗阻——可触及包块或条索状团块。

③叩诊 绞窄性肠梗阻时，腹腔有渗液，移动性浊音可呈阳性。

④听诊

机械性肠梗阻——肠鸣音亢进，有气过水声或金属音。

麻痹性肠梗阻——肠鸣音减弱或消失。

（3）直肠指检 触及肿块可能为直肠肿瘤、极度发展的肠套叠的套头或低位肠腔外肿瘤。

【诊断】 在肠梗阻诊断过程中，必须辨明下列问题。

1. 是否肠梗阻 根据腹痛、呕吐、腹胀、停止自肛门排气排便四大症状和腹部可见肠型或蠕动波，肠鸣音亢进等，一般可做出诊断。X线检查对确定有否肠梗阻帮助较大。但某些绞窄性肠梗阻的早期不完全具备这些典型表现，可能与输尿管结石、卵巢囊肿蒂扭转、急性坏死性胰腺炎等混淆，甚至误诊为一般肠痉挛，尤应警惕。

2. 是机械性还是动力性梗阻

（1）机械性肠梗阻 具有上述典型临床表现，早期腹胀可不显著。X线肠胀气限于梗阻以上的部分肠管。

（2）麻痹性肠梗阻 无阵发性绞痛等肠蠕动亢进的表现，相反为肠蠕动减弱或消失，腹胀显著。X线大、小肠全部充气扩张。

3. 是单纯性还是绞窄性梗阻 这点极为重要，因为绞窄性肠梗阻预后严重，必须及早进行手术治疗。有下列表现者，应考虑绞窄性肠梗阻的可能。

（1）腹痛发作急骤，起始即为持续性剧烈疼痛，或在阵发性加重之间仍有持续性疼痛。肠鸣音可不亢进。有时出现腰背部痛，呕吐出现早、剧烈而频繁。

（2）病情发展迅速，早期出现休克，抗休克治疗后改善不显著。

（3）有明显腹膜刺激征，体温上升、脉率增快、白细胞计数增高。

（4）腹胀不对称，腹部有局部隆起或触及有压痛的肿块（胀大的肠袢）。

（5）呕吐物、胃肠减压抽出液、肛门排出物为血性，或腹腔穿刺抽出血性液体。

（6）经积极非手术治疗而症状体征无明显改善。

（7）腹部 X 线检查见孤立、突出胀大的肠袢不因时间而改变位置，或有假肿瘤状阴影；或肠间隙增宽，提示有腹腔积液。

4. 是高位还是低位梗阻

（1）高位小肠梗阻　呕吐发生早而频繁，腹胀不明显。

（2）低位小肠梗阻　腹胀明显，呕吐出现晚而次数少，并可吐粪样物。X 线扩张的肠袢在腹中部，呈"阶梯状"排列，而结肠内无积气。

（3）结肠梗阻　扩张的肠袢分布在腹部周围，可见结肠袋，胀气的结肠阴影在梗阻部位突然中断，盲肠胀气最显著，小肠内胀气可不明显。

5. 是完全性还是不完全性梗阻

（1）完全性梗阻　呕吐频繁，如为低位梗阻腹胀明显，完全停止排便排气。X 线腹部检查见梗阻以上肠袢明显充气和扩张，梗阻以下结肠内无气体。

（2）不完全梗阻　呕吐与腹胀都较轻或无呕吐，X 线所见肠袢充气扩张都较不明显，而结肠内仍有气体存在。

6. 是什么原因引起梗阻

（1）粘连性肠梗阻最为常见，多发生在以往有过腹部手术、损伤或炎症史的病人。

（2）嵌顿性或绞窄性腹外疝是常见的肠梗阻原因，所以机械性肠梗阻的病人应仔细检查各可能发生外疝的部位。

（3）结肠梗阻多系肿瘤所致，需特别提高警惕。

（4）新生儿以肠道先天性畸形为多见。

（5）2 岁以内小儿肠套叠多见。

（6）蛔虫团所致的肠梗阻常发生于儿童。

（7）老年人以肿瘤及粪块堵塞为常见。

【治疗】肠梗阻的治疗原则：矫正因肠梗阻所引起的全身生理紊乱和解除梗阻。

1. 基础疗法　即不论采用非手术或手术治疗均需应用的基本方法。①胃肠减压。②矫正水、电解质紊乱和酸碱失衡。③防治感染和中毒。④还可应用镇静剂、解痉剂等一般对症治疗。

2. 解除梗阻　分手术治疗和非手术治疗两大类。

（1）手术治疗　各种类型的绞窄性肠梗阻、肿瘤及先天性肠道畸形引起的肠梗阻，以及非手术治疗无效的病人，适应手术治疗。

手术大体可归纳为下述四种：①解决引起梗阻的原因：如粘连松解术、肠切开取除异物、肠套叠或肠扭转复位术等。②肠切除肠吻合术：如肠管因肿瘤、炎症性狭窄等，或局部肠袢已经失活坏死，则应作肠切除肠吻合术。③短路手术：晚期肿瘤已浸润固定，或肠粘连成团与周围组织愈着，则可作梗阻近端与远端肠袢的短路吻合术。

④肠造口或肠外置术：如病人情况极严重，或局部病变所限，不能耐受和进行复杂手术，主要适用于低位肠梗阻如急性结肠梗阻，对单纯性结肠梗阻，一般采用梗阻近侧（盲肠或横结肠）造口，以解除梗阻。

（2）非手术治疗　主要适用于单纯性粘连性（特别是不完全性）肠梗阻，麻痹性或痉挛性肠梗阻，蛔虫或粪块堵塞引起的肠梗阻，肠结核等炎症引起的不完全性肠梗阻，肠套叠早期等。在治疗期间，若病情加重应手术治疗。非手术治疗除前述基础疗法外，还包括：中医中药治疗、口服或胃肠道灌注生植物油、针刺疗法，以及根据不同病因采用低压空气或钡灌肠，经乙状结肠镜插管，腹部按摩等各种复位法。

粘连性肠梗阻

【定义】粘连性肠梗阻是肠粘连或腹腔内粘连带所致的肠梗阻，其发生率占各类肠梗阻的 20% ~40%。

【诊断】急性粘连性肠梗阻主要是小肠机械性肠梗阻的表现，病人多有腹腔手术、创伤或感染的病史，若腹痛较重，出现腹部局部压痛，甚至腹肌紧张者，即应考虑是粘连带等引起的绞窄性肠梗阻。

【治疗】

1. 单纯性肠梗阻，不完全性梗阻，特别是广泛性粘连者，一般选用非手术治疗。

2. 粘连性肠梗阻如经非手术治疗不见好转甚至病情加重，或怀疑为绞窄性肠梗阻，手术须及早进行，以免发生肠坏死。对反复频繁发作的粘连性肠梗阻也应考虑手术治疗。

肠扭转

【定义】肠扭转是一段肠襻沿其系膜长轴旋转而造成的闭襻型肠梗阻，同时肠系膜血管受压，也是绞窄性肠梗阻。

【临床表现】肠扭转表现为急性机械性肠梗阻，根据其发生的部位，临床上各有特点。

1. 小肠扭转　多见于青壮年，常有饱食后剧烈活动等诱发因素。突发剧烈脐周绞痛，常为持续性疼痛阵发性加重；腹痛常牵涉腰背部，病人喜取胸膝位或蜷曲侧卧位；呕吐频繁，腹胀不显著或者某一部位特别明显，肠鸣音不亢进。易发生休克。腹部 X 线检查符合绞窄性肠梗阻的表现，另外，还可见空肠和回肠换位，或排列成多种形态的小跨度蜷曲肠襻等特有的征象。

2. 乙状结肠扭转　多见于男性老年人，常有便秘习惯，除腹部绞痛外，有明显腹胀，而呕吐一般不明显。低压灌肠往往不足 500 ml 便不能再灌入。腹部 X 线平片显示马蹄状巨大的双腔充气肠襻；立位可见两个液平面。钡剂灌肠 X 线检查见扭转部位钡剂受阻，钡影尖端呈"鸟嘴"形。

【治疗】肠扭转是一种较严重的机械性肠梗阻，常可在短时期内发生肠绞窄、坏死，死亡率为 15% ~40%，死亡的主要原因常为就诊过晚或治疗延误，一般应及时手术治疗：①扭转复位术。②肠切除术。

肠套叠

【定义】 一段肠管套入其相连的肠管腔内称为肠套叠。

【临床表现】

1.80%发生于2岁以下的儿童。最多见的为回肠末端套入结肠。

2. 肠套叠的三大典型症状：腹痛、血便和腹部肿块。表现为突然发作剧烈的阵发性腹痛，病儿阵发哭闹不安、面色苍白、出汗，伴有呕吐和果酱样血便。

3. 腹部可扪及腊肠形、表面光滑、稍可活动、具有一定压痛的肿块，常位于脐右上方，而右下腹扪诊有空虚感。

4. 空气或钡剂灌肠X线检查，可见空气或钡剂在结肠受阻，阻端钡影呈"杯口状"，甚至呈"弹簧状"阴影。

【治疗】

1. 早期可用空气（或氧气、钡剂）灌肠复位，疗效可达90%以上。一般空气压力先用60mmHg，经肛管灌入结肠内，在X线透视再次明确诊断后，继续注气加压至80mmHg左右，直至套叠复位。

2. 如果套叠不能复位，或病期已超过48h，或怀疑有肠坏死，或空气灌肠复位后出现腹膜刺激征及全身情况恶化，都应行手术治疗。

3. 手术复位；肠切除吻合术。

4. 成人肠套叠多有引起套叠的病理因素，一般主张手术为宜。

结肠癌

【概述】 结肠癌是胃肠道中常见的恶性肿瘤，以41~65岁发病率高。半数以上来自腺瘤癌变，从形态学上可见到增生、腺瘤及癌变各阶段以及相应的染色体改变。随分子生物学技术的发展，同时存在的分子事件基因表达亦渐被认识，从中明确癌的发生发展是一个多步骤、多阶段及多基因参与的细胞遗传性疾病。

结肠癌主要为经淋巴转移，首先到结肠壁和结肠旁淋巴结，再到肠系膜血管周围和肠系膜血管根部淋巴结。血行转移多见于肝，其次为肺、骨等。还可直接浸润及腹膜种植转移。

【临床表现】 结肠癌早期常无特殊症状，发展后主要有下列症状。

1. 排便习惯与粪便性状的改变 最早出现。多为便频、腹泻、便秘、粪便中带血、脓或黏液。

2. 腹痛 早期症状之一，常为定位不确切的持续性隐痛、不适或腹胀感，出现肠梗阻时则腹痛加重或为阵发性绞痛。

3. 腹部肿块 多为瘤体本身或积粪。

4. 肠梗阻症状 属结肠癌的中晚期症状。

5. 全身症状 贫血、消瘦、乏力、低热等。晚期肝肿大、黄疸、浮肿、腹水、直肠前凹肿块、锁骨上淋巴结肿大及恶病质等。

一般右侧结肠癌以全身症状、贫血、腹部肿块为主要表现，左侧结肠癌是以肠梗阻、便秘、腹泻、便血等症状为显著。

【诊断】40 岁以上有以下任一表现者应列为高危人群：① Ⅰ 级亲属有结直肠癌史者；②有癌症史或肠道腺瘤或息肉史；③大便隐血试验阳性者；④以下五种表现具二项以上者：黏液血便、慢性腹泻、慢性便秘、慢性阑尾炎史及精神创伤史。

【治疗】原则是以手术切除为主的综合治疗。

1. 结肠癌根治性手术 切除范围须包括癌肿所在肠袢及其系膜和区域淋巴结。

2. 结肠癌并发急性肠梗阻的手术 应当在进行胃肠减压、纠正水和电解质紊乱以及酸碱失衡等适当的准备后早期施行手术。

3. 化学药物 见直肠癌章。

4. 化学预防 常用阻断炎性物质的药物有非甾体消炎药，如阿司匹林；舒林酸具可逆性还原、不可逆性氧化抑制前列腺素产物的作用，导致息肉退缩，此外维生素 E、C、A 可抑制直肠腺瘤上皮增生。钙剂、大豆、蔬菜等均为有益饮食、健康食品，有防护作用。

直肠癌

【定义】直肠癌是乙状结肠直肠交界处至齿状线之间的癌，是消化道常见的恶性肿瘤。直肠癌根治性切除术后总的 5 年生存率在 60% 左右，早期直肠癌术后的 5 年生存率为 80% ~90%。

【临床表现】直肠癌早期无明显症状，癌肿破溃形成溃疡或感染时才出现症状。

1. 直肠刺激症状：大便频繁，肛门有下坠感、里急后重、排便不尽感，晚期有下腹痛。

2. 肠腔狭窄症状：大便变形、变细，病变进展则有不全性肠梗阻表现。

3. 癌肿破溃感染症状：大便表面带血及黏液，甚至有脓血便。

4. 癌肿向周围侵犯可出现尿频、尿痛、血尿。骶尾部剧烈持续性疼痛。晚期出现肝转移时可有腹水、肝大、黄疸、贫血、消瘦、浮肿、恶病质等。

【诊断】直肠癌根据病史、体检、影像学和内镜检查不难做出临床诊断，准确率亦可达 95% 以上。

【治疗】手术切除仍然是直肠癌的主要治疗方法。

1. 手术治疗 凡能切除的直肠癌如无手术禁忌证，都应尽早施行直肠癌根治术，如不能进行根治性切除时，亦应进行姑息性切除，使症状得到缓解。如伴发能切除的肝转移癌应同时切除肝转移癌。

2. 放射治疗 放射治疗作为手术切除的辅助疗法，有提高疗效的作用。

3. 化疗 目前一线联合化疗药物的组成主要有三个方案：

（1）FOLFOX6 方案 奥沙利铂 100mg/m^2，亚叶酸钙（CF）200mg/m^2，化疗第一天静脉滴注，随后氟尿嘧啶 2.4 ~ 3.6g/ m^2 持续 48h 滴注，每两周重复，共 10 ~ 12 疗程。

（2）XELOX 方案 为奥沙利铂和 Xeloda 的联合用药。

（3）MAYO 方案 是氟尿嘧啶和亚叶酸钙的配伍。经多中心大样本的临床研究，辅助化疗能明显提高Ⅱ～Ⅲ期结、直肠癌的5年生存率。

4. 新辅助放化疗 术前放化疗能使直肠癌体积缩小，达到降期作用，从而提高手术切除率及降低局部复发率。强力推荐在Ⅲ、Ⅳ期结直肠癌病人中应用辅助化疗、新辅助化疗；而在中低位、中晚期直肠癌建议新辅助放化疗，大多数文献报道在Ⅱ期病人中也可获益，Ⅰ期结、直肠癌病人不建议使用辅助化疗。

5. 其他治疗 基因治疗、靶向治疗、免疫治疗，也可用电灼、液氮冷冻和激光凝固、烧灼等局部治疗或放置金属支架，以改善梗阻症状。

直肠肛管周围脓肿

【定义】直肠肛管周围脓肿是指直肠肛管周围软组织内或其周围间隙发生的急性化脓性感染，并形成脓肿。

【临床表现】

1. 肛门周围脓肿 肛周持续性跳动性疼痛，行动不便，坐卧不安，全身感染性症状不明显。病变处明显红肿，有硬结和压痛，脓肿形成可有波动感，穿刺时抽出脓液。

2. 坐骨肛管间隙脓肿 患侧出现持续性胀痛，逐渐加重，继而为持续性跳痛，坐立不安，排便或行走时疼痛加剧，可有排尿困难和里急后重；全身感染症状明显，如头痛、乏力、发热、食欲不振、恶心、寒战等。肛门患侧红肿，双臀不对称；局部触诊或直肠指检时患侧有深压痛，甚至波动感。

3. 骨盆直肠间隙脓肿 早期就有全身中毒症状，如发热、寒战、全身疲倦不适。直肠坠胀感，便意不尽，排便时尤感不适，常伴排尿困难。会阴部检查多无异常，直肠指诊可在直肠壁上触及肿块隆起，有压痛和波动感。诊断主要靠穿刺抽脓，必要时作肛管超声检查或CT检查证实。

【治疗】

1. 非手术治疗 ①抗生素治疗：选用对革兰阴性杆菌有效的抗生素；②温水坐浴；③局部理疗；④口服缓泻剂或石蜡油以减轻排便时疼痛。

2. 手术治疗 脓肿切开引流是治疗直肠肛管周围脓肿的主要方法，一旦诊断明确，即应切开引流。手术方式因脓肿的部位不同而异。

肛裂

【定义】肛裂是齿状线下肛管皮肤层裂伤后形成的小溃疡。方向与肛管纵轴平行，长约0.5～1.0cm，呈梭形或椭圆形，常引起肛周剧痛。多见于青中年人，绝大多数肛裂位于肛管的后正中线上。

【临床表现】肛裂病人有典型的临床表现，即疼痛、便秘和出血。

【诊断】依据典型的临床病史、肛门检查时发现的肛裂"三联征"（裂缘、前哨痔、肥大的肛乳头），不难做出诊断。

【治疗】急性或初发的肛裂可用坐浴和润便的方法治疗；慢性肛裂可用坐浴、润便加以扩肛的方法；经久不愈、保守治疗无效且症状较重者可采用手术治疗。

1. 非手术治疗原则 解除括约肌痉挛，止痛，帮助排便，中断恶性循环，促使局部愈合。具体措施如下：

（1）排便后用1∶5000 高锰酸钾温水坐浴。

（2）口服缓泻剂或石蜡油；增加饮水和多食纤维食物。

（3）肛裂局部麻醉后扩张。但此法复发率高，可并发出血、肛周脓肿、大便失禁等。

2. 手术疗法　①肛裂切除术。②肛管内括约肌切断术。

肛瘘

【定义】肛瘘是指肛门周围的肉芽肿性管道，由内口、瘘管、外口三部分组成。多见于青壮年男性。

【临床表现】瘘外口流出少量脓性、血性、黏液性分泌物为主要症状。上述症状的反复发作是瘘管的临床特点。

【治疗】肛瘘不能自愈，不治疗会反复发作。治疗方法主要有堵塞法、手术治疗两种。

痔

【定义】内痔是肛垫的支持结构、静脉丛及动静脉吻合支发生病理性改变或移位。外痔是齿状线远侧皮下静脉丛的病理性扩张或血栓形成。内痔通过丰富的静脉丛吻合支和相应部位的外痔相互融合为混合痔。

【临床表现】痔根据其所在部位不同分为三类：

1. 内痔　内痔的主要临床表现是出血和脱出。无痛性间歇性便后出鲜血是内痔的常见症状。内痔的好发部位为截石位3、7、11 点。内痔的分度如下。

Ⅰ度：便时带血、滴血或喷射状出血，便后出血可自行停止，无痔脱出；

Ⅱ度：常有便血，排便时有痔脱出，便后可自行还纳；

Ⅲ度：偶有便血，排便或久站、咳嗽、劳累、负重时痔脱出，需用手还纳；

Ⅳ度：偶有便血，痔脱出不能还纳或还纳后又脱出。

2. 外痔　主要临床表现是肛门不适、潮湿不洁，有时有瘙痒。如发生血栓形成及皮下血肿有剧痛，血栓性外痔最常见。

3. 混合痔　表现为内痔和外痔的症状可同时存在。内痔发展到Ⅲ度以上时多形成混合痔。呈环状脱出肛门外，脱出的痔块在肛周呈梅花状，称为环状痔。临床上可出现嵌顿性痔或绞窄性痔。

【诊断】

1. 肛门视诊可见到痔块大小、数目及部位。血栓性外痔表现为肛周暗紫色长条圆形肿物，表面皮肤水肿、质硬、压痛明显。直肠指诊虽对痔的诊断意义不大，肛门镜检查，不仅可见到痔块的情况，还可观察到直肠黏膜有无充血、水肿、溃疡、肿块等。

2. 鉴别诊断　见表2－14－11。

表2-14-11　痔的鉴别诊断

疾病名称	鉴别要点
痔	大便出血，血液与粪便不相混合，直肠指检可扪及暗红色圆形柔软的血管团
直肠脱垂	黏膜呈环形，表面平滑，括约肌松弛；而痔黏膜呈梅花瓣状，括约肌不松弛
直肠息肉	息肉为圆形、实质性、有蒂、可活动，多见于儿童
直肠癌	直肠癌直肠指检可扪及高低不平的硬块

【治疗】应遵循三个原则：①无症状的痔无需治疗；②有症状的痔重在减轻或消除症状，而非根治；③以保守治疗为主。

1. 一般治疗　在痔的初期，多食纤维性食物，改变不良的大便习惯，保持大便通畅，防治便秘和腹泻。热水坐浴可改善局部血液循环。

2. 注射疗法　治疗Ⅰ、Ⅱ度出血性内痔的效果较好。常用的硬化剂有5%石炭酸植物油、5%鱼肝油酸钠、5%盐酸奎宁尿素水溶液、4%明矾水溶液等，忌用腐蚀性药物。

3. 红外线凝固疗法　适用于Ⅰ、Ⅱ度内痔。但复发率高，目前临床上应用不多。

4. 胶圈套扎疗法　可用于治疗Ⅰ、Ⅱ、Ⅲ度内痔。

5. 多普勒超声引导下痔动脉结扎术　适用于Ⅱ～Ⅳ度的内痔。

6. 手术疗法　①痔单纯切除术。②吻合器痔固定术。③血栓外痔剥离术。

第十五章　周围血管疾病

动脉硬化闭塞症

【概述】动脉硬化性闭塞症（ASO）是一种全身性疾病，发生在大、中动脉，涉及腹主动脉及其远侧的主干动脉时，引起下肢慢性缺血的临床表现。本病多见于男性，发病年龄多在45岁以上往往与其他部位的动脉硬化性疾病同时存在。

【临床表现】

1. 早期症状　患肢冷感、苍白，进而出现间歇性跛行。

2. 后期症状　患肢皮温明显降低、色泽苍白或发绀，出现静息痛，肢体远端缺血性坏疽或溃疡。皮肤及其附件的营养性改变、感觉异常及肌萎缩。患肢的股、腘、胫后及足背动脉搏动减弱或不能扣及。

【诊断与分期】年龄>45岁，出现肢体慢性缺血的临床表现，均应考虑本病。检查发现大、中动脉为主的狭窄或闭塞，诊断即可确立。

血栓闭塞性脉管炎与多发性大动脉炎、糖尿病足的鉴别诊断如表2 – 15 – 1。

表2 – 15 – 1　动脉硬化闭塞症的鉴别诊断

疾病名称	鉴别要点
血栓闭塞性脉管炎	多见于青壮年，主要累及肢体中、小动脉的节段性闭塞，往往有游走性浅静脉炎病史，不常伴冠心病、高血压、高脂血症与糖尿病
多发性大动脉炎	多见于青年女性，主要累及主动脉及其分支起始部位，活动期常见红细胞沉降率增高及免疫检测异常
糖尿病足	除肢体缺血表现外，感觉异常如疼痛、冷热及振动感觉异常或丧失；运动异常如肌无力、萎缩及足畸形；足部皮肤潮红、皮温升高与灼热痛。糖尿病足溃疡或坏疽多见于趾腹、足跟及足的负重部位

【治疗】控制易患因素、合理用药，具有积极的预防作用，改善症状。症状严重影响生活和工作，应考虑手术治疗。

1. 非手术治疗　控制体重、禁烟，适量锻炼。应用抗血小板聚集及扩张血管药物；高压氧仓治疗；继发血栓时溶栓治疗。

2. 手术治疗　目的在于通过手术或血管腔内治疗方法，重建动脉通路。

3. 创面处理　换药或者截肢（趾、指）术。合理选用抗生素。

血栓闭塞性脉管炎

【定义】血栓闭塞性脉管炎（TAO）又称 Buerger 病，是血管的炎性、节段性和反复发作的慢性闭塞性疾病。首先侵袭四肢中小动静脉，以下肢多见，好发于男性青壮年。

【临床表现】本病起病隐匿，进展缓慢，主要临床表现如下：①患肢怕冷，皮肤温度降低，苍白或发绀。②患肢感觉异常及疼痛，间歇性跛行或静息痛。③组织营养障碍改变。严重缺血者，患肢末端出现缺血性溃疡或坏疽。④患肢的远侧动脉搏动减弱或消失。⑤发病前或发病过程中出现复发性游走性浅静脉炎。

【诊断】临床诊断要点：①大多数病人为青壮年男性，多数有吸烟嗜好。②患肢有不同程度的缺血性症状。③有游走性浅静脉炎病史。④患肢足背动脉或胫后动脉搏动减弱或消失。⑤一般无高血压、高脂血症、糖尿病等致动脉硬化的因素。⑥动脉造影。患肢中小动脉多节段狭窄或闭塞是血栓闭塞性脉管炎的典型 X 线征象。最常累及小腿的3支主干动脉（胫前、胫后及腘动脉），或其中1 ~ 2支。动脉滋养血管显影，形如细弹簧状，沿闭塞动脉延伸，是重要的侧支动脉，也是本病的特殊征象。

血栓闭塞性脉管炎与动脉硬化性闭塞症的鉴别诊断如表2 – 15 – 2。

表2－15－2　血栓闭塞性脉管炎与动脉硬化性闭塞症的鉴别诊断

鉴别项目	动脉硬化性闭塞症	血栓闭塞性脉管炎
发病年龄	多见于＞45岁	青壮年多见
血栓性浅静脉炎	无	常见
高血压、冠心病、高脂血症、糖尿病	常见	常无
受累血管	大、中动脉	中、小动静脉
其他部位动脉病变	常见	无
受累动脉钙化	可见	无
动脉造影	广泛性不规则狭窄和节段性闭塞，硬化动脉扩张、扭曲	节段性闭塞，病变近、远侧血管壁光滑

【治疗】处理原则应该着重于防止病变进展，改善和增进下肢血液循环。

1. 一般疗法　严格戒烟、防止受冷、受潮和外伤，止痛，适度锻炼。

2. 非手术治疗　除抗血小板聚集与扩张血管药物、高压氧仓治疗外，可给予中药治疗。

3. 手术治疗　目的是重建动脉血流通道，增加肢体血供，改善缺血引起的后果。包括：旁路转流术或试行腰交感神经节切除术或大网膜移植术、动静脉转流术。

已有肢体远端缺血性溃疡或坏疽时，应积极处理创面，选用有效抗生素治疗。组织已发生不可逆坏死时，应考虑不同平面的截肢术。

动脉栓塞

【定义】动脉栓塞是指动脉腔被进入血管内的栓子（血栓、空气、脂肪、癌栓及其他异物）堵塞，造成血流阻塞，引起急性缺血的临床表现。特点是起病急骤，症状明显，进展迅速，预后严重，需积极处理。

【临床表现】急性动脉栓塞的临床表现，可以概括为5P，即疼痛（pain）、感觉异常（paresthesia）、麻痹（paralysis）、无脉（pulselessness）和苍白（pallor）。

1. 疼痛　最早出现，轻微活动均可致剧烈疼痛，患肢强迫屈曲位。

2. 皮肤色泽和温度改变　皮肤呈苍白色，远侧肢体冰冷感觉。可触及骤然改变的变温带，其平面约比栓塞平面低一手宽，具有定位诊断意义。①腹主动脉末端栓塞：约在双侧大腿和臀部；②髂总动脉栓塞：约在大腿上部；③股总动脉栓塞：约在大腿中部；④腘动脉栓塞：约在小腿中部。

3. 动脉搏动减弱或消失　栓塞远侧动脉搏动明显减弱；栓塞近侧动脉搏动强烈。

4. 感觉和运动障碍　栓塞平面远侧肢体皮肤感觉异常、麻木甚至丧失。运动功能障碍以及不同程度的足或腕下垂。

5. 动脉栓塞的全身影响　休克、左心衰竭、高钾血症、肌红蛋白尿和代谢性酸中毒，最终导致肾衰竭。

【诊断】凡有心脏病史伴有心房纤维颤动或前述发病原因者，突然出现 5P 征象，即可做出临床诊断。下列检查可为确定诊断提供客观依据：①皮肤测温试验。②超声多普勒检查。③动脉造影。④心电图、心脏 X 线、生化和酶学检查等。

【治疗】必须采取积极的有效治疗措施。

1. 非手术治疗 针对动脉栓塞的非手术疗法适用于：①小动脉栓塞：如胫腓干远端或肱动脉远端的动脉栓塞。②全身情况不能耐受手术者。③肢体已出现明显的坏死征象，手术已不能挽救肢体。

常用药物有：纤溶（尿激酶等）、抗凝（肝素等）及扩血管药物。

2. 手术治疗 凡诊断明确，尤其是大中动脉栓塞，除非肢体已发生坏疽，或有良好的侧支建立可以维持肢体的存活，如果病人全身情况允许，应及时做手术取栓。

原发性下肢静脉曲张

【定义】原发性下肢静脉曲张系指仅涉及隐静脉，浅静脉伸长、迂曲而呈曲张状态，多见于从事持久站立工作、体力活动强度高，或久坐少动者。

【临床表现】

1. 以大隐静脉曲张为多见，单独的小隐静脉曲张较为少见；以左下肢多见。

2. 下肢浅静脉扩张、迂曲，下肢沉重、乏力感。可出现踝部轻度肿胀和足靴区皮肤色素沉着、皮炎、湿疹、皮下脂质硬化和溃疡形成。

【诊断】根据以上表现及检查，诊断不难，但必须排除下列几种疾病：①原发性下肢深静脉瓣膜功能不全。②下肢深静脉血栓形成后遗综合征。③动静脉瘘：患肢皮肤温度升高，局部有时可扪及震颤或有血管杂音，浅静脉压力明显上升，静脉血的含氧量增高。

【治疗】原发性下肢静脉曲张的治疗可有下列三种方法。

1. 非手术疗法 仅能改善症状，适用于：①症状轻微又不愿手术者；②妊娠期发病，鉴于分娩后症状有可能消失，可暂行非手术疗法；③手术耐受力极差者。

措施：患肢穿医用弹力袜或用弹力绷带。

2. 硬化剂注射和压迫疗法 应避免硬化剂渗漏造成组织炎症、坏死或进入深静脉并发血栓形成。

3. 手术疗法 大隐或小隐静脉高位结扎及主干与曲张静脉剥脱术。已确定交通静脉功能不全的，可选择筋膜外、筋膜下或借助内镜做交通静脉结扎术。

4. 并发症及其处理 病程进展中可能出现下列并发症：

（1）血栓性浅静脉炎 可用抗生素及局部热敷治疗。炎症消退后，应施行手术治疗。

（2）溃疡形成 创面湿敷，抬高患肢以利回流；较大或较深的溃疡，经上述处理后溃疡缩小，周围炎症消退，创面清洁后手术治疗，同时作清创植皮。

（3）曲张静脉破裂出血　抬高患肢和局部加压包扎，一般均能止血，必要时可以缝扎止血，以后再作手术治疗。

原发性深静脉瓣膜功能不全

【定义】原发性下肢深静脉瓣膜功能不全是指深静脉瓣膜不能紧密关闭，引起血液逆流，但无先天性或继发性原因，有别于深静脉血栓形成后瓣膜功能不全及原发性下肢静脉曲张。

【临床表现与诊断】除了浅静脉曲张外，根据临床表现的轻重程度可分为：

1. 轻度　久站后下肢沉重不适，踝部轻度浮肿。

2. 中度　轻度皮肤色素沉着及皮下组织纤维化，单个小溃疡。下肢沉重感明显，踝部中度肿胀。

3. 重度　短时间活动后即出现小腿胀痛或沉重感，浮肿明显并累及小腿，伴有广泛色素沉着、湿疹或多个、复发性溃疡（已愈合或活动期）。

【鉴别诊断】见表 2 - 15 - 3。

表 2 - 15 - 3　原发性深静脉瓣膜关闭不全的鉴别诊断

鉴别项目	原发性深静脉瓣膜关闭不全	深静脉血栓形成后综合征
深静脉血栓形成病史	无	有
浅静脉曲张范围	局限于下肢	广泛，可涉及下腹壁
Perthes 试验	阴性	大部分阳性
下肢静脉造影	深静脉通畅、扩张、呈直筒状、瓣膜影模糊	深静脉部分或完全再通、形态不规则、侧支开放、瓣膜影消失

【治疗】凡诊断明确，瓣膜功能不全Ⅱ级以上者，结合临床表现的严重程度，应考虑施行深静脉瓣膜重建术。

深静脉血栓形成

【定义】深静脉血栓形成（DVT）是指血液在深静脉腔内不正常凝结，阻塞静脉腔，导致静脉回流障碍，如未予及时治疗，急性期可并发肺栓塞（致死性或非致死性），后期则因血栓形成后综合征，影响生活和工作能力。全身主干静脉均可发病，尤其多见于下肢。

【临床表现】按照血栓形成的发病部位，主要临床表现分述如下：

1. 上肢深静脉血栓形成

（1）局限于腋静脉　前臂和手部肿胀、胀痛。

（2）腋－锁骨下静脉　整个上肢肿胀，患侧肩部、锁骨上和前胸壁浅静脉扩张。上肢下垂时，肿胀和胀痛加重；抬高后减轻。

2. 上、下腔静脉血栓形成

（1）上腔静脉血栓形成　除上肢静脉回流障碍表现外，并有面颈部肿胀，球结膜充血水肿，眼睑肿胀。颈部、前胸壁、肩部浅静脉扩张，往往呈广泛性并向对侧延伸，胸壁的扩张静脉血流方向向下。常伴有头痛、头胀及其他神经系统症状和原发疾病的症状。

（2）下腔静脉血栓形成　躯干的浅静脉扩张，血流方向向头端。当血栓累及下腔静脉肝段，影响肝静脉回流时，则有布－加综合征的临床表现。

3. 下肢深静脉血栓形成　最为常见，根据发病部位及病程，可做如下分型。

（1）根据急性期血栓形成的解剖部位分型

①中央型　即髂－股静脉血栓形成。起病急，全下肢明显肿胀，患侧髂窝、股三角区有疼痛和压痛，浅静脉扩张，患肢皮温及体温均升高。

②周围型　包括股静脉或小腿深静脉血栓形成。

局限于股静脉：主要表现为大腿肿痛，由于髂－股静脉通畅，下肢肿胀往往不严重。

局限在小腿部的深静脉：表现为突然出现小腿剧痛，患足不能着地踏平，行走时症状加重；小腿肿胀且有深压痛，作踝关节过度背屈试验可致小腿剧痛（Homans 征阳性）。

③混合型　即全下肢深静脉血栓形成。主要表现为：全下肢明显肿胀、剧痛，股三角区、腘窝、小腿肌层都可有压痛，常伴有体温升高和脉率加速（股白肿）。如病程继续进展，肢体极度肿胀导致下肢动脉血供障碍，出现足背动脉和胫后动脉搏动消失，进而小腿和足背往往出现水泡，皮肤温度明显降低并呈青紫色（股青肿）。

（2）根据临床病程演变分型　根据病程可以分成以下四型。

①闭塞型　深静脉腔内阻塞，下肢明显肿胀和胀痛，伴广泛浅静脉扩张，一般无小腿营养障碍改变。

②部分再通型　深静脉部分再通。肢体肿胀与胀痛减轻，但浅静脉扩张更明显，或呈曲张，可有小腿远端色素沉着出现。

③再通型　深静脉大部分或完全再通，下肢肿胀减轻，但在活动后加重，明显的浅静脉曲张、小腿出现广泛色素沉着和慢性复发性溃疡。

④再发型　在已再通的深静脉腔内，再次急性深静脉血栓形成。

【诊断】一侧肢体突然发生的肿胀，伴有胀痛、浅静脉扩张，都应疑及下肢深静脉血栓形成。

【预防和治疗】抗凝、祛聚药物，鼓励病人作四肢的主动运动和早期离床活动，是主要的预防措施。治疗方法可分为非手术治疗和手术取栓两类。

1. 非手术治疗

（1）一般处理　卧床休息、抬高患肢，适当使用利尿剂，病情允许时着医用弹力袜或弹力绷带后起床活动。

（2）祛聚药物　如阿司匹林、右旋糖酐、双嘧达莫（潘生丁）、丹参等，常作为辅助治疗。

（3）抗凝治疗 通常先用普通肝素或低分子肝素（分子量＜6000）静脉或皮下注射，达到低凝状态后改用香豆素衍化物（如华法林）口服，一般维持2个月或更长时间。

（4）溶栓治疗 链激酶、尿激酶、组织型纤溶酶原激活剂等。可经外周静脉滴注，或经插至血栓头端的静脉导管直接给药。早期（2～3d）的溶栓效果优于病期较长者，病程较长（10～15d），也可试用本法。根据静脉开放的比例评价溶栓治疗的效果：1级＜50％，Ⅱ级＞50％，Ⅲ级完全溶解。

出血是抗凝、溶栓治疗的严重并发症，且剂量的个体差异很大，应严密观察凝血功能的变化：①凝血时间（CT）不超过正常（8～12min）的2～3倍；②活化部分凝血时间（APTT）延长1.5～2.5倍；③凝血酶时间（TT）不超过60s（正常16～18 s）；④凝血酶原时间（PT）不超过对照值1.3～1.5倍；⑤国际标准化比值（INR）控制在2.0～3.0；⑥纤维蛋白原不应低于0.6～1.0g/L（正常2～4g/L）。

一旦出现出血并发症，停药并采用硫酸鱼精蛋白对抗肝素、维生素K_1对抗口服抗凝剂；使用10％6-氨基己酸、纤维蛋白原制剂或输新鲜血，对抗纤溶治疗引起的出血。

2. 手术疗法 取栓术最常用于下肢深静脉血栓形成，尤其是髂-股静脉血栓形成的早期病例。手术时机应在发病后3～5天内。已出现股青肿，即使病期较长，也可施以手术取栓力求挽救肢体。手术方法主要是采用Fogarty导管取栓术，术后辅用抗凝、祛聚疗法2个月，防止再发。

第十六章 骨外科疾病

骨折救治

【骨折概述】

1. 定义 骨皮质或骨小梁的完整性和连续性中断称为骨折。

2. 成因 ①直接暴力；②间接暴力；③积累性劳损；④病理性骨折。

3. 分类

（1）根据骨折处皮肤黏膜完整性，分为开放性骨折和闭合性骨折。

开放性骨折：骨折处皮肤或黏膜破裂，骨折端与外界相通。

闭合性骨折：骨折处皮肤或黏膜完整，骨折端不与外界相通

（2）根据骨折端的稳定程度，分为稳定骨折和不稳定骨折。

稳定骨折：包括裂缝骨折、青枝骨折、横行骨折、压缩骨折、嵌插骨折。

不稳定骨折：包括斜行骨折、螺旋形骨折、粉碎性骨折。

4. 骨折移位　①成角移位；②侧方移位；③缩短移位；④分离移位；⑤旋转移位。

【临床表现】

1. 全身表现　休克（出血）、发热。

2. 局部表现

（1）一般表现　疼痛、肿胀、功能障碍、青紫等。

（2）特有体征　畸形、异常活动、骨擦音或骨擦感。

【并发症】

1. 早期并发症

（1）创伤性休克。

（2）脂肪栓塞综合征　骨折后骨髓内脂肪滴进入血液、机体的应激反应及交感神经-体液的应激反应。临床表现差异很大，主要为呼吸困难、意识障碍、皮下及内脏瘀血和进行性低氧血症等一组症候群。

（3）急性呼吸窘迫综合征（ARDS）。

（4）弥散性血管内凝血（DIC）。

（5）感染。

（6）筋膜间隙综合征（CS）　肢体创伤后发生在四肢特定的筋膜间隙内的进行性病变，即由于间隙内容物的增加，压力增高，致间隙内容物主要是肌肉与神经干发生进行性缺血坏死。

（7）挤压综合征　肢体、臀部等肌肉丰富部位，受到压砸或长时间重力压迫，致肌肉坏死并引起高钾血症、肌红蛋白尿、急性肾功能衰竭的综合征。

2. 晚期并发症　主要有坠积性肺炎、褥疮、下肢深静脉血栓形成、感染、损伤性骨化、创伤性关节炎、关节僵硬、急性骨萎缩、缺血性骨坏死、缺血性肌挛缩等。

【骨折愈合】

1. 原发性骨痂反应。

2. 内、外骨痂的形成和链接　①肉芽组织修复期。②原始骨痂形成期。③成熟骨板期。④塑形期。

【骨折急救】

1. 抢救生命　严重创伤现场急救的首要原则是抢救生命。如发现伤员心跳、呼吸已经停止或濒于停止，应立即进行胸外心脏按压和人工呼吸。昏迷病人应保持其呼吸道通畅，及时清除其口咽部异物。开放性骨折伤员伤口处可有大量出血，一般可用敷料加压包扎止血。严重出血者若使用止血带止血，一定要记录开始使用止血带的时间，每隔30min应放松1次（每次30~60s），以防肢体缺血坏死。如遇以上有生命危险的骨折病人，应快速运往医院救治。

2. 伤口处理　开放性伤口的处理除应及时恰当地止血外，还应立即用消毒纱布或干净布包扎伤口，以防伤口继续被污染。伤口表面的异物要取掉，外露的骨折端切勿推入伤口，以免污染深层组织。有条件者最好用高锰酸钾等消毒液冲洗伤口后再包扎、固定。

3. 简单固定 现场急救时及时正确地固定断肢，可减少伤员的疼痛及周围组织继续损伤，同时也便于伤员的搬运和转送。但急救时的固定是暂时的。因此，应力求简单而有效，不要求对骨折准确复位；开放性骨折有骨端外露者更不宜复位，而应原位固定。急救现场可就地取材，如木棍、板条、树枝、手杖或硬纸板等都可作为固定器材，其长短以固定住骨折处上下两个关节为准。如找不到固定的硬物，也可用布带直接将伤肢绑在身上，骨折的上肢可固定在胸壁上，使前臂悬于胸前；骨折的下肢可同健肢固定在一起。

4. 必要止痛 严重外伤后，强烈的疼痛刺激可引起休克，因此应给予必要的止痛药。如口服止痛片，也可注射止痛剂，如吗啡 10mg 或哌替啶 50mg。但有脑、胸部损伤者不可注射吗啡，以免抑制呼吸中枢。

5. 安全转运 经以上现场救护后，应将伤员迅速、安全地转运到医院救治。转运途中要注意动作轻稳，防止震动和碰坏伤肢，以减少伤员的疼痛；注意其保暖和适当的活动。

【骨折治疗原则】 骨折治疗有三大原则，即复位、固定和功能锻炼。

1. 复位 复位是将移位的骨折段恢复正常或近乎正常的解剖关系，重建骨的支架作用。这是治疗骨折的首要步骤，也是骨折固定和功能锻炼的基础。早期正确的复位，是骨折愈合过程顺利进行的必要条件。

（1）复位的标准

①解剖复位　骨折段通过复位，恢复了正常的解剖关系，对位（两骨折端的接触面）和对线（两骨折段在纵轴上的关系）完全良好时，称解剖复位。

②功能复位　骨折部位的旋转移位、分离移位必须完全矫正。缩短移位在成人下肢骨折不超过 1cm；儿童若无骨骺损伤，下肢缩短在 2cm 以内，在生长发育过程中可自行矫正。成角移位：下肢骨折轻微的向前或向后成角，与关节活动方向一致，日后可在骨痂改造期内自行矫正。向侧方成角移位，与关节活动方向垂直，日后不能矫正，必须完全复位。上肢骨折要求也不一致，肱骨干稍有畸形，对功能影响不大；前臂双骨折则要求对位、对线均好，否则影响前臂旋转功能。④长骨干横形骨折，骨折端对位至少达 1/3，干骺端骨折至少应对位 3/4。

（2）复位的方法　①手法复位。②切开复位。

2. 固定 即将骨折维持在复位后的位置，使其在良好对位情况下达到牢固愈合，是骨折愈合的关键。

（1）外固定　①石膏绷带；②小夹板；③外展架；④持续牵引；⑤外固定器。

（2）内固定　①接骨板；②螺钉；③髓内钉；④克氏针等。

3. 功能锻炼

（1）早期　1～2 周，患肢肌主动舒缩活动。

（2）中期　2 周后，骨折上下关节活动。

（3）晚期　临床愈合后，增大关节活动范围和肌力。

急、慢性血源性骨髓炎

急性血源性骨髓炎

【定义】急性血源性骨髓炎是指骨组织的血源性、化脓性感染，涉及骨膜、骨密质、骨松质与骨髓组织的感染。

【临床表现】

1. 全身症状 起病急，有寒战、高热等明显的中毒症状。

2. 局部表现 患肢持续剧痛，局部皮温高，有深压痛，肢体半屈曲强迫体位，后期形成骨膜下和软组织脓肿时，反应性关节积液，骨质广泛破坏后发生病理性骨折。

【鉴别诊断】

1. 蜂窝织炎 全身中毒症状较轻，局部炎症较广泛，压痛范围也较大。

2. 急性化脓性关节炎 肿胀、压痛在关节间隙而不在骨端，关节活动几乎完全消失，关节腔穿刺抽液检查可明确诊断。

3. 风湿性关节炎 一般病情较轻，发热较低，局部症状亦较轻，病变部位在关节，且常有多个关节受累。

【治疗】目的是尽早控制感染，使病变在急性期治愈，防止演变为慢性骨髓炎。

1. 非手术治疗

（1）全身支持治疗 充分休息与良好护理，注意水、电解质平衡，少量多次输血，预防发生压疮及口腔感染等。

（2）药物治疗

①退热 布洛芬，口服，400mg，3次/日。或对乙酰氨基酚，口服，1g，3次/日。

②抗生素 目前首选苯唑西林（新青霉素Ⅱ，苯唑青霉素钠）、氨苄西林（氨苄青霉素）或红霉素，兼用氯霉素、头孢菌素或庆大霉素等，当明确致病菌和敏感的抗生素后，立即更换有效的药物。静脉给药2～3周，感染控制后可改为口服抗生素2～3周。

（3）局部治疗 用夹板或石膏托限制活动，抬高患肢，以防止畸形，减少疼痛和避免病理性骨折。

2. 手术治疗 钻孔减压或开窗减压。

慢性血源性骨髓炎

【定义】慢性血源性骨髓炎大多数是因急性骨髓炎治疗不当或不及时的结果，如急性骨髓炎的致病菌毒力较低，或病人抵抗力较强。

【临床表现】

1. 病变静止期 无症状，骨失去原有的形态，肢体增粗及变形。患处皮肤菲薄、色泽暗，有多处瘢痕，稍有破损即引起经久不愈的溃疡；或有窦道口，窦道长期不愈合，肉芽组织突起，流出臭味脓液，肌肉的纤维化可以导致关节挛缩。

2. 急性发作期 患肢疼痛，表面皮肤红、肿、热及有压痛；体温可升高；原已闭塞的窦道口可开放，排出多量脓液，有时掉出死骨。在死骨排出后窦道口自动封闭，炎症逐渐消退。

【治疗】目的：尽可能彻底清除病灶，摘除死骨，清除增生的瘢痕和肉芽组织，消灭死腔，改善局部血液循环为愈合创造条件。

1. 抗生素治疗 应在伤口或窦道附近多次取标本，做细菌包括厌氧菌的培养，以便选择有效的抗生素治疗。由于药物在骨内的浓度远低于血液中的浓度，因此必须应用较大剂量的抗生素进行为期 6~12 周的治疗。

2. 手术治疗

（1）手术指征 有死骨已分离清楚；有死腔；窦道流脓。

（2）手术禁忌证 急性发作时不宜作病灶清除术，以抗生素治疗为主；大块死骨形成而包壳尚未充分生成者。

（3）手术方法 ①清除病灶：病灶清除术；病骨整段切除；截肢术。②消灭死腔：碟形手术；肌瓣填塞；闭式灌洗；庆大霉素骨水泥珠链填塞和二期植骨。③闭合伤口：直接缝合；带蒂肌皮瓣转移手术。

急性腰扭伤

【定义】急性腰扭伤是腰部肌肉、筋膜、韧带等软组织因外力作用突然受到过度牵拉而引起的急性撕裂伤，常发生于搬抬重物、腰部肌肉强力收缩时。

【临床表现】患者有搬抬重物史，在损伤部位可找到明显压痛点。

【治疗】急性期应卧床休息。压痛点明显者可用1%普鲁卡因（或加入醋酸氢化可的松1ml）作痛点封闭，并辅以物理治疗。也可局部敷贴活血、散瘀、止痛膏药。症状减轻后，逐渐开始腰背肌锻炼。

颈 椎 病

【定义】指颈椎间盘退行性变及其继发性椎间关节退形变以至脊髓、神经、血管损害而表现的相应症状和体征。根据临床表现及体征可分为四型。

【临床表现】

1. 神经根型 颈肩痛、颈僵直、椎旁肌肉压痛，向上肢放射痛，手指麻木，过敏及皮肤感觉减退，早期肌张力增高、腱反射活跃、晚期肌肉萎缩、腱反射减退。

2. 脊髓型 颈痛不明显，侧束及椎体束征表现明显，下肢无力、双腿发紧、踏棉花感、抬腿打飘、手持物易坠落。

3. 交感神经型颈椎病

（1）交感神经兴奋症状 如头痛或偏头痛，头晕特别在头转动时加重，有时伴恶心、呕吐；视物模糊、视力下降，瞳孔扩大或缩小，眼后部胀痛；心跳加速、心律不齐，心前区痛和血压升高；头颈及下肢出汗异常以及耳鸣、听力下降，发音障碍等。

（2）交感神经抑制症状　主要表现为头晕，眼花，流泪，鼻塞，心动过缓，血压下降及胃肠胀气等。

4. 椎动脉型颈椎病　眩晕，头痛，视觉障碍，猝倒，不同程度运动及感觉障碍，以及精神症状。

【鉴别诊断】

1. 脊髓型颈椎病与肌萎缩型侧索硬化症的鉴别（表2-16-1）

表2-16-1　脊髓型颈椎病与肌萎缩型侧索硬化症的鉴别诊断

鉴别项目	脊髓型颈椎病	肌萎缩型侧索硬化症
发病年龄	多在50岁以上	多于40岁前后
感觉障碍	一般均有	无
起病发展速度	慢，多有诱因	快、少有诱因
肌萎缩情况	轻，与病变椎节一致	重，可超过颈4平面
自主神经症状	多伴有	多无
发音吞咽障碍	多无	多有
椎管矢状径	多狭窄	多正常
脑脊液检查	呈不全阻塞	多正常
脊髓造影	阳性所见	阴性
发病年龄	50岁以后多见	青壮年者多见
感觉分离	少见	多见
肌萎缩	轻、局限	明显，尤其手部
下肢椎体束征	多明显	多无
Hoffmann征	阳性	多阴性
X线平片	矢状径狭窄，骨刺形成	无特殊
MRI	显示脊髓受压	见中央管扩大

2. 脊髓型颈椎病与脊髓空洞症的鉴别（表2-16-2）

表2-16-2　脊髓型颈椎病与脊髓空洞症的鉴别诊断

鉴别项目	脊髓型颈椎病	脊髓空洞症
发病年龄	50岁以后多见	青壮年者多见
感觉分离	少见	多见
肌萎缩	轻、局限	明显
下肢椎体束征	多明显	多无

续表

鉴别项目	脊髓型颈椎病	脊髓空洞症
Hoffmann 征	阳性	多阴性
X 线平片	矢状径狭窄、骨刺形成	无特殊
MRI	显示脊髓受压	见中央管扩大

3. 神经根型颈椎病与肩周炎及腕管综合征的鉴别

（1）肩周炎　女性多于男性，左侧多于右侧，多为中老年人，俗称"五十肩"。肩部某一处痛，与动作、姿势有明显关系，严重时不能梳头、洗面、夜间翻身痛醒。

（2）腕管综合征　中年女性多见，夜间痛，桡侧三指端麻木或疼痛，大鱼际萎缩，体检：腕部正中神经 Tinel 征阳性，屈腕试验（Phalen）征阳性。

【治疗】

1. 非手术治疗　①牵引、颈托、颈围、推拿、按摩理疗、自我保健法。②药物治疗：非甾体抗炎药，肌松弛剂，镇静剂。封闭：醋酸泼尼松龙 1.7ml，加 2% 利多卡因 4ml，7～10 天 1 次，3～4 次为一个疗程。

2. 手术治疗　前路、前外侧入路或后侧入路减压植骨融合术。

慢性腰部劳损

【概述】经常的反复的积累性轻微损伤（劳损），可引起肌肉附着点、骨膜、韧带等组织的充血、水肿、渗出、纤维组织增生和粘连等病理改变，刺激和压迫神经末梢导致腰痛。

【临床表现】劳损多为慢性发病，并无明确的急性外伤史。X 线检查一般无异常发现。

【治疗】由于病程长，须使患者树立信心。物理疗法可缓解症状，有局部压痛点的患者可做泼尼松龙封闭治疗。强调坚持腰背锻炼，增强肌力，稳定脊柱。

腰椎间盘突出症

【概述】主要是因为腰椎间盘各部分（髓核、纤维环及软骨板），尤其是髓核，有不同程度的退行性改变后，在外力因素的作用下，椎间盘的纤维环破裂，髓核组织从破裂之处突出（或脱出）于后方或椎管内，导致相邻脊神经根遭受刺激或压迫，从而产生腰部疼痛，一侧下肢或双下肢麻木、疼痛等一系列临床症状。腰椎间盘突出症以腰$_4$～腰$_5$、腰$_5$～骶$_1$发病率最高，约占 95%。

【诊断】大多数腰椎间盘突出症患者，根据临床症状或体征即可做出正确的诊断。主要的症状和体征是：

1. 腰痛合并"坐骨神经痛"，放射至小腿或足部，直腿抬高试验阳性。

2. 在腰$_4$~腰$_5$或腰$_5$~骶$_1$棘间韧带侧方有明显的压痛点，同时有至小腿或足部的放射性痛。

3. 小腿前外侧或后外侧皮肤感觉减退，拇、趾肌力减退，患侧跟腱反射减退或消失。X线片可排除其他骨性病变。

【鉴别诊断】①腰椎后关节紊乱。②腰椎管狭窄症。③腰椎结核。④椎体转移瘤。⑤脊膜瘤及马尾神经瘤。

【治疗】

1. 非手术治疗 卧硬板床休息，辅以理疗和按摩，常可缓解或治愈。

2. 手术治疗的适应证 ①非手术治疗无效或复发，症状较重影响工作和生活者。②神经损伤症状明显、广泛，甚至继续恶化，疑有椎间盘纤维环完全破裂髓核碎片突出于椎管者。③中央型腰椎间盘突出有大小便功能障碍者。④合并明显的腰椎管狭窄症者。

骶髂劳损

【诊断】①疼痛：患部疼痛，臀部和股部外侧可有转移痛。②挤压或分离骶髂关节时，患处疼痛。③"4"字试验阳性。④局部压痛：受累的骶髂韧带有压痛，邻近的骶棘肌附着处也常有压痛。⑤在急性病例，X线片无特殊改变。长期慢性骶髂劳损可有骨性关节炎改变，关节边缘骨质密度增加。

【治疗】①休息，卧硬板床，适当垫厚，翻身宜轻缓。②急性期酌情给予止痛片。③局部注射醋酸氢化可的松，具体方法是：在韧带或肌肉压痛最明显处，先注射0.5%~1%普鲁卡因约10ml或再注射醋酸氢化可的松1ml。注射后检查局部已无压痛或活动时无局部疼痛即表示注射部位的准确，可望获得较好效果。注射后要适当休息。④热疗：局部应用湿热敷、蜡疗和红外线等。

退行性骨关节病

【定义】退行性骨关节病又叫骨性关节炎，主要是关节软骨的退行性变和继发性骨质增生，多见于中老年人，女性多于男性。好发于膝关节、髋关节、脊柱及手指关节。

【临床表现】

1. 主要是疼痛，初期轻微钝痛，以后逐步加剧。活动多时疼痛加剧，休息后好转。也有的患者在静止或晨起时疼痛，稍微活动后减轻，称为"休息痛"。疼痛有时与天气变化、潮湿受凉等因素有关。

2. 患者常感到关节活动不灵活、僵硬，晨起或休息后不能立即活动，需经过一定时间活动后始能解除僵硬状态，关节活动时有响声，有时可出现关节交锁。

3. 发展到一定程度可出现关节肿胀，关节内可有积液，活动受限。

【诊断】膝骨关节炎、髋骨关节炎、手骨关节炎诊断标准如表2－16－3、表2－16－4和表2－16－5。骨性关节炎与类风湿性关节炎鉴别诊断如表2－16－6。

表2－16－3 膝骨关节炎诊断标准

临床标准	临床加放射学标准
1. 一月来大多数日子膝痛	1. 一月来大多数日子膝痛
2. 关节活动时骨响声	2. X线片示关节边缘骨赘
3. 晨僵 <30min	3. 关节液检查符合骨关节炎
4. 年龄≥38 岁	4. 年龄≥40 岁
5. 膝关节检查示骨性肥大	5. 晨僵≤30min
	6. 关节活动时可有骨响声
注：具备1、2、3、4 或1、2、5 或1、4、5 可诊断	注：具备1、2 或1、3、5、6 或1、4、5、6 可诊断

表2－16－4 髋骨关节炎诊断标准

临床标准	临床加放射学标准
1. 一月来大多数日子髋痛	1. 一月来大多数日子髋痛
2. 髋关节内旋≤15°	2. ESR≤20mm/h
3. 髋关节内旋 >15°	3. X线片示股骨头或髋臼骨赘炎
4. ESR≤45mm/h	4. X线片示髋关节间隙狭窄
5. ESR 未查，髋屈曲≤115°	
6. 晨僵≤60min	
7. 年龄 >50 岁	
注：具备1、2、4 或1、2、5 或1、3、6、7 可诊断	注：具备1、2、3 或1、2、4 或1、3、4 可诊断

表2－16－5 手骨关节炎诊断标准

1. 一月来大多数日子手痛、发酸、晨僵
2. 双侧第2、3 远端和近端指间关节及第1 腕掌关节这10 个指定的指关节中有2 个或以上关节出现硬性组织肥大
3. 指关节肿胀不多于2 个
4. 一个以上远端指间关节肿胀
5. 以上10 个指定的指关节中1 个或以上关节畸形
注：具备1、2、3、4 或1、2、3、5 可诊断

表2－16－6 骨性关节炎与类风湿性关节炎鉴别诊断

项目	骨性关节炎	类风湿性关节炎
受累关节	远端指间关节、膝、髋关节	掌指关节、腕关节和近端指间关节
晨僵时间	<30min	>60min
ESR	正常	升高

续表

项目	骨性关节炎	类风湿性关节炎
RF/CCP	阴性	阳性
X线表现	关节边缘骨赘、关节间隙狭窄	软组织肿胀、近骨端骨质疏松、关节间隙狭窄、囊性变、半脱位和强直

【治疗】

1. 一般疗法 ①病人教育。自我保健方法，注意减肥，适当锻炼。②物理治疗。热疗，水疗，超声波，针灸，按摩等。③肌力锻炼。膝关节周围肌肉的等长收缩锻炼。④保护关节，减少负重。如果患者肥胖，建议减轻体重；使用手杖或步行器，避免过度负重。⑤矫正畸形。矫形鞋垫或支具。

2. 药物治疗 活血化瘀中草药内服外敷缓解症状，非甾体抗炎药缓解疼痛，关节腔内注射透明质酸钠润滑关节，保护软骨。

3. 手术治疗 早期可行关节清理术，效果良好。晚期出现畸形或持续性疼痛，生活不能自理时，可手术治疗，如截骨术等，也可选用人工关节置换术。

骨关节结核

【定义】骨关节结核是指骨关节组织继发结核杆菌感染形成的急慢性炎症，其好发部位为脊柱，约占50%，其次是膝关节、髋关节与肘关节，好发人群为儿童与青少年。

【临床表现】

1. 全身表现 主要为低热、乏力、盗汗、消瘦及贫血等。

2. 局部表现 病变部位疼痛、活动后加重，儿童患者常有"夜啼"，全关节结核时可形成"冷脓肿"，经窦道持续排出干酪样坏死物。

【鉴别诊断】

1. 骨关节结核 慢性发病，病史较长，常在3～4个月后才出现X线破坏征象。局部疼痛、肿胀和功能障碍，晚期肌肉萎缩、发育障碍及畸形等，可发生脓肿或窦道，或合并化脓性感染。

2. 多发性内生软骨瘤 好发于骨骺端，偏心性膨胀性生长，分界清楚，瘤灶内可见条状骨嵴或斑点状钙化影，骨皮质变薄，单侧发病多，无骨膜反应及硬化边缘。

3. 骨梅毒 双侧对称发生，骨皮质增厚和骨膜增生为主，一般无明显骨质破坏，亦无死骨形成，康瓦试验阳性。

4. 痛风 30岁以上的成人，疼痛明显，好发于骨端，常同时累及关节。血尿酸升高。

【治疗】

1. 全身治疗

（1）支持疗法 注意休息、营养，必要时遵医嘱严格卧床。

（2）抗结核药物疗法 常用的抗结核药物有异烟肼、链霉素、对氨基水杨酸、乙胺丁醇、卡那霉素、利福平及吡嗪酰胺等。为了避免耐药菌株产生，通常联合应用2种或3种药物，以3个月为一疗程，各种药物可交替使用。一般应用药1年以上。

2. 局部治疗

（1）局部制动 包括牵引疗法、夹板或石膏绷带制动。制动时肢体位置最好保持在功能位：通常上肢保持在举杯欲饮水位，下肢保持在站立时"稍息"位。

（2）局部注射 用于早期单纯性滑膜结核病例。常用药物为异烟肼，剂量为100～200mg，每周注射1～2次，视关节积液的多少而定。

（3）病灶清除术 在抗结核药物配合下，通过不同的手术途径显露病灶，彻底清除脓液、干酪样物质、死骨、肉芽组织及坏死的组织，适用于任何部位有明显死骨，较大的脓肿或经久不愈的窦道。禁用于急性活动期的骨关节结核患者。

（4）其他手术治疗 ①关节融合术：适用于关节不稳定者；②截骨术：用于矫正畸形；③关节成形术：用于改善关节功能。

良性与恶性骨肿瘤

骨软骨瘤

【定义】骨软骨瘤是儿童期常见的良性骨肿瘤，通常位于干骺端的一侧骨皮质，向骨表面生长，又称外生骨疣。在良性骨肿瘤中，骨软骨瘤最为常见，占31.6%。

【临床表现】骨软骨瘤分为单发性骨软骨瘤及多发性骨软骨瘤两种，约90%患者为单发。

1. 单发性骨软骨瘤

（1）缓慢增大的无痛性骨赘几乎是惟一的症状。临床特点为逐渐长大的硬性肿块，无自觉疼痛症状，无压痛。肿瘤长大时可见皮下突起，可由于其他原因作影像学检查时被发现。

（2）多位于四肢长骨的干骺端。常见于膝周（尤其是股骨远端）和肩周（肱骨近端）骨的干骺端；其他依次为踝部、股骨近端、腕部，见于肩胛骨、骨盆（多在髂骨），脊柱（后弓），很少发生于躯干骨，个别患者见于手和足的短管状骨。

（3）当肿瘤过大或由于解剖部位关系，可产生相应的临床症状及体征。

（4）恶变率低，约为1%。

2. 多发性骨软骨瘤

（1）多发性骨软骨瘤病或多发性外生骨疣的发病率比孤立性骨软骨瘤为小。为常染色体显性遗传性疾病，大多数患者有家族遗传史。

（2）所有的软骨内化骨的骨骼均可发病，其中以四肢长管骨的干骺端最多见。常对称性发生，下肢发病多于上肢，下肢以膝关节周围骨骼最多。

（3）多发性骨软骨瘤病在儿童早期就可发现，到青少年时，前臂可发生弓形畸形，手向尺侧偏斜，有时可有骨盆和胸廓变形。早期肿瘤小常无症状，一般在儿童和青春期由于骨赘增生成肿块、发生畸形、压迫附近软组织而疼痛时方被注意而发现。肿瘤在关节附近可影响关节功能，压迫神经时（特别是腓总神经）可引起相应的症状。

（4）恶变率较高，5%～10%。

【诊断】根据病史，临床表现及 X 线表现即可诊断，鉴别诊断见表 2－16－7。

表 2－16－7　骨软骨瘤与继发性软骨肉瘤的鉴别诊断

鉴别项目	骨软骨瘤	继发性软骨肉瘤
好发年龄	成年之前	25～45 岁
MRI 软骨帽厚度	<2cm	≥2cm
X 线检查	X 线表现为骨性病损自干骺端突出，因软骨帽和滑囊不显影，肿瘤的骨质影像与其所在部位干骺端的骨质结构完全相同，难区别	X 线表现为骨性病损自干骺端突出，巨大孤立病变，可见骨皮质破坏，骨皮质浸润，骨膜反应

【治疗】手术切除是唯一有效的治疗方法，以往认为骨软骨瘤一般不需治疗。现认为骨软骨瘤一经确诊，就应择期手术。

【注意事项】①骨软骨瘤的切除术应当从肿瘤的基底四周包括一部分正常骨完整切除，以减少复发。②当临床和放射影像可疑单发骨软骨瘤有初始肉瘤变时，可手术切除治疗，必须是严格囊外切除，边缘性或广泛性切除，要避免剥脱单发骨软骨瘤软骨表面的包膜，术中防止骨软骨瘤碎裂。

软骨瘤

【定义】软骨瘤是透明软骨的良性增生性病变，是较常见的良性骨肿瘤之一，约占良性骨肿瘤的 14.8%。

【临床表现】

1. 软骨瘤多为单发内生性（髓腔）；多发及外生性（骨膜下）的较少见，又称内生软骨瘤病，恶变率高。于一侧肢体者又称欧利（Ollier）病。软骨瘤合并多发性血管瘤者称马弗西（Maffuci）综合征。其发生位于盆骨、胸骨、肋骨、四肢长骨或椎骨的软骨瘤易恶变；发生在指（趾）骨的软骨瘤极少恶变。

2. 任何年龄发病，青壮年发病多见。

3. 可累及所有骨骼，但手的指骨是最常见部位，软骨瘤是手足短骨最常见的肿瘤。

4. 通常没有症状，常在其他与肿瘤无关的 X 线检查时偶然发现，也可在发生病理性骨折后发现。

【鉴别诊断】该病应与骨囊肿及骨巨细胞瘤相鉴别（表 2－16－8）。

表 2 - 16 - 8　软骨瘤、骨囊肿及骨巨细胞瘤鉴别诊断

鉴别项目	软骨瘤	骨囊肿	骨巨细胞瘤
好发年龄	青壮年	<20 岁	20~40 岁
好发部位	手足短骨	肱骨、股骨近端	股骨远端，胫骨近端
症状	无明显症状	无明显症状	疼痛肿块
X 线表现	良性肿瘤表现伴有病变内不规则钙化	中心性的单纯溶骨性改变，边界清楚	膨胀性生长，溶骨性改变

【治疗】手足短骨发生单个孤立的软骨瘤可以观察及定期 X 线检查。病变生长或者出现症状，则手术治疗。软骨瘤的治疗原则：手指、掌及足部短状骨的软骨瘤，应彻底刮除后植骨；长管状骨的软骨瘤刮除植骨后易复发，应行肿瘤段切除和大块骨移植；恶变为软骨肉瘤时，应行截肢术或关节离断术。

骨巨细胞瘤

【定义】是以基质细胞和多核巨细胞为主要结构的侵袭性肿瘤，是一种潜在恶性或介于良恶性之间的溶骨性肿瘤。占良性肿瘤的 18.4%。

【临床表现】早期症状是局部疼痛及压痛，疼痛性质可为间歇性。位于浅表部位者，可出现局部肿胀或肿块。当肿瘤增大而使表面骨皮质膨胀变薄时，触之有捏乒乓球样感觉。破入软组织后，瘤体增大，表面皮肤紧张发亮，皮肤温度升高，静脉充盈，常合并病理性骨折，位于脊椎的肿瘤，可引起相应神经压迫症状。

【鉴别诊断】见表 2 - 16 - 9。

表 2 - 16 - 9　骨巨细胞瘤、动脉瘤样骨囊肿与骨肉瘤的鉴别诊断

鉴别项目	骨巨细胞瘤	动脉瘤样骨囊肿	骨肉瘤
好发年龄	20~40 岁	10~20 岁	10~20 岁
好发部位	股骨远端，胫骨近端	长骨干骺端	股骨远端，胫骨近端，肱骨近端
症状	疼痛肿胀，乒乓球样感觉	疼痛肿胀	疼痛剧烈，夜间加重
病程进展	慢	慢	进展迅速
X 线表现	偏心膨胀性生长，呈"肥皂泡沫样"溶骨改变，无骨膜反应	偏心膨胀性生长，有间隔骨化，边缘硬化，无骨膜反应	边缘不清，骨小梁破坏，同时有成骨和溶骨样改变，可见 Codman 三角

【治疗】一般采用局部病灶扩大刮除术，加物理（如液氮，氩电刀）或化学（如氯化锌）处理，再用松质骨或骨水泥填充瘤腔。若术后复发或有恶变可疑、肿瘤侵犯关节时应行广泛切除进行人工关节或异体关节置换术，恶变者应考虑截肢。

【注意事项】刮除术对一些 3 级肿瘤可能无效，对膝关节或桡骨远端等重要的骨组织行切除术加假体重建或自体骨移植重建术。对肺转移的患者，应当切除转移灶。化疗的作用有限，放疗只用于脊柱或骨盆等无法手术且有症状的患者，有诱发恶变的

风险。

骨髓瘤

【定义】骨髓瘤（又称浆细胞瘤）是起源于骨髓中浆细胞的恶性肿瘤。其有单发性和多发性之分，以后者多见。是最常见的原发性骨恶性肿瘤，占原发性骨肿瘤的40%以上。

【临床表现】

1. 持续的脊柱疼痛，呈进行性加重。多发者其痛范围很广。

2. 约40%~50%的患者伴有病理性骨折。易出现截瘫和神经根受压症状。

3. 全身症状：贫血，感染，肾功能损害。

【鉴别诊断】（表2-16-10）

表2-16-10 骨髓瘤与转移性骨肿瘤鉴别诊断

鉴别项目	骨髓瘤	转移性骨肿瘤
原发	是	否
X线表现	现为多个溶骨性破坏和广泛的骨质疏松。无反应性新骨增生	病变可有成骨性，溶骨性或混合性改变
病理	片状浆细胞	原发肿瘤细胞表现

【治疗】一般采用综合治疗，以放疗和化疗为主，手术治疗为辅。

1. 放射治疗 骨髓瘤对放射线中度敏感，姑息性治疗和根治性治疗的照射剂量有所不同。

2. 化疗 病变较广泛者，宜选用化疗。一般多选用左旋苯丙氨酸氮芥或环磷酰胺，还有甲基苄肼、双氯己亚硝脲及长春新碱等。

3. 手术治疗 对长管状骨病理骨折可做髓内钉固定，严重者可作截肢。若有脊髓或神经根受压，应行减压术，同时应用化疗。此病预后较差，一般多在1年内死亡。经综合治疗后可延长生命。

4. CLS生物免疫治疗 是继手术、放疗、化疗之后新型治疗方法。与手术治疗配合使用防止肿瘤的复发和转移；与化疗同时用可以延长生命；改善患者生活质量。

骨肉瘤

【定义】是起源于骨间叶组织最常见的恶性肿瘤。占原发性恶性骨肿瘤的19%；年发病率2~3人/百万，发病率无种族差异。

【临床表现】

1. 疼痛 疼痛是最早出现的临床症状，几乎所有高度恶性骨肉瘤患者都主诉有进展性疼痛，疼痛源于侵袭性肿瘤细胞破坏受累骨骼的微小梗死。

2. 肿块 在肢体疼痛部位触及肿块，伴明显的压痛。肿块增长迅速者，可以从外观上发现肿块。肿块表面皮温增高和浅表静脉显露，肿块增大，造成关节活动受限和肌肉萎缩。

3. 跛行 由肢体疼痛而引发的避痛性跛行。

4. 全身状况 诊断明确时，全身状况一般较差，表现为发热、不适、体重下降、贫血以至衰竭。个别病例肿瘤增长很快，早期就发生肺部转移，致全身状况恶化。

【鉴别诊断】（表2-16-11）

表2-16-11 骨肉瘤与骨髓炎、尤文肉瘤的鉴别诊断

鉴别项目	骨肉瘤	骨髓炎	尤文肉瘤
症状	疼痛肿胀	疼痛肿胀，压痛明显，皮温高	疼痛肿胀，压痛明显，皮温高
X线表现	边缘不清，骨小梁破坏，同时有成骨和溶骨样改变，可见Codman三角	阴性或骨质破坏及骨膜反应	骨干破坏及"洋葱皮样"骨膜反应
抗生素治疗	无效	有效	无效
放射疗法	不敏感	不敏感	敏感

【治疗】

1. 非手术治疗 近年来新辅助化疗即术前化疗已被广泛应用，通过术前化疗，可使肿瘤细胞坏死，肿瘤缩小硬化，增加保肢手术的概率。

2. 手术治疗 主要有保肢手术和截肢手术两种，手术方案根据术前化疗效果和外科分期而定。

软骨肉瘤

【定义】是发生于软骨细胞的恶性骨肉瘤，分为原发性和继发性两类，后者继发于良性软骨来源的肿瘤。

【临床表现】好发于30岁以上的成年人，好发部位为骨盆及长骨近端。大多数原发性软骨肉瘤患者主诉明显持续性的疼痛，也有可能触摸到包块。

【鉴别诊断】见表2-16-12。

表2-16-12 软骨肉瘤与骨肉瘤、软骨瘤的鉴别诊断

鉴别项目	软骨肉瘤	骨肉瘤	软骨瘤
好发年龄	30岁以上	10~20岁	20~40岁
好发部位	骨盆，股骨近端，胫骨近端	股骨远端，胫骨近端，肱骨近端	手足短骨
影像学表现	伴不规则钙化，边缘不清，骨破坏，骨皮质浸润，骨膜反应	边缘不清，骨小梁破坏，同时有成骨和溶骨样改变，Codman三角	良性肿瘤表现，伴有病变内的不规则钙化

【治疗】

1. 非手术治疗 化疗、术前辅助化疗是有争议的，有学者报道术中辅助化疗联合扩大刮除术取得良好效果。

2. 手术治疗 广泛切除术及广泛截肢术。

【注意事项】因为软骨是相对无血运的组织，肿瘤细胞更容易种植。术中肿瘤污染后局部复发的可能性很高。所以能够切除的部位尽量切除，以减小肿瘤复发的机会。大部分复发的肿瘤组织恶性程度高于原始肿瘤，术后必须常规长期随访。

尤文肉瘤

【定义】尤文肉瘤是起源于骨髓的间充质细胞、以小圆细胞含糖原为特征的恶性骨肿瘤。

【临床表现】

1. 多见于青少年，发病年龄多在 11 ~ 20 岁，以发生于下肢的长管状骨或骨盆骨较多见。

2. 首发症状是局部疼痛，初起时不甚严重，为间歇性，活动后增剧，有时缓解，但疼痛迅速恶化为持续性钝痛或刺痛，呈有放射痛。

3. 局部肿胀是另一个显著症状，在病损处往往可触及一个明显的肿块，质坚韧，有弹性，基底固定，患处皮肤发红，皮温高，静脉充盈，肿块生长迅速，大的肿块柔软、有波动感，尤文肉瘤很容易穿破骨皮质，并侵袭周围软组织。

4. 多数病人有低热、贫血、白细胞增多、血沉升高。一些不伴低热、贫血和血沉升高的病人，虽然预后仍然欠佳，但能存活较长的时间。

【鉴别诊断】与急性骨髓炎相鉴别。

【治疗】非手术治疗对放疗极为敏感，经小剂量照射后，能使肿瘤迅速缩小，局部疼痛明显减轻，但由于尤文肉瘤易早期转移，单独应用放疗远期疗效差。化疗也很有效，但预后仍很差。现采用放疗加化疗和手术（保肢或截肢）的综合治疗，生存率已提高到 50% 以上。

转移性骨肿瘤

【定义】转移性骨肿瘤指原发于身体其他部位的恶性肿瘤通过各种途径转移至骨骼并在骨内继续生长所形成的肿瘤。

【临床表现】

1. 症状 早期以疼痛为主，疼痛呈深层钝痛、间歇性，与活动无关，夜间痛尤甚，一般止痛剂无效。并发病理性骨折出现相应症状，亦可因压迫脊髓而瘫痪。溶骨性改变时可出现血清钙升高，而成骨性骨转移时，血清碱性磷酸酶升高。酸性磷酸酶升高，提示前列腺癌转移。

2. 体征 压痛不明显，如疼痛明显而压痛不明显的骨病损应怀疑为转移癌。转移癌局部体征多不明显。

3. 全身症状 有原发癌症状者，全身情况差，有贫血、消瘦、低热、乏力、食欲减退等。无原发癌表现者，全身情况较好，部分病人很快即出现全身症状。

【鉴别诊断】应与原发性骨肉瘤、尤文肉瘤、骨髓瘤相鉴别。

【治疗】

1. 非手术治疗 转移性骨肿瘤是癌瘤的晚期表现，治愈者罕见，通过综合治疗可减轻症状，或可延长生命。

（1）放射治疗 可有缓解疼痛及局部病变消失的效果。即便有些对放射线不敏感的肿瘤，也可使肿瘤停止发展与症状改善。但照射剂量不宜过大，以避免引起病理性骨折为度。

（2）化学治疗 使用化疗药物和激素可缓解疼痛，改善病情。如应用女性激素治疗老年人的乳腺癌及前列腺癌的骨转移癌，可收到一定的疗效。年轻妇女乳腺癌的骨转移可应用男性激素治疗，多有疗效。

（3）中医中药 转移性骨恶性肿瘤无有效根治方法，在手术、化疗、放疗基础上配合中医中药辨证施治，可具有扶正祛邪，增强免疫功能，抑制肿瘤扩散和延长生存期之效能。

（4）止痛等对症治疗 癌性骨痛的治疗包括抗肿瘤治疗三阶梯药物止痛、放射治疗、化学治疗、神经根阻滞与神经外科止痛，中医辨证施治止痛，微波治疗等方法。

2. 手术治疗 手术治疗有主张对单发骨转移瘤施行手术切除或截肢，或连原发肿瘤一起切除。如肾癌的骨转移，一般是先采取肾脏摘除术，而后清除骨内病灶。

病理性骨折的处理：病理性骨折常为骨转移瘤的一个严重并发症，对四肢长骨的转移瘤发生病理骨折时，可做牵引甚至内固定，并配合化疗。

第十七章 泌尿外科疾病

包皮过长和包茎

【定义】包皮覆盖阴茎头和尿道口，但能自由向上翻转称为包皮过长。包皮口狭小，不能上翻露出阴茎头者称为包茎。

【临床表现】包皮口狭小，妨碍阴茎发育，排尿时尿液在包皮内积聚，使包皮膨大如球。容易引起包皮龟头炎、尿道外口狭窄。长期排尿困难可影响肾功能。

【诊断】本病一般检查即可确定诊断，诊断并不困难。

【治疗】幼儿期先天性包茎，可反复试行上翻包皮，扩大包皮口，经常清洗，保持包皮腔清洁，可不处理，大多患儿可治愈。少数患儿需行包皮环切术。

隐 睾

【定义】隐睾又称睾丸下降不全，指一侧或双侧睾丸未降入阴囊，而停留在从腰部腹膜后下降到阴囊途中的任何部位，是很常见的小儿先天性异常。

【临床表现】

1. 隐睾常见于婴幼儿，一侧或双侧阴囊较小，触诊阴囊内无睾丸，双侧隐睾常伴有阴囊发育不全，部分患儿在腹股沟管内常可摸到小睾丸；少数位于腹膜后可完全触不到，隐睾常伴有腹股沟斜疝。

2. 影像学检查　超声检查有助于腹股沟管内睾丸的定位，CT 有助于腹股沟管或腹腔内睾丸的定位。

3. 腹腔镜检查　腹腔镜有助于未触及睾丸的定位，对无睾症也有鉴别价值。

4. 手术探查　用于单侧不能触及的隐睾，对双侧不能扪及者，应先做 HCG 试验，肯定存在功能性睾丸后再作定位检查。

【诊断】依据临床表现，辅助检查，本病诊断并不困难，但应注意将回缩性睾丸，真两性畸形，男性或女性假两性畸形误为本病。

【治疗】

1. 内分泌治疗　有两种激素可用，即绒毛膜促性腺激素和黄体生成素释放激素，应用绒毛膜促性腺激素时疗程总量为 10000 ~ 15000U，常用量为 1000 ~ 1500U，肌内注射，每周 2 次。黄体生成素释放激素用法为鼻黏膜喷雾给药，每次 400μg，分 2 侧鼻孔用药，3 次／日，4 周为一疗程。小儿 10 月龄仍为隐睾时采用黄体生成素释放激素鼻雾治疗 1 疗程，若不成功每周可用绒毛膜促性腺激素 1500U，共 3 周。若复发可再用黄体生成素释放激素 1 疗程。

2. 手术治疗　适应证：①激素治疗无效；②隐睾合并腹股沟斜疝或鞘膜积液；③滑动隐睾或异位隐睾；④手术时间应在 1 ~ 2 岁时进行。

【注意事项】①隐睾的并发症有：不育，外伤，恶变等。②术后应随诊，了解睾丸的发育情况。

精索静脉曲张

【定义】精索静脉曲张是指精索内静脉回流受阻或瓣膜失效，导致血液反流，使阴囊内的精索蔓状静脉丛扩张、迂曲。

【临床表现】

1. 轻者无症状，重者阴囊坠胀不适，有时疼痛，可放射到下腹部、腹股沟。久站及劳累后症状加重，平卧位缓解。

2. 症状严重者可有头痛、乏力、神经过敏以及性功能障碍。

3. 阴囊和阴茎同时有静脉曲张，提示有通向股静脉的曲张静脉。

4. 平卧曲张静脉明显减少为原发性；不减少为梗阻性，需进一步检查原因。

【诊断】原发性精索静脉曲张由于精索静脉瓣膜不健全，行经路线长，周围支持组织较薄弱而发生；症状性精索静脉曲张由肾肿瘤、肾积水、异位血管压迫肾静脉、腹膜后肿瘤阻碍精索静脉回流所致。当与腹股沟斜疝、鞘膜积液、精索肿瘤相鉴别（表2-17-1）。

表 2-17-1　原发性精索静脉曲张与腹股沟斜疝、鞘膜积液、精索肿瘤的鉴别诊断

疾病	肿物性质	透光试验	其他
腹股沟疝	阴囊肿物，平卧可还纳	不透光	腹股沟处可听到肠鸣音，咳嗽有冲击感
鞘膜积液	平卧、立位肿物大小不变，表面光滑，波动感	透光	穿刺可抽及液体
精索肿瘤	肿块为实性，阴囊肿大、坠胀可伴鞘膜积液	不透光	组织检查可发现肿瘤细胞

【治疗】

1. 非手术疗法　①轻度精索静脉曲张、无症状者不须治疗。②年轻、症状不严重者，可用阴囊上托；局部冷敷；避免性生活过度，减少盆腔及会阴部静脉充血。

2. 手术治疗　适应证：①临床症状明显的中，重度精索静脉曲张和神经衰弱症状重，经精神疗法无效者。②精索静脉曲张合并腹股沟疝、鞘膜积液或并发曲张静脉破裂、静脉炎、血栓形成等。③精索静脉曲张伴有生育力降低者。

【注意事项】①手术后大多预后良好。②如不治疗，病变发展严重者可出现睾丸萎缩，影响生殖能力。

鞘膜积液

【定义】鞘膜积液是指鞘膜囊内液体超过正常量而形成囊肿者。

【临床表现】

1. 患者病侧阴囊或腹股沟进行性肿大，可有坠痛、胀痛、牵扯痛。积液过多、包块过大者可引起阴茎内缩、影响排尿与性生活，使病人活动不便。

2. 检查阴囊内或阴囊上方有表面光滑肿物，阴囊内者常摸不到患侧睾丸、附睾。除交通性鞘膜积水外，都不能还纳。

【诊断】依据临床表现、辅助检查，本病易于诊断，应与腹股沟疝、鞘膜积液等鉴别。

【治疗】

1. 婴儿期各种鞘膜积液有自愈的机会，所以 2 岁以内不需手术。成人小的、无症状的鞘膜积液也可暂不治疗。

2. 穿刺抽液并注入硬化剂：在阴囊前壁穿刺，抽出囊内液体，然后四环素溶液或无水乙醇等，使鞘膜和睾丸及附睾黏合。

3. 手术治疗　适应证：①鞘膜积液较大、坠胀不适、症状明显。②鞘膜积液伴有腹股沟疝者。

【注意事项】先天性少量鞘膜积液有时可自愈，手术后一般预后良好。

泌尿、男性生殖系统感染

急性睾丸炎

【定义】急性睾丸炎又称急性非特异性睾丸炎，是指各种致病因素引起的睾丸炎性病变，主要由急性附睾炎累及。

【临床表现】

1. 症状　一侧睾丸疼痛，向腹股沟放射，伴寒战、发热，恶心、呕吐等。

2. 体征　患侧阴囊红肿，睾丸肿大、明显触痛，常伴附睾肿大、压痛，鞘膜积液。

【诊断】有急慢性附睾炎、膀胱炎、尿道炎病史，长期留置导尿管或前列腺手术史，结合症状、体征、辅助检查，易于明确诊断。本病当与急性附睾炎、睾丸扭转鉴别，参阅急性附睾炎。

【治疗】

1. 卧床休息，止痛或解热治疗，托起阴囊，局部冷敷或热敷。

2. 抗炎治疗，选用广谱、强效抗生素治疗。

3. 对因治疗，由严重的急性附睾炎引起的，可在抗感染治疗基础上行睾丸切除。由长期留置尿管引起者，设法尽早拔除。

4. 睾丸脓肿者切开引流，必要时睾丸切除。

急性附睾炎

【定义】致病菌侵入附睾所引起的急性炎症。

【临床表现】

1. 发病突然，高热、白细胞升高，患侧阴囊胀痛，沉坠感，下腹部及腹股沟部有牵扯痛，站立或行走时加剧。亦可伴尿路刺激症状。

2. 患侧阴囊红肿，附睾肿大，有明显压痛、触痛，炎症范围较大时，附睾和睾丸均有肿胀，两者界限触摸不清，并可继发鞘膜积液。肛门指诊前列腺有触痛、质地不均等炎症征象。

【诊断】起病前常有性交、导尿、创伤等诱因，结合症状、体征、辅助检查易于诊断。本病应与附睾结核、睾丸扭转鉴别（表2-17-2）。

表2-17-2　急性附睾炎与附睾结核、睾丸扭转的鉴别诊断

疾病名称	年龄	病史	表现	体征	其他
睾丸扭转	青少年	剧烈活动、暴力损伤史	突发阴囊剧痛，向下腹、股内放射，伴恶心、呕吐	阴囊红肿，睾丸肿大、固定	普雷恩征阳性，罗希征阳性，彩超睾丸血流减少或消失

续表

疾病名称	年龄	病史	表现	体征	其他
附睾结核	多见于 20 ~ 40 岁青壮年	结核病史	附睾肿胀压痛	附睾局部结节、质硬、触痛，阴囊部窦道	结核菌素试验阳性，PCR 结核阳性
急性附睾炎	各年龄段，尤其好发于 20 ~ 40 岁	下尿路手术或导尿时	寒战、发热，突发阴囊内肿痛，立位加重	阴囊红肿，附睾肿大压痛，伴鞘膜积液	血常规中性粒细胞计数增高

【治疗】①急性附睾炎应适当卧床休息。②抗炎治疗，选用广谱、强效抗生素，口服或静脉给药，必要时抗生素维持治疗 2 ~ 4 周。③托起阴囊减轻疼痛，早期冷敷，预防肿胀，晚期热敷，促进炎症吸收。如有脓肿形成，则需切开引流。④不能控制，反复发作或硬结持续存在疼痛者，可做附睾切除术。

【注意事项】①及时诊断治疗，急性附睾炎可在 2 周完全消退，附睾大小、硬结恢复正常，需 4 周以上。②炎症累及双侧可导致生育能力低下或不育。

急性细菌性前列腺炎

【定义】急性细菌性前列腺炎是前列腺因细菌感染而引起的急性炎症。

【临床表现】

1. 全身感染症状　发热，恶心、呕吐等。

2. 局部表现　尿急、尿痛、会阴部和耻骨上疼痛，排尿困难，甚至尿潴留。

3. 直肠指诊可触及前列腺肿胀增大、压痛、柔软或偶有波动感。

【诊断】依据病人症状，直肠指诊，可触到前列腺肿大，表面光滑、张力大且有明显压痛。结合尿液检查可见脓细胞、红细胞，超声检查有助于诊断。急性前列腺炎仅可作指诊检查，不行前列腺按摩。

【治疗】

1. 注意休息、禁酒及辛辣食物、多饮水、热水坐浴及退热、止痛等治疗。

2. 抗菌药物可选广谱、强效、前列腺腺管内浓度高的药物，常需联合用药，症状缓解继续用药 1 ~ 2 周，改为口服抗炎继续治疗 3 ~ 4 周，直至治愈。

4. 全身补液、利尿、支持、对症治疗。

5. 可留置导尿或行耻骨上膀胱造瘘，利于尿液、前列腺分泌物引流，减少尿液对前列腺的反流和刺激。

【注意事项】①急性前列腺炎对症、抗炎治疗后，症状加重，前列腺指诊肿胀且有波动，超声检查可见脓肿形成，应按前列腺脓肿治疗。②本病及时诊断、治疗，一般预后良好。

膀胱炎

【定义】膀胱炎是指膀胱黏膜发生的感染，是泌尿系统最常见的疾病，尤以女性多见。

【临床表现】

1. 急性膀胱炎发病急骤，常于劳累、受凉、长时间憋尿、性生活后发病，出现尿频、尿急、尿痛、脓尿和终末血尿，甚至全程肉眼血尿。严重者膀胱由于炎症刺激发生痉挛使膀胱不能贮存尿液，频频排尿无法计数，出现类似尿失禁的现象。

2. 慢性膀胱炎尿路刺激征较轻，但经常反复发作。

3. 尿常规有红细胞、白细胞，尿培养可找到病原菌，做药物敏感试验。

【诊断】急性膀胱炎症状一般典型，诊断不困难。根据尿频、尿急和尿痛的病史，尿液常规检查可见红细胞、脓细胞，尿细菌培养每毫升尿细菌计数超过 10 万即可明确诊断。慢性膀胱炎多继发于泌尿、生殖系统的其他疾病，如下尿路梗阻、膀胱内原发病灶、生殖器官或上尿路感染等。尿路刺激征较轻，且经常反复发作。慢性膀胱炎应与结核性膀胱炎相鉴别（表 2-17-3）。

表 2-17-3　慢性膀胱炎与结核性膀胱炎的鉴别诊断

疾病名称	症状	普通尿培养	尿内结核杆菌	膀胱镜检查	肾盂造影
慢性膀胱炎	反复发作、时轻时重	阳性	阴性	广泛充血、水肿	正常
结核性膀胱炎	逐渐加重、症状顽固	阴性	可为阳性	可见结核结节或溃疡	多有破坏性病变

【治疗】

1. 一般治疗　适当休息，多饮水以增加尿量，注意营养，以及提高病人的机体抵抗力，热水坐浴可减轻症状。

2. 抗感染药物治疗　根据尿细菌培养、药物敏感试验结果选用有效的抗菌药物。在未得到细菌培养结果之前，可应用广谱抗菌药或尿内排泄浓度高、副作用小的抗菌药物，如磺胺类、呋喃类、待有细菌培养及药物敏感试验结果后再调整治疗方案。

3. 病因治疗　对有明显诱因的慢性膀胱炎，必须解除病因，如解除尿路梗阻、去除膀胱内异物、结石等；对女性屡发性膀胱炎应进行妇科检查，以排除和治疗女性生殖道炎症；对上尿路来源、男性生殖器官炎症如前列腺炎等，均应同时积极处理。

【注意事项】①急性膀胱炎经及时、恰当治疗，都能迅速治愈。②慢性膀胱炎在清除原发灶，解除梗阻，对症治疗后，大多能治愈，但治疗时间长，易复发。

急性肾盂肾炎

【定义】急性肾盂肾炎是细菌侵犯肾盂和肾间质引起的急性感染性疾病。

【临床表现】

1. 全身症状，寒战，中、重度发热，全身酸痛，头痛，恶心，呕吐，食欲不振，大汗淋漓等。

2. 一侧或双侧腰痛，肾区压痛和肋脊角叩痛。

3. 尿路刺激症状，尿频、尿急、尿痛，血尿。有时尿路刺激征不甚明显。

4. 尿常规可有少量蛋白，红细胞多少不一，少数有肉眼血尿，大量脓细胞，偶有白细胞管型，尿沉渣可找到致病菌，细菌培养阳性。

5. X线、超声检查肾外形不清，有时可见输尿管上段和肾盂轻度扩张，合并结石、梗阻时有相应表现。

【诊断】主要根据病史、症状和体征，实验室及影像学检查诊断，高龄、体弱患者机体反应较差，症状表现可不明显。本病应与肾周围炎、肾周围脓肿、胆道疾病、泌尿系结石、胰腺炎鉴别（表2-17-4）。

表2-17-4 急性肾盂肾炎的鉴别诊断

疾病	病史	疼痛部位	疼痛性质	体征	特点
急性肾盂肾炎	常继发于尿道炎、膀胱炎之后	腰痛、肾区压痛和叩痛	多为钝痛或酸痛，程度不一，少数有腹部绞痛，沿输尿管向膀胱方向放射	急性重病容，间歇性寒战、发热，肋脊角叩痛阳性，腹部可有肌紧张	脓尿，每高倍视野≥5个白细胞，可有明显全身感染症状
肾周围炎和肾周围脓肿	泌尿系感染，全身、临近部位感染病史	腰部、上腹部疼痛	起病急，剧烈疼痛，伴寒战、高热	肾区、肋部饱满，肌肉痉挛，有压痛、叩击痛	血常规白细胞、中性粒细胞升高，白细胞尿，血、尿细菌培养阳性
急性胰腺炎	暴饮暴食史，可有胆道疾病史	上腹偏左，可向全腹蔓延	持续性剧痛，向腰背部放散	上腹压痛，可有腹肌紧张	血尿淀粉酶值升高，白细胞总数增高
肾或输尿管结石	突然发病，反复发作可有尿中排石史	腰或下腹部	阵发性绞痛，向外阴部放射	肾区叩击痛、下腹压痛，无腹部肌卫反应	尿中有红细胞，X线平片及尿路造影可见阳性结石影
胆石症或胆道感染	发病急，多有类似发作史，进油腻食物后发作或加重	右上腹部及剑突下	持续性疼痛，阵发性发作，向右肩部放射	墨菲征阳性，有时可扪及肿大的胆囊	白细胞计数升高，B超可见胆囊内结石

【治疗】

1. 全身支持疗法 卧床休息，多饮水，补充液体，保持水电解质平衡，足够营养。

2. 应用抗菌药物 根据尿培养结果选用血、尿浓度高，肾毒性小的敏感药物，应用至体温正常，全身症状消失，细菌培养阴性后2周方可停药。

【注意事项】急性肾盂肾炎应尽早治疗，并力求彻底。

慢性肾盂肾炎

【定义】慢性肾盂肾炎是肾盂和肾间质受致病菌侵袭引起的慢性感染性疾病。

【临床表现】

1. 有急性尿路感染反复发作病史。

2. 有的患者可无明显临床表现，但尿中有细菌。

3. 常有肾区轻微不适感，或伴有尿频、尿急、尿痛症状。

4. 可伴有畏寒、发热，双肾侵犯晚期并发肾功能障碍，贫血，高血压。

【诊断】依据反复急性尿路感染发作史，可无明显临床表现，或肾区轻微不适感，或伴有尿频、尿急、尿痛症状，双肾侵犯晚期并发肾功能障碍，贫血，高血压。尿常规可有脓尿，细菌尿，尿液细菌培养菌落计数超过 10^5/ml 个细菌可明确诊断。

【治疗】

1. 全身支持疗法　注意休息，加强营养，增强抵抗力。

2. 加强抗菌药物治疗　炎症急性活动时同急性肾盂肾炎，彻底地控制菌尿和反复发作，抗生素的选择应根据抗生素敏感试验结果，选用最有效和毒性小的抗生素，疗程应适当延长至 4~6 周，可联合用药。

3. 寻找并去除可逆因素，如尿路梗阻、结石、畸形，尿流不畅，下尿路炎症，膀胱输尿管反流等。

4. 有糖尿病，肝病，其他肾病者，也应认真治疗。

5. 追踪随访，复查尿常规，尿细菌培养，必要时长程低剂量抑菌疗法，碱化尿液，或中医中药治疗。

【注意事项】慢性肾盂肾炎积极治疗，一般不会发展至慢性肾衰竭。

肾周围炎及肾周围脓肿

【定义】肾周围炎是指发生于肾包膜和肾周围筋膜之间的脂肪组织中的炎症，如感染发展为脓肿，则称为肾周围脓肿。

【临床表现】

1. 继发于尿路感染，或体内其他部位感染，如皮肤疖肿等。

2. 肾周围炎起病缓慢，腰部钝痛，肾区叩击痛。

3. 肾周围脓肿形成时寒战、发热，患侧腰部、上腹部疼痛，肋脊角叩痛，患侧腰部肌肉紧张，皮肤水肿，可触及肿块，腰大肌试验阳性。

【诊断】根据病史、体检、实验室检查，X 线片，肾盂造影，超声或 CT，必要时穿刺诊断等，可明确诊断。应与肾盂肾炎、胆道、胰腺疾病、腹膜炎和泌尿系结石等相鉴别。

【治疗】

1. 早期肾周围脓肿未形成前，及时应用合适抗生素治疗，炎症可以吸收。

2. 脓肿形成，自行吸收可能性小者，应在 B 超指引下置管引流，或切开引流。体温、白细胞恢复正常，引流管无分泌物，影像检查脓肿消失，可拔除引流管。

3. 肾周围脓肿若继发于尿路结石而引起脓肾，或继发于感染的肾积水，该侧肾功能确已丧失，应考虑做肾切开引流术和肾切除术。

【注意事项】本病及时治疗，预后良好。如延误治疗，形成膈下脓肿，支气管胸膜瘘，或破入髂腰间隙、腹腔、肠道，病死率明显升高。

肾结核

【定义】早期肾结核病变局限在肾皮质，尿液检查可发现结核杆菌，尿液其他检查无异常，也无临床症状，泌尿系统造影无改变，病变可完全愈合。如病情进展发展到肾髓质时才成为临床肾结核。

【临床表现】

1. 可有肺、骨、关节、淋巴结核和男性生殖系统等结核，常为全身结核病的一部分。

2. 早期常无明显症状，以后可出现尿频、尿急、尿痛、血尿和脓尿，或呈米泔水样。血尿为重要症状，晚期病例尿频极为严重，甚至出现尿失禁。抗生素治疗反应不好。

3. 可有低热、消瘦、盗汗、贫血、肾区叩痛等，并可伴有高血压、水肿、肾功能减退等。

【诊断】 结核菌培养在肾结核诊断中占有重要意义，结合病史、症状、体征及辅助检查，能明确诊断。

【治疗】

1. 一般治疗 充分休息，加强营养，不主张完全卧床休息。

2. 药物治疗

（1）指征　①临床前期肾结核；②单侧或双侧肾结核属小病灶者；③身体其他部位有活动性结核暂不宜手术者；④双侧或单肾结核，或晚期不宜手术者；⑤患者同时患有其他严重疾病暂不宜手术者；⑥配合手术治疗，在手术前后应用。

（2）方案　药物治疗至少半年，坚持"早期、足量、联合、足期和规律用药"五个基本原则。

（3）常用药物及治疗方案

①异烟肼 300mg/d，利福平 450～600mg/d，吡嗪酰胺 1.5g/d，链霉素 0.75g/d 肌注，乙胺丁醇 0.75～1.0g/d。

②治疗方案

初治强化期：异烟肼，利福平，吡嗪酰胺及乙胺丁醇隔日一次，共 2 个月，用药 30 次。

继续期：异烟肼，利福平隔日一次，共 4 个月。

复治强化期：异烟肼，利福平，吡嗪酰胺，链霉素及乙胺丁醇隔日一次，共 2 个月，用药 30 次；继续期，异烟肼，利福平和乙胺丁醇隔日一次，共 6 个月。

3. 手术治疗 在手术治疗前后均需配合药物治疗。手术方式及要点：①肾切除术：适用于一侧肾由于结核病变而严重破坏或功能完全丧失，而对侧肾功能正常者；②肾部分切除术：适用于肾结核灶局限在一极，或双肾盂之一者；③肾病灶清除术：适用于闭合性的结核脓肿；④肾盂、输尿管狭窄整形术：适用于肾盂或输尿管狭窄者。

【注意事项】 药物治疗期间密切随访，每 3 月查尿常规，尿结核菌培养，静脉造影，注意过敏反应，肝功能，肾功能等。肾结核的治疗应持续 1 年以上，未及时治疗可引起双侧肾结核。

尿石症

肾和输尿管结石

【定义】肾脏是大多数泌尿系统结石的原发部位，结石位于肾盏或肾盂中，输尿管结石多由肾脏移行而来，肾和输尿管结石单侧为多，双侧同时发生者少。

【临床表现】

1. 长期卧床，代谢性疾病史，痛风，胱氨酸尿症等病史。

2. 少数病人可无症状，待出现肾积水、感染或体检时才被发现。主要症状是疼痛和血尿。

（1）疼痛 大部分患者出现腰痛或腹部疼痛。多为患侧腰部钝痛或隐痛，常在活动后加重，较小的结石，嵌顿于肾盂、输尿管可出现突然发生绞痛，疼痛剧烈，沿患侧输尿管向下腹部、外阴部和大腿内侧放射，有时患者伴有面色苍白、出冷汗、恶心、呕吐、腹胀等，疼痛常阵发性发作，或可因某个动作疼痛突然终止或缓解，遗有腰、腹部隐痛。

（2）血尿 常在剧痛后出现镜下血尿或肉眼血尿，血尿的严重程度与损伤程度有关，有的患者可从尿内排出小的结石，对诊断有重要意义。

（3）脓尿 并发感染时尿中出现脓细胞，可出现高热、腰痛、尿路刺激征。

3. 结石梗阻可引起严重肾积水，上腹部可能触到肿大的肾脏。结石同时堵塞两侧上尿路或孤立肾时，常发生肾功能不全，甚至无尿，有的病人尚可出现胃肠道症状，贫血等。

4. 肾区压痛、叩击痛，肋脊角压痛，输尿管走行区压痛，绞痛发作时病人躯体屈曲，腹肌紧张。

【诊断】肾、输尿管结石的诊断，依据病史、症状、体检以及辅助检查，应明确结石的存在、大小、位置、结石的并发症以及结石形成的病因，并应与以下疾病鉴别（表2-17-5）。

表2-17-5 肾或输尿管结石的鉴别诊断

疾病名称	病史	腹痛部位	腹痛性质	腹部体征	特点
肾或输尿管结石	突然发病，反复发作可有尿中排石史	腰或下腹部	阵发性绞痛，向外阴部放射	肾区叩击痛、下腹压痛，无腹部肌卫反应	尿中有红细胞，X线平片及尿路造影可见阳性结石影
胆石症或胆道感染	发病急，多有类似发作史，进油腻食物后发作或加重	右上腹部及剑突下	持续性疼痛，阵发性发作，向右肩部放射	墨菲征阳性，有时可扪及肿大的胆囊	白细胞计数升高，B超可见胆囊内结石
急性阑尾炎	转移性右下腹疼痛	右下腹部	持续性疼痛，逐渐加重	右下腹阑尾点压痛，反跳痛，腹肌紧张	体温轻度升高，白细胞计数升高

续表

疾病名称	病史	腹痛部位	腹痛性质	腹部体征	特点
胃十二指肠溃疡急性穿孔	突然发病，过去有溃疡病史	开始在上腹部，很快波及全腹	持续性刀割样疼痛	上腹部板样强直，全腹压痛，反跳痛，肝浊音界消失	X线腹部透视可见隔下游离气体
急性胰腺炎	突然发生，常在暴饮暴食之后，可有胆道疾病史	上腹偏左，可向全腹漫延	持续性剧痛，向腰背部放散	上腹压痛，可有腹肌紧张	血尿淀粉酶值升高，白细胞总数增高

【治疗】

1. 肾及输尿管结石的治疗　要根据结石大小、部位、数目、形状、一侧或两侧、有无尿路梗阻、伴发感染、肾功能受损程度、全身情况以及治疗条件等进行具体分析，全面考虑。但当绞痛发作时，首先应该使症状缓解，然后再选择治疗方案。

2. 肾绞痛的处理

（1）解痉止痛　常用药物为哌替啶、布桂嗪（强痛定）、曲马多、吗啡、阿托品、山莨菪碱（654 - 2）等，用阿托品0.5mg及哌替啶50~100mg肌内注射，口服颠茄片16mg，3次/日。

（2）针灸疗法　取足三里、肾俞、三阴交等穴位，采用强刺激手法。

（3）指压止痛　指压患侧骶棘肌外缘及第三腰椎横突处压痛点。

3. 非手术疗法

（1）指征　①结石直径在1cm以下。②结石光滑无毛刺。③肾功能正常，无输尿管及肾盂输尿管连接部狭窄。④无明显梗阻和感染。

（2）方法　①大量饮水，使尿量达每日2000ml以上，促使结石的排出。②体位排石的方法是适量运动及叩击肾下盏，可倒立排石。③服用排石药物。④输液加呋塞米冲击治疗。⑤中草药治疗：常用药物有金钱草、海金沙、瞿麦、萹蓄、车前子、滑石、鸡内金、石苇等可随症加减。⑥针刺方法：针刺或电针肾俞、膀胱俞、三阴交、足三里、水道、天枢等可增加肾盂、输尿管的蠕动，有利于结石的排出。

4. 体外冲击波碎石

（1）适应证　因医师经验、机器性能不同，需按不同患者具体选择。①一般用于面积小于500mm^{2}的结石，小于2cm的肾盂结石最适合碎石治疗。②肾盂结石易击碎，肾下盏结石若肾盂肾下盏夹角 < 70°者不宜排石。③较疏松的草酸钙结石、磷酸镁结石、尿酸石较易击碎，致密的水草酸钙石、胱氨酸石难击碎，结石与肾盂粘连难以击碎和排出。

（2）禁忌证　①全身出血性疾病。②妊娠妇女。③感染疾病活动期。④结石以下尿路梗阻。⑤老年体弱，全身情况差，或有严重内科疾病者。⑥带心脏起搏器者。⑦开放手术有明显优势，如双侧上尿路结石伴尿毒症、长期梗阻致脓肾或肾无功能者、未排除结石合并肿瘤和结核者。

（3）注意事项　①合并慢性尿路感染需使用抗生素3~4d，在静脉滴注广谱抗生素保护下进行碎石。②严格参照各型碎石机的工作电压范围，冲击次数液电击波少于 2500 ~ 3000 次，电磁冲击波少于 6000 次，疗程间隔 7 ~ 14d，一般不超过 3 个疗程。③必要时插入双 J 形输尿管支架管。

5. 经皮肾镜取石 适用于较大的肾结石、铸形肾结石、肾盏内多发性结石、憩室内结石、手术或体外冲击波碎石后残留结石、肾盂输尿管连接部梗阻合并结石。经皮肾镜可与体外冲击波碎石联合治疗大的鹿角形结石。

6. 输尿管镜取石术 输尿管镜取石术与体外冲击波碎石联合适用于肾盂结石，软性输尿管镜与可曲性腔内碎石器联合可治疗肾盏结石。

7. 腹腔镜肾盂切开取石术 适用于简单的肾外型肾盂结石。

8. 开放手术疗法 适应证：①复杂性肾结石占据整个肾盂，延伸至多个肾盏或全铸形结石。②体外冲击波碎石或腔内治疗失败。③解剖畸形需同时施行手术成形。④因解剖关系不宜做冲击波碎石或腔内治疗，如过度肥胖、严重肢体挛缩、不能采取所需治疗体位、异位肾、肾旋转不良、肾移植术后。⑤兼有其他疾病需缩短疗程，避免并发症，需一次取石成功者。

膀胱结石

【定义】膀胱结石分为原发性和继发性，原发性膀胱结石常见于少儿，多由营养不良引起；继发性有肾、输尿管结石降入膀胱或继发于前列腺增生、尿道狭窄、膀胱憩室、异物、神经源性膀胱等，目前已普遍减少。

【临床表现】

1. 排尿疼痛、尿流中断 排尿时结石突然嵌顿于尿道内口引起尿流突然中断，伴剧烈疼痛且放射至会阴部或阴茎头，改变体位后又能继续排尿或重复出现尿流中断。患儿每当排尿时啼哭不止，用手牵拉阴茎。

2. 血尿 结石损伤膀胱黏膜常引起终末肉眼血尿，合并感染时出现脓尿。

3. 继发于前列腺增生者，可主要表现为前列腺增生的症状。

4. 较大的结石，男性经直肠和下腹部，女性经阴道和下腹部的双合诊可摸到结石。

5. 金属尿道探条插入膀胱，有时可有触及结石的感觉。

【诊断】膀胱结石的诊断，主要根据病史、体检、B 超、X 线检查，必要时做膀胱镜检查。虽然不少病例可根据典型症状，如疼痛的特征、排尿时突然尿流中断和终末血尿，做出初步诊断，但这些症状绝非膀胱结石所独有。

【治疗】

1. 治疗原发病，解除下尿路梗阻等治疗，膀胱感染严重者，抗炎治疗。

2. 非手术疗法 直径小于 4cm 的结石可采用经尿道碎石术（机械、液电、气压弹道、超声波、激光等）及体外冲击波碎石。

3. 手术疗法 适应证：结石大于 4cm；膀胱结石同时伴有前列腺增生症、膀胱憩室、膀胱肿瘤、尿道狭窄等。

4. 术式选择 耻骨上膀胱切开取石术。

良性前列腺增生症

【定义】　良性前列腺增生症又称前列腺肥大，是中老年男性最常见的疾病之一，病理学特点为前列腺上皮与基质细胞的过度增生，前列腺体积增大，引起临床症状时称为临床良性前列腺增生。

【临床表现】

1. 膀胱刺激症状　表现尿频、尿急、夜尿增多及急迫性尿失禁，尿频为最早表现。

2. 膀胱出口梗阻症状　渐进性排尿困难是其最显著特点，表现为排尿踌躇、费力、尿线变低、尿流无力、尿末滴沥、时间延长，甚者尿潴留及充溢性尿失禁。

3. 血尿，泌尿系感染，膀胱结石，肾功能损害等。

【诊断】　良性前列腺增生应与膀胱颈梗阻、神经源性膀胱、前列腺癌、前列腺结核等疾病鉴别（表2－17－6）。

表2－17－6　良性前列腺增生与其他疾病的鉴别诊断

疾病	发病年龄	病史	症状	体征	其他
良性前列腺增生	中老年男性	—	与前列腺癌相似	有弹性，无结节前列腺弥漫增大，表面光滑	前列腺特异性抗原正常或略高
前列腺癌	多见于50岁以上	青春期切除睾丸可不发生前列腺癌	进行性排尿困难，尿细无力，中断，或有肾积水、腰痛等	直肠指诊可触及坚硬如石的结节或肿块，界限不清、固定	前列腺特异性抗原阳性，穿刺活检可明确诊断
前列腺结核	好发于20～40岁青壮年	有精囊、附睾等泌尿系结核病史	早期无症状，逐渐出现会阴坠胀、尿急、尿痛、排尿困难，尿道口分泌物	腺体硬结或结节状，或坚硬结节，向周围破溃，形成窦道	前列腺精囊液可见结核杆菌
神经源性膀胱	—	神经损伤，全身疾病，或先天性疾病史	逼尿肌反射亢进时尿频、尿急等，无反应时排尿困难、尿潴留、便秘、便失禁等	皮肤感觉减退或消失，跟腱反射亢进，下肢瘫痪或挛缩	超声肾盂、输尿管扩张，膀胱增大，大量残尿

【治疗】

1. 增生不引起梗阻或仅轻度梗阻，可不治疗，予以等待观察。观察期应至少每年复诊一次。

2. α肾上腺能受体阻断剂：此类药物有酚苄明，坦索罗辛，哌唑嗪，多沙唑嗪，阿夫唑嗪，特拉唑嗪，托特罗定等，起效迅速，下尿路刺激症状改善明显，兼有降低血压作用，故使用前应向患者告知。对正服用其他降压药物的，应考虑是否减少降压药物的剂量。

3. 5α－还原酶抑制剂　可使前列腺体积缩小，改善膀胱出口梗阻症状，减少急性尿潴留及手术风险，需长期应用。

4. 植物（包括中草药）类药　如舍尼通、前列康等，也有一定疗效。

5. 手术治疗

（1）绝对手术指征（下列其中之一者）　①尿潴留（至少在一次拔管后不能排尿或多次尿潴留）。②反复肉眼血尿。③继发肾功能损害。④继发膀胱结石。⑤继发反复尿路感染。⑥继发膀胱较大憩室。

（2）相对手术指征（下列其中之一者）　①中重度症状，不愿接受其他治疗要求手术。②中重度症状，药物治疗效果不显著。③最大尿流率 < 10ml/s。④残尿量 > 60 ~ 100ml。

6. 手术方式　经尿道前列腺切除术，经尿道前列腺切开术，经尿道前列腺电气化或气化切除术，耻骨上经膀胱途径或耻骨后途径开放前列腺切除术。

7. 非手术介入治疗。

肾 损 伤

【定义】肾脏位置较深，周围有较厚的脂肪垫，有一定的活动度，外有脊柱、肋骨、腹内脏器及肌肉的保护，一般不易受伤。但肾实质脆弱，被膜薄，受直接或间接暴力打击时会发生破裂。

【临床表现】

1. 有腰腹部受直接或间接暴力的外伤史。伤后出现血尿时，高度提示有肾损伤。

2. 休克　可由于创伤疼痛及（或）出血引起低血容量导致休克，合并其他脏器损伤更易出现，甚至危及生命。

3. 血尿　为肾创伤最常见、最重要的症状，以肉眼血尿为多见。值得注意的是血尿的程度并不一定与创伤严重程度相一致。

4. 疼痛及肌紧张　伤部软组织损伤、肾实质损伤、肾包膜张力增加均可引起腰部或上腹部疼痛。血块阻塞输尿管亦可引起肾绞痛。外渗的血和尿流入腹腔形成肿块。疼痛部位可有肌紧张及压痛。

5. 局部肿块　血和尿外渗至肾周围组织，可在上腹部深处扪及肿块，包块大小可随血肿或尿外渗的范围变化。

6. 叩痛及压痛　受伤侧腰部压痛、叩击痛。

【诊断】以外伤史为线索，根据查体的阳性发现及血尿存在，可初步确诊肾损伤。X 线平片及尿路造影、超声可作为常规检查，必要时 CT、MRI 检查以获得更精确的判断，为治疗方法选择做出决策。

【治疗】

1. 肾挫伤和表浅裂伤　一般采用非手术疗法。①绝对卧床休息，至少 14d。②必要时输液或输血。③止痛及止血治疗。④抗生素以预防感染。⑤密切观察病情变化、生命体征、血红蛋白、红细胞压积、尿中血量及腹部包块大小的改变。

2. 手术治疗　适应证：①尿路造影或增强 CT 扫描有明显的造影剂外渗或肾脏不显影者。②并发腹腔脏器损伤。③非手术治疗过程中肾区肿块不断扩大，疼痛加剧，肉眼血尿持续不止，短期内出现严重贫血者。④经抗休克治疗血压不能回升或升而复降，特别是输血 1000ml 以上血压仍不能稳定者。⑤肾周感染、积脓，有高热、败血症表现者。⑥开放性损伤。

【注意事项】肾创伤后，早期并发症有继发性出血，肾及肾周围感染和尿瘘形成，晚期并发症有肾积水，肾盂肾炎、高血压、肾结石、尿性囊肿，肾动静脉瘘及无功能肾等。

泌尿、男性生殖系统肿瘤

肾癌

【定义】肾癌又称肾细胞癌，肾腺癌，为源于肾实质的恶性肿瘤，是肾脏最常见的肿瘤，约占肾肿瘤总数的75%～80%，发病年龄多在40～60岁，男多于女，约3～5∶1，两侧肾脏发病无明显差异，同时发病者少见。

【临床表现】

1. 血尿　无痛性、间歇性、全程性肉眼血尿，常是病人就诊的最初、最常见的症状，但并非早期症状。出血多时伴血块，甚者肾绞痛。

2. 疼痛　肾癌早期常无疼痛或仅腰部钝痛，病变晚期则可由于肿瘤包块压迫肾包膜或牵拉肾蒂、腹后壁软组织及神经而引起腰部持续性酸胀坠痛，出血严重时可有明显腰痛或因血块梗阻输尿管引起肾绞痛。

3. 肿块　肿瘤长大后，可在腰腹部触及包块，包块较硬而无压痛，表面光滑，如肿瘤和周围组织粘连固定不随呼吸上下活动，表明已侵及周围组织，预后不佳。

4. 肾癌的肾外表现　癌栓侵及下腔静脉出现下肢水肿，癌栓引起同侧精索静脉曲张，病灶转移可出现转移病灶的症状，如肺转移可出现咳嗽、咯血，骨骼转移可出现病理性骨折等。晚期出现消瘦乏力、贫血、食欲不振、低热、高血压、高血钙、肝功能异常等表现。

5. 无症状性偶发癌　常在健康查体或检查其他疾病时发现。

【诊断】早期无症状或肾癌典型的三联症血尿、包块和腰痛，出现任何一个症状都应首先排除肾肿瘤的可能。根据症状、体征及辅助检查，本病能明确诊断。

【治疗】

1. 手术治疗　肾癌治疗仍以手术切除为主，其他治疗为辅，一旦诊断应尽早行肾切除术。手术方式有：

（1）根治性肾切除术，是最常用的公认的肾癌手术方式。

（2）静脉癌栓摘除术。

（3）保留肾组织的手术，包括肾肿瘤剜除术，肾部分切除术。"工作台手术"加自体肾移植术，常用于双肾肾癌、孤立肾或对侧肾功能不佳的肾癌患者，术后应有足够的肾功能维持机体生存，但有局部肿瘤复发的风险，应严格掌握手术适应证。

（4）腹腔镜肾切除术。

（5）姑息性或辅助性肾切除术。

2. 肿瘤局部高温或低温治疗 射频、微波、聚焦超声波、液氮等治疗即可用于保留肾组织的手术，也用作减细胞手术。

3. 介入治疗 可进行术前肾动脉栓塞，姑息性肾动脉栓塞或加局部化疗。

4. 放疗和化疗 多数患者对放射线不敏感，对化疗药物具有耐药性，因此，放化疗多用于手术的辅助治疗和姑息性治疗。

5. 生物治疗 目前处于研究阶段，可用于手术的辅助治疗和姑息治疗。包括主动免疫治疗和被动免疫治疗，常用干扰素、白细胞介素 – 2、淋巴因子活化淋巴细胞、肿瘤浸润淋巴细胞等。

【注意事项】肾癌应当终身随访。

肾盂癌

【定义】约有75%的上尿路肿瘤病人肾盂癌是发生在肾盂或肾盏黏膜上皮的一种肿瘤，包括移行细胞乳头状瘤，移行细胞乳头状癌，鳞状细胞癌和腺癌。

【临床表现】

1. 有间歇性、无痛性全程血尿。

2. 少数病人有腰部不适、隐痛及胀痛，凝血块或肿瘤脱落物可引起肾绞痛。

3. 因肿瘤长大或梗阻引起积水出现腰部包块者少见，尚有少部分病人有尿路刺激症状。晚期病人出现贫血及恶病质。

4. 有的患者因其他疾病或常规查体时发现。

【诊断与鉴别诊断】本病诊断方法与肾癌基本相同，反复血尿，严重时可见输尿管管型血块，查体常无阳性体征，血尿发作时膀胱镜检查可见患侧输尿管口喷血，尿液细胞学检查可见肿瘤细胞，超声、CT检查可见肾盂实质占位性，静脉肾盂造影或逆行肾盂造影可见肾盂或肾盏内有不规则的充盈缺损。上述特点使肾盂癌易于诊断，当与不透光的阳性肾结石鉴别。

【治疗】手术切除仍是肾盂癌的主要治疗方式。切除病肾、肾周脂肪囊、同侧肾上腺、全段输尿管包括输尿管开口旁的部分膀胱，以防止残留的输尿管内再发生肿瘤。

膀胱癌

【定义】膀胱癌是泌尿系统最常见的肿瘤，可发生于膀胱的各层组织。

【临床表现】

1. **血尿为首发症状** 多表现为无痛性肉眼血尿，常呈间歇性、终末期血尿。部分亦可出现全程血尿，或镜下血尿，常能自行停止或减轻，长期或大量血尿可出现贫血。

2. **膀胱刺激症状** 肿瘤坏死、溃疡、合并炎症以及形成感染或发生在膀胱颈部及三角区附近时，患者可出现尿频、尿急、尿痛等膀胱刺激症状，也提示多灶性或浸润性膀胱癌的可能。

3. 肿瘤较大影响膀胱容量、肿瘤发生在膀胱颈部或出血严重形成血凝块等影响尿流排出时，可引起排尿困难甚至尿潴留。膀胱肿瘤位于输尿管口附近影响上尿路尿液排空时，可造成患侧肾积水。晚期膀胱肿瘤病人有贫血、浮肿、下腹部肿块、恶病质等症状，盆腔淋巴结转移可引起腰骶部疼痛和下肢浮肿。

【诊断】40 岁以上、出现无痛性终末血尿，伴血块及"腐肉"都应考虑膀胱肿瘤的可能。超声、CT、MRI 或 IVU 检查膀胱内占位存在，膀胱镜检及活检证实，即能明确诊断。注意与前列腺癌、前列腺增生、膀胱结石等鉴别，参见相关章节。

【治疗】膀胱肿瘤治疗以手术切除为主，包括手术、放射治疗、化学药物治疗、免疫治疗等。

【注意事项】①膀胱肿瘤术后复发率高，因此随访在治疗中有重要意义。随访中肿瘤复发，分级分期增加，可考虑根治性手术切除。②针对病因进行预防，改善染料、橡胶、皮革等工业生产条件，禁烟，避免长期服用治癌药物。③重视血尿病人的密切随访，开展人群普查。

前列腺癌

【定义】前列腺癌是指发生在前列腺外周带腺泡、腺管上的恶性肿瘤。明确的危险因子有年龄、家族史、种族等，可能的危险因子有脂肪饮食、性激素水平，潜在的危险因子有输精管结扎、镉、维生素 A、维生素 D 缺乏等。

【临床表现】

1. 多发生在 50 岁以上，早期无症状，病情进展出现进行性下尿路梗阻症状如尿流缓慢、尿频、尿线细而无力，甚至中断，排尿困难进行性加重等。

2. 血尿不常见，出现血尿应考虑前列腺导管癌或移行细胞癌的可能。

3. 肿瘤阻塞输尿管末端、直肠时出现腰痛、肾积水、少尿、肾功能不全或排便困难，腰骶部疼痛等症状。

4. 肿瘤转移出现会阴部疼痛、坐骨神经痛、骨盆和腰骶部持续性疼痛，并伴有消瘦、乏力、食欲不振、下肢水肿、淋巴结肿大等晚期转移表现。

【诊断】根据患者明显的临床表现，经直肠指诊、超声、CT 或 MRI 检查，穿刺后活组织检查，肿瘤标志物等可明确诊断。

【治疗】前列腺癌的治疗主要有等待观察，根治性前列腺切除术、内分泌治疗、放射治疗、化疗等。

1. 等待观察　T_1a 肿瘤如分化良好，可等待观察。T_1a 中低分化及 T_1b 可密切观察，病情进展，进一步治疗。

2. 根治性前列腺切除术　T_1c 和 T_2 肿瘤患者一般状况好，70 岁以下有望生存 10 年以上，可行根治性前列腺切除术。

3. 内分泌治疗　主要适用于 T_3 和 T_4 肿瘤，即有局部扩散和远处转移及不能耐受手术的患者。主要药物包括雌激素类药物、抗雄激素药物、抗性腺释放激素药物、促黄体生成素释放激素类药物、抗肾上腺药物等。治疗宜早不宜迟。

4. 放射治疗　主要适用于 T_3 和 T_4 肿瘤，即有局部扩散和远处转移及不能耐受手术的患者。副作用主要包括阳痿、尿失禁、膀胱炎和直肠瘘等。

5. 化学治疗 主要适用于晚期虚弱，并发症多，难以耐受的患者。

6. 睾丸切除 是一种最古老有效的手段，能减缓前列腺癌的发展过程。

阴茎癌

【定义】阴茎癌是发生在阴茎的常见肿瘤，包茎和包皮过长蓄积的包皮垢是阴茎癌公认的诱发因素。

【临床表现】

1. 中老年男性，有包茎或包皮过长。

2. 初起为包皮内板及阴茎头的丘疹、疣，阴茎无痛性硬节或基底硬韧的溃疡，或菜花状肿物，继而糜烂、边缘硬、不规则、有出血、分泌物及恶臭。一般无疼痛，并发感染可出现疼痛。

3. 腹股沟淋巴结肿大，位于大隐静脉入股静脉上内侧的淋巴结为阴茎癌早期转移的部位，应取活检。

【诊断】阴茎头及包皮出现硬变的溃疡或菜花状，肿物伴分泌物和臭味，结合活检能明确诊断。与阴茎的良性溃疡或良性肿物鉴别，鉴别有困难时，做活检明确诊断。

【治疗】

1. 手术治疗 阴茎部分切除，阴茎全切术。肿瘤侵犯阴囊、会阴、腹壁或耻骨如无转移，可行外阴全切除。

2. 放射治疗 有放疗、化疗、免疫治疗等。对无淋巴结转移、浸润浅、直径小的阴茎癌，在无炎症或炎症控制后可以放疗，放疗失败则手术治疗。

3. 化疗 有氟尿嘧啶、环磷酰胺、博来霉素等。

【注意事项】阴茎癌的预后与肿瘤分期、治疗早晚、治疗方法、患者年龄、肿瘤恶性程度等有关。

附：手术后一般护理

1. 心理护理 应根据病人麻醉和手术的具体情况，做好病人的接收工作及病人和家属的解释工作。避免各种不良刺激，缓解不良心理反应，做好针对性的心理疏导；创造安静、舒适的病区缓解，保证病人有足够的休息和睡眠，利于早日康复。

2. 生命体征观察

（1）血压 大手术后或有内出血倾向者必要时可每 15~30 min 测血压 1 次，病区稳定后改为 1~2h 测血压 1 次；中、小手术后每小时测血压 1 次，直至平稳，并做好记录。

（2）体温 体温变化是人体对各种物理、化学、生物刺激的防御反应。术后病人体温略有升高，但一般低于 38℃。1~2d 后恢复正常体温。

（3）脉搏 随体温而变化。失血、失液引起循环容量不足时，脉搏可增快、细弱、血压下降、脉压变小；若脉搏增快、呼吸急促，可为心力衰竭的表现。

（4）呼吸 随体温升高而加快，有时可因胸、腹带包扎过紧而受影响。若术后病人出现呼吸困难或急促时，应先检查胸、腹带的松紧度是否适当，同时应警惕肺部感染和急性呼吸窘迫综合征发生的可能。

3. 体位

（1）全麻尚未清醒者，取平卧位，头转向一侧。避免口腔分泌物或呕吐物吸入气道，清醒后且血压平稳者可取半卧位。

（2）椎管内麻醉者，应平卧 6～8h，以防因脑脊液外渗而出现头痛；局部麻醉者，可视手术和病人需求安置体位。

（3）颅脑手术后，无休克或昏迷，可取 15°～30°头高脚低斜坡卧位。

（4）颈、胸部手术后，多采用高半坐卧位，便于呼吸和有效引流；脊柱或臀部手术后，可采用俯卧或仰卧位。

（5）腹部手术后，多采用低半坐卧位或斜坡卧位，既能降低腹壁张力，减轻切口疼痛，有利于呼吸；腹腔内有感染者，若病情许可，应尽早改为半坐位或头高脚低位，以利于引流。

4. 引流管护理　多置于体腔（如胸、腹腔等）和空腔脏器（如胃、肠、膀胱等）。随时观察引流是否有效，引流管是否通畅，有无阻塞、扭曲、折叠和脱落，整理并记录引流物的颜色、性状和量。乳胶引流片一般于术后 1～2d 拔除、单腔或双腔橡皮引流管放置的时间主要根据引流的目的而定，大多要 1 周内拔除。胃肠减压管一般在胃肠道功能恢复、肛门排气后，即可拔除。

5. 饮食　方式、麻醉方法和病人的反应决定饮食的时间和种类。

（1）局麻下实施手术，体表或肢体的手术，全身反应较轻者，术后即可进食。

（2）蛛网膜下腔阻滞和硬脊膜外腔阻滞者，术后 3～6h 即可进食。

（3）胃肠道手术，待肠蠕动恢复、肛门排气后开始进水和少量流食，逐步过渡到半流食、普食。

6. 活动　原则上应该早期床上活动，并尽早离床活动，但有休克、心衰、严重感染、出血、极度衰弱或实施特殊的制动措施的病人则不宜早期活动。早期活动有利于增加肺活量，减少肺部并发症，改善全身血液循环，促进切口愈合，减少下肢静脉血流缓慢所致深静脉血栓形成，有利于肠道和膀胱功能恢复，减少腹胀和尿潴留的发生。

妇产科篇

第十八章　围生期保健

自然流产

【定义】指妊娠不足 28 周、胎儿体重不足 1000 g 而终止。妊娠 12 周前终止者，称为早期流产，妊娠 12 周至不足 28 周终止者，称为晚期流产。流产分为自然流产和人工流产。

【临床表现】主要为停经后阴道流血和腹痛。早期流产先出现阴道流血，之后有腹痛，胚胎或胎儿及其附属物完全排出后出血停止。晚期流产临床过程与早产和足月产相似，先有腹痛，而后出现阴道流血。

【临床类型】按照自然流产发展的不同阶段，分为：先兆流产（妊娠可能继续）、难免流产（妊娠不能继续，可能发展为不全流产或完全流产）、不全流产（部分妊娠物排出）、完全流产（妊娠物完全排出）（表 3 – 18 – 1）。此外，还有稽留流产（宫内胚胎或胎儿死亡后未及时排出者）、习惯性流产（连续自然流产 3 次及以上者）、流产合并感染。

表 3 – 18 – 1　各型流产的临床表现与鉴别诊断

流产类型	出血情况	症状
先兆流产	少量出血，宫颈口关闭，子宫与停经时间相符	腹痛或下腹痛，子宫较正常软
完全流产	少量出血，宫颈口关闭，子宫小于停经时间，子宫较正常软	轻度腹痛或下腹痛，有妊娠物排出病史
难免流产	大量出血，宫颈口扩张，子宫与停经时间相符	腹痛或下腹痛，子宫压痛，无妊娠物排出
不全流产	大量出血，宫颈口扩张，子宫小于停经时间	腹痛或下腹痛，部分妊娠物排出

先兆流产

【诊断】①通常有恶心，呕吐，乏力，乳房胀痛，尿频等妊娠症状。②窥阴器检查发现血液自宫颈口流出，未见羊水或组织排出。③宫颈内口闭合，子宫软，增大与妊娠月份相符。

【鉴别诊断】

1. 宫颈良、恶性赘生物及损伤常有宫颈出血，用大棉签压迫几分钟或用硝酸银烧灼可止血，必要时行阴道镜检及活检，以明确诊断。

2. 异常妊娠 ①葡萄胎表现为妊娠早期出血，排出葡萄状组织，子宫明显大于停经月份。妊娠 12 周后，应用 Doppler 未探及胎心音。可并发妊娠剧吐、子痫前期或甲状腺功能亢进。超声检查可以确诊。②妊娠早期出血伴腹痛需排除异位妊娠，可出现头晕、晕厥、肩痛（膈肌刺激）、腹部压痛、宫颈举痛和血 β－hCG 阳性。

【治疗】①安静卧床休息，避免重体力活动，禁性生活。②若阴道出血量增多（超过月经量），腹阵痛，组织排出或发热应及时就诊。排出的组织应仔细检查，必要时进行病理检查。③如果出血停止，进行常规产前检查；如果出血再次出现，再次进行评估。④若属于黄体功能不全则应补充孕激素，首选天然孕激素，如地屈孕酮，每次 10 mg，2 次／日。出血停止后逐渐减量停药。

难免流产

【诊断】流产不可避免，在先兆流产的基础上，阴道流血增多，腹痛加剧，宫口扩张。

【鉴别诊断】①不全流产：阴道内或宫口有组织嵌顿。②先兆流产：宫颈内口闭合，不能容一指尖。③宫颈功能不全：无宫缩时宫颈口是扩张的。

【治疗】手术清除宫腔内组织。小于 16 周妊娠，需行清宫术；大于 16 周妊娠，等待妊娠物自然排出后行清宫术，清除残留组织。必要时，静脉滴注缩宫素帮助妊娠物排出。

不全流产

【诊断】难免流产继续发展，部分妊娠物排出，宫颈内口扩张，宫口有组织嵌顿可影响子宫收缩，致大量出血，引起晕厥，脉搏细速，血压下降，甚至休克。

【治疗】①建立静脉通路。如果病人有大量失血症状，至少建立 2 条静脉通路，40U 缩宫素加入生理盐水中，以每小时至少 200ml 速度静注。②用卵圆钳取出宫颈管和宫腔组织以减少出血，当生命体征平稳后行清宫术。③吸刮术后检测血细胞计数。当生命体征平稳后，指导患者 2 周内禁性生活、冲洗及使用内置棉条。可补充硫酸亚铁，口服布洛芬止痛。④Rh 阴性未致敏的患者可静脉给予 D 免疫球蛋白。

完全流产

【诊断】妊娠产物全部排出，子宫收缩好，宫口闭合。排出组织需仔细检查并行病理检查，若未见胚胎组织或绒毛组织需排除异位妊娠。

【治疗】①妊娠 8～14 周的完全流产需行吸刮术，因为此期不全流产可能性较大。②Rh 阴性未致敏的患者可静脉给予 D 免疫球蛋白。③未行清宫者，每周检测血 β－hCG，直至转阴；若 4 周 β－hCG 维持一定水平或不能转阴应考虑不全流产。

稽留流产

胚胎死亡后妊娠产物滞留于宫腔未排出，常发生严重凝血机制障碍。

【诊断】 ①随着妊娠进展子宫不再增大，或胎心音消失，提示稽留流产。②停经后间断阴道出血，点滴状或血性分泌物出现。③超声检查可确定诊断。

【处理】 ①测定血小板计数，凝血功能，ABO 血型。②确定胚胎死亡后应完全清空宫腔。③Rh 阴性未致敏的患者可静脉给予 D 免疫球蛋白。

感染性流产

【诊断】 自然流产或危险流产后微生物从下生殖道逆行感染引起，妊娠物残留未及时清宫最易发生败血症。常表现有发热、下腹痛、腹部压痛、反跳痛、子宫压痛、出血时间延长和阴道分泌物恶臭等。

【治疗】 在清宫术之前尽快应用抗生素，氨苄西林 2g，静脉注射，每 6h 一次；庆大霉素 5mg/kg，静脉注射，每 24h 一次；甲硝唑 500mg，静脉注射，每 8h 一次，直到患者体温正常 48 小时后。

异位妊娠

【定义】 异位妊娠是指胚胎植入在宫腔之外，最常见的发生部位是输卵管（发生率超过 90%），还有卵巢妊娠、腹腔妊娠、阔韧带妊娠和宫颈妊娠。

【临床表现】

1. 停经 多数有停经史，但少部分患者无停经史，切勿将异位妊娠的不规则出血误认为是月经。

2. 腹痛 是主要症状，常表现为一侧下腹部隐痛或酸胀感，当发生异位妊娠流产或破裂时，突感一侧下腹部撕裂样疼痛，伴肛门坠胀感。

3. 阴道流血 常有不规则阴道出血，量或多或少，淋漓不净。

4. 晕厥与休克 由于出血多或剧烈腹痛导致，与阴道出血量不成正比。

【诊断】 ①停经、阴道少量流血、腹痛、休克等。②腹部压痛、反跳痛、移动性浊音阳性（提示有内出血）、宫颈举痛。③B 超、尿妊娠试验、血 β - hCG 检测、后穹隆穿刺等。

【鉴别诊断】 异位妊娠最常见的鉴别疾病是先兆流产，其他还有急慢性盆腔炎症性疾病，卵巢囊肿（蒂扭转或破裂）和急性阑尾炎，B 超可帮助鉴别（表 3 - 18 - 2）。

表 3 - 18 - 2　异位妊娠的鉴别诊断

鉴别项目	输卵管妊娠	流产	急性输卵管炎	急性阑尾炎	黄体破裂	卵巢囊肿蒂扭转
停经	多有	有	无	无	无	无
腹痛	剧烈,下腹一侧开始向全腹扩散	下腹正中阵发性坠痛	两下腹持续性疼痛	转移性上腹痛	下腹一侧突发性疼痛	下腹一侧突发性疼痛
阴道流血	量少,暗红色	开始量少,后增多	无	无	可有	无
休克	程度与外出血不成正比	程度与外出血成正比	无	无	无或轻度	无
妇科检查	宫颈举痛或摇摆痛	宫口稍开,子宫增大变软	举宫颈时两侧下腹胀痛	无	一侧附件区压痛	一侧附件区压痛
后穹隆穿刺	可抽出不凝血	阴性	可抽血渗出液或脓液	阴性	可抽出血液	阴性
血 β - hCG 检测	多为阳性	多为阳性	阴性	阴性	阴性	阴性
B 超检查	一侧附件区可见异位妊娠包块	宫内见孕囊	无明显异常	无明显异常	一侧附件区可见黄体反射	一侧附件区可见囊肿

【治疗】

1. 大量内出血时的急诊处理

（1）大量内出血常致休克,应快速备血,建立静脉通道,输血抗休克同时,立即安排急诊剖腹手术。

（2）术中探查双侧卵巢和输卵管。如果输卵管有广泛的破坏,行输卵管切除术（包括患侧输卵管和妊娠物一块切除）,这是多数病例的治疗方案;少数情况下,如果输卵管的破坏轻微,行输卵管造口术（去除妊娠物,保留输卵管）,这种手术只在保留生育功能对患者很重要时进行,因其再次发生异位妊娠的风险很高。

2. 无或少量内出血可采用药物治疗或手术治疗

（1）药物治疗　适于一般情况良好,无活动性内出血;盆腔包块最大直径 <3cm;血 β - hCG <2000 IU/L;超声未见原始心管搏动;肝、肾功能及血红细胞、白细胞、血小板计数正常;无甲氨蝶呤禁忌证。首选甲氨蝶呤 $50mg/m^2$ 肌内注射,单次给药;或 0.4 mg/kg 肌内注射,分次给药,1 次/日,共 5d。

（2）手术治疗　可采用腹腔镜或开腹方式行输卵管保守性手术。

3. 后续治疗

（1）出院前向患者提供未来生育方面的建议和劝告。考虑到再次发生异位妊娠的风险高,应提供计划生育方面的咨询,关于避孕方法的建议尤其重要。4 周后复诊。

（2）纠正贫血。若治疗前有大量出血，可口服硫酸亚铁或富马酸亚铁 60mg/d，共 6 个月。

妊娠剧吐

【定义】孕妇在妊娠期反应严重，频繁恶心、呕吐，不能进食，以致发生体液失衡及新陈代谢障碍，甚至危及孕妇生命。

【临床表现】大约 70%～85% 的孕妇在妊娠期有恶心呕吐等反应。妊娠恶心呕吐最常出现于妊娠早期，但有些妇女整个妊娠期都持续存在。妊娠剧吐与 hCG 水平高有关，如多胎妊娠、滋养细胞疾病及胎儿畸形（如三倍体）。除此以外，常见的引起妊娠期严重恶心呕吐的因素有病毒性胃肠炎、肝炎、泌尿系统感染、胆囊疾病和偏头痛等。

多数见于年轻初产妇，停经 40 余天出现，逐渐加重直至频繁呕吐不能进食，呕吐物中有胆汁或咖啡样物质。严重者可引起电解质紊乱和代谢性酸中毒。

【治疗】妊娠剧吐可导致电解质紊乱，脱水，尿比重增加，酮症酸中毒，体重降低超过 5%，严重者可致肝、肾受损，视网膜出血，意识不清，呈现昏睡状态，即 Wernicke's 脑病。

对于妊娠剧吐的病人，应住院治疗，禁食 2～3d。静脉补液非常重要，每日静脉滴注葡萄糖液及林格液共 3000ml，维持每日尿量 ≥1000ml，补充维生素 B_1 可预防 Wernicke's 脑病。

1. 一般治疗　孕妇应避免接触加重恶心的气味和食物。进行饮食调整，少量多餐，避免食用含脂肪多和辛辣的食物，应暂时停止补充铁剂。建议早餐食用清淡较干的食物，如饼干、干馍片等。

2. 心理疏导　对情绪不稳定的孕妇，给予心理治疗，解除其思想顾虑。

3. 药物治疗　口服维生素 B_6，每次 25mg，3 次/日。如发生代谢紊乱应对症处理。

早期妊娠

【定义】指妊娠 12 周末之前。

【临床表现】

1. 停经　育龄期有性生活的健康妇女，平时月经周期规律，若月经推迟，应考虑妊娠。停经是妊娠最早的症状，但不是妊娠的特有症状。

2. 早孕反应　停经 40 余天可出现嗜睡、乏力、食欲不振、恶心和干呕等症状，多在停经 12 周以后逐渐消失。

3. 乳房变化　自觉乳房胀痛，查体可见乳头增大，乳头乳晕着色加深，乳晕周围皮脂腺增生出现深褐色结节（蒙氏结节）。

4. 妇科检查 阴道黏膜和宫颈阴道部充血呈紫蓝色，妊娠 5 ~ 6 周子宫增大、饱满，呈球形。6 ~ 7 周子宫峡部极软，出现黑加征。妊娠 8 周子宫为非孕时 2 倍，12 周为非孕时 3 倍。

【鉴别诊断】 应与月经失调相鉴别，部分患者月经推迟可误认为妊娠，可通过尿妊娠实验、血绒毛膜促性腺激素检测及 B 超检查相鉴别。

【早孕期检查内容及保健】

1. 病史询问

（1）年龄 年龄过小（< 18 岁）容易发生难产，35 岁以上的初孕妇为高龄初产妇，易患妊娠合并症。

（2）职业 有无接触化学、毒物、放射性物质等。

（3）推算预产期（EDC） 按末次月经第一日算起，月份减 3 或加 9，日数加 7。若孕妇记不清末次月经日期或于哺乳期尚无月经来潮而受孕者，可根据早孕反应开始时间、B 超等推算。

（4）月经史及孕产史 月经周期延长者的预产期需相应推迟。初诊时对过去分娩史的评估包括分娩日期、孕周，分娩的医院，新生儿性别、体重、分娩方式，麻醉类型，产程，妊娠结局（流产、死胎、异位妊娠等），详细的产科手术史（剖宫产或产钳）。

（5）既往史及手术史 着重了解有无高血压、心脏病、糖尿病、结核病、血液病、肝肾疾病、骨软化症等及曾做过何种手术。

（6）家族史 询问家族有无高血压、双胎妊娠及其他遗传性疾病史。

（7）丈夫健康状况 着重询问有无遗传性疾病等。

（8）避孕史 近期口服避孕药者常导致药物性闭经，易误以为妊娠。

（9）记录服药史和过敏史。

2. 体格检查 观察孕妇发育、营养及精神状态、身高、体重、血压等情况。并进行妇科检查，观察有无阴道炎、宫颈炎等。

3. 辅助检查 包括血常规、尿常规、肝功、肾功、血型、TORCH 系列、传染病（乙肝、丙肝、梅毒、艾滋病）、阴道分泌物等检查。

4. 产前教育 介绍孕期生活方式及注意事项：早孕反应通过少量多餐可以减轻，饱食后起床要缓慢，避免吃辛辣、油腻食物。孕期禁烟、禁酒和毒品，对于未经医生同意使用药物的安全性应进行评估。告知产前检查的次数，孕期营养、体重增加多少，运动、锻炼和性生活，常规的妊娠监测方法等。

（1）孕期应多食用水果蔬菜，保持营养全面均衡。早期使用叶酸可以预防神经管畸形，标准的产前多种维生素制剂可以满足大多数孕妇的需要。

（2）孕妇的推荐营养是以孕前的体重指数为根据的。对于低体重的妇女（BMI < 19.8），体重增加范围 12.5 ~ 18 kg；对超重者（BMI ≥ 26），孕期体重应增加 7 ~ 11.5 kg；对平均 BMI 在 19.8 ~ 26.0 之间的，体重增加 11.5 ~ 16 kg。

中期妊娠

【定义】指妊娠第 13 周～28 周末。

【临床表现】有早期妊娠经过，腹部逐渐增大，诊断较为明确。

【中期妊娠检查内容及保健】

1. 产检 4 周进行一次，包括血压、体重、宫高、腹围、胎方位、胎心率、下肢有无水肿等。询问前次产前检查之后，有无特殊情况出现，如腹痛、阴道流血、胎动出现特殊变化等，经检查后给予相应治疗。并注意胎儿大小，软尺测耻上子宫长度及腹围，判断是否与妊娠周数相符。

2. 检查胎位 四步触诊法检查子宫大小、胎产式、胎先露、胎方位以及胎先露部是否衔接。

3. 听胎心 若听到可确诊为妊娠活胎。正常时 120～160 次/分。妊娠 24 周前，胎心多在脐下正中或偏左、偏右，妊娠 24 周后在靠近胎背上方的孕妇腹壁上听得最清楚。胎心应与子宫杂音、腹主动脉音、脐带杂音相鉴别。子宫杂音为血流过扩大的子宫血管时出现的柔和吹风样低音，腹主动脉音为单调的咚咚样强音响，这两种杂音均与孕妇脉搏数一致。脐带杂音是脐带血流受阻出现的与胎心率一致的吹风样低音响，改变体位后可消失，若持续存在脐带杂音，应注意有无脐带缠绕的可能。

4. 唐氏综合征和神经管畸形筛查 年龄 <35 岁的妇女，妊娠 15～19 周，应进行唐氏综合征和神经管畸形筛查。在 Down's 病例中有 20%～25% 的母血中的 α – AFP 是升高的，并且在 NTD 中也是升高的。在 Down's 中，hCG 的水平是升高的而 E_3 水平是下降的。如果血清水平异常，应进行 B 超检查和遗传学羊膜腔穿刺。

5. 羊水穿刺 对年龄大于 35 岁的孕妇，建议在妊娠 15～18 周进行遗传学的羊水诊断，尤其是母亲、父亲或上一代有出生缺陷者。

6. B 超 不仅能显示胎儿数目、胎产式、胎方位、胎盘位置胎盘分级、羊水量，还能检查胎儿有无畸形，并了解胎儿发育情况。目前多在妊娠 22～26 周选择三维或四维 B 超对胎儿结构进行系统检查。

7. 葡萄糖耐量筛查 妊娠 24～28 周查随机血糖筛选妊娠期糖尿病，但对于以前有妊娠期糖尿病或巨大儿者，需早期筛选，如随机血糖 >140mg/dl，就应行糖耐量试验。

晚期妊娠

【定义】从怀孕 28 周起至 40 周称为晚期妊娠。

【临床表现】进入怀孕晚期后，由于内分泌变化和膨大子宫的压迫，会出现一些不舒服的症状。如果不太严重的话，是属于孕晚期反应，可以采取一些措施予以缓解，不必为此烦恼。在分娩后，这些不舒服都会自然消退。怀孕晚期胎儿发育迅速，易出现产科并发症。

【晚期妊娠检查内容】 每次检查的内容没有明显的变化，如测量体重、宫高、腹围、心率、血压、胎心，定期测量血、尿常规等项目。

1. 胎儿姿势和位置检查

（1）胎产式　指胎儿身体长轴与母体长轴的关系。两轴平行为纵产式；两轴垂直为横产式。通常纵产式多，横产式少。

（2）胎先露　指最先进入骨盆入口的胎儿部分。纵产式为头先露或臀先露；横产式为肩先露。通常头先露多，臀先露少，这是因为胎儿头重脚轻，子宫腔上宽下窄的缘故。

（3）胎方位（简称胎位）　指胎儿先露部指示点与母体骨盆的关系。根据指示点与母体骨盆左、右、前、后、横的关系，可有各种不同的胎位。通常枕左前多，其他方位少。

2. 胎心监控　正常的胎儿心率随子宫内环境的不同，时刻发生着变化，胎心率的变化是中枢神经系统正常调节功能的表现，也是宝宝在子宫内状态良好的表现。

而胎心监护的使命是尽早发现胎儿异常，在胎儿尚未遭受不可逆性损伤时，采取有效的急救措施，使新生儿及时娩出，避免发生影响其终身的损伤。

可以通过监测胎动和胎心率来反映胎儿在母体内的状况，在怀孕35周后孕妇每周去医院产检时，都要进行胎心监护。但这样只能在特定时段监测而不能按照需要监测，所以还需要准妈妈养成每天自行检测胎动的习惯。

3. 骨盆测量　骨盆测量有两次，第一次是在妊娠晚期28～32周，因为这个时候胎头不是很低，也不是很脆弱，出血也比较少，所以这个时候检查也不会有什么变化了。第二次是妊娠37周的时候，同时要查宫颈的情况，因为宫颈有时候已经成熟了，说明近期可能就会分娩，37周到预产期还有3周，有可能预产期之前分娩。

【孕晚期的心理保健】 进入孕晚期以后，孕妇子宫已经极度胀大，各器官、系统的负担也接近高峰，因而，孕妇心理上的压力也是比较重的。由于体型变化和运动不便，孕妇心理上产生了一些变化，有许多孕妇会产生一种兴奋与紧张的矛盾心理，从而导致情绪不稳定、精神压抑等心理问题，甚至会因心理作用而自感全身无力，即使一切情况正常，也不愿活动。

由于临近预产期，孕妇对分娩的恐惧、焦虑或不安会加重，对分娩"谈虎色变"。有些孕妇对临产时如何应付，如有临产先兆后会不会来不及到医院等过于担心，因而稍有"风吹草动"就赶到医院，甚至在尚未临产，无任何异常的情况下，缠住产科医生要求提前住院。所以，孕晚期心理保健应注意以下问题：

1. 了解分娩原理及有关科学知识　克服分娩恐惧，最好的办法是让孕妇自己了解分娩的全过程以及可能出现的情况，对孕妇进行分娩前的有关训练，许多医院或有关机构均举办了"孕妇学校"，在怀孕的早、中、晚期对孕妇及其丈夫进行教育，专门讲解有关的医学知识，以及孕妇在分娩时的配合。这对有效地减轻心理压力，解除思想负担以及做好孕期保健，及时发现并诊治各类异常情况等均大有帮助。

2. 做好分娩准备　分娩的准备包括孕晚期的健康检查、心理上的准备和物质上的准备。一切准备的目的都是希望母婴平安，所以，准备的过程也是对孕妇的安慰。如果孕妇了解到家人及医生为自己做了大量的工作，并且对意外情况也有所考虑，那么，她的心中就应该有底了。

孕晚期以后，特别是临近预产期时，丈夫应尽量留在家中，使妻子放心。

3. 身体没有意外情况时，不宜提早入院 毫无疑问，临产时身在医院，是最保险的办法。可是，提早入院等待时间太长也不一定就好。首先，医疗设置的配备是有限的，如果每个孕妇都提前入院，医院不可能像家中那样舒适、安静和方便；其次，孕妇入院后较长时间不临产，会有一种紧迫感，尤其看到后入院者已经分娩，对她也是一种刺激。另外，产科病房内的每一件事都可能影响住院者的情绪，这种影响有时候并不十分有利。

所以，孕妇应稳定情绪，保持心绪的平和，安心等待分娩时刻的到来。不是医生建议提前住院的孕妇，不要提前入院等待。

妊娠高血压

【定义】是指妊娠期出现血压升高，是妊娠期特有的疾病。在未使用降压药物的情况下，非同日 3 次测量血压，收缩压≥140 mm Hg 和（或）舒张压≥90 mm Hg。既往有高血压史，目前正在使用降压药物，血压虽然低于 140/90 mm Hg，也诊断为妊娠期高血压。

【临床表现】

1. 轻度妊高征 主要临床表现为血压轻度升高，可伴轻微蛋白尿和（或）水肿，此阶段可持续数日至数周，或逐渐发展，或迅速恶化。

（1）高血压 孕妇在未孕前或妊娠 20 周前，血压（即基础血压）不高，而至妊娠20 周后血压开始升高至 140/90mmHg 以上，或收缩压超过原基础血压 30mmHg，舒张压超过原基础血压 15mmHg。

（2）蛋白尿 蛋白尿的出现常略迟于血压升高，量微小 <0.5g/24h，开始时可无。

（3）水肿 最初表现为体重异常增加（隐性水肿），每周超过 0.5kg。若体内积液过多，则导致临床可见的水肿。水肿多由踝部开始，渐延至小腿、大腿、外阴部、腹部，按之凹陷。

2. 中度妊高征 血压 > 150/100mmHg，但不超过 160/110mmHg；尿蛋白（＋）（尿液中蛋白量 >0.5g/24h）；无自觉症状或有轻度头晕。

3. 重度妊高征 为病情进一步发展。血压高达 160/110mmHg 或更高；尿液中蛋白量 >0.5g/24h；可有不同程度的水肿；并有一系列自觉症状出现。此阶段可分为先兆子痫和子痫。

（1）先兆子痫 在高血压及蛋白尿等的基础上，患者出现头痛、眼花、恶心、胃区疼痛及呕吐等症状。这些症状表示病情进一步恶化，特别是颅内病变进一步发展，预示行将发生抽搐，故称先兆子痫。

（2）子痫 在先兆子痫的基础上进而有抽搐发作，或伴昏迷，称子痫。少数病例病情进展迅速，先兆子痫征象不明显而骤然发生抽搐。子痫典型发作过程为先表现眼球固定，瞳孔散大，瞬即头扭向一侧，牙关紧闭，继而口角及面部肌颤动，数秒钟后发展为全身及四肢肌强直，双手紧握，双臂屈曲，迅速发生强烈抽动。抽搐时呼吸暂停，面色青紫。持续 1min 左右抽搐强度减弱，全身肌松弛，随即深长吸气，发出鼾声而恢复呼吸。抽搐发作前及抽搐期间，患者神志丧失。抽搐次数少及间隔长者，抽搐后短期即可苏醒；抽搐频繁持续时间较长者，往往陷入深昏迷。

【诊断】

1. 舒张压 是血压测量过程中动脉搏动音消失时血压计显示的压力值，它反映外周循环阻力，不会像收缩压那样随患者情绪变化而剧烈变化，是妊娠期高血压诊断和预后评估的一个重要指标。若间隔 4h 或以上的两次测量，舒张压≥90mmHg，可诊断高血压（如果发生急产或舒张压≥110mmHg，两次测量时间间隔小于 4h 亦可诊断高血压）。为确保测量之准确性，袖带应环绕上臂周长至少 3/4，否则测量值偏高；如果上臂直径超过 30cm，应使用加宽袖带。

2. 蛋白尿 蛋白尿出现，诊断即从妊娠期高血压进展为子痫前期。但阴道分泌物或羊水可能污染尿样，故采集洁净的中段尿可提高检测的准确性，然而导尿采集尿样可增加尿路感染的风险。泌尿系感染、严重贫血、心衰和难产亦可导致蛋白尿；导尿管损伤、血吸虫病和阴道流血污染标本也可能出现假阳性结果。

【分类】

1. 妊娠期高血压 BP≥140/90mmHg，妊娠 20 周后首次出现，无蛋白尿，BP 于产后 12 周恢复正常，患者可伴有上腹不适或血小板减少，只能在产后最后确诊。

（1）孕前血压正常，妊娠 20 周后间隔 4h 两次血压测量舒张压在 90～110mmHg 或收缩压≥140mmHg，舒张压≥90mmHg。

（2）无蛋白尿。

（3）患者除血压增高外可能无其他任何症状。

（4）少数患者可有上腹部不适或血小板减少。

2. 子痫前期 轻度：BP≥140/90mmHg，妊娠 20 周以后出现尿蛋白≥300 mg/24h 或（＋），可伴有上腹不适、头痛等症状。重度：BP≥160/110mmHg，尿蛋白 2.0g/24h 或（＋＋），血肌酐＞1.2 mg/dl 或较前升高，或出现持续头痛及其他脑神经或视觉障碍，持续性上腹不适。

3. 子痫 孕妇抽搐而不能用其他原因解释。

4. 慢性高血压并发子痫前期 妊娠 20 周之前舒张压达 90～110mmHg。尿蛋白（＋＋）。

5. 妊娠合并慢性高血压 妊娠 20 周前舒张压大于 90mmHg，妊娠期无明显加重。妊娠 20 周后诊断高血压并持续到产后 12 周。

【鉴别诊断】 子痫前期应与慢性肾炎合并妊娠相鉴别，子痫应与癫痫、脑炎、脑肿瘤、低血糖昏迷等鉴别。

【治疗】

1. 轻度妊高症

（1）休息 适当减轻工作，保证充分睡眠。在家休息，必要时住院治疗。

（2）左侧卧位　休息及睡眠时取左侧卧位。左侧卧位可减轻右旋的子宫对腹主动脉和下腔静脉的压力，增加回心血量，改善肾血流量，增加尿量，并有利于维持正常的子宫胎盘血液循环。

（3）饮食　应注意摄入足够的蛋白质、维生素，补足铁和钙剂。食盐不必严格限制，长期低盐饮食可引起低钠血症，易发生产后血液循环衰竭。此外，低盐饮食影响食欲，减少蛋白质的摄入，对母儿均不利。全身浮肿者应限制食盐。

（4）药物　药物治疗并不重要。为保证休息与睡眠，可给镇静剂苯巴比妥 0.2 mg 或地西泮 2.5 mg，3 次/日，口服，或 5 mg 睡前口服。轻度妊高征患者经上述处理，病情多可缓解。但亦有少数病例，病情继续发展。

2. 子痫前期轻度

（1）妊娠小于 37 周，患者情况稳定或无明显变化，每周随访 1 次。随访内容：①监测血压、尿蛋白、腱反射及胎儿情况。②将发生重度子痫前期或子痫的危险告诉患者及其家属。③多休息。④正常饮食（不建议低盐饮食）。

（2）妊娠大于 37 周，有胎儿生长受限之征象需终止妊娠，评估宫颈成熟度，根据情况选择终止妊娠方式。

3. 子痫前期重度

（1）子痫前期重度患者均应住院治疗或终止妊娠。

（2）孕 32 周以下患者经住院治疗症状好转，无器官功能障碍或胎儿情况恶化，可考虑延长孕周。

（3）孕 32～34 周之孕妇考虑给予延长妊娠的指征如下：①24 小时尿蛋白定量小于 5g。②轻度胎儿生长受限，胎儿监测指标良好，羊水轻度减少，多普勒测量显示无舒张期脐动脉血反流。③子痫前期重度患者经住院治疗后血压下降。④无症状，仅有实验室检查提示胎儿缺氧，经住院治疗后好转者。

（4）孕 32～34 周的孕妇经治疗后症状不缓解，出现下列情况者可给予糖皮质激素促胎肺成熟治疗后，立即终止妊娠。

4. 解痉治疗　子痫前期患者预防子痫发作首选硫酸镁。在产程开始或计划分娩前与糖皮质激素一起应用，直至产后 24～48h。

（1）硫酸镁起始量为 6g，静脉注射，此后以 2g/h 作为维持量。

（2）硫酸镁的毒副作用与其浓度有关：在 8～10μg/L 时腱反射减弱，10～15μg/L 时呼吸麻痹，20～25μg/L 时心跳停止。

（3）葡萄糖酸钙可拮抗硫酸镁的毒副作用，用 10% 葡萄糖酸钙 10ml，5～10min 内缓慢静脉注射。

5. 降压治疗

（1）口服降压药物适用于子痫前期重度患者病情稳定不需立即终止妊娠者。其目的使血压平稳降至 160/105mmHg 以下。理想血压为收缩压 140～155mmHg，舒张压 90～105mmHg，应避免血压剧烈下降和低血压。甲基多巴（B 类）和 β 受体阻断剂用于孕妇降压是安全的。

（2）甲基多巴 250 mg 口服，2 次/日，最大量 4g/d。

（3）拉贝洛尔（C 类，妊娠中晚期用药为 D 类）100mg，口服，2 次/日，最大量 2400mg/d，或者盐酸拉贝洛尔 20mg 静脉注射，每 10min 后剂量加倍，最大单次剂量 80mg，直到血压被控制，每日最大总剂量 220mg。

（4）肼屈嗪（C 类）5 mg 静脉注射，每 20min 可重复一次，直到血压被控制，每日最大总剂量 20mg。妊娠早期须慎用，因其可与 DNA 结合导致 Ames 试验阳性。

6. 分娩方式 子痫前期重度不是剖宫产的绝对指征，但有产科指征者行剖宫产。

胎盘早剥

【定义】胎盘早剥指在孕 20 周后或分娩期正常位置胎盘在胎儿娩出前部分或完全从子宫壁剥离。

【临床表现】

1. 阴道出血，当隐性出血时，胎盘早剥可使子宫增大。通过测量腹围或宫底高度可鉴别隐性出血。羊水可能是血性的。

2. 腹痛，胎盘附着处疼痛和宫缩为早剥的特点。疼痛常为突发、持续，定位在子宫或腰背部局部或泛发的子宫触痛。

3. 通过监护仪监测子宫收缩是胎盘早剥最敏感的指标。部分胎盘早剥可发现宫缩渐频繁。

4. 部分患者 B 超检查可发现胎盘后出血的低回声区。

【鉴别诊断】（表 3 – 18 – 13）

表 3 – 18 – 3　前置胎盘和胎盘早剥的鉴别诊断

鉴别项目	前置胎盘	胎盘早剥
孕周	妊娠 28 周后	妊娠 20 周后或分娩时
妊高征病史	多无	可有
腹痛	无	有
阴道出血	有，严重程度与出血量有关	轻度时无阴道出血，严重程度与出血量不成正比
B 超	胎盘下缘达到或覆盖宫颈内口	胎盘位置正常，其后可有出血的低回声区

【治疗】

1. 轻度胎盘早剥

（1）如果母体状态稳定并且胎心监护良好，胎儿仍未成熟，可密切监护胎心，期待观察，开始可用硫酸镁抑制宫缩。对母体可行血液学检测，发现异常，及时纠正。

（2）少量到中量出血，母体尚未处于紧急危险的状态，应据胎心情况决定分娩时间和方式。①胎心音正常或已消失：宫颈条件成熟但宫缩较弱，可破膜后用缩宫素加强宫缩，严密观察病情变化的同时等待阴道分娩；如果宫颈条件不成熟，行剖宫产结束分娩。②胎心音异常（小于 100 次/分或大于 180 次/分）：快速阴道分娩；如果短时间不能经阴道分娩，立即行剖宫产术。

2. 中度至重度胎盘早剥

（1）应首先处理休克，输血补充血容量。

（2）纠正凝血功能障碍，可用新鲜冰冻血浆来补充凝血因子，1U 的新鲜冰冻血浆可增加 10mg/dl 的纤维蛋白原。输注血小板的指征为血小板少于 5 万/ml。1U 的血小板可增加 5000～10000/ml 血小板计量；4～6U 是最小有效剂量。

（3）给予吸氧并导尿，记出入量。

（4）出血量大时（显性或隐性），应尽快结束分娩。宫口开全，可行胎头吸引术助娩；短时间不能经阴道分娩，应行剖宫产术结束妊娠。应警惕产后出血的发生并做好处理准备。

前置胎盘

【定义】前置胎盘是指妊娠 28 周后，胎盘附着于子宫下壁，甚至胎盘下缘达到或覆盖宫颈内口，其位置低于胎先露。可分为完全性前置胎盘（胎盘组织完全覆盖子宫内口）、部分性前置胎盘（胎盘组织部分覆盖子宫内口）、边缘性前置胎盘（胎盘边缘距宫颈内口 2cm 内）。

【临床表现】

1. 出血和子宫收缩，中晚期突发性无痛性阴道出血，可反复多次出血，首次出血常自行停止。

2. 诊断时一般不主张行阴道检查，除非在备血和做好急诊剖宫产准备的条件下。小心轻柔打开窥阴器检查，排除其他原因引起的出血，如宫颈炎，外伤，宫颈息肉或宫颈癌，但有这些表现时，也不能完全排除前置胎盘。

3. B 超可以确诊。

【治疗】

1. 建立静脉通道，进行静脉输液（生理盐水或林格乳酸钠溶液）补充血容量，做好输血准备。

2. 根据诊断情况决定后续治疗

（1）进行可靠的超声检查，明确胎盘位置；确定为前置胎盘且胎儿已成熟，及时终止妊娠。

（2）不能行超声检查或检查报告不可信，且妊娠时间少于 37 周，按前置胎盘处理直至 37 周。

（3）不能行超声检查或检查报告不可信，且妊娠时间大于等于 37 周，在阴道分娩和剖宫产术的双重准备下行阴道检查以排除前置胎盘。①建立静脉通道，备血。②在手术室检查，做好手术准备。③用严密消毒的阴道镜检查宫颈，若宫颈已部分扩张，可见胎盘组织，前置胎盘的诊断成立，及时终止妊娠；宫颈未扩张，可轻柔触诊阴道穹隆，触到海绵样组织，前置胎盘的诊断成立，及时终止妊娠；触到坚硬的胎头，可排除大面积的前置胎盘，进行引产。若仍不能明确前置胎盘，可轻柔的行指诊，在宫颈内触到柔软的组织，前置胎盘的诊断成立，及时终止妊娠；在中间和边缘可触到胎膜和胎体，可排除前置胎盘，进行引产。

3. 确诊为前置胎盘的治疗

（1）期待治疗　适合出血不严重，胎儿未成熟者，分娩前须留院观察，应禁止活动，禁性生活，血红蛋白维持在≥10g/L。

（2）在下列情况下应及时终止妊娠　胎儿已成熟；胎儿已死亡或出现无生命迹象的畸形，如无脑儿；出血量大危及母体或胎儿。

（3）分娩方式的选择　边缘性前置胎盘、出血量少、头先露、无头盆不称和胎位异常可阴道分娩。如果有严重的出血危及母体或胎儿，不考虑孕周可行剖宫产。剖宫产时应尽量避开胎盘，胎盘位于子宫前壁者，下段纵切口较为安全。剖宫产术时胎盘着床部位出血，可缝合出血部位，用缩宫素加强宫缩。要警惕产后出血和胎盘植入的发生，植入部位常在前次剖宫产瘢痕处，一旦必要时可行子宫动脉和（或）髂内动脉结扎，子宫切除术。

胎膜早破

【定义】胎膜早破（PROM）是指先于产程发动或规律宫缩而发生胎膜破裂。可发生在足月或不足月，在预产期前发生胎膜破裂者称预产期前胎膜早破。

【临床表现】阴道水样液体突然涌出或缓慢流出。液体中可混有胎脂及胎粪。尿漏或阴道分泌物过多有时被误诊为胎膜早破。

【治疗】

1. 足月 PROM 的处理

（1）孕 37 周及以后的 PROM 应终止妊娠。临产患者可促其分娩，未临产者可用缩宫素进行引产。

（2）患有绒毛羊膜炎但未临产的患者立即用缩宫素行引产。

（3）胎膜早破不是剖宫产指征，若同时有其他剖宫产指征如胎儿窘迫等可行剖宫产。

2. 早产 PROM 的处理

（1）早产胎膜早破患者应住院直至分娩。有胎盘早剥、宫内感染或者存在胎儿危险的证据（例如，多次 FHR 减速，未固定的胎先露，可增加脐带脱垂发生的胎姿）应立即终止妊娠。大于 32 周妊娠并提示胎肺已成熟的患者，立即终止妊娠比期待疗法的结局好。

（2）对于可能在孕 37 周前分娩，羊膜破裂已超过 18h 或者产时体温 >38℃者应进行 β-溶血性链球菌培养，产程中应用抗生素预防。

（3）患者应绝对卧床休息并对感染和母儿情况做出判断。胎儿监护包括胎动、无应激试验、生物物理评分（BPP），这些指标异常提示宫内感染和/或因羊水过少导致的脐带受压。

（4）当没有绒（毛）膜羊膜炎时，小于 32 周妊娠的 PROM 者在分娩前推荐使用皮质激素促胎肺成熟。大多数接近分娩的妊娠，胎肺成熟度可通过羊水穿刺或通过阴道吸引的羊水进行测试。

（5）所有 PROM 者应在 >32 周并证实胎肺成熟或一个疗程的皮质激素治疗后进行分娩，肌内注射地塞米松 6mg，用 4 次，间隔 6h。有明显感染时不能用激素。

（6）小于 32 周或证实胎肺未成熟者可行期待疗法，如果接近临产，子宫内感染，明显的阴道出血或胎儿健康评估不佳者不作为期待治疗对象。

（7）预防性抗生素使用首选氨苄西林（前 24h 中 1～2g/6h 静脉滴注，其后 500 mg/6h 口服，直到分娩），加用红霉素或者阿奇霉素 1g 一次口服。患细菌性阴道炎者用甲硝唑 250 mg 口服，3 次/日，共 7d。

早　产

【定义】早产指在妊娠满 28 周至 37 周前发生规律性宫缩并伴有宫口开大和（或）宫颈管消失。此时娩出的新生儿为早产儿。

【临床表现】

1. 妊娠满 28 周至 37 周前，出现较规则宫缩，间隔时间 5～6min，持续时间达 10s 以上，肛门检查或阴道检查发现宫颈管消失、宫口扩张。

2. 部分患者可伴有少量阴道流血或阴道流水。

3. 目前我国将妊娠满 28 周至 37 周前，出现规则宫缩（20min 内 ≥4 次或 60min 内 ≥8 次），同时伴有宫颈管缩短 ≥75%、宫颈进行性扩张 2cm 以上者，诊断为早产临产。

4. 阴道 B 超检查宫颈长度及宫颈内口漏斗形成情况，如宫颈内口漏斗长度大于宫颈总长度的 25%，或功能性宫颈内口长度 <30 mm，提示早产可能性大。

5. 阴道后穹隆棉拭子检测宫颈、阴道分泌物中胎儿纤维连接蛋白，在妊娠 20 周后上述分泌物中胎儿纤维连接蛋白 >50 ng/ml，提示胎膜与蜕膜分离，有早产可能。

6. 确诊早产后，B 超检查可进一步进行病因分析，排除胎儿畸形、确定胎儿数目及多胎妊娠类型、明确胎儿先露部、了解胎儿生长状况及宫内安危、排除死胎、估计羊水量，排除前置胎盘及胎盘早剥等。

7. 阴道窥器检查及阴道流液涂片了解有无胎膜早破。

8. 宫颈及阴道分泌物培养排除 B 族链球菌、沙眼衣原体、支原体的感染。

9. 胎膜早破者可羊膜穿刺抽取羊水送细菌培养，排除绒毛膜羊膜炎，以及检测卵磷脂/鞘磷脂比值或磷酸甘油等，了解胎儿成熟度。

【治疗】

1. 治疗原则

（1）胎儿存活、无明显畸形、无明显绒毛膜羊膜炎及胎儿窘迫、无严重妊娠合并征及并发症、宫口开大 2cm 以下，以及早产预测阳性者，应设法延长孕周，防止早产。

（2）早产不可避免时，应设法提高早产儿的存活率。

2. 卧床休息，取左侧卧位。

3. 保胎治疗（抑制子宫收缩）

（1）保胎治疗可推迟早产分娩，争取应用皮质激素促进胎肺成熟的时间，降低胎儿呼吸窘迫综合征、颅内出血等风险。

（2）小于孕 34 周者必须抑制宫缩，考虑抑制宫缩治疗的最小孕周为 15 周。

（3）抑制子宫收缩的禁忌证：胎死宫内、致死性的胎儿畸形、胎儿监测指标不佳时、严重的胎儿生长受限、绒（毛）膜羊膜炎、出血、子痫前期和子痫。

（4）对于早产倾向者当宫口开大至 3～4 cm 或更大，抑制宫缩的效果不显著。

（5）产前已应用皮质激素时，使用宫缩抑制剂应慎重。

4. 预防新生儿呼吸窘迫综合征

（1）对于 24～34 周妊娠，皮质激素治疗可以促胎儿成熟，降低死亡率、呼吸窘迫综合征和脑室内出血。

（2）地塞米松和倍他米松是产前首选的促胎儿成熟的皮质激素药物。推荐方案：倍他米松（倍他美松）12 mg 肌内注射，1 次/24 h，共 2 次；地塞米松 6 mg 肌内注射，1 次/12 h，共 4 次。

5. 控制感染　感染是早产的重要诱因之一，应用抗生素治疗早产可能有益。

6. 早产分娩处理　当早产不可遏止时，停用一切抑制宫缩的药物，严密观察产程进展并做好产时处理，设法降低早产儿的发病率与死亡率。

过期妊娠

【定义】从末次月经（LMP）第一天算超过 294 天或 42 周考虑过期妊娠。母体、胎儿、新生儿合并症率随着孕龄增加，超过 42 周后因巨大儿、头盆不称、胎儿不能耐受分娩所致剖宫产率是 40 周妊娠的两倍。过期妊娠新生儿合并症包括胎盘功能减退、巨大儿引起的产伤、胎便吸入综合征及羊水过少。

【临床表现】

1. 估计预产期（EDC）是妊娠时最准确的早期诊断。其他临床参数包括母体在大约 16～20 周感觉胎动（胎动感）；在 12 周通过多普勒超声首次听到胎儿心音；在早期检查时的子宫大小（前三个月）与停经日期一致；及在 20 周宫高在耻骨联合上 20cm 或平脐。

2. 在无可靠临床资料的病人，超声有助于诊断。早孕时超声波检查法是最准确的。12 周后因为胎儿开始屈曲应用顶臀径判定孕龄不准确。

【治疗】

1. 宫颈条件良好的过期妊娠病人应引产。在 41 周促宫颈成熟可减少剖宫产率。

2. 阴道或宫颈给予前列腺素 E_2 后立即放置气囊式导管。若需要，可在前列腺素剂量后 6h 开始应用催产素。

3. 剥膜术，于 38 周开始每周重复对宫颈条件良好的过期妊娠妇女诱发宫缩是有效的方法。剥膜术是将一根手指放置在宫颈外口并在胎头与宫颈之间转 3 周。

4. 期待疗法及产前监测在接近第 41 周妊娠末时开始检测。产前监测包括每周两次无应激试验（NST）结合羊水指数（AFI）。

5. 胎动反映胎儿健康状况。母亲侧躺计数胎动。2h 感觉 10 次显著胎动可放心。感觉 10 次显著胎动后，计数可终止。

6. 羊水指数少于 5cm，行 NST 检查，如果 NST 有减速需终止妊娠。

7. 产时处理

（1）过期妊娠羊水胎粪污染较普遍。若羊水过少，羊膜腔内灌注可稀释胎粪并减少胎粪污染。通过宫腔内滴注生理盐水可减少变异型心率减慢。

（2）所有过期妊娠在分娩前都应估计胎儿重量。超声预测体重通常低于实际出生体重 20%。

（3）可疑巨大儿处理。有小儿科医师和麻醉科医师协助。估计胎儿重量超过 4500g 及临界骨盆，或先前有同样大小或更大婴儿阴道分娩困难的病人应考虑剖宫产。

（4）产时窒息同样较常见。因此，在分娩过程中必须密切观察胎儿心率。变异型心率减慢提示脐带受压。

（5）脐带受压可用羊膜腔内灌注处理，其可减少变异减速。晚期减速是胎儿窘迫更直接的证据。若是间断性的，可通过改变体位和吸氧处理。若是持续的晚期减速伴变异减少或胎心率基线增高，提示需结束分娩。另外尚需观察刺激后有无胎心率加速，胎儿头皮血 pH 值。

胎儿窘迫

【定义】是指胎儿在子宫内因急性或慢性缺氧危及健康和生命的综合症状。胎动可以通过孕妇自测或 B 超下监测，每 12h 内胎动计数 ≥30 次为正常，如果胎动过于频繁或少于 10 次/12h，提示胎儿不同程度缺氧。

【临床表现】

1. 胎动异常，胎动过于频繁或少于 10 次/12h。

2. 胎心率异常（小于 100 次/分或大于 180 次/分）

（1）宫缩时胎心率可能减慢，但在子宫松弛后很快恢复。

（2）无宫缩时胎心率减慢或宫缩后持续减慢，提示胎儿窘迫。

（3）母体发热、药物（如保胎药）、高血压或羊膜炎等可致母体心率加快，此时胎心率加快可能是对母体心率增加的反应。母体心率无加速时胎心率增快应考虑胎儿窘迫。

3. 羊水胎粪污染。

4. NST 无反应型。

【治疗】

1. 左侧卧位，支持治疗。

2. 暂停正在应用的缩宫素。

3. 若确定为母体因素（如母体发热，药物等），给予相应治疗。

4. 若不能明确为母体因素，胎心率异常持续超过 3 次宫缩的时间，行阴道检查找原因：①若阴道出血，伴随间断或持续性疼痛，考虑胎盘早剥。②若有感染征象（发热，阴道分泌物恶臭），按羊膜炎给予抗生素。③若脐带低于先露部或在阴道中，按脐带脱垂处理。

5. 若胎心率持续异常或出现其他胎儿窘迫征象（如羊水胎粪污染），及时终止妊娠。①若宫口已开全，且耻骨联合上可触及 <1/5 的胎头或胎先露达棘平，行胎头吸引术或产钳术。②若宫口未开全，或耻骨联合上可触及 >1/5 的胎头或胎先露达棘平以上，行剖宫产术。

6. 羊水污染的处理 ①羊水中混有胎粪在胎儿成熟过程中很常见，仅此一项不足以诊断胎儿窘迫；如果伴有胎心率异常或羊水过少提示胎儿窘迫。②产程中见胎粪黏稠应积极处理，加快产程，新生儿出生后应清理呼吸道，防止胎粪吸入。③臀先露时由于产时胎儿腹部受压，可出现胎粪排出，但临产早期就出现羊水胎粪污染，提示胎儿窘迫。

胎死宫内

【定义】胎儿在宫内死亡。

【临床表现】①胎动和胎心音都消失。②妊娠症状停止。③子宫不再增大。④宫高下降。⑤ B 型超声检查确诊胎儿死亡的征象有：胎心搏动消失，胎头形状异常，羊水减少或消失，胎儿双重影。⑥胎儿死亡 5d 后行 X 线检查可确诊，表现为颅骨重叠，脊柱过度屈曲，心脏和大血管内气泡，头皮水肿等。

【处理】

1. 告知孕妇及其家属，与其讨论选择期待治疗还是积极处理。

2. 期待治疗 ①4 周内等待自然发动宫缩。②90% 病例在等待过程中可自然分娩，无并发症。

3. 若 4 周后仍未自然临产或出现血小板减少，应积极处理。

4. 若计划积极处理，评价宫颈成熟度：①宫颈条件成熟（软，薄，部分扩张），用缩宫素或前列腺素制剂引产。②宫颈条件不成熟（厚，硬，未开），用前列腺素制剂或气囊导尿管促宫颈成熟。③前列腺素制剂促宫颈成熟方法如下：阴道上段放置米索前列醇 25μg，必要时 6h 重复。如果 25 μg 放药两次无反应，增加为 50μg/6h。注意单次给药不超过 50μg，连续用药不超过 4 次。用米索前列醇 8h 内不能用缩宫素。

5. 如果出现感染的征象（发热，阴道分泌物恶臭），给予抗生素治疗。

产褥感染

【定义】 指分娩及产褥期生殖道受病原体侵袭，引起局部或全身感染。

【临床表现】 ①发热：产后 2~3d 突然出现高热。②疼痛：根据感染部位不同而不同，急性外阴、阴道炎时可发生局部伤口红、肿、热、痛，伤口裂开，压痛明显，甚至有脓性分泌物。急性子宫内膜炎时可导致腹痛明显。③恶露异常：表现为恶露增多，血性或脓性，且有臭味。

【治疗】 ①一般支持治疗：加强营养，多饮水、多休息。半卧位，有利于恶露引流及使炎症局限于盆腔。②切口引流：若切口感染明显或化脓，应及时切口引流。③抗生素：根据分泌物培养合理使用抗生素。

第十九章　计划生育

避　孕

避孕是指采用药物、工具或利用生殖生理的自然规律使女性暂不受孕，包括激素避孕、宫内节育器和其他避孕方法。

激素避孕

激素避孕是指用女性甾体激素避孕，是一种高效、经济、可逆的避孕方法。

1. 激素避孕药的种类

（1）复方短效口服避孕药　育龄期健康妇女无禁忌证者均可使用，年龄 >40 岁的肥胖妇女应谨慎，早孕或中孕流产后可立即开始服用。如复方去氧孕烯片、复方孕二烯酮片和屈螺酮炔雌醇片等，于月经来潮第 1d 开始服第 1 片，连服 21d，停药 7d 后服第 2 周期（与月经来潮时间无关）。另如复方炔诺酮片、复方甲地孕酮片、复方 18 - 甲基炔诺酮片等，于月经来潮第 5d 开始服第 1 片，连服 22d，停药 2~3d 后有撤退性出血，出血第 5d 再服下一周期药，若停药 7d 月经尚未来潮，则开始下一周期用药。

（2）探亲避孕药　适用于短期探亲夫妇使用，避孕效果达 98% 以上。于探亲前一天或当日中午起服 1 片，此后每晚 1 片，连用 10~14d。后一种探亲避孕药在第一次房事后立即服用 1 片，次晨加服 1 片，以后每次房事后即服 1 片。

（3）复方长效口服避孕药　由长效雌激素和人工合成孕激素配伍制成，口服后被胃肠道吸收，储存于脂肪组织内缓慢释放起到长效避孕效果，其服用简单，但由于其中雌激素含量大，副反应明显，现将趋淘汰。

（4）长效避孕针　主要含有经酯化的孕激素，肌内注射后局部沉积储存并缓慢释放而达到长效避孕作用，目前有单纯孕激素制剂和雌、孕激素复合制剂。雌、孕激素复合制剂每月肌注1支可避孕1月，有效率达98%。

2. 激素避孕药禁忌证　①严重肝肾功能障碍；②严重心血管疾病，血栓性疾病；③内分泌疾病，如糖尿病、甲状腺功能亢进等；④恶性肿瘤，癌前病变；⑤原因不明阴道异常出血；⑥患严重的偏头痛者；⑦精神病患者。

3. 激素避孕药的副反应及处理

（1）类早孕反应　部分女性在服药初期可出现恶心、呕吐、乏力、头晕、食欲不振等类似早孕反应，轻者一般不需特殊处理，坚持服用数日后可自然减轻或消失。重者可对症治疗或更换制剂和给药途径，或改用其他避孕措施。

（2）阴道流血　轻者无需处理，可随着服药时间的延长而流血停止。血量偏多者可每晚加服雌激素，与避孕药同时服用至22d停药。

（3）月经量少或闭经　部分女性在服药期间可出现月经量少或闭经，绝大多数停药后可自然恢复，不需特殊处理。停药后月经不来潮，需除外妊娠后，于第7d开始口服下一周期避孕药，若连续停经3个月，需停药观察。

（4）体重增加　避孕药中雌激素可引起水钠潴溜，孕激素可有弱雄激素作用，可促进体内合成代谢，故在服药期间可出现体重增加，但不会导致肥胖症，也不影响健康。近年来口服避孕药中雌激素量不断降低，孕激素选择活性增强，雄激素活性减少，副作用明显降低，新一代短效口服避孕药屈螺酮炔雌醇片有抗盐皮质激素的作用，可减少水钠潴留。

（5）色素沉着　极少数妇女在服用避孕药期间可出现颜面部皮肤淡褐色色素沉着，停药后多数可自然减轻或消失，无需处理。

（6）其他　包括头痛、乳房胀痛、食欲增加、皮疹等，可对症处理，必要时停药或进一步检查。

宫内节育器

宫内节育器（IUD）是放置在子宫腔内的避孕器具，由金属、塑料或硅胶制成，是我国育龄期女性的主要避孕措施，具有安全有效、简便经济、可逆性等特点。

宫内节育器应用

1. 适应证　育龄妇女无禁忌证并要求放置IUD者。

2. 禁忌证　①妊娠或可疑妊娠。②生殖道急性炎症。③人工流产后子宫收缩不良，或可疑组织残留或感染者；中期妊娠引产、分娩或剖宫产胎盘娩出后，子宫收缩不良有出血或潜在感染可能。④生殖系统肿瘤。⑤生殖器畸形。⑥宫颈内口过松、重度陈旧性宫颈裂伤、重度狭窄或重度子宫脱垂。⑦各种性病，未治愈严重的全身性疾病。⑧近3个月有月经频发、月经量过多、阴道不规则出血者。⑨对铜过敏者。⑩宫腔深度<5.5cm或>9.0cm。

3. 放置时间　①月经干净后3~7d无性交；②人工流产后立即放置；③产后42d

恶露已干净，会阴伤口已愈合，子宫恢复正常；④剖宫产后半年放置；⑤含孕激素 IUD 在月经第 3d 放置；⑥自然流产一次正常月经来潮后放置，药物流产无残留两次月经来潮后放置；⑦哺乳期排除早孕后放置；⑨无保护性性交 5d 内。

4. 注意事项 ①放置术后休息 3d，保持外阴清洁，一周内忌重体力劳动，两周内禁性交及盆浴。②放置术后 3、6、12 个月应随访检查 IUD 位置，并观察月经量、月经周期、经期时间有无变化，必要时妇科检查了解阴道分泌物及盆腔情况，注意观察 IUD 尾丝的改变。以后每年随访一次至停用。③部分女性在放置后出现月经量增多、经期延长或少量点滴出血，一般不需特殊处理，观察 3 ~ 6 个月。

其他避孕方法

1. 阴茎套 又称男避孕套，是通过阻止精液进入阴道而起到避孕作用。避孕套不仅能够避孕，还能减少艾滋病和其他性传播疾病的发生，是目前国内外常用的避孕方法，正确而又持续使用避孕效果达 95% 以上。

2. 紧急避孕 紧急避孕是指无保护性生活后或避孕失败后 5d 内，妇女为防止非意愿妊娠而采取的补救方法。包括口服紧急避孕药和放置宫内节育器。

目前国内外最常用的紧急避孕药为激素类（左炔诺孕酮紧急避孕药）和米非司酮。米非司酮在排卵前用药可抑制卵泡发育，阻止或延迟排卵，排卵后用药可干扰卵子受精，抑制内膜发育成熟，受精后用药可诱发流产发生。

（1）用法 应在无保护性生活后 72h 内尽早服用，如不能实现，也可在无保护性生活后 120h 内服用，服药开始的时间越早，有效率越高。但左炔诺孕酮紧急避孕药不能使早期胚胎流产，如果用药时胚胎已着床即达不到避孕的目的。

（2）适应证 ①性生活中未采用任何避孕方法。②避孕失败，如避孕套破裂、滑脱、体外射精失控、安全期计算错误、漏服避孕药或宫内节育器脱落等。③遭受性暴力。

（3）注意事项 对于可疑妊娠或已经妊娠者禁用紧急避孕药。服用后各种不良反应的发生率均在 10% 以内，部分女性在使用后可有点滴出血或月经紊乱，其症状轻微，持续时间短，无需治疗，且不增加异位妊娠的风险。此外，服用后不会造成药物的蓄积，停药后即可怀孕，无需等待一段时间。紧急避孕药若短期内反复使用会增加月经紊乱的发生率，故只作为一种事后临时紧急补救措施，不建议作为常规的避孕方法使用。

3. 自然避孕

（1）安全期避孕 又称自然避孕，是根据女性生理月经周期推算排卵期，识别"易受孕期"或"不易受孕期"，从而选择性交时间，避开易受孕期性交而达到避孕目的。日历表法、哺乳期闭经避孕法、基础体温测量法、宫颈黏液观察法等均属于自然避孕法。对于月经周期规律者，排卵一般发生在下次月经来潮前 14d 左右，排卵期前后 4 ~ 5d 为易受孕期，其余时间视为安全期，但此方法易受月经周期影响，基础体温和宫颈黏液变化也不稳定，且排卵可受情绪、压力、外界环境、性生活等因素影响而推迟或提前。因此，安全期避孕并不十分可靠，不宜推广。

（2）体外射精　是指男方在射精前将阴茎从阴道抽出，此方法需双方密切配合，且在射精之前已有少量精子进入阴道，故此避孕方法不可靠。

绝　育

【定义】绝育即断绝生育能力，是人为地阻断卵子与精子相遇，达到永久性节育的目的，分为女性绝育术和男性绝育术两类。

【女性绝育术】经腹输卵管结扎术是国内应用最为广泛的绝育方法，具有切口小、组织损伤小、操作简易、安全方便等优点。用局部麻醉即可，不影响身体健康，而且一旦术后想再次妊娠，可以进行输卵管吻合术，复通成功率高。

（1）适应证　要求接受绝育手术且无禁忌证者，患有严重全身疾病不宜生育者。但目前的女性绝育手术在可逆性方面仍不理想，因此，仍有可能需要生育的夫妇不宜选用。

（2）禁忌证　①24h 内两次间隔 4h 测体温达 37.5℃或以上。②全身状况不佳不能耐受手术。③严重神经官能症。④各种疾病急性期。⑤腹部皮肤有感染灶或患有急、慢性盆腔炎。

（3）术后处理及注意事项　观察生命体征，鼓励早期下床活动，保持手术部位清洁卫生，2 周内不宜房事，1 月内不宜重体力劳动或剧烈运动。术后 3 个月内随访一次，观察月经情况、手术切口及盆腔情况。

（4）并发症　由于各种原因，在术中、术后可出现一些并发症。术中并发症多为肠管及肠系膜的损伤、膀胱损伤、输卵管系膜撕裂和断裂。术后近期并发症如腹壁切口出血、血肿、切口愈合不良和感染以及附件炎、盆腔炎、腹膜炎甚至败血症、中毒性休克等主要而严重的并发症。术后远期并发症包括慢性盆腔炎、肠粘连、大网膜综合征、绝育失败妊娠和异位妊娠等。

【男性绝育术】又称输精管绝育术，主要通过结扎、切除或阻断输精管道的方法阻止精子通过，达到永久性绝育的目的。

（1）直视钳穿输精管结扎术　是最传统，且使用最早、最广泛的男性绝育术，其操作简便、损伤小、术时短、并发症少且易于普及推广。这种结扎术是用一种特制的固定钳，将输精管连同阴囊皮肤套入钳圈内，固定在阴囊皮下。再用锐利的输精管分离钳在输精管最突出部分穿入阴囊皮肤直至输精管腔，一次分开阴囊皮肤及输精管壁，直视下将暴露的输精管提出，分离并结扎，两残端分层隔离，伤口不必缝合，用灭菌小敷料遮盖或创可贴包扎即可。

（2）经皮输精管注射粘堵术　是用注射针头经阴囊皮肤直接穿刺输精管至管腔，将粘堵剂注入输精管腔内，造成输精管腔闭塞以阻止精子排出，达到永久性节育的目的。

（3）非阻塞性输精管过滤装置　能对精子进行机械阻挡、切割和耗能，使精子不能穿过或受损失去活力和授精能力，从而发挥避孕作用。该种方法具有损伤小、术后恢复快、避孕效果好、并发症少、复通操作简单且成功率高等优点。

注意事项：①术后留观 2h 观察有无出血及异常。②术后 1 周内避免体力劳动和剧烈活动。③出现阴囊肿大、疼痛、出血或发热时应及时就诊。④术后 5d 去除敷料。⑤术后 2 周内避免性生活。⑥术后应继续采取其他方法避孕半年以上，并复查精液判断精子情况，证实无精子者可停用避孕措施。

人工流产

【定义】 人工流产是避孕失败的补救方法，是妊娠 14 周内采用手术方法终止妊娠。包括负压吸引术和钳刮术。

【分类】

1. 负压吸引术

（1）适应证 妊娠 10 周内要求终止者，或患有某种严重疾病不能继续妊娠者。

（2）禁忌证 生殖道炎症，各种疾病的急性期，全身情况差不能耐受手术，术前两次体温大于 37.5℃。

（3）方法 ①排空膀胱，取截石位。②消毒：常规消毒外阴、阴道，放置窥器。③扩张宫颈：先用探针探测宫腔方向及深度，从小号到大号逐渐扩张宫颈。④吸宫：放入吸管，负压吸引，再用刮匙轻轻搔刮宫腔，直至感觉宫腔粗糙，组织物吸刮干净。⑤观察：有无绒毛，必要时送病理检查。

（4）注意事项 扩宫时不宜粗暴，应动作轻巧，不带负压进出宫口，尽量减少进出次数，吸刮宫腔时不宜过度，术后抗感染治疗。人工流产前妇科检查时如发现阴道炎、急性宫颈炎或盆腔炎，均应先治疗，等炎症消失后，再行人工流产术。术后禁止盆浴及性生活 1 月，预防性应用抗生素 3~5d。

2. 钳刮术 适用于妊娠 10~14 周，用卵圆钳钳夹胎儿及胎盘。

【并发症及其处理】

1. 人工流产综合反应

（1）临床表现 有部分孕妇在手术过程中或手术结束时出现一系列症状，如心动过缓、心律不齐、血压下降、面色苍白、头昏、胸闷、大汗淋漓，甚至昏厥、抽搐等一系列迷走神经兴奋症状，称之为人工流产综合反应。由于反应轻重不一，其恢复过程也不一致。反应轻的，于手术后 5min 内开始恢复，恢复慢的可持续 1h 左右。受术者心肺功能较差，术前未予发现，如各类心脏病、严重贫血、哮喘、慢性肾炎等，因缺血或缺氧往往加剧上述反应的严重性，甚至出现心脏骤停。如手术时间缩短，操作轻巧，可减少综合反应的出现。

（2）处理 术前消除受术者精神紧张，口服巴比妥类制剂或肌内注射阿托品 0.5mg，有预防及镇静作用。对心脏病患者或应激能力差者，更应给予镇静剂。手术操作轻柔，减少局部刺激，是预防人流综合反应的主要措施之一。综合反应的治疗主要用阿托品 0.5~1 mg 静脉滴注，无效时用异丙基肾上腺素 1 mg 溶于 5% 葡萄糖内静脉滴注，根据心率恢复情况调整滴数，亦可用麻黄碱注射。

2. 出血

（1）临床表现　术后出血持续不断，且较月经量多，伴有下腹部坠痛者，则可能为流产不全。

（2）处理　吸宫时按顺序转动吸管，尽量将胚胎组织吸净，对已确诊有胚胎组织残留者，应行第 2 次手术，刮取宫腔内残存组织，术后应用抗生素以预防感染。

3. 子宫穿孔

（1）临床表现　行刮宫术时，如发现使用器械伸入宫内的深度，明显超过妇科检查所估计的长度，或宫内探针测知的长度，甚至可以继续不断伸入，没有达宫内底的感觉时，首先要考虑为子宫穿孔，如受术者在术中突发腹痛剧烈或有休克现象，应立即停止手术操作，检查有无穿孔发生。如果手术过程中发现有大网膜或肠管自宫腔内钳出，则穿孔无疑，应立即抢救，其临床表现与穿孔大小、部位，是否伴有血管内脏损伤有关，如系单纯穿孔，多无自觉症状，少数感觉腹痛，经短时休息后，症状缓解，若损伤肠管、膀胱或伴有内出血，可出现急腹症。子宫穿孔往往是术者检查子宫位置及大小错误，手术未按手术操作常规进行，操作粗暴所致。另外，子宫本身在特殊情况下，也易于发生子宫穿孔，如子宫过度前屈、后屈，瘢痕子宫、畸形子宫、哺乳期等。

（2）处理　手术过程中若疑有子宫穿孔时，应立即停止手术操作，严密观察，给予抗炎药物、子宫收缩剂，观察 1 周左右，若刮宫穿孔，则应立即剖腹探查，检查损伤范围，有无出血及内脏损伤，若宫腔内胚胎组织已清除，可手术修补穿孔处，如宫腔内胚胎组织未完全清除，则可在直视下行刮宫术，再行子宫修补术。

4. 漏吸、空吸

（1）临床表现　人流术时只吸出部分蜕膜组织或少量绒毛，或未吸出绒毛及蜕膜组织。

（2）处理　复查 B 超确定孕囊着床部位，对于孕囊较小者可推迟数天再行人工流产术。

5. 吸宫不全

（1）临床表现　胚胎组织未完全吸出，尚有部分残留在宫腔内，由于宫腔内残留部分妊娠物，影响子宫收缩，致流血持续不断，甚至因流血过多而发生休克，妇科检查发现宫颈口扩张，不断有血液自宫颈口流出，有时尚可见胎盘组织堵塞于宫颈口或排出阴道内，而部分仍留在宫腔内。

（2）处理　流产不全者可使用宫缩剂，使其排出，若胎盘组织尚未剥离，不能排出则需及时再次刮宫，术前、术后给予抗生素或其他消炎药物控制感染。感染严重者，应按感染不全流产处理。

6. 宫颈裂伤

（1）临床表现　宫颈裂伤主要为宫颈内口撕裂，重者全部撕裂，甚至延伸至子宫下段。如扩宫颈时用力过猛，吸管强行通过宫颈管，由紧突然变松则有可能出血，但有时无任何症状。

（2）处理　对宫颈轻度裂伤用纱条压迫止血，裂伤较大者用1号铬制肠线间断缝合，裂伤显著，必须立即修补，以避免以后发生子宫颈内口功能不全而致习惯性流产。

7. 感染

（1）临床表现　人工流产术后患者表现为发热，下腹坠痛，阴道流出血性或脓性分泌物。妇检：宫颈举痛，宫体压痛，双侧附件压痛或伴有包块。

（2）处理　术后预防性应用抗生素，有明显感染者，选用有效的抗生素治疗，药物治疗无效的盆腔脓肿应经阴道后穹隆行切开引流术，必要时行宫颈分泌物培养及药物敏感试验后选择敏感药物，慢性盆腔感染则可选择中药或理疗。

8. 月经失调　人工流产后有些病人在术后3~6个月内经血量增多，月经周期缩短或延长，月经持续时间延长，月经失调，多可自然恢复，少数持续异常的可按月经功能失调治疗。

9. 宫颈管、宫腔粘连

（1）临床表现　人流后出现继发性闭经，月经过少，周期性腹痛，或月经紊乱等，根据病史，如上述症状发生，在刮宫后，首先应考虑有宫腔粘连的可能。

（2）处理　用子宫探针进行宫腔检查，探针伸入将其粘连分离，陈旧性积血流出，病人腹痛即消失，必要时可做子宫输卵管碘造影来证实。宫腔粘连分离后，可立即放置不锈钢节育环，以防止粘连再发生。

药物流产

【定义】用药物终止早孕的一种避孕失败补救措施。

【适应证】①妊娠≤49d，B超确定为宫内早孕。②人工流产高危因素如瘢痕子宫、哺乳期或宫颈发育不良等。

【禁忌证】对使用米非司酮或米索前列醇过敏或有禁忌者。

【注意事项】服药后应在门诊密切观察腹痛、阴道出血、孕囊是否排出。出血时间长（大于2周）和宫内组织残留是药物流产的主要并发症，应做B超复查有无残留及其大小，必要时清宫。

附：计划生育措施选择

1. 未婚青年避孕　多选用避孕套，并坚持每次性交时正确使用，对于无保护性生活者尽早服用紧急避孕药。

2. 新婚夫妇避孕　对于近期无生育要求，需较长时间避孕者，首选复方短效口服避孕药，也可采用男用避孕套，但生育之前不建议用宫内节育器避孕，不适宜采用安全期、体外排精及长效避孕药。

3. 有一个子女夫妇避孕　应采用长期避孕方法，首选放置IUD，还可坚持使用男用避孕套，或选择复方短效口服避孕药或长效避孕针，一般暂不行绝育手术。

4. 有两个或以上子女夫妇避孕　首选绝育措施（女性绝育术或男性绝育术），也可放置IUD。

5. 哺乳期女性避孕　产后卵巢可恢复排卵，应正确避孕，避孕套是最佳避孕方法，产后半年可选择宫内节育器避孕。

6. 围绝经期女性避孕　多采用避孕套避孕，节育器可能会影响月经，避孕药可能增加心血管疾病、血栓等风险，故不宜采用。

第二十章　妇科急症

异位妊娠

【定义】孕卵在子宫腔外着床发育的异常妊娠过程，俗称宫外孕。以输卵管妊娠最常见。

【临床表现】

1. 停经　除输卵管间质部妊娠停经时间较长外，多有 6~8 周停经。约有 20%~30% 患者无明显停经史，或月经仅过期两三日。

2. 阴道出血　胚胎死亡后，常有不规则阴道出血，色暗红量少，一般不超过月经量，少数患者阴道流血量较多，类似月经，阴道流血可伴有蜕膜碎片排出。

3. 腹痛，晕厥与休克　由于腹腔急性内出血及剧烈腹痛，轻者出现晕厥，严重者出现失血性休克。出血量越多越快，症状出现也越迅速越严重，但与阴道流血量不成正比。

【诊断】单独使用临床检查、超声检查、血 hCG 测定、血孕酮测定和诊断性刮宫等 5 项指标诊断异位妊娠均不够准确。因此，临床上常将上述 5 项指标结合起来诊断异位妊娠。停经妇女出现腹痛、阴道出血，应先行超声检查，诊断不明者即刻行血 hCG 测定，若 hCG 高于超声分辨阈值，则行清宫术，无绒毛者按异位妊娠治疗。若血 hCG 低于超声分辨阈值，则动态观察血 hCG，若正常下降则无需治疗，若异常上升或下降者行清宫，若正常上升者，高于超声分辨阈值时再行超声检查，对诊断仍不明者行清宫，无绒毛者按异位妊娠治疗。

【鉴别诊断】

1. 早期妊娠先兆流产　先兆流产腹痛一般较轻，子宫大小与妊娠月份基本相符，阴道出血量少，无内出血表现。B 超可鉴别。

2. 卵巢黄体破裂出血　黄体破裂多发生在黄体期或月经期。但有时也难与异位妊娠鉴别，特别是无明显停经史，阴道有不规则出血的患者，常需结合 β-hCG 进行诊断。

3. 卵巢囊肿蒂扭转　患者月经正常，无内出血征象，一般有附件包块病史，囊肿蒂部可有明显压痛，经妇科检查结合 B 超即可明确诊断。

4. 卵巢巧克力囊肿破裂出血 患者有子宫内膜异位症病史，常发生在经前期或经期，疼痛比较剧烈，可伴明显的肛门坠胀，经阴道后穹隆穿刺可抽出巧克力样液体可确诊，若破裂处伤及血管，可出现内出血征象。

5. 急性盆腔炎 急性或亚急性炎症时，一般无停经史，腹痛常伴发热，血常规、血沉多升高，B 超可探及附件包块或盆腔积液，尿 hCG 可协助诊断，尤其经抗炎治疗后，腹痛、发热等炎性表现可逐渐减轻或消失。

6. 外科情况 注意与急性阑尾炎、输尿管结石鉴别。

【治疗】药物保守治疗适用于有生育要求的年轻妇女，特别是对侧输卵管已切除或有明显病变者。手术治疗包括开腹手术和腹腔镜手术。腹腔镜手术优点为及时、准确、安全、易行、术后恢复快、盆腔粘连少，融诊断与治疗为一体。

卵巢囊肿蒂扭转

【定义】卵巢囊肿蒂扭转是指供应卵巢囊肿的血管发生了扭曲，使卵巢囊肿缺血，甚至坏死破裂，引起剧烈腹痛。为妇科急腹症之一，约 10% 卵巢囊肿发生蒂扭转。好发于瘤蒂长、中等大、活动度良、重心偏于一侧的囊肿或肿瘤。

【临床表现】典型症状是突然发生一侧下腹剧痛，常伴恶心、呕吐甚至休克，系腹膜牵引绞窄引起。妇科检查扪及肿物张力较大，有压痛，以瘤蒂部最明显，并有肌紧张。有时扭转自然复位，腹痛随之缓解。

【诊断】根据盆腔肿物的病史，急剧发作的腹痛，盆腔触及包块和宫角蒂部的压痛，超声或其他影像学检查做出诊断。

【治疗】卵巢囊肿蒂扭转一经确认，应尽快行剖腹手术。术时应在蒂根下方钳夹，将肿瘤和扭转的瘤蒂一并切除，钳夹前不可回复扭转，以防栓塞脱落。

黄体破裂

【定义】黄体破裂是妇科常见的急腹症之一，好发于年轻女性。黄体破裂对人的危害因人而异，临床症状及表现也有很大差别。

【临床表现】腹痛为患者主要临床表现，但是疼痛程度上可有很大差别。突发下腹部疼痛，下腹部压痛、反跳痛，妇检后穹隆触痛，宫颈摇举痛，一侧附件区包块伴压痛。B 超可发现盆腔积液及附件区包块，后穹隆穿刺抽出不凝血。

除了腹痛之外，卵巢黄体破裂绝大多数发生于月经周期后半期，一般没有月经逾期、阴道出血的症状。内出血诊断的主要根据是依靠后穹隆或腹腔穿刺。妊娠试验则一般呈阴性反应。

【诊断】

1. 病人无停经史，发病往往在两次月经期中间或月经前期，性交后发病。

2. 起病急骤，下腹突然剧痛，短时间后成为持续性坠痛，可逐渐减轻或又转剧。少数病人可有恶心、呕吐。一般无阴道流血（外出血），内出血严重者可有休克及直肠刺激症状。

3. 腹部检查：有明显压痛、反跳痛。内出血多者，叩诊有移动性浊音。阴道检查：子宫正常大小，后穹隆触痛，附件可触及境界不清的软包块，有压痛。

4. 白细胞计数及分类：中性百分率均增高，红细胞及血色素下降。

卵巢黄体囊肿破裂发病急，目前尚无特殊检查方法明确诊断，误诊率高，易与异位妊娠、急性盆腔炎、急性阑尾炎、输尿管结石、卵巢肿瘤蒂扭转等急腹症相混淆。

【治疗】治疗有保守和手术两种方法，但由于反复出血的机会较小，因此一旦病情稳定后，在严密观察下保守治疗成功的可能较大。如经腹腔镜检查证实本病诊断，则保守治疗更具信心。手术方法则为剖腹止血，破裂之黄体常须剔除后再行缝合。

急性盆腔炎

【定义】盆腔炎指女性上生殖道及其周围组织的炎症，主要包括子宫内膜炎、输卵管炎、输卵管卵巢脓肿、盆腔腹膜炎。临床上有急性与慢性两种，以下仅叙述急性盆腔炎。

急性盆腔炎的常见致病菌为链球菌、大肠埃希菌、葡萄球菌、淋菌及厌氧菌。高危因素有产后或流产后感染，宫腔内手术操作后感染，经期卫生不良，性活动，邻近器官炎症直接蔓延，慢性盆腔炎急性发作，宫内节育器等。

【临床表现】常见症状有下腹痛伴发热，严重可有寒战、头痛。经期发作可出现经量增多，经期延长，非经期可有白带增多。若有脓肿形成，可有下腹包块及局部压迫刺激症状。

典型体征为急性病容，体温升高，心率加快，腹胀，下腹有压痛、反跳痛、肌紧张。盆腔检查发现：阴道可充血、宫颈充血、水肿，见脓性分泌物自宫颈口流出，穹隆有明显触痛，宫颈举痛明显；宫体稍大，有压痛，活动受限；子宫两侧压痛明显，可及附件区增厚或有包块。

【诊断】根据病史、症状和体征可做出初步诊断。此外，还需作必要的化验，如血常规、尿常规、宫颈管分泌物及后穹隆穿刺物检查。

急性盆腔炎的临床诊断标准，需同时具备下列 3 项：①下腹压痛，伴或不伴反跳痛。②颈或宫体举痛或摇摆痛。③附件区压痛。

【鉴别诊断】①急性阑尾炎：主要为转移性右下腹痛，体征为麦氏点压痛及反跳痛。②输卵管妊娠流产或破裂。③卵巢囊肿蒂扭转或破裂。

【治疗】1. 支持疗法　卧床休息，半卧位，高热量、高蛋白饮食，补充液体量，必要时输血。高热时可用物理降温，避免不必要的妇科检查。

2. 药物治疗　合理使用抗菌药，选用广谱抗菌药，兼顾需氧及厌氧菌或根据药敏结果选用抗菌药。给药途径以静脉滴注收效快。

3. 手术治疗　药物治疗无效，形成输卵管积脓或输卵管卵巢脓肿，脓肿破裂应手术治疗。

第二十一章　妇科疾病

痛　经

【定义】在经期或经期前后出现较严重的腹部坠痛或其他不适，影响生活和工作者称为痛经。痛经分为原发性和继发性两种，原发性痛经是指生殖器官无器质性病变者。继发性痛经常并发器质性病变，如子宫内膜异位症、子宫肌腺症等。以下仅叙述原发性痛经。

【临床表现】多发生于青春期、未婚或不孕妇女，月经初潮 6~12 个月内易发生。疼痛常位于下腹正中呈持续性或痉挛性，疼痛发生于月经前 1d 或者行经后 2~3d，疼痛剧烈时可出现出汗，面色苍白，甚至昏厥。妇科检查无异常发现。

【诊断与鉴别诊断】根据月经期下腹坠痛，妇科检查无阳性体征，临床即可诊断。注意与子宫内膜异位症、子宫腺肌病、盆腔炎性疾病引起的继发性痛经相鉴别。

【治疗】

1. 心理治疗　正确认识月经机制，清除紧张情绪及焦虑，可使疼痛缓解。

2. 对症治疗　疼痛时用热水袋置于下腹部可加速血液循环，减轻盆腔充血及疼痛，在医师指导下给解痉、镇静止痛药，如阿托品、复方颠茄片、去痛片和地西泮等。如为宫颈口狭窄，可扩张宫颈口。

3. 应用前列腺素合成酶抑制剂　月经血中 PG 含量在月经来潮 48h 最多，月经刚来时就服用吲哚美辛 25mg 或氟芬那酸 100~200mg，3 次/日，连续用 48~72h 可缓解止痛。

4. 激素治疗　青春期痛经，认为与黄体功能不足有关，可于月经前一周肌内注射黄体酮 10mg，1 次/日，用 5 次，或口服安宫黄体酮 6~8mg 至月经前 1d 停止，对年龄较大者，可用甲睾酮（甲基睾丸素）10mg，2~3 次/日，用 8d，在估计排卵前 4d 开始服用，防止痛经。

5. 中药治疗　在月经来潮前 3~5d 开始服药。

闭 经

【定义】闭经是妇科疾病中的常见症状，并非一种独立疾病。闭经分为原发性和继发性，原发性闭经指年满 16 岁而仍无月经来潮者。继发性闭经指既往月经正常，停经 6 个月以上者。妊娠、哺乳和绝经期闭经属生理性闭经，不属于本症范围。

【分类及原因】根据主要病因的解剖部位不同，闭经可分为子宫性、卵巢性、垂体性及下丘脑性四类（表 3-21-1）。

表 3-21-1 闭经的分类及原因

闭经的类型	主要病因
子宫性闭经	子宫内膜对卵巢不能产生反应，内膜损伤（多次刮宫、放射治疗）及结核性内膜炎或子宫发育不良
卵巢性闭经	先天性卵巢发育不良，卵巢功能失调或早衰，多囊卵巢综合征，卵巢肿瘤
垂体性闭经	垂体肿瘤，垂体损伤（席汉综合征）
丘脑性闭经	精神因素，全身消耗性疾病，营养不良，药物抑制，多囊卵巢综合征

【诊断】

1. 病史 包括月经史、婚育史、服药史、子宫手术史、家族史以及发病可能起因和伴随症状，如环境变化、精神心理创伤、情感应激、运动性职业或过强运动、营养状况、有无头痛及溢乳等。原发性闭经者应了解青春期生长和第二性征发育进程。

2. 体格检查 包括智力、身高、体重，第二性征发育状况，有无体格发育畸形。甲状腺有无肿大，乳房有无溢乳，观察皮肤色泽及毛发分布。原发性闭经性征幼稚者还应检查嗅觉有无缺失，头痛或溢乳者还应行视野测定。

3. 妇科检查 内、外生殖器发育情况及有无畸形；外阴色泽及阴毛生长情况。已婚妇女可用阴道窥器暴露阴道和宫颈，通过检查阴道壁皱褶多少及宫颈黏液，了解体内雌激素的水平。

【治疗】

1. 全身治疗 继发性的下丘脑 – 垂体性闭经者，应消除患者精神紧张、焦虑及应激状态。低体重或因节制饮食消瘦致闭经者应调整饮食，加强营养，以期恢复标准体重。运动性闭经者应适当减少运动量及训练强度，必须维持运动强度者，应供给足够营养及纠正激素失衡。因全身疾病引起闭经者应积极治疗。

2. 病因治疗

（1）子宫性闭经 可手术分离宫腔粘连，术后放置节育器，同时行雌孕激素序贯（人工周期）用药，3~6 个周期。子宫内膜结核：抗结核治疗。

（2）卵巢性闭经 性激素替代治疗。

（3）丘脑性闭经，垂体性闭经。

闭经溢乳综合征：溴隐亭 2.5~7.5mg/d，酌情加减药量及决定服药时间。

甲状腺功能低下：口服甲状腺粉或左甲状腺素钠（优甲乐）。

促排卵：要求生育者给予促排卵治疗，氯米芬＋hCG、hMG＋hCG。

3. 手术治疗　针对生殖道畸形、肿瘤等器质性病因采用相应的手术治疗。

功能失调性子宫出血

【定义】功能失调性子宫出血，简称功血，是由于下丘脑－垂体－卵巢轴功能失调，并非器质性病变引起的异常子宫出血。临床分类如下。

1. 无排卵性功血　多见于青春期及绝经前期妇女，前者卵巢功能尚未发育成熟，后者因卵巢功能日趋衰退而引起。为最常见的一种功血，占90%。

2. 有排卵性功血　多见于生育年龄妇女，卵巢内有卵泡成熟和排卵，但黄体功能异常。又可分为排卵型月经过多、黄体功能不全、子宫内膜脱落不全及排卵期出血。

【临床表现】

1. 无排卵性功血　常见症状是不规则子宫出血，表现为月经周期紊乱，经期长短不一，出血量时多时少，有时在短期停经后出现阴道大出血，持续时间长，不易止血，妇科检查无特殊发现，基础体温呈单相型，阴道脱落细胞涂片无排卵周期性变化；宫颈黏液结晶呈羊齿状，经前诊刮作内膜切片可见增生期变化或增长过长，无分泌期变化。

2. 有排卵性功血

（1）黄体功能不全　表现为月经周期短，月经频发。有时周期正常，卵泡期延长，黄体期缩短，妇科检查无异常，基础体温呈双相型，但排卵后体温缓慢上升。经前诊刮子宫内膜切片呈分泌不良表现。

（2）子宫内膜脱落不全　表现为月经周期正常，经期延长，血量多，基础体温呈双相型，但下降缓慢，在月经第5～6d诊刮作内膜切片，可见有增生期、分泌期子宫内膜混杂共存。

（3）排卵型月经过多　表现为月经过多，周期正常，妇科检查无异常，基础体温呈双相型，阴道脱落细胞示雌激素水平偏高。

（4）排卵期出血　表现为月经中期少量阴道出血，伴有下腹隐痛，基础体温呈双相型，出血常发生在体温开始上升时。

【诊断】功血的诊断首先需要排除引起子宫异常出血的器质性病因，再依据病史、体格检查及辅助检查诊断功血。

1. 病史。详细了解异常子宫出血的表现（经期长短、经量多少、经血的性质）、发病时间、病程经过、目前出血情况、发病前有无停经史、以往治疗经过。询问患者的年龄、月经史、婚育史、避孕措施等。

2. 体格检查包括全身检查和妇科检查。以排除全身性及生殖系统器质性病变。

3. 重点是排除引起子宫异常出血的器质性病因，如妊娠相关出血、生殖器官肿瘤、生殖道感染、生殖系统发育畸形、血液系统疾病、内分泌系统疾病、垂体疾病、肝肾重要脏器疾病、外源性激素及异物引起的异常子宫出血等。

【鉴别诊断】

1. 异常妊娠或妊娠并发症 如流产、异位妊娠、葡萄胎、子宫复旧不良、胎盘残留、胎盘息肉或滋养细胞病变等。常可通过仔细询问病史及血或尿 hCG 测定，B 超检查等协助鉴别。

2. 生殖器官肿瘤 如子宫内膜癌、宫颈癌、滋养细胞肿瘤、子宫肌瘤、卵巢肿瘤等。一般通过盆腔检查、B 超、诊刮及相关特殊检查等可助鉴别。

3. 生殖器官感染 如急性阴道或急慢性子宫内膜炎、子宫肌炎等。妇科检查可助鉴别。

4. 生殖道损伤 如阴道裂伤出血。

5. 性激素药物使用不当及宫内节育器或异物引起的子宫不规则出血。

6. 全身性疾病 如血液病、肝肾功能衰竭、甲状腺功能亢进或减退、肾上腺增生或肿瘤等。可通过查血常规、肝肾功能、甲状腺激素等进行鉴别。

【治疗】贫血者应补充铁剂、维生素 C 和蛋白质，严重贫血需输血。流血时间长者给予抗生素预防感染。出血期间应加强营养，避免过度劳累和剧烈运动，保证充分休息。

无排卵性功血首选药物治疗。青春期及生育期无排卵性功血以止血、调整周期、促排卵为主；绝经过渡期功血以止血、调整周期、减少经量、防止子宫内膜病变为治疗原则。常采用性激素药物止血和调整月经周期。出血期可辅以促进凝血和抗纤溶药物，促进止血。

子宫内膜异位症

【定义】子宫内膜组织（腺体和间质）出现在子宫体以外部位时称为子宫内膜异位症。

【临床表现】

1. 下腹痛和痛经 疼痛多位于下腹深部及直肠区域，以盆腔中部为多，也可以牵涉到盆腔两侧和骨盆壁。继发性痛经是内异症的典型症状，多随局部病变加重而逐渐加剧。常于月经开始出现，并持续至整个月经期。疼痛程度与病灶大小不一定成正比。也有腹痛时间与月经不同步者。少数患者长期下腹痛，至经期更剧。

2. 性交不适 多见于直肠子宫陷凹有异位病灶或因病变导致子宫后倾固定的患者，性交时由于碰撞及子宫收缩和向上提升而引起疼痛，一般表现为深部性交痛，月经来潮前性交疼痛更明显。

3. 不孕 内异症患者不孕率高达 40%。引起不孕的原因复杂，如盆腔环境的改变影响精子和卵子的结合等。重度患者由于盆腔、输卵管、卵巢的粘连可以影响受精卵或胚胎的输送。

4. 月经异常 15%～30% 患者有经量增多、经期延长或经前点滴出血。月经异常可能与卵巢无排卵、黄体功能不足或同时合并有子宫腺肌病或子宫肌瘤有关。

【诊断】　常见症状是下腹痛、痛经、性交不适和不孕。有些患者无症状。

典型的盆腔内异症在盆腔检查时，可发现子宫多后倾固定，直肠子宫陷凹、宫骶韧带或子宫后壁下段等部位扪及触痛性结节，在子宫的一侧或双侧附件处扪到与子宫相连的囊性偏实不活动包块，往往有轻压痛。若病变累及直肠阴道隔，可在阴道后穹隆见紫蓝色斑点、扪及隆起的小结节或包块。

影像学检查对诊断有重要参考价值，并可结合 CA_{125} 值的测定，必要时行腹腔镜检查以明确诊断。

【鉴别诊断】

1. 卵巢恶性肿瘤　患者一般情况差，病情发展迅速，腹痛、腹胀为持续性。除有盆腔包块外，常有腹水。B 型超声图像显示包块以实性或混合性居多，形态多不规则。腹腔镜检查或剖腹探查可鉴别。

2. 盆腔炎性包块　多有急性盆腔感染或反复感染发作史，疼痛不仅限于经期，平时亦有腹部隐痛，可伴有发热和白细胞增高等，抗炎治疗有效。

3. 子宫腺肌病　痛经症状与内异症相似，甚至更剧烈。子宫多呈匀称性增大，质地较正常子宫硬。经期检查时，子宫压痛明显。应注意此病常与内异症并存。

【治疗】　应根据患者年龄、症状、病变部位和范围以及对生育要求等情况加以全面考虑。无症状或症状轻微患者，一般可数月随访一次。经期有轻微疼痛时，可给予前列腺素合成酶抑制剂如吲哚美辛、萘普生、布洛芬或双氯芬酸钠等对症治疗。轻度患者先行药物治疗；重度患者行保留生育功能手术。无生育要求的年轻重度患者采用保留卵巢功能手术，术后用性激素巩固治疗；无生育要求的较年长重度患者考虑行根治性手术。

前庭大腺炎

【定义】　前庭大腺位于两侧大阴唇后部，腺管开口于小阴唇内侧靠近处女膜处，因解剖部位的特点，在性交、分娩或其他情况污染外阴部时，病原体侵入前庭大腺引起炎症称前庭大腺炎。病原体多为葡萄球菌、大肠埃希菌、链球菌及肠球菌等。

【临床表现】　多为一侧，急性期局部红肿、疼痛。有坠胀感，行走不便致大小便困难。常有发热，寒战者较少。炎症消失后，腺管口阻塞，腺内分泌液不能排出或脓液逐渐转为黏液而形成前庭大腺囊肿。

临床检查可发现大阴唇下 1/3 处有红肿硬块，触痛明显。如已发展为脓肿，多呈鸡蛋至苹果大小肿块，常为单侧性。肿块表面皮肤发红变薄，周围组织水肿，炎症严重时可向会阴部及对侧外阴部发展。局部触痛显著，有波动感，腹股沟淋巴结多肿大。

【诊断】　根据病史、症状体征、病因学检查结果进行诊断。

【治疗】

1. 非手术治疗　急性期卧床休息。注意局部清洁，局部冷敷。应用抗菌药时根据病情可口服、肌内注射或静脉滴注抗生素。可加用清热解毒中药局部热敷、坐浴或热疗法辅助治疗。

2. 手术治疗 脓肿形成后，行切开引流。还可行前庭大腺囊肿择期造口术。

滴虫阴道炎

【定义】由阴道毛滴虫在阴道中繁殖引起的阴道炎，是常见的阴道炎。可经性交直接传播或间接传播。

【临床表现】

1. 症状 白带增多，可伴瘙痒。少数可侵犯尿道、膀胱，而有尿频、尿急、尿痛，甚至血尿等症状。

2. 体征 妇科检查发现阴道内有较多黄绿或灰黄色带泡沫的分泌物，阴道黏膜充血，重者可出现出血点。

【诊断】典型病例容易诊断，若在阴道分泌物中找到滴虫即可确诊。取分泌物前24~48h 避免性交、阴道灌洗或局部用药，取分泌物时窥器不涂润滑剂，分泌物取出后应该及时送检并注意保暖，否则滴虫活动力减弱，造成辨认困难。

【治疗】

1. 治疗方法

（1）全身用药 甲硝唑 200mg，3 次/日，7d 为一疗程，或 400mg，2 次/日，共5d，或 1~2g 顿服。

（2）局部用药 常用药为甲硝唑泡腾片。用法：先用 0.5%~1% 乳酸或醋酸冲洗阴道，甲硝唑 200~400mg，每晚置阴道深部，连续 7~10d 为一疗程。

（3）性伴侣的治疗 性伴侣应同时治疗，治疗期间禁止性生活。

（4）治疗中注意事项 尽量避免重复感染，内裤、洗涤毛巾煮沸 5~10min。

2. 治愈标准 月经后 3~5d 复查。连续 3 次月经后检查白带滴虫阴性者，方可认为治愈。

外阴阴道假丝酵母菌病

【定义】由假丝酵母菌引起的外阴、阴道炎症。多见于孕妇、糖尿病患者及接受大量雌激素治疗及长期应用广谱抗生素患者。

【临床表现】外阴瘙痒或灼痛，急性期白带增多，呈乳凝块或豆腐渣样。严重时坐卧不宁，异常痛苦，还可以伴有尿频、尿急及性交痛。

妇科检查发现阴道黏膜上有一层白色黏稠或豆腐渣样分泌物覆盖，擦净后可见黏膜充血红肿，甚至有糜烂面及表浅溃疡。若为外阴炎，可见地图样红斑、水肿。

【诊断】具有特征性的症状和体征，若在分泌物中找到假丝酵母菌即可确诊。

【治疗】

1. 消除诱因，积极治疗糖尿病，及时停用抗菌药、雌激素及皮质激素。保持外阴清洁干燥。

2. 局部用药 碱性溶液（如2%~4%碳酸氢钠）冲洗外阴及阴道后局部应用咪康唑栓剂，每晚200mg，连用7d；咪康唑栓剂，每晚400mg，连用3d。克霉唑栓剂或片剂，每晚1粒（150mg）或1片（250mg），连用7d；制霉菌素片剂或栓剂塞入阴道内，每晚1粒（10万单位）或1片（50万单位），7~10d为一疗程，外阴再涂以3%的克霉唑软膏，效果可更好；1%~2%龙胆紫水溶液擦阴道，隔日一次，共2周。

3. 全身用药 局部用药效果差或病情顽固者可选用下列药物：伊曲康唑，每次200mg，口服，1次/日，连用3~5d；氟康唑150mg，顿服；酮康唑每次200mg~400mg，口服，1次/日，连用5d。

4. 复发病例的治疗 注意消除诱因，性伴侣同治，局部用药与全身用药联合，加大全身用药剂量及时间，如氟康唑150mg，1次/日，连用5d，后每2周或每月单次给予150mg，连用3~6月，注意复查肝功能，孕妇禁用。

5. 性伴侣有症状者应同时治疗，治疗期间禁止性生活。

细菌性阴道病

【定义】正常寄生在阴道内的细菌生态平衡（菌群）失调。阴道内乳杆菌减少而加德纳尔菌、动弯杆菌及其他厌氧菌大量繁殖，部分合并支原体感染。

【临床表现】10%~40%患者无临床症状，有症状者表现为阴道分泌物增多，有鱼腥臭味，可伴有外阴烧灼感或瘙痒。

妇科检查见分泌物呈灰白色，均匀一致，稀薄，黏度很低，容易从阴道壁上拭去。阴道黏膜无充血。

【诊断】下列4项中至少出现3项可诊断为细菌性阴道病：①线索细胞阳性。②氨臭味试验阳性。③阴道分泌物pH值大于4.5。④阴道均质稀薄的分泌物。

【鉴别诊断】（表3-21-2）

表3-21-2 细菌性阴道病与其他阴道炎的鉴别诊断

鉴别项目	细菌性阴道病	外阴阴道假丝酵母菌病	滴虫阴道炎
症状	分泌物增多，无或轻度瘙痒	重度瘙痒，烧灼感	分泌物增多，轻度瘙痒
分泌物特点	白色，匀质，腥臭味	白色，豆腐渣样	稀薄、脓性、泡沫状
阴道黏膜	正常	水肿、红斑	散在出血点
阴道pH	大于4.5	小于4.5	大于5
胺试验	阳性	阴性	阴性
显微镜检查	线索细胞，极少白细胞	芽生孢子及假菌丝，少量白细胞	阴道毛滴虫，多量白细胞

【治疗】

1. 全身用药 甲硝唑 400mg，口服，2～3次/日，共7d；或一次给予2g，必要时24～48h重复给药1次。克林霉素 300mg，2次/日，连服7d。

2. 阴道用药 甲硝唑 400mg，1次/日，共7d；2%克林霉素软膏涂擦，每晚1次，连用7d。过氧化氢溶液冲洗阴道，1次/日，共7d；或1%乳酸或0.5%醋酸液冲洗阴道，提高疗效。

老年性阴道炎

【定义】见于绝经后的老年妇女，雌激素水平低下致阴道壁萎缩，黏膜变薄，上皮内糖原含量减少，阴道内 pH 值增高，局部抵抗力下降。

【临床表现与诊断】主要症状为外阴灼热不适、瘙痒及阴道分泌物增多。阴道分泌物稀薄，呈淡黄色，感染严重者呈脓血性白带。妇科检查见阴道呈老年性改变，上皮萎缩，皱褶消失。阴道黏膜充血，有小出血点，有时见浅表溃疡，有时与对侧粘连，严重者可致阴道缩窄甚至闭锁，形成阴道积脓甚至宫腔积脓。

【鉴别诊断】血性白带者应与子宫恶性病变鉴别，需常规做宫颈刮片，必要时行分段诊刮；对阴道壁肉芽组织及溃疡需与阴道癌鉴别，可行局部组织活检。

【治疗】增加阴道抵抗力及抑制细菌的生长为治疗原则。治疗措施包括：①增加阴道酸度用1%乳酸液或0.1%～0.5%醋酸液冲洗阴道，1次/日。②甲硝唑 200mg 或氧氟沙星 100mg，放于阴道深部，1次/日，7～10d 为1疗程。③增加阴道抵抗力应用雌激素制剂：针对病因，补充雌激素。雌激素制剂可局部给药，也可全身给药。可用0.5%己烯雌酚软膏；或结合雌激素乳膏（妊马雌酮软膏）局部涂抹，1～2次/日，连用14d。

宫　颈　炎

【定义】宫颈炎分急性与慢性，而以慢性者多见，多由急性宫颈炎转变而来，因分娩、流产或手术引起的子宫颈裂伤或外翻，受到病原菌的侵袭所致。

【临床表现】大部分患者无症状。有症状者主要表现为阴道分泌物增多，呈黏液脓性，阴道分泌物刺激可引起外阴瘙痒及灼热感。此外，可出现经间期出血、性交后出血等症状。

【诊断】主要症状为白带增多，呈乳白色黏液样或呈黄色脓样，有时可带血。重症者可引起腰骶部酸痛。妇科检查可见各种类型病变：宫颈充血、宫颈糜烂、宫颈肥大、宫颈息肉、宫颈腺囊肿及颈管黏膜炎。

【治疗】急性宫颈炎以全身治疗为主，慢性宫颈炎以局部治疗为主。急性宫颈炎：针对病原体，及时、足量、规范、应用抗菌药治疗。慢性宫颈炎：可采用物理治疗、药物治疗及手术治疗。①物理治疗是最常用的有效治疗方法。方法有激光、冷冻、红外线凝结及微波治疗。应选在月经干净后 3～7d 内进行。②宫颈息肉可行息肉摘除术，并送病检。③宫颈腺囊肿一般不需治疗，囊肿大或合并感染，可用微波治疗。

生殖道沙眼衣原体感染

【定义】 生殖道沙眼衣原体感染是由沙眼衣原体感染引起的性传播疾病。

【临床表现与诊断】 常无症状或症状轻微，患者不易察觉，病程迁延。临床表现因感染部位不同而异。

1. 宫颈黏膜炎 宫颈管是衣原体最常见的感染部位。70%～90% 衣原体宫颈黏膜炎无临床症状。若有症状表现为阴道分泌物增加，呈黏液脓性，性交后出血或经间期出血。若伴有尿道炎，出现排尿困难、尿急、尿频。检查见宫颈管脓性分泌物，宫颈红肿，黏膜外翻，脆性增加。

2. 子宫内膜炎 30%～40% 宫颈管炎上行引起子宫内膜炎，表现为下腹痛、阴道分泌物增多、阴道不规则少量流血。

3. 输卵管炎 8%～10% 宫颈管炎可发展为输卵管炎。2/3 输卵管炎为亚临床型，长期轻微下腹痛、低热，久治不愈，腹腔镜见输卵管炎症较重，表现为盆腔广泛粘连。由于输卵管炎症、粘连及瘢痕形成，沙眼衣原体感染的远期后果可导致异位妊娠及不孕。

【治疗】

1. 沙眼衣原体宫颈黏膜炎的治疗 首选多西环素 100mg，2 次/日，连服 7～10d；或阿奇霉素 1g，单次顿服；也可选用红霉素 500mg，4 次/日，连服 7d；或琥乙红霉素 800mg，4 次/日，连服 7d；或氧氟沙星 300mg，2 次/日，连服 7d。

2. 沙眼衣原体盆腔炎的治疗 选用多西环素 100mg，2 次/日，连服 14d；或氧氟沙星 300～400mg，2 次/日，连服 14d。同时加用其他治疗盆腔炎的抗生素。

3. 性伴侣治疗 性伴侣应进行检查及治疗。治疗期间禁止性生活。

生殖器疱疹

【定义】 生殖器疱疹是由单纯疱疹病毒（HSV）引起的性传播疾病。特点是引起生殖器及肛门皮肤溃疡，易复发。

【临床表现】 可有原发性及复发性两种表现。

1. 原发性生殖器疱疹 潜伏期为 3～14d。患部先有烧灼感，表现群集丘疹，可单簇或散在多簇，丘疹很快形成水疱，疱液中可有病毒。2～4d 疱疹破裂形成糜烂或溃疡，伴有疼痛，随后结痂自愈，若未继发细菌感染，不留痕迹。好发部位大阴唇、小阴唇、阴道口、尿道口、阴道、肛门周围、大腿或臀部，约 90% 累及宫颈。亦有原发疱疹仅累及宫颈，宫颈表面易破溃而产生大量排液。发病前可有全身症状如发热、全身不适、头痛等。几乎所有患者均出现腹股沟淋巴结肿大、压痛。部分患者出现尿急、尿频、尿痛等尿道刺激症状。病情平均经历 2~3 周缓慢消退，但愈后容易复发。

2. 复发性生殖器疱疹 50%~60% 原发性感染患者在半年内复发。发病前局部烧灼感、针刺感或感觉异常，随后群簇小水疱很快破溃形成糜烂或浅溃疡。复发患者症状较轻，水疱和溃疡数量少，面积小，愈合时间短，病程 7~10d，较少累及宫颈，腹股沟淋巴结一般不肿大，无明显全身症状。

【诊断】根据病史、典型临床表现可做出临床诊断，若上列实验室检查项目中的 1 项阳性即可确诊。

【治疗】生殖器疱疹为易复发疾病，尚无彻底治愈方法。治疗目的是减轻症状，缩短病程，减少 HSV 排放，控制其传染性。

1. 抗病毒治疗

（1）原发性生殖器疱疹 阿昔洛韦 200mg，5 次/日，口服，连用 7~10d；或伐昔洛韦 300mg，2 次/日，口服，连用 7~10d；或泛昔洛韦 250mg，3 次/日，口服，连用 5~10d。

（2）复发性生殖器疱疹 最好在出现前驱症状或损害出现 24h 内开始治疗。阿昔洛韦 200mg，5 次/日，连服 5d；或伐昔洛韦 300mg，2 次/日，连服 5d；或泛昔洛韦 125~250mg，3 次/日，连服 5d。

（3）频繁复发患者（1 年内复发 6 次以上） 为减少复发次数，可用抑制疗法。阿昔洛韦 400mg，口服，1 次/日；或伐昔洛韦 300mg，口服，1 次/日；或伐昔洛韦 125~250mg，口服，2 次/日。这些药物需长期服用，一般服用 4 个月至 1 年。

（4）严重感染 指原发感染症状严重或皮损广泛者。阿昔洛韦每次 5~10mg/kg，1 次/8 小时，静脉滴注，连用 5~7d 或直至临床症状消退。

2. 局部治疗 保持患处清洁、干燥。皮损处外涂 3% 阿昔洛韦霜、1% 喷昔洛韦乳膏或酞丁胺霜等。

淋 病

【定义】淋病是由淋病奈瑟菌引起的泌尿生殖系统化脓性感染。

【临床表现】潜伏期为 1~10d，平均 3~5d，50%~70% 妇女感染淋病奈瑟菌后无临床症状，易被忽略，但仍具有传染性。

1. 下生殖道感染 淋病奈瑟菌感染最初引起宫颈管黏膜炎、尿道炎、前庭大腺炎，也称为无合并症淋病。宫颈黏膜炎表现为阴道脓性分泌物增多，外阴瘙痒或灼热感，偶有下腹痛。检查见宫颈明显充血、水肿、糜烂，有脓性分泌物从宫颈口流出，宫颈触痛，触之易出血。尿道炎表现为尿频、尿痛、尿急，排尿时尿道口灼热感。检查见尿道口红肿、触痛，经阴道前壁向耻骨联合方向挤压尿道或尿道旁腺有脓性分泌物流出。若有前庭大腺炎，腺体开口处红肿、触痛、溢脓，若腺管阻塞也可形成脓肿。由于淋病奈瑟菌可同时感染以上部位，因而临床表现往往为多处症状同时存在。

2. 上生殖道感染 若无合并症淋病未经治疗，淋病奈瑟菌可上行感染盆腔脏器，导致淋菌性盆腔炎，引起子宫内膜炎、输卵管炎、输卵管积脓、盆腔腹膜炎，甚至形成输卵管卵巢脓肿、盆腔脓肿，称为女性合并症淋病。10%～20%无合并症淋病可发展为合并症淋病，若在月经期性交，产后、宫腔手术后感染淋病奈瑟菌，则易发生合并症淋病。其多在经期或经后 1 周内发病，起病急，突然寒战、高热、头痛、恶心、白带增多、双侧下腹疼痛。若经期发病可有经期延长，经量增多。若输卵管伞端开放，脓液由管腔流入直肠子宫陷凹，刺激该处腹膜而产生肛门坠痛。妇科检查下腹两侧深压痛，若有盆腔腹膜炎则下腹部出现肌紧张及反跳痛。宫颈外口可见脓性分泌物流出、宫颈充血、水肿、举痛，双侧附件增厚、压痛。若有输卵管卵巢脓肿，可触及附件囊性包块，压痛明显。

3. 播散性淋病 播散性淋病指淋病奈瑟菌通过血循环传播，引起全身淋病奈瑟菌性疾病。1%～3%淋病可发生播散性淋病，出现高热、寒战、皮疹、全身不适、食欲不振等全身症状，表现为淋菌性皮炎、关节炎、脑膜炎、胸膜炎、肺炎、心内膜炎、心包炎等全身病变，重者可出现全身中毒症状。

【诊断】依靠临床表现和分泌物涂片检查和淋病奈瑟菌培养结果可诊断。

【治疗】治疗原则是及时、足量、规范应用抗生素。由于耐青霉素的菌株增多，目前选用的抗生素以第三代头孢菌素为主。无合并症淋病推荐大剂量单次给药方案，以使有足够血液浓度杀死淋病奈瑟菌；合并症淋病应连续每日给药，保持足够治疗时间；由于20%～40%淋病同时合并沙眼衣原体感染，因此，可同时应用抗衣原体药物。

梅 毒

【定义】梅毒是由苍白密螺旋体苍白亚种引起的慢性性传播疾病。梅毒几乎可累及全身各器官，产生各种症状和体征，并可通过胎盘传染给胎儿，导致先天梅毒。

【临床表现】梅毒的发病是密螺旋体与机体免疫力相互作用的复杂过程。随密螺旋体与免疫力的消长，梅毒的表现多种多样，症状和体征时隐时现，进展缓慢，病程长。

1. 一期梅毒 主要表现为硬下疳。硬下疳可出现在外阴、阴道、宫颈、肛门、口唇、乳房等部位，初为小红斑或丘疹，迅速破溃形成糜烂或溃疡。典型硬下疳为单发、1～2cm 大小，圆形或椭圆形，边缘稍高出皮面，表面呈肉红色的糜烂面或浅表溃疡，无痛，创面清洁，有浆液性渗出物（含有大量密螺旋体），周边及基底浸润明显、具软骨样硬度。硬下疳初期，梅毒血清反应大多呈阴性，以后阳性率逐渐升高，硬下疳出现 6～8 周后，血清反应全部变为阳性。

2. 二期梅毒 主要表现为皮肤梅毒疹。若一期梅毒未经治疗或治疗不规范，潜伏期密螺旋体继续增殖，约在硬下疳出现 2～12 周（多在 6～8 周）或感染后 6～12 周（多在 7～10 周），引起二期早发梅毒，表现为皮肤黏膜损害：①各种皮疹，包括斑疹、斑丘疹、丘疹鳞屑性梅毒皮疹及脓疱疹等，常出现于躯干、四肢，也可在面部与前额部，皮疹特点为多形性、对称、泛发。皮疹持续 2～3 周可自然消退。②扁平湿疣，多见于皮肤相互摩擦和潮湿的外阴及肛周。③梅毒性白斑，多见于颈部。④梅毒性脱发，呈虫蚀状，多发生于颞部。此外，尚可见骨关节损害、眼梅毒、神经梅毒。此期血清学试验几乎 100% 阳性。

3. 三期梅毒 主要表现为永久性皮肤黏膜损害，并可侵犯多种组织器官危及生命。基本损害为慢性肉芽肿，局部因动脉内膜炎所致缺血而使组织坏死。早期梅毒未经治疗或治疗不规范，经 3～30 年潜伏期，约 1/3 患者可进展到晚期梅毒，出现：①皮肤黏膜梅毒，皮肤黏膜破坏性大，愈合后留有萎缩性瘢痕，表现为结节性梅毒疹、梅毒性树胶肿、近关节结节。②骨梅毒，表现为骨膜炎、骨髓炎、关节炎、腱鞘炎等。③眼梅毒，表现为虹膜炎、虹膜睫状体炎、视网膜炎、角膜炎。④晚期心血管梅毒，表现为主动脉炎、主动脉瓣关闭不全、主动脉瘤。⑤晚期神经梅毒，表现为梅毒性脑膜炎、脑血管梅毒、麻痹性痴呆、脊髓痨、视神经萎缩。

若梅毒未经治疗，感染后 10～30 年约 10% 发生晚期心血管梅毒、10% 合并神经梅毒，晚期梅毒可以致命。

【诊断】诊断主要依据性病接触史、临床表现及实验室检查。若患者有性病接触史及典型的临床表现为疑似病例，若同时血清学试验阳性或暗视野显微镜检查发现密螺旋体则为确诊病例。

【治疗】以青霉素治疗为主，用药要尽早、足量、规范。在首剂治疗过程中由于大量密螺旋体被杀灭，释放异体蛋白质，可能导致头痛、发热、肌肉痛等反应。

驱梅治疗的抗生素在血液和脑脊液中需达到一定的水平才能有效地治疗梅毒。青霉素的浓度应大于 0.0018mg/L，治疗早期梅毒该浓度需维持 7～10d，晚期梅毒则需维持更长的时间。治疗晚期梅毒的推荐方案：具有长效作用的苄星青霉素 240 万单位，每周 1 次，连续 3 周。

尖锐湿疣

【定义】尖锐湿疣是由人乳头瘤病毒（HPV）感染引起的鳞状上皮增生性疣状病变。

【临床表现】潜伏期为 3 周～8 个月，平均 3 个月。以 20～29 岁年轻妇女多见。临床症状常不明显，部分患者有外阴瘙痒、烧灼痛或性交后疼痛。病变以性交时容易受损伤的部位多见，如舟状窝附近、大小阴唇、肛门周围、阴道前庭、尿道口，也可累及阴道和宫颈。50%～70% 外阴尖锐湿疣伴有阴道、宫颈尖锐湿疣。典型体征初起为小而尖的丘疹，质稍硬，孤立、散在或呈簇状，粉色或白色；或为微小散在的乳头状疣，柔软，其上有细的指样突起。病灶逐渐增大、增多，互相融合呈鸡冠状或菜花状，顶端可有角化或感染溃烂。发生尖锐湿疣后，由于 HPV 与机体免疫因素的相互作用，10%～30% 患者的病变可自然消退，部分患者病变持续不变，部分患者病变进一步发展。宫颈病变多为亚临床 HPV 感染，临床见不到明显病变，需借助阴道镜及醋酸试验协助发现。

【治疗】 尚无根除 HPV 方法，治疗仅为去除外生疣体，改善症状和体征。应根据疣的大小、数量、部位，患者是否可以自行用药，经济状况以及医生经验而选择治疗方法。

1. 局部药物治疗 用药前，局部涂以 1% 丁卡因行表面麻醉以减轻疼痛。安息香酸酊涂擦，每周 1 次，共 5~6 次；50% 三氯醋酸涂擦病灶局部，或 5% 氟尿嘧啶软膏涂擦。

2. 物理或手术治疗 物理治疗有微波、激光、冷冻。微波作用是凝固疣体基底部，因其为接触性治疗，可适用于任何部位尖锐湿疣。激光适用于任何部位疣及难治疗、体积大、多发疣。冷冻适用于疣体较小及病灶较局限者。巨型尖锐湿疣可用微波刀或手术切除。

3. 干扰素 具有抗病毒、抗增殖及调节免疫作用。常用基因工程重组干扰素（IFN）a-2a，剂量 100 万单位，隔日肌注 1 次，连续 3~4 周为一疗程，也可采用病灶基底部局部注射。干扰素作为辅助用药，多用于病情严重或复发的患者。

葡 萄 胎

【定义】 葡萄胎因妊娠后胎盘绒毛滋养细胞增生，间质水肿，而形成大小不一的水泡，水泡间借蒂相连成串，形如葡萄得名，也称水泡状胎块。葡萄胎分为完全性葡萄胎和部分性葡萄胎两类，大多数为完全性葡萄胎。

【临床表现】 凡有停经后不规则阴道流血、腹痛、妊娠呕吐严重且出现时间较早，体格检查时有子宫体积大于停经月份、变软，子宫孕 5 个月大小时尚不能触及胎体，听不到胎心，无胎动，应疑诊为葡萄胎。较早出现妊娠期高血压疾病征象，尤其在孕 28 周前出现子痫前期、双侧卵巢囊肿及出现甲亢征象，均支持诊断。若在阴道排出物中见到水泡组织，葡萄胎的诊断基本可以肯定。

目前由于超声检查和绒毛膜促性腺激素（hCG）测定的广泛应用，患者尚未出现症状或仅有少量阴道流血时已能做出诊断，因此症状典型的葡萄胎已经很少见。

【治疗与随访】

1. 清宫 葡萄胎确诊后应及时清除宫腔内容物，一般采用吸刮术。注意在输液、配血准备下，充分扩张子宫颈管，选用大号吸管吸引，待子宫缩小后轻柔刮宫，刮出物选取宫腔内及近种植部位组织分别送病理检查。

2. 卵巢黄素化囊肿的处理 因囊肿可自行消退，一般不需处理，若发生扭转且时间较长，血运恢复不良，则需行患侧附件切除术。

3. 预防性化疗 预防性化疗仅用于有高危因素和随访困难的葡萄胎患者。

4. 子宫切除术 单纯切除子宫只能去除病变侵入局部的危险，不能防止转移的发生，所以不作为常规处理。

5. 随访 定期随访可早期发现持续性或转移性滋养细胞肿瘤。葡萄胎清除后每周一次作 hCG 定量测定，直到降低至正常水平。开始 3 个月内仍每周复查一次，此后 3 个月每半月一次，然后每月一次持续半年，第 2 年起改为每半年一次，共随访 2 年。随访内容除每次必须监测 hCG 外，应注意有无异常阴道流血、咳嗽、咯血及其他转移灶症状，并作妇科检查，必要时作盆腔 B 型超声、X 线胸片或 CT 检查。

葡萄胎处理后应避孕 1~2 年，最好用阴茎套；不宜使用宫内节育器，因可混淆子宫出血原因；含有雌激素的避孕药可能促进滋养细胞生长，以不用为妥。

子宫肌瘤

【定义】 子宫肌瘤是由子宫平滑肌组织增生而形成的良性肿瘤，常为多发，大小不一，球形或不规则分叶状。多见于 30~50 岁的妇女。

【临床表现】 多无明显症状，仅在体检时偶然发现。症状与肌瘤部位、有无变性相关，而与肌瘤大小、数目关系不大。常见症状有：月经量增多及经期延长、下腹包块、白带增多、压迫症状等。妇科检查子宫增大，表面不规则单个或多个结节状突起，黏膜下肌瘤脱出时见红色、实性、光滑包块位于颈管内或阴道内。

【诊断与鉴别诊断】 根据病史及体征，以及 B 超、宫腔镜、腹腔镜检查等可以确诊。应该与妊娠子宫、卵巢肿瘤、子宫腺肌症进行鉴别。

【治疗】 应根据患者年龄、生育要求、症状及肌瘤部位、大小、数目全面考虑。肌瘤小无症状，特别是近绝经年龄妇女，可每 3~6 个月随访一次，若肌瘤继续增大或出现明显症状可考虑进一步治疗。

患者子宫小于 2 月妊娠，症状轻，近绝经年龄或全身情况不宜手术治疗者，可考虑使用丙酸睾酮、孕三烯酮、米非司酮等治疗。子宫大于 10 周妊娠大小；月经过多伴贫血；有膀胱直肠压迫症状或肌瘤生长较快，保守治疗失败可考虑手术治疗。手术途径可经腹、经阴道或腹腔镜及阴道镜下手术，采用肌瘤切除术或子宫切除术。

子宫脱垂

【定义】 子宫从正常位置沿阴道下降或脱出，当宫颈外口达坐骨棘水平以下，甚至子宫全部脱出阴道口以外，称子宫脱垂。分娩损伤是发生子宫脱垂的解剖学基础。

【临床表现】 轻度无自觉症状。中重度感腰骶部酸痛或下坠感，站立过久或劳累后加重，卧床休息后症状减轻。重度者常伴有直肠和膀胱脱垂，致排便排尿困难，甚至伴压力性尿失禁，易并发尿路感染。由于摩擦可有宫颈、阴道壁溃疡，溃疡感染会有脓性分泌物。

子宫颈外口距处女膜环 <4cm 或脱出阴道口，严重者子宫体完全脱出于阴道口外。

不能还纳的子宫脱垂常伴有直肠膀胱膨出，阴道黏膜增厚角化，宫颈肥大并延长。

检查时以患者平卧用力屏气时子宫下降的程度，将子宫脱垂分为Ⅲ度：

Ⅰ度：子宫颈下垂距处女膜 <4cm，但未脱出阴道口外。轻型宫颈外口距处女膜缘 <4cm，未达处女膜缘；重型宫颈已达处女膜缘，阴道口可见子宫颈。

Ⅱ度：子宫颈及部分子宫体已脱出阴道口外。轻型：宫颈脱出阴道口，宫体仍在阴道内；重型：部分宫体脱出阴道口。

Ⅲ度：子宫颈及子宫体全部脱出阴道口外。

【治疗】治疗原则是加强盆底肌肉和筋膜张力，促进盆底功能恢复，积极治疗使腹压增高的咳嗽、便秘等慢性疾病。

非手术治疗：包括子宫托、盆底肌肉（肛提肌）锻炼、补中益气汤等，已绝经者应该适量补充雌激素。手术治疗适用于Ⅱ度以上脱垂者、合并直肠膀胱膨出有症状者及保守治疗无效者。手术原则为恢复正常子宫解剖位置或切除子宫，修补阴道壁多余黏膜，缝合修补盆底肌肉。

压力性尿失禁

【定义】压力性尿失禁是指患者在盆底肌肉受损害的基础上，因锻炼、咳嗽、大笑或身体运动时增加了膀胱的压力而导致溢尿。

【临床表现】锻炼、咳嗽、擤鼻、大笑等腹压增加时可增加尿液溢出，严重者在休息时也有尿液溢出。膀胱充盈时，嘱患者咳嗽，若有尿液溢出，检查者用食、中指在阴道内分别轻压阴道前壁尿道两侧，再嘱患者咳嗽，若尿液不再溢出，提示压力性尿失禁。

分度：轻度，尿失禁发生在咳嗽和打喷嚏时，至少每周发作 2 次。中度，尿失禁发生在走路快等日常活动。重度，尿失禁在站立位即发生。

【治疗】尿失禁的治疗分非手术治疗和手术治疗。其目的是增加盆底肌肉的张力，纠正膀胱尿道段的位置，使之固定较高的部位。治疗原则是首先针对病因行非手术治疗；轻度者行非手术治疗；肥胖、老年先行非手术治疗或把非手术治疗作为手术前的准备。非手术治疗包括物理治疗和药物治疗。

1. 加强盆底肌肉的锻炼　每日定时有意识地进行肛门及会阴部肌肉的舒缩运动，增强盆底肌肉及尿道肌肉的张力，提高肌肉对压力作用的反应性收缩力，包括快速收缩和维持收缩。

2. 生物反馈治疗　采用模拟的声音或视觉信号来反馈提示正常及异常的盆底肌肉活动状态，使患者或医生了解盆底锻炼的正确性，从而获得正确、更有效的盆底锻炼。盆底锻炼结合生物反馈治疗，大大提高了治疗的效果。包括测量阴道压力和盆底肌肉的肌电图，监测盆底肌肉、腹部肌肉、逼尿肌的活动。

3. 电刺激治疗　通过电刺激阴部神经，使尿道周围的横纹肌收缩，使尿道关闭压升高，增强尿道的关闭功能。

4. 药物治疗 通过增加尿道的收缩功能和尿道的关闭压增加尿道的阻力、增加盆底的张力使已经萎缩的脂肪组织丰满。常用的药物包括：α 肾上腺素能激动剂、雌激素替代治疗等。

5. 手术治疗 主要有以下几种手术方式：耻骨后尿道固定悬吊术，无张力阴道带尿道悬吊术，微创无张力吊带（SPARC）手术，人工尿道括约肌等。

围绝经期综合征

【定义】围绝经期综合征指妇女绝经前后出现性激素波动或减少所致的一系列躯体及心理症状。

【临床表现】约 2/3 的围绝经期妇女出现下列临床表现。

1. 月经改变 月经周期改变是围绝经期出现最早的临床症状。分为以下三种类型。

（1）月经周期延长，经量减少，最后绝经。

（2）月经周期不规则，经期延长，经量增多，甚至大出血或出血淋漓不断，然后逐渐减少而停止。

（3）月经突然停止，较少见。由于卵巢无排卵，雌激素水平波动，易发生子宫内膜癌。对于异常出血者，应行诊断性刮宫，排除恶变。

2. 血管舒缩症状 主要表现为潮热、出汗，是血管舒缩功能不稳定的表现。约 3/4 的绝经妇女可以出现这种特征性症状，可历时 1~5 年或更长。

3. 精神神经症状 主要包括情绪、记忆及认知功能症状。围绝经期妇女往往出现易激动、易怒、焦虑、多疑、情绪低落、自信心降低、不能自我控制等症状。记忆力减退及注意力不集中也较常见。

4. 泌尿生殖道症状 主要表现为泌尿生殖道萎缩症状、外阴瘙痒、阴道干燥疼痛。性交困难，子宫脱垂，膀胱、直肠膨出，排尿困难，尿急，压力性尿失禁，反复发作的尿路感染。

5. 心血管疾病 一些绝经后妇女血压升高或血压波动；心悸时心率不快，心律不齐，常为期前收缩，心电图常表现为房性期前收缩，或伴随轻度供血不足表现。

6. 骨质疏松 约 1/4 绝经后妇女患有骨质疏松，症状出现在绝经后 9~13 年。病人常主诉腰背、四肢疼痛，出现驼背，严重者可致骨折，最常发生在椎体，其他如桡骨远端、股骨颈等都易发生骨折。

【诊断】

1. 病史 仔细询问症状、治疗所用激素、药物、月经史、绝经年龄、婚育史、既往史、是否切除子宫或卵巢、有无心血管疾病史、肿瘤史及家族史。

2. 体格检查 包括全身检查和妇科检查。对复诊 3 个月未行妇科检查者，必须进行复查。

3. 实验室检查 激素水平的测定。

妇女在围绝经期容易发生高血压、冠心病、肿瘤等，因此必须除外心血管疾病、泌尿生殖器官的器质性病变，也要与神经衰弱、甲亢等疾病鉴别。

【治疗】约有 2/3 围绝经期妇女出现围绝经期综合征，其轻重差异很大，有些妇女不需任何治疗，或只需一般性治疗，少数妇女需要激素替代治疗才能控制症状。

适应证：因雌激素缺乏所致的各种症状，预防骨质疏松。

禁忌证：妊娠、子宫出血、血栓性静脉炎、乳腺癌等。

1. 一般治疗 围绝经期妇女应了解围绝经期是自然的生理过程，以积极的心态适应这种生理性变化。心理治疗是围绝经期治疗的重要组成部分，辅助使用自主神经功能调节药物；如有睡眠障碍，影响生活质量，可夜晚对症治疗。为预防骨质疏松，围绝经期和绝经后妇女应坚持体育锻炼，增加日晒时间，摄入足量蛋白质和含钙食物。

2. 激素替代疗法 该病是因为卵巢功能衰退，雌激素减少引起的症候群，激素替代疗法是为解决这一问题而采取的临床医疗措施，通常选用的药物有雌激素制剂、孕激素制剂等。但需要均衡受益风险的综合评估基础之上，应科学、合理、规范、个体化用药，并定期监测子宫内膜、乳腺、糖、脂代谢及相关系统的变化。

3. 非激素类药物 对于围绝经期和绝经后妇女，防治骨质疏松可选用钙剂、维生素 D、降钙素、双膦酸盐类等非激素类药物。

【预防】围绝经期妇女需要加强自我保健，积极参加体力劳动和体育锻炼，积极防治绝经综合征的发生。

绝经后骨质疏松症

【定义】发生于绝经后妇女，以全身性的骨量减少，伴随骨的微结构改变，导致骨脆性增加，因而骨折危险性增加的一种疾病。

【临床表现】骨质疏松症是一种隐匿发生的疾病，在没有发生骨折之前，往往没有任何症状，一旦发现驼背、身材变矮或骨痛时，常常已经发生了骨折。因此，不能用临床症状进行诊断，疼痛的严重程度可用于判断治疗效果。

1. 骨痛 骨质疏松的骨痛，通常是因小梁骨发生微骨折，当体位变动时肌肉及韧带牵拉引起，故可发生起坐痛、前屈后伸痛、行走痛、翻身痛及卧位痛等。通常用四级评分法反应疼痛程度，0 分为无痛；1 分为有时疼痛；2 分为经常疼痛，但能忍受；3 分为疼痛难忍，并影响工作及生活。

2. 驼背或身材变矮 当脊椎发生压缩性骨折时出现。

3. 局部压痛或叩击痛 其特点是不伴随局部红肿及发热。

4. 骨折 常发生脊椎、前臂及髋部骨折。与健康人发生骨折的区别是轻微外伤即发生骨折。

【诊断】参照世界卫生组织推荐的诊断标准：采用双能 X 线吸收法（DXA）测定中轴骨的腰椎和髋部的骨密度。骨密度值低于同性别、同种族正常成人的骨峰值不足 1 个标准差属正常；降低 1 ~ 2.5 个标准差为骨量低下（骨量减少）；降低程度等于和大于2.5个标准差为骨质疏松；骨密度降低程度符合骨质疏松诊断标准同时伴有一处或多处骨折时为严重骨质疏松。骨密度通常用 T – Score（T 值）表示，T 值 =（测定值 – 骨峰值）／正常成人骨密度标准差。

许多疾病都会引起腰背痛、骨质疏松和骨折，常常与绝经后骨质疏松症难以区分，需要进行鉴别诊断，具体包括影响骨代谢的内分泌疾病，如性腺、肾上腺、甲状旁腺及甲状腺疾病等；类风湿性关节炎等免疫性疾病；影响钙和维生素 D 吸收和调节的消化道和肾脏疾病；多发性骨髓瘤等恶性疾病；长期服用糖皮质激素或其他影响骨代谢药物；各种先天和获得性骨代谢异常疾病等。

【治疗】已患骨质疏松症的患者，治疗并不能使变细断裂甚至消失的骨小梁完全恢复其原有的结构，使骨量恢复到年轻时的水平。但治疗首先可以防止骨量的快速丢失，保持现有的骨量，减少骨吸收，如雌激素、降钙素、双膦盐酸等。

激素治疗：已有大量研究证实绝经后妇女单独应用雌激素或与孕激素联合应用可以预防骨量的丢失，降低骨折。同时 HRT 又可以缓解围绝经期症状如潮热、出汗、烦躁等。

补钙：适量钙摄入对获得骨峰量及保持骨骼健康是非常必要的。对绝经妇女推荐的每天钙摄入量为 1000mg 元素钙。用于骨质疏松症时，钙剂应与其他药物联合使用。

维生素 D：对维生素 D 缺乏的高危老年妇女，建议每天补充 400 ~ 800U 维生素 D。老年妇女由于肝脏 25 – 羟化酶以及肾脏 1α – 羟化酶缺乏，宜选择活性维生素 D，如 $1\alpha – (OH)D_3$（阿法迪三），$1,25 – (OH)_2D_3$（骨化三醇，即罗钙全）等补充效果较好。

双膦酸盐：双膦酸盐对预防骨丢失作用与雌激素相似。它可抑制破骨细胞活性，并减少其数量，使骨转换率降低，是现有的最强的骨吸收抑制剂。临床应用的双膦酸盐有：阿仑膦酸钠（福善美）、依替膦酸钠（羟乙膦酸二钠）、双氯膦酸二钠（骨膦）。这些药物能明显提高腰椎和髋骨骨密度，降低椎骨及髋骨骨折发生风险。

降钙素：可抑制骨盐溶解，并加速破骨细胞向成骨细胞的转化，并可拮抗血钙上升。有明显缓解骨痛的作用。另外，可拮抗甲状旁腺素促进骨钙释放入血液的作用。应用鳗鱼降钙素（益钙宁）、鲑鱼降钙素（密钙息）可提高骨量。

甲状旁腺激素：是当前促进骨形成药物的代表性药物，可提高骨密度。

选择性雌激素受体调节剂：是一类人工合成的类似雌激素的化合物，它们选择性作用于不同组织的雌激素受体，分别产生类雌激素或抗雌激素作用，预防椎体骨丢失和骨折。常用的药物为盐酸雷洛昔芬。

宫 颈 癌

【定义】宫颈癌是最常见的妇科恶性肿瘤之一，是第二位全球女性恶性肿瘤，在发展中国家则居首位。宫颈癌以鳞状细胞癌最常见，占宫颈恶性肿瘤的 80% ~ 90%。HPV 感染是宫颈癌的启动因子，发病与多种因素相关，包括宫颈上皮不成熟时早年性生活、性卫生不良；早育、多产；合并其他病毒、细菌感染，分娩损伤、致癌物质刺激；性生活紊乱及高危男性配偶；免疫功能抑制等。

【临床表现】

1. 症状

（1）阴道流血　早期可为接触性阴道流血，晚期则为不规则阴道流血；

（2）阴道排液　多数有阴道排液增多，可为白色血水样。晚期因癌组织坏死伴感染可有大量米汤样或脓性恶臭白带。

（3）晚期其他症状　邻近组织器官及神经受累时，可出现尿频尿急、便秘、下肢肿胀、疼痛等症状；压迫或累及输尿管时可引起输尿管梗阻，肾盂积水及尿毒症，晚期出现恶液质。

2. 体征　可表现为轻度糜烂、息肉状、乳头状、菜花状赘生物，内生型则表现为宫颈肥大。

【诊断】根据病史、症状和检查并进行宫颈活组织检查可以确诊。确诊后根据具体情况选择胸部 X 线片、静脉肾盂造影、膀胱镜、直肠镜检查及淋巴造影等以确定分期。

宫颈癌的癌前病变：宫颈癌的癌前病变称为宫颈上皮内瘤样病变（CIN），它是一组疾病的统称，包括宫颈不典型增生（CIN）和宫颈原位癌。

根据异形变细胞侵犯上皮的程度，宫颈不典型增生分为轻度不典型增生（病变局限于上皮层的下 1/3）、中度不典型增生（病变局限于上皮层的下 2/3）和重度不典型增生（病变几乎累及全部上皮层，仅剩表面的 1～2 层正常鳞状上皮）。

原位癌（又称上皮内癌）：是指宫颈上皮细胞发生癌变，但未突破基底膜，未侵犯间质。

CIN：分为 3 级。CIN I 级指轻度宫颈不典型增生，CIN II 级指中度宫颈不典型增生，CIN III 级指重度宫颈不典型增生和宫颈原位癌。另低度 SIL（LSIL）指 CIN I 级，高度 SIL（HSIL）指 CIN II 级和 CIN III 级。

【治疗】治疗原则应根据临床分期、年龄、全身情况（有无内外科合并症等）结合医院医疗技术水平及设备条件综合考虑，制定治疗方案。主要治疗方法为手术、放疗及化疗，亦可根据具体情况配合应用。

儿科篇

第二十二章 新生儿疾病

新生儿窒息

【定义】新生儿出生后 1min 无自主呼吸或仅有心跳，而呼吸极端表浅，缓慢，断断续续，未能建立正规呼吸运动者。

【临床表现】目前用 Apgar 评分来表达窒息程度，见表 4-22-1。其临床特点为呼吸抑制、低氧血症、高碳酸血症及酸中毒。

窒息程度以 1min 评分为准，8~10 分无窒息，4~7 分为轻度，0~3 分为重度。1min 评分不正常应继续作 5min 或更长时间评分。

表 4-22-1 Apgar 评分法

体征	0	1	2	1min	5min
肤色	青紫或苍白	四肢青紫	全身红润		
心率	无	<100 次/分	>100 次/分		
呼吸	无	微弱，不规则	良好，哭		
肌张力	松软	有些弯曲	动作灵活		
对刺激反应	无反应	反应及哭声弱	哭声响，反应灵敏		
总分					

【诊断与鉴别诊断】

1. 诊断 主要依靠临床表现进行诊断。近年来国际上有人提出对出生窒息的患儿检测脐动脉血气以增加诊断依据。其认为 Apgar 评分敏感性较高而特异性较低，血气指标特异性较高而敏感性较低，两者结合可增加其准确性。

2. 鉴别诊断 胸部 X 线可协助鉴别吸入肺炎，湿肺，肺透明膜病，肺不张等。

【治疗】新生儿窒息目前采用的复苏方案如下。

A（airway）：建立通畅的气道。摆正体位，清理呼吸道。

B（breathing）：建立呼吸，进行正压人工通气。

C（circulation）：进行胸外心脏按压，维持循环。

D（drug）：药物治疗。

药物治疗的方案如下。

1. 肾上腺素

（1）指征　心搏停止或在 30s 的正压人工呼吸和胸外按压后，心率持续 <60 次/分。

（2）剂量　0.1~0.3ml/kg 的 1:10000 溶液（0.01~0.03mg/kg），需要时 3~5min 重复 1 次。

（3）用药方法　首选气管导管内注入，外周静脉、脐静脉导管给药。

2. 扩容剂

（1）指征　失血或休克（苍白、低灌注、脉弱）的低血容量的新生儿。

（2）扩容剂的选择　生理盐水、血、O 型血红细胞悬液。

（3）方法　10ml/kg，经外周静脉或脐静脉（>10min）缓慢推入。

3. 碳酸氢钠

（1）指征　严重代谢性酸中毒时使用。

（2）剂量　2mmol/kg，用 5%（0.6mmol/ml）碳酸氢钠溶液 3.3 ml/kg，用等量 5%~10% 葡萄糖注射液稀释后经脐静脉或外周静脉缓慢注射（>5 min）。

（3）注意　①再次使用碳酸氢钠治疗持续代谢性酸中毒或高血钾时应根据动脉血气或血清电解液等而定；②因有腐蚀性不能经气管导管给药。

4. 纳洛酮

（1）指征　需两个指征同时出现：①正压人工呼吸使心率和肤色恢复正常后，仍出现严重的呼吸抑制；②母亲分娩前 4h 有注射麻醉药史。

（2）剂量　0.1mg/kg 经静脉、气管导管或肌内、皮下给药。

（3）注意　母亲疑似吸毒者或持续使用美沙酮（镇静剂）的新生儿不可用纳洛酮，否则会导致新生儿严重惊厥。

【注意事项】窒息是围产新生儿最主要死亡原因，同时也是造成脑瘫的主要原因之一。

新生儿肺炎

【定义】新生儿肺炎有因吸入羊水、胎粪、乳汁或分泌物等引起吸入性肺炎和产前、产时或产后感染引起的感染性肺炎两大类，可独立存在，也可先后发生。主要表现为呼吸困难。

【临床表现】体温不稳定，哭声无力，拒乳或呛奶咳嗽，或奶后青紫，口吐白沫，严重者出现呼吸急促、不规则，发绀，鼻扇，三凹症，两肺也可听到细小水泡音。

【诊断】根据病史、症状和体征及胸部 X 线表现可做出正确诊断。新生儿肺炎与呼吸窘迫综合征、湿肺的鉴别诊断见表 4-22-2。

表4－22－2　新生儿肺炎与呼吸窘迫综合征、湿肺的鉴别诊断

疾病名称	临床表现	X 线表现
新生儿感染性肺炎	呼吸困难，感染征象	粗糙点片状阴影或一叶、一节段受累
新生儿吸入性肺炎	呼吸困难，有呛咳及吸入史	肺纹理增强，可有气肿
呼吸窘迫综合征	呼吸窘迫，呼气性呻吟，常需氧疗＋辅助通气	网状细颗粒影，支气管充气征，后呈毛玻璃状，甚至"白肺"
湿肺	病程绝大部分＜24h	肺泡、间质、叶间积液，肺纹理增强

【治疗】①呼吸道管理。②供氧。③抗病原体治疗。④对症及支持疗法。

【注意事项】有低血压及心功能不全者予多巴胺或（及）多巴酚丁胺等血管活性药物治疗。

新生儿黄疸

【定义】新生儿黄疸是指在新生儿时期胆红素代谢异常，血清胆红素浓度增高所致的皮肤、巩膜黄染。由于新生儿时期胆红素代谢特点，又分为生理性和病理性黄疸。50%～60%的足月儿和80%的早产儿可出现生理性黄疸。

【临床表现】

1. 生理性黄疸 轻者呈浅黄色局限于面颈部，或波及躯干，巩膜亦可黄染2～3d后消退，至第5～6d皮色恢复正常；重者黄疸同样先头后足可遍及全身，呕吐物及脑脊液等也能黄染时间长达1周以上，特别是个别早产儿可持续至4周，其粪仍系黄色，尿中无胆红素。

2. 黄疸色泽 轻者呈浅花色，重者颜色较深，但皮肤红润黄里透红。

3. 黄疸部位 多见于躯干、巩膜及四肢近端，一般不过肘膝。

4. 新生儿 一般情况好，无贫血，肝脾不肿大，肝功能正常，不发生核黄疸。

5. 早产儿 生理性黄疸较足月儿多见，可略延迟1～2d出现，黄疸程度较重消退也较迟，可延至2～4周。

【诊断】出现下列情况之一时应考虑为病理性黄疸：①生后24h内出现黄疸，胆红素浓度＞102μmol/L（6mg/dl）；②足月儿血清胆红素浓度＞220.6μmol/L（12.9mg/dl），早产儿＞255mol/L（15mg/dl）；③血清直接胆红素＞26μmol/L（1.5mg/dl）；④血清胆红素每天上升＞85μmol/L（5mg/dl）；⑤黄疸持续时间较长，超过2～4周，或进行性加重。

【鉴别诊断】应与新生儿溶血症、新生儿败血症、母乳性黄疸、生理性黄疸、新生儿肝炎、完全性肝内梗阻、胆道闭锁等疾病相鉴别。

【治疗】

1. 光照疗法（光疗） 是降低血清未结合胆红素（UCB）简单而有效的方法。

（1）设备和方法　主要有光疗箱、光疗灯和光疗毯等；光疗箱以单面光160W、双面光320W为宜，双面光优于单面光；上、下灯管距床面距离分别为40cm和20cm；光照时，婴儿双眼用黑色眼罩保护，以免损伤视网膜，除会阴、肛门部用尿布遮盖外，其余均裸露；照射时间以不超过3d为宜。

（2）指征　①血清总胆红素一般患儿>205μmol/L（12mg/dl）；②新生儿溶血病患儿生后血清总胆红素>85μmol/L（5mg/dl）。

（3）副作用　①可出现发热、腹泻和皮疹，多不严重，可继续光疗；②蓝光可分解体内核黄素，光疗超过24h可引起核黄素降低，使红细胞谷胱苷肽还原酶活性下降，加重溶血。

2. 药物治疗

（1）白蛋白增加其与未结合胆红素的联结，减少胆红素脑病的发生。白蛋白1g/kg或血浆每次10~20ml/kg。

（2）碱化血液利于未结合胆红素与白蛋白联结，5%碳酸氢钠提高血pH值。

（3）肝酶诱导剂。增加β-葡萄糖醛酸酶（UDPGT）的生成和肝脏摄取UCB的能力。主要药物有：①苯巴比妥每日5mg/kg，分2~3次口服，共4~5d。②尼可刹米每日100mg/kg，分2~3次口服，共4~5d。

（4）静脉用免疫球蛋白抑制吞噬细胞破坏致敏红细胞，早期应用临床效果较好。用法为1g/kg，6~8h内静脉滴入。

3. 换血疗法。

4. 其他治疗　防止低血糖，低体温，纠正缺氧、贫血、水肿和心力衰竭等。

【注意事项】新生儿病理性黄疸必须积极治疗，严重者可引起胆红素脑病，常导致死亡和严重后遗症。

新生儿自然出血症

【定义】是指由于维生素K缺乏，体内维生素K依赖因子（Ⅱ、Ⅶ、Ⅷ、Ⅸ）凝血活性低下所致的出血性疾病，也称维生素K缺乏性出血（VKDB）。

【临床表现】本病特点是婴儿突然发生出血，其他方面正常，也无严重的潜在疾病，血小板计数和纤维蛋白原均正常，血液中无纤维蛋白降解产物，注射维生素K₁后1h左右（30~120min）停止出血。经典型最多见，指生后1~7d发病；早发型罕见，指出生24h内发病；迟发型（晚发型）多发生在生后2周至2月，死亡率和致残率高，应高度重视；多以突发颅内出血为首发临床表现。

【诊断】见表4-22-3。

表 4 – 22 – 3　　VKDB 诊断的主要指标和次要指标

主要指标	次要指标
1. 突然出现的出血，包括颅内消化道、肺、皮下和注射部位出血不止等； 2. 实验室检查：血小板、BT、CT 正常而 PT 延长或 APTT 延长，或 PIVKA – Ⅱ阳性，或血清维生素 K 浓度低下； 3. 给予维生素 K 后出血停止，临床症状得以改善	1. 3 个月以内小婴儿； 2. 纯母乳喂养； 3. 母亲妊娠期有用抗惊厥、抗凝血、抗结核及化疗药物史； 4. 患儿长期服用抗生素史； 5. 患儿有肝胆疾病史； 6. 患儿慢性腹泻史

凡具备 3 项主要指标或 2 项主要指标加 3 项次要指标者可诊断为 VKDB。

【鉴别诊断】

1. 咽下综合征：新生儿出现呕血后可考虑咽下综合征，主要鉴别点是咽下综合征患儿吐出来的血是吞入的母血，做 Apt 试验即可确定是否为母血。

2. 应激性溃疡外消化道出血可见于应激性溃疡，多发生在新生儿窒息、感染、肠穿孔、坏死性小肠结肠炎等。

3. 先天性血小板减少性紫癜患儿出血同时伴有血小板减少。VKDB 血小板计数正常。

4. 弥漫性血管内凝血除了凝血酶原时间（PT）、血浆凝血酶时间（TT）延长外，纤维蛋白原及血小板也减少。VKDB 纤维蛋白原及血小板在正常范围之内。

【预防与治疗】

1. 活产新生儿出生后应立即应用维生素 K 是预防 VADB 的根本措施。

2. 母乳维生素 K_1 的应用：目前推广乳母口服维生素 K_1（5mg/d）。

3. 孕妇维生素 K_1 的应用：只限妊娠期使用过抗凝药、抗癫痫药或抗结核药的孕妇，在妊娠最后 3 个月内肌注维生素 K_1，每次 10mg，共 3 ~ 5 次，临产前 1 ~ 4h 再肌注或静滴维生素 K_1 10mg。

4. 新生儿维生素 K_1 的应用

（1）新生儿出生后肌注维生素 K_1 1mg 或口服维生素 K_1 2mg 一次，然后每隔 10 天以同样的剂量口服一次至 3 个月，共 10 次。

（2）新生儿出生后肌注维生素 K_1 1mg 或口服维生素 K_1 2mg 一次，然后分别于 1 周和 4 周时再口服 5mg，共 3 次。

（3）对于慢性腹泻、肝胆疾病、脂肪吸收不良或长期应用抗生素的患儿，应每月肌注维生素 K_1 1mg。

（4）出血严重者可静脉注射 1 ~ 5mg 维生素 K_1（不超过 1mg/min）。输注新鲜血或血浆纠正休克和贫血。

新生儿败血症

【定义】新生儿败血症指新生儿期细菌或真菌侵入血液循环并在其中生长繁殖，产生毒素所造成的全身性感染。

【临床表现】

1. 全身表现 神萎、嗜睡、拒乳、体温改变、黄疸、休克表现等。

2. 各系统表现 ①皮肤、黏膜有感染灶、损伤或瘀点。②消化系统：吐泻、腹胀、厌食，肝脾大。③呼吸系统：气促、发绀、呼吸不规则。④中枢神经系统：易合并化脓性脑膜炎。⑤血液系统：可合并血小板减少、出血倾向，溶血或贫血。⑥泌尿系统感染。⑦其他：骨关节化脓性炎症及深部脓肿。

【诊断】

1. 确诊败血症具有临床表现并符合下列任一条：①血培养或无菌体腔培养出致病菌；②如果血培养出条件致病菌，则必须于另次（份）血、无菌体腔内或导管头培养出同种细菌。

2. 临床诊断败血症具有临床表现且具备以下任一条：①非特异性检查≥2条；②血标本病原菌抗原或 DNA 检测阳性。

【治疗】

1. 抗生素治疗

（1）一般原则 ①临床诊断败血症，在使用抗生素前收集各种标本，不需等待细菌学检查结果，即应及时使用抗生素。②根据病原菌可能来源初步判断病原菌种，病原菌未明确前可选择针对革兰阳性菌又针对革兰阴性菌的抗生素，可先用两种抗生素，掌握不同地区、不同时期有不同优势致病菌及耐药谱，经验性地选用抗生素。③一旦有药敏结果，应做相应调整，尽量选用一种针对性强的抗生素；如临床疗效好，虽然药敏结果不明感，亦可暂时不换药。④一般采用静脉给药，临床 10～14d。合并 GBS（B 组溶血性链球菌）及革兰阴性菌所致化脓性脑膜炎者，疗程 14～21d。

（2）主要针对革兰阳性菌的抗生素 ①青霉素与青霉素类：链球菌属应首选青霉素 G；葡萄球菌属（金黄色葡萄球菌和促凝酶阴性葡萄球菌）应选耐酶青霉素如苯唑西林钠、氯唑西林钠（邻氯青霉素）等。②第一、二代头孢菌素：第一代如头孢唑啉钠对革兰阳性菌和部分革兰阴性菌有作用，但不易进入脑脊液；头孢拉定对革兰阳性和革兰阴性球菌作用好，对革兰阴性杆菌作用弱。第二代中常用头孢呋辛，对革兰阳性菌比第一代稍弱，但对革兰阴性及 β-内酰胺酶稳定性强，故对革兰阴性菌更强。③万古霉素：作为二线抗革兰阳性抗生素，主要针对耐甲氧西林葡萄球菌（MRS）。

（3）主要针对革兰阴性菌的抗生素 ①第三代头孢菌素：易进入脑脊液。不宜单用，因为对金黄色葡萄球菌、李斯特杆菌作用较弱，对肠球菌完全耐药。②哌拉西林：对革兰阴性菌及 GBS 均敏感，易进入血脑屏障。③氨苄西林：虽广谱，但对大肠埃希菌耐药性高。④氨曲南：为单环 β-内酰胺类抗生素，对革兰阴性菌作用强，β-内酰胺酶稳定，不良反应少。

（4）其他 ①针对厌氧菌 用甲硝唑。②其他广谱抗生素 a. 亚胺培南＋西司他丁：2、3 线，新型 β-内酰胺类抗生素，对革兰阳性和革兰阴性需氧和厌氧菌有强大杀菌作用，但不易通过血脑屏障，可引起惊厥。b. 头孢吡肟：为第四代头孢菌素，抗菌谱广，对革兰阳性及革兰阴性均敏感，对 β-内酰胺酶稳定，且不易发生耐药。但对

MRS 不明感。

（5）抗生素的联合应用　对病因的一般患儿可用青霉素类加第三代头孢菌素，对重症患儿尤其是医院内感染者宜改用耐酶青霉素。最好用杀菌性、易透过血脑屏障的抗生素。

2. 支持疗法　保持机体内、外环境稳定。

3. 其他治疗　输注中性粒细胞、免疫球蛋白、交换输血，清除感染灶。

第二十三章　小儿呼吸系统疾病

急性上呼吸道感染

【定义】系由各种病原引起的鼻腔至喉部之间的急性炎症，简称上感。

【临床表现】病情轻重差异较大，一般热程 2～3 天至 1 周左右。

1. 局部表现　一般表现为鼻塞、流清涕、打喷嚏、轻咳、咽部不适，咽部出现疱疹和溃疡时咽痛明显，称为疱疹性咽峡炎，病原体为柯萨奇 A 组病毒。当以发热、咽炎、结膜炎为特征时称为咽结合膜热，病原体为腺病毒 3、7 型。

2. 全身表现　常有发热、全身无力、冷感、头晕头痛等。高热时可出现惊厥，以婴幼儿多见，部分患儿有消化道症状，表现食欲不振、呕吐、腹泻、腹痛等。急性腹痛多为暂时性，以脐周阵发性疼痛为主，无压痛，可能与肠蠕动亢进有关；如腹痛持续存在，注意与阑尾炎鉴别，多为急性肠系膜淋巴结炎所致。

【诊断与鉴别诊断】根据流行病学及临床表现一般不难诊断，但需与以下疾病相鉴别（表 4 - 23 - 1）。

表 4 - 23 - 1　上感的鉴别诊断

鉴别项目	上感	急性传染病	流行性感冒	过敏性鼻炎	急性阑尾炎
流行病学	无	有	有	无	无
临床表现	轻重差异较大	前驱表现与上感相似	全身症状重于局部症状	局部症状为主，喷嚏、流涕等	腹痛常先于发热，腹痛部位以右下腹为主
白细胞	正常或偏低	差异较大	多正常	可见嗜酸性粒细胞	多升高
病原学检测	病毒多见	特定的病原	流感病毒	无	细菌性较多
治疗	对症	针对病原	针对病原	抗过敏	外科手术

【治疗】

1. 一般治疗　充分休息、保持良好的周围环境、勤饮水和补充大量维生素 C 等，体温高者可使用物理降温。

2. 药物治疗　高热可口服对乙酰氨基酚或布洛芬，抗病毒一般中药效果较好，也可试用利巴韦林（病毒唑），10～15mg/（kg·d），口服或静脉滴注，3～5d 为一疗程。亦可试用双嘧达莫（潘生丁），5mg/（kg·d），分 2～3 次口服，3d 为一疗程；细菌感染者可选用抗生素治疗，常选用青霉素类及大环内酯类抗生素。咽拭子培养阳性结果有助于指导抗菌治疗。若证实为链球菌感染，或既往有风湿热、肾炎病史者，青霉素疗程应为 10～14d。

【注意事项】　先要注意预防，同时应加强锻炼以增强抵抗力；避免交叉感染；注意卫生。

喉　炎

【定义】喉炎为喉部黏膜的急性弥漫性炎症。多发生在冬春季节，且多见于 1～3 岁婴幼儿。以犬吠样咳嗽、声嘶、喉鸣、吸气性呼吸困难为临床特征。

【临床表现】起病急骤，初始可有发热、刺激性咳嗽和吸气性喉鸣，继之出现犬吠样咳嗽、声嘶。严重时可出现喉梗阻的表现，鼻翼煽动、三凹征、呼吸困难、发绀、烦躁不安、面色苍白、呼吸心率加快，以夜间为重。

【诊断】根据典型的临床表现多能诊断，必要时可行喉镜检查。但应与急性会厌炎、白喉、支气管异物等所致的喉梗阻鉴别诊断见表 4-23-2。

表 4-23-2　急性喉炎鉴别诊断

鉴别项目	急性喉炎	急性会厌炎	白喉	支气管异物
起病特点	急	急	较缓	急
侵犯部位	喉	会厌	喉	气管、支气管
病原学	病毒多见	流感嗜血杆菌	白喉杆菌	无
喉镜（气管镜）	喉黏膜红肿	会厌肿大	假膜且不易刮去	直接诊断
X 线检查	多正常	正常	正常	肺气肿/不张，纵隔移位

【治疗】主要是解除喉梗阻，保持呼吸道通畅，控制感染，防治严重并发症。

1. 保持呼吸道通畅及对症处理　湿化呼吸道，糖皮质激素雾化吸入，减轻黏膜水肿，缺氧者予以吸氧，痰多者可止咳祛痰。

2. 抗感染　抗菌药对病毒感染无效，但较重的病例多合并细菌感染，一般应及时抗感染治疗，可给予青霉素、头孢菌素类或大环内酯类等。

3. 糖皮质激素　对及时减轻喉头水肿，缓解喉梗阻有利。可口服泼尼松或静脉滴注地塞米松、甲泼尼龙等。

4. 气管切开术　经上述保守治疗无效，仍有严重缺氧征象或有Ⅲ度以上喉梗阻者，应及时行气管切开术。

【注意事项】忌用吗啡或阿托品类药物，以免抑制呼吸道腺体分泌导致呼吸道干燥，加重呼吸困难。

支气管哮喘

【定义】是由多种细胞包括炎性细胞（肥大细胞、嗜酸性粒细胞、T 淋巴细胞和中性粒细胞等）、气道结构细胞和细胞组分参与的气道慢性炎症性疾病，引起气道高反应，导致广泛的可逆性气流受限，临床表现为反复发作性喘息，呼吸困难、胸闷或咳嗽，常在夜间、清晨发作，多数患儿经治疗缓解或自然缓解。

【临床表现】起病或急或缓，婴幼儿发病前往往有 1~2d 的上呼吸道过敏的症状，包括鼻痒、喷嚏、流清涕、揉眼睛、揉鼻子等表现并逐渐出现咳嗽、喘息。年长儿起病往往迅速，常以阵咳开始，继而出现喘息、呼吸困难等。典型表现以夜间和清晨为重，发作时呼吸困难，呼气相延长伴有喘鸣声。严重病例呈端坐呼吸，恐惧不安，大汗淋漓，面色青灰。体格检查可见三凹征，肺部满布哮鸣音，严重者哮鸣音反可消失，提示气道广泛堵塞。肺部粗湿啰音时现时隐，在剧烈咳嗽后或体位变化时可消失。咳嗽变异性哮喘：仅表现为反复干咳，无喘息症状，称为咳嗽变异性哮喘。常在夜间和清晨发作，运动可加重咳嗽。部分患儿最终发展为典型哮喘。

【诊断】2008 年中华医学会儿科学分会呼吸学组修订了《儿童哮喘与诊断与防治指南》，儿童哮喘的诊断标准如下：

1. 反复发作喘息、咳嗽、气促、胸闷，多与接触变应原、冷空气、物理刺激、化学性刺激、呼吸道感染以及运动等有关，常在夜间和（或）清晨发作或加剧。

2. 发作时在双肺可闻及散在或弥漫性以呼气相为主的哮鸣音，呼气相延长。

3. 上述症状和体征经抗哮喘治疗有效或自行缓解。

4. 除外其他疾病所引起的喘息、咳嗽、气促和胸闷。

5. 临床表现不典型者（如无明显喘息或哮鸣音），应至少具备以下 1 项：

（1）支气管激发试验或运动激发试验阳性。

（2）存在可逆性气流受限（满足以下条件中一条）：

①支气管舒张试验阳性　吸入速效 β_2 受体激动剂后 15min 第一秒用力呼气量（FEV1）增加 ≥12%。

②抗哮喘治疗有效　使用支气管舒张剂和口服（或吸入）糖皮质激素治疗 1~2 周后，FEV1 增加 ≥12%。

③最大呼气流量（PEF）　每日变异率（连续监测 1~2 周）20%。

符合第 1~4 条或第 4、5 条者，可以诊断为哮喘。

咳嗽变异性哮喘诊断：

1. 咳嗽持续或反复发作 >4 周，有效抗生素治疗无效。

2. 气管扩张剂可缓解咳嗽发作（基本诊断条件）。

3. 过敏史或过敏性家族史。

4. 气道呈高反应性，支气管激发试验阳性。

5. 除外其他引起慢性咳嗽的疾病。

【鉴别诊断】应与其他喘息和慢性咳嗽性疾病相鉴别（表4-23-3）。

表4-23-3　支气管哮喘鉴别诊断

鉴别项目	支气管哮喘	胃食道反流	肺结核	支气管异物	支原体肺炎
病史	反复喘息史	慢性咳嗽	TB接触史	异物吸入史	接触患者
症状	反复咳喘	咳嗽、反流	结核中毒症状	突发呛咳	刺激性干咳
体征	呼气性哮鸣音，呼气延长	可有腹胀	肺部体征不明显	呼吸音不对称	肺部体征轻
胸片	肺纹理增重	多正常	结核病灶	肺气肿或不张	表现多变
肺功能	小气道阻塞，舒张试验阳性	舒张试验阴性	舒张试验阴性	舒张试验阳性	舒张试验可阳性
PPD	阴性	阴性	阳性	阴性	阴性
食道pH值监测	阴性	阳性	阴性	阴性	阴性
抗哮喘治疗	显著改善	效果欠佳	无效	效果欠佳	效果欠佳

【治疗】哮喘的治疗目的是尽可能减轻哮喘发作症状、减少发作次数，达到并维持症状的控制，预防不可逆性气道阻塞的发生，维持正常或接近正常的肺功能，维持正常活动，包括运动能力。维持正常活动，包括运动能力。应尽量减少药物副作用，以抗炎药物为主导，尽可能少用或不用 β_2 受体激动剂。

1. 哮喘治疗的药物

（1）糖皮质激素　吸入性糖皮质激素是长期控制哮喘的首选药物。一旦确诊哮喘即应使用糖皮质激素吸入剂，常用的吸入剂有二丙酸倍氯米松、布地奈德（普米克）吸入治疗应持续至少1个月，每1~3月评估疗效，哮喘持续控制3月后，可降级治疗。若哮喘反复，应即刻升级治疗。以最小而又有效，但随病情而变化的剂量进行长期性阶梯治疗方案。

口服用药：病情较重的急性病例应给予泼尼松短程治疗（1~7d），每日1~2mg/kg，分2~3次。一般不主张长期使用口服糖皮质激素治疗儿童哮喘。

静脉用药：严重哮喘发作时应静脉给予琥珀酸氢化可的松或氢化可的松，每次5~10mg/kg，或甲泼尼龙每日2~6mg/kg，分2~3次输注，必要时可加大剂量。症状缓解后即停止静脉用药，若需持续使用糖皮质激素者，可改为口服泼尼松。

（2）支气管扩张剂　糖皮质激素控制哮喘需要2~4d才能发挥作用，支气管扩张剂可迅速控制支气管痉挛，缓解气道高反应性。短效 β_2 受体激动剂作用时间为4~6h，有羟甲异丁肾上腺素（舒喘灵）、沙丁胺醇、特布他林（喘康速）、非诺特罗（酚丙喘宁）等。一般不主张长期规律用药，而采用间断使用或尽可能不用。

（3）白三烯调节剂　白三烯调节剂是一类新的非激素类抗炎药，能抑制气道平滑肌中的白三烯活性，并预防和抑制白三烯导致的血管通透性增加、气道嗜酸性粒细胞浸润和支气管痉挛。目前临床应用的主要为白三烯受体阻断剂（LTRA），可单独应用于轻度持续哮喘的治疗，尤其适用于无法应用或不愿使用吸入性糖皮质激素（ICS）或伴过敏性鼻炎的患儿，但单独应用的疗效不如 ICS。LTRA 可部分预防运动诱发性支气管痉挛。与 ICS 联合治疗中重度持续哮喘患儿，可以减少糖皮质激素的剂量，并提高 ICS 的疗效。

（4）茶碱类药物 抑制磷酸二酯酶而有支气管扩张作用，茶碱可与糖皮质激素联合用于中重度哮喘的长期控制，有助于哮喘控制、减少激素剂量，尤其适用于预防夜间哮喘发作和夜间咳嗽。

（5）抗过敏药物 口服抗组胺药物，如西替利嗪、氯雷他定、酮替芬等对哮喘的治疗作用有限，但对具有明显特应症体质者，如伴变应性鼻炎和湿疹等患儿的过敏症状的控制，可以有助于哮喘的控制。

2. 哮喘持续状态的治疗 吸氧，适当镇静，必要时可用水合氯醛，补充液体和纠正酸中毒。静脉注射甲泼尼龙，亦可静脉滴注氨茶碱、β 受体激动剂吸入或静脉给药以缓解支气管痉挛。出现严重持续性呼吸困难者，应进行机械通气。

【注意事项】 应避免接触过敏原，积极治疗和清除感染灶，去除各种诱发因素（吸烟、呼吸道感染和气候变化等）。长期正确使用糖皮质激素气雾治疗是预防复发的关键。其剂量应个体化，采用阶梯治疗方案。哮喘治疗是一长期管理治疗过程，尽可能采用客观的评估哮喘控制的方法，连续监测，提供可重复的评估指标，从而调整治疗方案，确定维持哮喘控制所需的最低治疗级别，维持哮喘控制。

肺 炎

【定义】 是指由各种因素引起肺实质和（或）肺间质的炎症，包括细菌、病毒、非典型病原体、真菌以及放射线、吸入性异物、过敏等理化因素。主要临床表现为发热、咳嗽、咳痰、喘鸣、气促、呼吸困难和肺部固定湿啰音，并有胸部 X 线的异常改变。重症患者可累及循环、消化及神经系统而出现相应的临床症状，如心力衰竭、中毒性脑病及中毒性肠麻痹等。

【临床表现】

1. 症状 ①发热：典型病例为突发寒战、高热，热型不定，但新生儿、重度营养不良患儿体温可不升或低于正常。②咳嗽：早期为刺激性干咳，极期咳嗽减轻，恢复期咳嗽有痰，新生儿可无咳嗽，仅表现为吐沫。③喘鸣以病毒性肺炎和支原体肺炎常见。④呼吸困难：对肺炎的提示意义更大。⑤全身症状：腹泻或呕吐、精神不振、食欲减退、烦躁不安等。

2. 体征 ①呼吸增快：判定标准为 <2 月龄，≥60 次/分；2 月~1 岁，≥50 次/分；1~5 岁，≥40 次/分；>5 岁，≥30 次/分，并可见鼻翼扇动及三凹征。②发绀：严重者可出现口周、鼻唇沟或指趾端发绀。③肺部啰音：早期可以不明显，可有呼吸音粗糙、减低，以后可闻及较固定的中、细湿啰音，于深吸气末更为明显。肺部叩诊多正常，可出现实变体征（语颤增强，叩诊浊音，呼吸音减弱或有管性呼吸音）。

3. 重症肺炎 重症肺炎除呼吸系统改变外，可发生循环、消化和神经系统改变，表现为面色苍白、心音低钝，严重者可闻奔马律，消化道出血，意识改变、惊厥等。

【诊断】根据典型的临床表现及胸部 X 线检查诊断肺炎比较容易，应注意与下列疾病鉴别，见表 4 - 24 - 1。

表 4 - 24 - 1　肺炎的鉴别诊断

鉴别项目	肺炎	急性支气管炎	支气管异物	支气管哮喘	肺结核
发病年龄	各年龄均可	各年龄均可	1 岁左右常见	各年龄均可	各年龄均可
病史	急性感染	急性感染	异物吸入史	反复喘息史	结核病接触史
临床表现	热、咳、喘固定湿啰音	全身状况好，啰音不固定	呛咳，双肺呼吸音不对称	呼气性哮鸣音	结核中毒症状
PPD 试验	(－)	(－)	(－)	(－)	(＋)
X 线	实变、气肿、不张、胸腔积液	肺纹理增多、紊乱	一侧肺气肿或肺不张	肺纹理增多、排列紊乱和肺气肿	结核特异性表现

【治疗】除常规休息、吸氧、多饮水等治疗外，主要原则为控制感染、对症治疗、防止和治疗并发症。

1. 一般治疗　加强护理，注意休息，保证营养，保持周围环境良好。

2. 对症治疗

（1）退热处理，包括药物和物理降温。

（2）氧疗有缺氧表现，如烦躁、口周发绀时需吸氧，氧浓度不超过 40%。

（3）保持呼吸道通畅，止咳化痰治疗，及时清除鼻腔分泌物和吸痰，以保持呼吸道通畅，改善通气功能。

（4）平喘处理。可给予支气管扩张药，通过雾化或口服给药，严重者可使用全身糖皮质激素，如泼尼松、甲泼尼龙等。

3. 抗病原微生物治疗

（1）抗菌药物治疗原则　包括细菌、肺炎支原体、衣原体和真菌感染者应使用相应的抗菌药物。初始治疗均为经验性选择抗菌药物，在使用抗菌药物前应采集咽拭子、鼻咽分泌物或下呼吸道吸取物进行细菌培养和药物敏感试验，以便指导治疗。

（2）经验性选择抗菌药物　初始治疗均是经验性的，参考个人经验以及文献总结和指南等，根据发病年龄、病情严重度、病程、可能的病原以及个人药物过敏史等进行初始选择，尽可能覆盖常见病原菌。

（3）根据病原菌选择抗菌药　病原菌明确后抗菌药应针对该病原。

①肺炎链球菌：首选青霉素或阿莫西林（羟氨苄青霉素）；青霉素不敏感或者耐药的应首选头孢曲松、头孢噻肟，备选万古霉素或利奈唑胺；青霉素过敏者可以选用红霉素类药物。

②葡萄球菌：甲氧西林敏感者首选苯唑西林或氯唑西林、第一或二代头孢菌素，耐药者选用万古霉素、利奈唑胺或联合使用利福平。

③流感嗜血杆菌、卡他莫拉菌：首选阿莫西林加克拉维酸（或加舒巴坦），氨苄西林/舒巴坦，过敏者可选用大环内酯类。

④肠杆菌科主要包括大肠埃希菌和肺炎克雷伯菌：不产超广谱β-内酰胺酶细菌首选头孢曲松、头孢噻肟或哌拉西林等，备选替卡西林加克拉维酸；产超广谱β-内酰胺酶细菌首选替卡西林加克拉维酸、哌拉西林加他巴唑坦，疗效不佳时可选用碳青霉烯类；产头孢菌素酶细菌首选头孢吡肟。

⑤肺炎支原体、衣原体：首选大环内酯类如红霉素、罗红霉素及阿奇霉素。

（4）疗程　一般应持续至体温正常、呼吸道症状部分改善、全身症状不明显后3~5d，肺炎支原体肺炎至少使用抗菌药物10~14d，严重者可适当延长。葡萄球菌肺炎疗程宜延长至3~4周停药。

（5）抗病毒治疗　流感病毒可选用奥司他韦、扎那米韦和帕那米韦等神经氨酸酶抑制剂；呼吸道合胞病毒可选用三氮唑核苷（病毒唑），可滴鼻、雾化吸入、肌注和静脉滴注，肌注和静脉滴注的剂量为$10~15mg/$（$kg \cdot d$），可抑制多种 RNA 和 DNA 病毒；巨细胞病毒可选用更昔洛韦，每次5mg/kg，1次/12h，应注意骨髓抑制；α-干扰素，可肌注，亦可雾化吸入，5~7d 为一疗程。

（4）糖皮质激素：糖皮质激素可减少炎症渗出，减轻全身炎症反应，解除支气管痉挛，改善血管通透性和微循环，降低颅内压。

使用指征：①严重憋喘或呼吸衰竭；②全身中毒症状明显；③合并感染中毒性休克；④出现中毒性脑病；⑤胸腔短期出现大量胸腔积液。上述情况可短期（3~5d）应用激素，可用琥珀酸氢化可的松5~10mg/（$kg \cdot d$）或用地塞米松0.1~0.3mg/（$kg \cdot d$）加入瓶中静脉滴注。

（5）支气管镜检查和支气管镜术　其已经成为儿科呼吸系统疾病诊治的重要手段之一，可直视下对病变进行观察、治疗，尤其是支气管肺泡灌洗的治疗，可解除呼吸道的阻塞，减少炎性分泌物的刺激，还可以将灌洗液标本进行病原学检测明确病原。近年来，支气管镜下介入治疗的积极开展，为难治性肺炎提供了更好的方法。

（6）其他　血浆和静脉注射用丙种球蛋白（1VIG），以及严重并发症的处理，例如脓胸和脓气胸者应及时进行穿刺引流，对并存佝偻病、贫血、营养不良者，应给予相应治疗。

【注意事项】加强锻炼，避免感染，预防并发症和继发感染，接种各种疫苗等。

第二十四章　小儿消化系统疾病

佝偻病、婴儿手足搐搦症、营养不良

佝偻病

【定义】由于儿童体内维生素 D 不足，使钙磷代谢失常，正在生长的骨骺端软骨板不能正常钙化、造成骨骺病变，多见于 <2 岁婴幼儿。

【临床表现】

1. 初期 多 <6 月，主要为易激惹、烦躁、夜啼、多汗，可见枕秃。X 线正常或钙化带稍模糊。血钙、血磷降低，碱磷酶正常或稍增高，血清 $25-(OH)_2D_3$ 下降。

2. 激期 除初期症状外，主要表现为骨骼改变和运动功能发育迟缓。

颅骨软化（多 <6 月）、方颅（多 8~9 月以上）、前囟迟闭、乳牙萌出延迟。1 岁左右出现肋骨串珠、鸡胸及漏斗胸、肋膈沟。四肢可出现手足镯（多 >6 月）、下肢畸形呈"O"型腿、"X"型腿。脊柱后凸畸形、骨盆畸形。全身肌肉松弛乏力，运动发育落后、蛙腹。神经系统发育迟缓，易合并感染和贫血。

X 线骨骺端钙化带消失，呈杯口状、毛刷样改变，骨骺软骨带增宽（>2mm），骨质稀疏、骨皮质变薄，可有骨干弯曲畸形或青枝骨折，骨骼可无临床症状。血钙、磷浓度明显下降，碱磷酶明显升高，甲状旁腺激素（PTH）增高，血维生素 D 明显下降。

3. 恢复期 临床症状、体征逐渐减轻消失。X 线在治疗 2~3 周后出现不规则钙化线，以后钙化带致密增厚，骨质密度逐渐恢复正常。血钙、磷浓度逐渐恢复正常，碱磷酶需 1~2 月降至正常。

4. 后遗症期 重度佝偻病可残留不同程度的骨骼畸形，多 >2 岁。

【诊断】 据维生素 D 摄入或阳光照射不足史，佝偻病的症状体征，结合血生化和 X 线可诊断。血清钙正常或降低，血磷 <40mg/dl，碱磷酶 >500IU/dl。当 $25-(OH)_2D_3$ <8ng/ml 时可诊断本病。

【鉴别诊断】

1. 先天性甲状腺功能低下 生后 2~3 月出现生长发育迟缓、体格矮小、出牙迟、前囟大而闭合晚、腹胀等与佝偻病相似。但智力低下，有特殊面容，血清 TSH、T_4 测定可鉴别。

2. 软骨营养不良 头大、前额突出、长骨骺端膨出、胸部串珠、腹大等与佝偻病相似。但四肢及手指短粗，五指齐平，腰椎前突、臀部后突。X 线见长骨粗短弯曲，干骺端变宽，呈喇叭口状，但轮廓光滑，部分骨骺可埋入扩大的干骺端中。

3. 与其他病因所致佝偻病的鉴别，见表 4-24-1。

表 4-24-1 各型佝偻病的实验室检查

病名	钙	磷	碱磷酶	$25-(OH)_2D_3$	$25-(OH)_2D_3$	甲状旁腺素	氨基尿酸	其他
维生素 D 缺乏性佝偻病	正常（或↓）	↓（或正常）	↑（或正常）	↓	↓	↑（或正常）	(-)	
低血磷性抗维生素 D 佝偻病	正常	↓	↑	正常（或↑）	正常（或↓）	正常	(-)	尿磷↑
远端肾小管性酸中毒	正常（或↓）	↓	↑	正常（或↑）	正常（或↓）	正常（或↑）	(-)	碱性尿、高氯低钾
维生素 D 依赖性佝偻病 I 型	↓	↓	↑	↑	↓	↑	(+)	

续表

病名	钙	磷	碱磷酶	25 - (OH)₂D₃	25 - (OH)₂D₃	甲状旁腺素	氨基尿酸	其他
维生素 D 依赖性佝偻病 II 型	↓	↓	↑	正常	↑	↑	（＋）	
肾性佝偻病	↓	↑	正常	正常	↓	↑	（－）	等渗尿、氮质血症、酸中毒

【治疗】

1. 维生素 D 制剂

（1）口服法　维生素 D 每日 50～150μg，或 1，25 -（OH）₂D₃0.5～2.0μg，视临床和 X 线改善情况于 2～4 周改为维生素 D 预防量（10μg/d）。

（2）突击疗法　重症佝偻病，或无法口服者可一次肌注维生素 D₃ 7500～15000μg，2～3 月后口服预防量。

2. 钙剂　维生素 D 治疗期间同时服用钙剂。

3. 加强锻炼，运动或手术矫正畸形。

婴儿手足搐搦症

【定义】由于维生素 D 缺乏致血中钙离子降低，而出现惊厥、手足肌肉抽搐或喉痉挛等神经肌肉兴奋性增高症状，多见于 6 月以下小婴儿。

【临床表现】

1. 典型发作　①无热惊厥（最常见）。②手足搐搦。③喉痉挛。

2. 隐匿型　①Vostek 征（面神经征）。②腓反射。③Trousseau 征（陶瑟征）。

【诊断】婴儿突发无热惊厥，且反复发作，发作后神志清醒，无神经系统体征，结合佝偻病史和体征。总血钙 <1.75～1.88mmol/L，或离子钙 <1.0mmol/L，首先考虑本病。

【鉴别诊断】（表 4 - 24 - 2）

表 4 - 24 - 2　无热惊厥性疾病鉴别诊断

病名	表现形式	实验室检查	其他辅助检查	其他
维生素 D 缺乏性手足搐搦	惊厥、手足搐搦、喉痉挛、隐匿型	总血钙 1.75 ～ 1.88mmol/L 或离子钙 <1.0mmol/L	—	多见 6 月以下小婴儿，反复发作，有佝偻病病史和体征
低血糖症	淡漠、惊厥，重者昏迷	血糖 2.2mmol/L	—	多发生于空腹，有进食不足或腹泻史
低镁血症	惊跳、阵发性屏气、惊厥	血镁 <0.58mmol/L，常伴低钙血症	—	多见新生儿或 <3 月牛乳喂养婴儿
婴儿痉挛	突发，头及躯干屈曲，手握拳，伴点头状抽搐和意识障碍	—	脑电图可见高幅异常节律	<1 岁起病，常伴智力异常
原发性甲状旁腺功能减退症	间歇性惊厥或手足搐搦	血钙 <1.75mmol/L，血磷 >3.2mmol/L，碱磷酶正常或稍低	颅骨 X 线可见基底节钙化	间隔几天或数周发作 1 次

【治疗】

1. 急救处理　①止惊：10% 水合氯醛灌肠，每次 40 ~ 50mg/kg；地西泮肌内或静脉注射，每次 0.1 ~ 0.3mg/ kg。②吸氧。

2. 钙剂治疗　10% 葡萄糖酸钙 1 ~ 2mg/kg 加入 5% ~ 10% 葡萄糖液 10 ~ 20ml，缓慢静注。反复发作者可 6h 后重复 1 次，止惊后改口服钙剂。轻症可 10% 氯化钙加糖水服用，3 次/日，每次 5 ~ 10ml，约 1 ~ 2 周。

3. 维生素 D 治疗　症状控制后按维生素 D 缺乏性佝偻病补充维生素 D。

营养不良

【定义】由各种原因所致能量和（或）蛋白质缺乏，常伴各种器官功能紊乱和其他营养素缺乏，多见于 3 岁以下婴幼儿。

【临床表现】

1. 消瘦型　体重不增、皮下脂肪减少，久之身高不增，智力落后。皮肤松弛、头发干枯，反应淡漠，低体温，心率慢，呼吸浅，全身肌张力低。

2. 水肿型　多见 1 ~ 3 岁幼儿，外表似 "泥膏样"，体重下降不著，可全身水肿，常伴肝大，毛发稀疏，皮炎，舌乳头萎缩，念珠菌口腔炎。

3. 消瘦 - 水肿型　介于上述两型之间。

【诊断】根据年龄、喂养史，临床上有体重下降、皮下脂肪减少，全身各系统功能紊乱及其他营养素缺乏的症状、体征及实验室检查，严重营养不良不难诊断，轻症或早期者常易漏诊。

1. 消瘦型　以缺乏能量为主，消瘦为特征。皮肤干松多皱，失去弹性和光泽，头发纤细无光泽、干脆易脱，萎靡乏力或烦躁，可有低血压、低体温、身高不增等。分度诊断标准（表 4 - 24 - 3）。

表 4 - 24 - 3　消瘦型营养不良分度标准

营养不良分度	出生 ~ 3 岁			3 ~ 7 岁		7 ~ 14 岁	
	轻度	中度	重度	轻度	重度	轻度	重度
体重低于正常均值	15% ~ 25%	25% ~ 40%	>40%	15% ~ 30%	>30%	20% ~ 30%	>30%
腹部皮褶厚度（cm）	0.8 ~ 0.4	<0.4	消失	明显减少	明显减少		

2. 水肿型　以蛋白质缺乏为主，水肿为特征。外观虚胖，下肢或全身可凹性水肿、皮肤干燥，头发干脆，指甲有横沟，表情淡漠，体重下降，身高正常，肌张力低下。

3. 混合型　兼有以上两型特征。

【治疗】

1. 治疗原发病。

2. 调整饮食　轻症热能从 120kcal/（kg · d）开始，逐步加至 140kcal/（kg · d）；中重度从 60 kcal/（kg · d）开始，逐步少量增加至 120 kcal/（kg · d）。蛋白质从每日 1.5g/ kg 开始逐步加至 3.0 ~ 4.5g/kg。

3. 药物治疗　①补充维生素及微量元素。②蛋白同化类固醇制剂，如苯丙酸诺龙，每次肌注 0.5~1.0mg/kg，1~2 次/周，连用 2~3 周，同时供给充足的热量和蛋白质。③补充各种消化酶类，如胃蛋白酶、胰酶等。④胰岛素，每次 2~3U，皮下注射，2 次/日，使用前先服 20~30g 葡萄糖，可连续用 1~2 周。⑤补锌：每日服元素锌 0.5~1mg/kg。⑥中医中药。

4. 对症处理　纠正脱水、酸中毒、电解质紊乱、休克、肾衰竭及自发性低血糖。

5. 低蛋白血症或严重贫血者可输血浆或全血，酌情选用静脉营养。

腹　痛

【定义】是指由于各种原因引起的腹腔内外脏器的病变而表现为腹部的疼痛。

【临床表现】腹痛大体上可有三种形式：①绞痛；②钝痛；③放射痛。

不同年龄小儿的腹痛临床表现不同：新生儿可仅出现顽固性腹胀和频繁的呕吐。婴幼儿可表现为阵发性或持续性的哭吵，两下肢蜷曲，烦躁不安，面色苍白，出汗，拒食甚或精神萎靡。年长儿腹痛时常哭闹或转辗不安，双下肢向腹部屈曲，并以手护腹部。

年龄较小者查体往往不能合作，就要依靠突然发生的反常的哭闹、面色苍白、出汗、精神差及特殊的固定体位等来判断。3 岁以下婴幼儿可用对比法查体判断压痛点，最好能争取在患儿睡眠时再复查几次，以便确定压痛、紧张的部位。必要时可以给一次较大剂量的镇静药如口服水合氯醛，待患儿睡眠后再复查。

【诊断】（表 4-24-4、表 4-24-5、表 4-24-6）

表 4-24-4　腹部器官与非腹部器官引起的腹痛鉴别诊断

部位		疾病名称
腹内疾病	内科	急性胃炎、胃肠炎、胃及十二指肠溃疡、肠痉挛性绞痛、肠及胆道蛔虫症、肠系膜淋巴结炎、急性坏死性肠炎、病毒性肝炎、先天性胆总管囊肿、各种胰腺炎、各种腹膜炎、肝脓肿、膈下脓肿、尿路感染，细菌性痢疾等
	外科	急性阑尾炎、胃和十二指肠溃疡合并穿孔、机械性肠梗阻、肠套叠、肠系膜动脉栓塞、急性肠扭转、回肠憩室炎并发穿孔、梗阻、原发性或继发性腹膜炎、嵌顿性腹股沟疝、泌尿道结石、肾盂积水、肝破裂、脾破裂、卵巢囊肿扭转、睾丸蒂扭转、髂窝脓肿等
腹外疾病		呼吸系统疾病（上呼吸道感染、扁桃体炎、大叶性肺炎、急性胸膜炎）、心血管疾病（急性心力衰竭、心包炎、心肌炎）、变态反应性疾病（过敏性紫癜、荨麻疹、哮喘）、神经系统疾病（肋间神经痛、腹型癫痫）、代谢性疾病（低血糖症、尿毒症、卟啉病）、传染病（伤寒、流行性脑脊髓膜炎）以及败血症、带状疱疹、铅中毒等

表 4 – 24 – 5   急腹症的鉴别诊断

疼痛性质	疾病名称
阵发性腹痛同时存在固定的局限性压痛及紧张者	1. 右下腹压痛时，可以考虑阑尾炎、肠系膜淋巴结炎、右侧输尿管结石，右侧卵巢、输卵管疾病等 2. 右上腹压痛时，则可考虑胆道蛔虫症、肝炎、胆囊炎等 3. 左上腹或心窝部压痛时可考虑胰腺炎
腹部绞痛：同时存在腹胀、肠型或肿物、呕吐、便秘和肠鸣音亢进者	如嵌顿疝、粘连性肠梗阻、内疝扭绞、蛔虫团肠梗阻及肠套叠等
腹痛持续：同时存在全腹压痛、紧张、腹胀、肠鸣音消失者	1. 多为腹膜炎，一般是阑尾炎等感染灶的蔓延，或肠梗阻晚期的坏死所引起 2. 少数以腹水为主征的，多为原发性腹膜炎，而有气腹征者多为胃肠穿孔

表 4 – 24 – 6   复发性慢性腹痛的鉴别诊断

性质	疾病名称
功能性	肠痉挛症、结肠胀气痛、精神性腹痛或腹型癫痫、肠蛔虫症等
器质性	消化性溃疡、慢性阑尾炎、慢性胆囊炎与胰腺炎、溃疡性结肠炎、肠系膜淋巴结核及罕见的肠道畸形等

【治疗】

1. 病因治疗　根据病因作相应处理。如肠痉挛给予解痉剂；胆道蛔虫症或蛔虫性部分肠梗阻，可用解痉止痛药等治疗；炎性疾病应根据病因，选用有效抗生素治疗；外科急腹症应及时手术治疗。

2. 对症处理　①有水和电解质紊乱或休克者，应及时纠正水、电解质失衡及抗休克治疗。②减低肠道内压力，可予胃肠减压，肛管排气。③病因诊断未明确前，禁用吗啡、哌替啶、阿托品等药物，以免延误诊断。疑有肠穿孔、肠梗阻或阑尾炎者，禁用泻剂或灌肠。

腹　泻

【定义】婴幼儿腹泻是一组由多病原、多因素引起的以大便次数增多和大便性状改变为特点的消化道综合征，可分为感染性腹泻与非感染性腹泻。

【临床表现】主要表现是大便次数增多，大便稀，水分多，可伴呕吐及发热，重者每日大便十数次至数十次，伴有明显脱水及酸中毒及电解质紊乱症状。

【诊断】根据发病季节、病史（包括喂养史和流行病学资料）、临床表现和大便性状可以做出临床诊断，注意寻找病因（表 4 – 24 – 7）。

表 4 – 24 – 7　不同病因腹泻的鉴别诊断

疾病名称	季节	伴随症状	大便性状	病原学
致病性大肠杆菌	夏季多见	起病缓，可伴呕吐及低热	蛋花汤样，色淡黄，黏液较多，偶见血丝，腥臭味	便培养寻找病原
病毒性肠炎	秋季多见	起病急，早期出现呕吐，多合并上呼吸道感染症状	水样便，大便稀薄、色淡，有时呈白色米汤样或清水样，很少腥臭味	主要由轮状病毒引起
空肠弯曲菌肠炎	季节不明显	腹泻前可有发热、腹痛等症状，偶可出现败血症、脑膜炎等严重并发症	大便常带血	便培养寻找病原
耶氏菌肠炎	季节不明显	较少见，可伴发热及腹部绞痛，便中带血，多数患儿呈自限性	便中带血	便培养寻找病原
金黄色葡萄球菌肠炎	多继发于应用广谱抗生素后	呕吐、发热	大便中常见灰白色片状伪膜	大便黏液涂片及培养
真菌性肠炎	并发于其他感染	可有发热	黄色稀水样，偶呈豆腐渣样	大便镜检有真菌孢子及菌丝
杆菌痢疾	夏季多见	可有发热、呕吐，排便前常哭闹	水样便粪质中混有脓血	便培养
婴儿出血性肠炎	四季均有	腹胀较重，高热、频繁呕吐，中毒症状重者可昏迷、惊厥	早期呈水样，后出现典型的暗红色果酱样大便	–
生理性腹泻	渗出性体质小儿可生后不久开始排黄绿色稀便，但不吐，体重增长正常，添加辅食后大便恢复正常			

【治疗】①原则是开始出现腹泻后，让消化道适当休息；控制肠道感染应针对病原体采用适当的抗菌药物，纠正水与电解质紊乱；良好的护理。②饮食疗法：开始时让消化道适当休息，逐渐恢复正常饮食。③液体疗法：口服补液盐及静脉补液。④中医疗法：健脾胃药物及针灸疗法。

【注意事项】腹泻常导致营养不良、多种维生素缺乏和多种感染。对于预防腹泻，应当鼓励母乳喂养，人工喂养时要注意饮食卫生和水源清洁，母乳和人工喂养都应按时添加辅食，食欲不振或在发热初期，应减少奶和其他食物入量，以水代替，夏季炎热时避免过食或食用富含脂肪的食物，患营养不良、佝偻病或肠道外感染时，应及时治疗，防止并发腹泻，感染性腹泻，必须严格消毒隔离，下地玩耍的小儿饭前便后要洗手，医务人员要努力宣传小儿腹泻的预防措施，以免再犯腹泻。

第二十五章　小儿心脏疾病

病毒性心肌炎

【定义】病毒性心肌炎是指因病毒感染引起的弥漫性或局灶性心肌间质的炎性细胞浸润和邻近的心肌纤维坏死或退行性变，导致不同程度心功能障碍和其他系统损害的疾病。

【临床表现】大多在出现心脏症状前 1～3 周有上呼吸道感染史，小婴儿可突然起病出现厌食、呕吐、昏睡等，年长儿可诉腹痛。查体时可有骚动或嗜睡，面色苍白，皮肤湿冷，呼吸急促、呻吟；血压正常或下降，心尖搏动减弱，奔马律等；肝脏增大压痛。

【诊断】

1. 临床诊断依据

（1）心功能不全、心源性休克或心脑综合征。

（2）心脏扩大（X 线、超声心动图检查具有表现之一）。

（3）心电图改变。以 R 波为主的 2 个或 2 个以上主要导联（Ⅰ、Ⅱ、aVF、V_5）的 ST－T 改变持续 4 天以上伴动态变化，窦房传导阻滞，房室传导阻滞，完全性右或左束支传导阻滞，成联律、多形、多源、成对或并行性早搏，非房室结及房室间折返性心动过速，低电压以及异常 Q 波。

（4）CK－MB 升高或肌钙蛋白阳性。

2. 病原学诊断依据

（1）确诊指标心内膜、心肌、心包（活检、病理）或心包积液检查发现以下之一者可以确诊心肌炎由病毒引起：①分离到病毒；②用病毒核酸探针查到病毒核酸；③特异性病毒抗体阳性。

（2）参考依据有以下之一者结合临床表现可以考虑心肌炎由病毒引起：①粪便、咽拭子或血液中分离到病毒，且恢复期血清同型抗体滴度较第一份血清升高或降低 4 倍以上；②病程早期血中特异性抗体 IgM 抗体阳性；③用病毒核酸探针自血中查到病毒核酸。

3. 确诊依据

（1）具备临床诊断依据 2 项可以临床诊断心肌炎。发病同时或发病前 1～3 周有病毒感染证据支持诊断者。

（2）同时具备病原学确诊依据之一可以确诊为病毒性心肌炎；具备病原学参考依据之一可以临床诊断为病毒性心肌炎。

（3）凡不具备确诊依据，应给予必要的治疗或随诊，根据病情变化确诊或除外心肌炎。

（4）应除外风湿性心肌炎、中毒性心肌炎、先天性心脏病、结缔组织病以及代谢性疾病的心肌损害、甲亢、原发性心肌病、原发性心内膜弹力纤维增生症、先天性房室传导阻滞、心脏自主神经功能异常、β受体功能亢进及药物引起的心电图改变。

【治疗】

1. 一般治疗 急性期应卧床休息，限制活动，主要是支持治疗。

2. 抗心功能不全治疗

（1）洋地黄制剂 因心肌炎症使心肌对洋地黄耐受性减低，故应小剂量，地高辛可以使用常规洋地黄化量的一半，并且随时监测心电图，调整用量。

（2）利尿剂 可以减轻心脏前负荷，改善肺、体循环淤血，呋塞米每次 $0.5 \sim 1mg/kg$，必要时可以重复，不超过 $2mg/（kg \cdot d）$。危重情况下应慎用，因为骤然利尿有加重低血压及减少冠脉血流灌注的危险。

（3）正性肌力药物 有心源性休克时，可用多巴胺 $2 \sim 10\mu g/（kg \cdot min）$ 以支持血压和扩张肾血管，用药后血压开始上升，如末梢循环不改善，可加用硝普钠，多巴胺与硝普钠剂量比例常为 $2:1 \sim 1:1$。

（4）血管扩张剂 如卡托普利在急性期有效，初始剂量 $0.5mg/（kg \cdot d）$，最大耐受剂量 $5mg/（kg \cdot d）$，每8h一次口服。

3. 抗心律失常治疗 室上性快速心律失常可用地高辛控制，室性用利多卡因，初始剂量 $1mg/kg$ 静注，以后减量维持 $20 \sim 40\mu g/（kg \cdot min）$。胺碘酮（乙胺碘呋酮）适用于室上性及室性者，$5 \sim 10mg/（kg \cdot d）$。如有完全性房室传导阻滞，可予安装临时心脏起搏器。

4. 糖皮质激素 可减轻炎症反应，维持细胞内线粒体及溶酶体膜正常。重症心肌炎可短时间使用大剂量，地塞米松 $0.5 \sim 1mg/kg$ 或甲泼尼龙 $1 \sim 2mg/kg$，$4 \sim 8h$ 可以重复使用。

5. 改善心肌代谢 磷酸肌酸、1,6 - 二磷酸果糖及大剂量维生素 C 加入 10% 葡萄糖中静脉滴注。

6. 丙种球蛋白治疗。

【注意事项】心肌炎的预后与患病年龄、心肌受损严重程度密切相关，所以早期诊断、及时救治很重要，一定避免误诊及延误。

先天性心脏病

室间隔缺损

【定义】左右心室间隔的完整性遭受破坏，导致了左右心室的异常交通，是最常见的左向右分流的先天性心脏病。

【临床表现】取决于左向右分流的分流量大小。

1. 症状 分流量小的室缺可无症状，分流量大的室缺有气促、多汗、喂养困难，声音嘶哑。出生后容易反复发生下呼吸道感染。

2. 体征 营养发育落后，心前区隆起，心界扩大，心率增快，心脏杂音，肝脏增大。

【治疗】

1. 内科治疗 分流量小的室缺不需治疗。分流量大的室缺主要针对心力衰竭的治疗。

（1）利尿剂 呋塞米 1~2mg/（kg·d），2 次/日；或氢氯噻嗪 1~2mg/（kg·d），2 次/日；螺内酯（安体舒通）1~2mg/（kg·d），2 次/日。

（2）血管转换酶抑制剂 卡托普利 1~2mg/（kg·d），2 次/日。

（3）正性肌力药 地高辛 0.01mg/（kg·d），2 次/日。

（4）限制液体入量，保证热卡。

（5）如合并肺感染，应给予适当抗生素。

2. 介入治疗 经皮室间隔缺损封堵术适应证：①膜周部室缺，年龄通常≥3岁，体重>5kg；②有血流动力学影响的单纯性 VSD，3mm<直径<14mm；③VSD上缘距离主动脉右冠瓣≥2mm，无主动脉右冠瓣脱入 VSD 及主动脉瓣反流；④肌部室缺>3mm；⑤外科手术后残余分流，对心脏血流动力学有影响；⑥心肌梗死或外伤后室缺。

3. 手术治疗 低温体外循环、心内直视下行室间隔缺损修补术，手术可经心室切开或心房切开经三尖瓣进行，流出道部位的缺损则可经肺动脉切开后修补。心尖肌部的缺损暴露比较困难，有时需要心尖部左室切开修补，目前更常用联合心导管介入方法堵闭肌部室缺。

（1）适应证 ①中型或大型室间隔缺损合并心力衰竭经过药物治疗无改善，喂养困难，生长迟缓，反复呼吸道感染；②大型室间隔缺损合并肺动脉高压，即使无临床症状；③年长室间隔缺损患儿，随访过程缺损不见缩小，肺/体循环比>2∶1；④室间隔缺损合并主动脉瓣脱垂及反流或右室流出道梗阻。

（2）禁忌证 合并严重的肺血管病变是手术治疗的唯一禁忌证。

【注意事项】手术治疗的适宜时间主要取决于室缺的病情及部位。大中型室缺出生后早期合并心力衰竭经药物治疗无改善者，应早期（6 个月内）手术治疗，如 6 个月后肺动脉高压持续存在的，应在 1 岁内手术治疗；双动脉下或肺动脉下型室缺很少自然缩小或闭合，且易合并主动脉瓣脱垂及反流，应尽早手术。已合并主动脉瓣反流，但无心脏扩大或心力衰竭，最好延至青年期手术以适应瓣膜置换的需要，如已有心脏扩大及心力衰竭者应尽早手术。

房间隔缺损

【定义】由于原始心房间隔的发育、融合、吸收异常，导致出生后在心房间隔上仍残留房间孔，为常见的左向右分流型先天性心脏病之一。

【临床表现】

1. 症状 缺损小者可终生无症状，缺损较大者吃奶、剧烈哭闹时可出现暂时性青紫，活动后心悸、气促及易疲倦。

2. 体征 心前区饱满，搏动活跃，心脏杂音。

【治疗】

1. 内科治疗 缺损小的房缺无需治疗。缺损大的房缺主要针对心力衰竭的治疗（见室间隔缺损章节）。

2. 介入治疗 适应证：①年龄：通常 ≥3 岁；②直径 ≥5mm，伴右心容量负荷增加，≤6mm 的继发孔型左向右分流 ASD；缺损边缘至冠状静脉窦、上、下腔静脉及肺静脉的距离 ≥5mm；至房室瓣距离 ≥7mm；房间隔的直径 > 所选用封堵器左房侧盘的直径；③不合并必须外科手术的其他心脏畸形；④外科术后残余分流。

3. 手术治疗 深低温停循环下，直视下经右房行房间隔缺损修补术。

（1）适应证 由于已知并发房性心律失常、右心室功能不全、肺动脉高压，最终导致充血性心力衰竭的所有患者应当通过手术或心导管关闭房间隔缺损。

（2）禁忌证 阻力型肺动脉高压。

动脉导管未闭

【定义】胎儿时期连接肺动脉和主动脉的动脉导管在出生后未能正常关闭，是最常见的先天性心脏病之一。

【临床表现】与分流量有关，分流量小，可无明显临床表现。

1. 症状 气促、喂养困难、多汗、体重不增、声嘶，反复呼吸道感染，晚期可有咯血。

2. 体征 生长发育落后，胸廓畸形（心前区凸出、鸡胸、郝氏沟），心界扩大，心率增快，心脏杂音，周围血管征（+），肝脏增大。

【鉴别诊断】（表 4 - 25 - 1）

表 4-25-1　动脉导管未闭的鉴别诊断

疾病名称	杂音特点	超声心动图	心导管及造影检查
动脉导管未闭	胸骨左缘第 1~2 肋间连续性杂音，向颈部传导，常伴震颤	可见肺动脉分支处与降主动脉连接的动脉导管，左心房、左心室扩大	一般不需要
婴儿室间隔缺损合并主动脉瓣关闭不全	胸骨左缘收缩期舒张期双期杂音，非连续性，向心尖传导	室间隔连续性中断，主动脉瓣闭合处可见裂隙	一般不需要
主动脉窦瘤破裂	杂音位置低，多在心前区最响	扩张的主动脉窦并突入某心腔	升主动脉造影可见升主动脉与窦瘤破入的心腔同时显影
主-肺动脉窗	杂音与动脉导管未闭类似，但位置低，以胸骨左缘 3~4 肋间最明显	胸骨旁大动脉短轴切面显示升主动脉横断面与肺动脉主干之间回声缺失	右心导管在主肺动脉易直接进入升主动脉，同时升主动脉造影见肺动脉和升主动脉同时显影
冠状动脉瘘	杂音位置低，胸骨左缘第 4 肋间明显，舒张期较收缩期明显	扩大的冠状动脉及瘘入相应心腔的分流血流	升主动脉造影可见扩张的冠状动脉及瘘入相应心腔同时显影
静脉杂音	颈静脉回锁骨下静脉的流向急转可产生连续的嗡嗡声，但头颈的转动、体位和呼吸变化均有影响	正常的超声心动图	不需要

【治疗】

1. 内科治疗　主要是针对心力衰竭的治疗（见室间隔缺损章节），如合并感染，应当应用抗生素抗感染，可同时预防心内膜炎的发生。

2. 介入治疗　经皮动脉导管未闭封堵术的适应证：①年龄 ≥6 月，体重 ≥4kg；②漏斗型 PDA，最窄直径 >2mm；③不合并外科手术解决的心内畸形及阻力性肺动脉高压。

3. 外科手术治疗　不符合介入治疗指征，且为大分流的动脉导管未闭应尽早手术，以免发展为不可逆的肺动脉高压或患感染性心内膜炎。手术分两种，未闭动脉导管结扎术和未闭动脉导管离断并缝闭术，后者适用于动脉导管特别短而粗者。

肺动脉瓣狭窄

【定义】由于肺动脉瓣口狭窄导致右室射血困难的先天性心脏病。

【临床表现】

1. 症状　轻者无症状，重者有气促、发绀，剧烈活动后晕厥、猝死。

2. 体征　青紫、心脏杂音。

【治疗】

1. 介入治疗　轻度以上的典型肺动脉瓣狭窄及部分发育不良型肺动脉瓣狭窄均可选择经皮球囊肺动脉瓣成形术。

（1）绝对适应证　典型肺动脉瓣狭窄，心输出量正常时经心导管检查跨肺动脉瓣压差 ≥50mmHg，最佳年龄 2~4 岁，其余各年龄均可进行。

（2）相对适应证 ①典型肺动脉瓣狭窄，心电图示右室大，右室造影示肺动脉扩张、射流征存在，但经心导管检查跨肺动脉瓣压差＜50mmHg，≥35mmHg 者；②重症新生儿肺动脉瓣狭窄；③重症肺动脉瓣狭窄伴心房水平右向左分流；④轻、中度发育不良型肺动脉瓣狭窄；⑤典型肺动脉瓣狭窄伴有动脉导管未闭或房间隔缺损等先心病，可同时进行介入治疗者。

2. 外科手术 典型的肺动脉瓣狭窄通常采用直视下瓣膜切开术。发育不良型肺动脉瓣狭窄，单纯瓣膜切开通常不能解除右室与肺动脉之间的压力阶差，需将部分增厚的瓣膜切除，还需补片扩大瓣环及近端肺动脉，以解除梗阻。

法洛四联症

【定义】儿童最常见的青紫型先天性心脏病，包括肺动脉狭窄、主动脉骑跨、室间隔缺损和右心室肥厚，其中肺动脉狭窄及室间隔缺损是最主要的病变。

【临床表现】

1. 症状 发绀，呼吸困难、缺氧发作，活动耐力降低，蹲踞现象。

2. 体征 生长发育迟缓，青紫，杵状指趾，心脏杂音。

【诊断】生后数月出现青紫，可伴缺氧发作，心前区收缩期杂音伴肺动脉第二心音减弱；心电图示右心室肥厚及电轴右偏；胸片示肺血少，心影呈"靴型"；结合超声心动图、MRI 或 CT、心导管和心血管造影可确诊（表 4 – 25 – 2）。鉴别"金标准"依靠右心导管及造影检查。

表 4 – 25 – 2　法洛四联症的鉴别诊断

鉴别项目	法洛四联症	完全型大动脉转位伴室间隔缺损及肺动脉瓣狭窄	肺动脉瓣狭窄伴心房水平右向左分流	室间隔完整的肺动脉闭锁	右心室双出口伴肺动脉狭窄	艾森曼格综合征
发绀	生后3~6月	出生后	较晚	出生后	新生儿期	晚
听诊	心前区收缩期杂音伴肺动脉第二音减弱	无明显杂音或非特异性左侧胸骨旁收缩期杂音	胸骨左缘第二肋间收缩期杂音，肺动脉瓣第二音减弱、分裂	第二心音单一和动脉导管的收缩期杂音，胸骨下缘可及收缩期杂音	非特异性杂音	原发心脏病杂音消失，肺动脉瓣收缩期杂音，第二心音亢进并可分裂
心电图	电轴右偏，右心室肥厚	无特异性表现	电轴右偏，右心室肥厚伴劳损	电轴右偏，P波增高	电轴右偏及不同程度右心室肥厚	电轴右偏，右心室肥厚，P波高尖
胸片	肺血少，"靴型心"	肺纹理增多，心影可正常或轻度增大	心影增大，肺动脉段凸出	肺血少，心影增大	肺血少，心尖稍翘	肺血少，主肺动脉段扩大，肺门血管影粗密，心影正常
超声心动	肺动脉狭窄、室间隔缺损、主动脉骑跨、右心室肥厚	肺动脉发自解剖左室，主动脉发自解剖右室	肺动脉瓣狭窄伴心房水平右向左分流	肺动脉瓣处闭锁，无前向血流	可见两根大血管全部或大部分发自右心室	原发心脏畸形右向左分流，肺动脉扩张，压力增高

【手术治疗】包括心内纠治术和姑息手术。

第二十六章　小儿肾内科疾病

急性肾小球肾炎

【定义】急性肾小球肾炎是一组以急性起病、血尿、高血压、水肿、少尿及氮质血症为常见临床表现的一组临床综合征，又称之为急性肾炎综合征，本病有多种病因，其中以链球菌感染后急性肾炎最为常见。

【临床表现】

1. 发病年龄　5~14岁，2岁以下少见（<5%）。

2. 性别　男女比为2:1。

3. 前驱感染　起病1~3周有链球菌的前驱期感染。

4. 典型病例急性期　可表现为不同程度的尿量减少、水肿、血尿、高血压。

5. 非典型病例　可为轻型、肾外症状性肾炎、具肾病表现的肾炎等。

6. 严重病例　合并严重循环充血、高血压脑病、急性肾功能衰竭之一者。

【诊断】临床具有急性起病、有前驱感染，表现血尿、蛋白尿、水肿及高血压，以及急性期血清 ASO 滴度升高，C_3 浓度下降，诊断并不困难。但必须与非链球菌感染后肾炎、IgA 肾病、慢性肾炎急性发作、急进性肾炎以及风湿性疾病、系统性血管炎等系统性疾病所致的继发性肾小球肾炎相鉴别。

【治疗】自限性疾病，无特异治疗。

1. 休息　急性期需卧床休息2~3周，直到肉眼血尿消失，水肿消退，血压正常。

2. 饮食　急性期有水肿、高血压者应限制盐和水的摄入；有氮质血症的病人应限蛋白，但应提供适量的优质蛋白。

3. 抗感染　可予青霉素等抗生素10~14d清除感染灶。

4. 对症治疗　根据水肿、尿量及血压情况酌情予利尿、降压治疗。

肾病综合征

【定义】小儿肾病综合征是一组由多种原因引起肾小球基底膜通透性增加，导致血浆内大量蛋白质从尿中丢失的临床综合征。

本病在小儿肾脏疾病中发病率仅次于急性肾炎，是小儿最常见的肾脏疾病之一。我国小儿肾脏病科研协作组的调查结果显示，男性患病明显占优势，男女比例为3.7∶1。发病年龄多为学龄前儿童，3～5岁为发病高峰。

【临床表现】水肿是最常见、最早出现的临床表现，多进行性加重，至全身及浆膜腔。水肿的同时尿量减少。肾炎型者可出现血尿、高血压。一般肾功能正常，急性肾功能衰竭少见，部分病例晚期可并发肾小管功能障碍，出现肾性糖尿、氨基酸尿和酸中毒。

【并发症】①感染。②高凝状态及血栓形成、动脉粥样硬化。③钙及维生素D代谢紊乱。④电解质紊乱及低血容量。⑤急性肾功能衰竭。⑥肾小管功能障碍。⑦肾上腺危象。

【诊断】

1. NS诊断标准 ①大量蛋白尿：1周内3次尿蛋白定性（＋＋＋）～（＋＋＋＋），或随机尿或晨尿尿蛋白/肌酐（mg/mg）≥2.0，24小时尿蛋白定量≥50mg/kg；②低白蛋白血症：血浆白蛋白≤25g/L；③高脂血症：血浆总胆固醇≥5.7mmol/L；④不同程度的水肿。以上4项中①和②是诊断的必备条件。

2. 除外继发因素、遗传因素。

3. 确定原发型肾病综合征（PNS）临床分型 根据临床表现可分为以下两型。

（1）单纯型PNS 只有上述表现者。

（2）肾炎型PNS 除以上表现外，尚具备以下4项之一或多项者：①2周内3次以上离心尿检查RBC≥10个/HPF，并为肾小球源性血尿者。②反复或持续性高血压，并除外应用糖皮质激素的影响。③肾功能不全，并排除肾前性因素者。④持续性低补体血症。

【治疗】采用以肾上腺皮质激素为主的综合治疗。

1. 一般治疗 ①卧床休息，酌情适当活动。②饮食：低脂、低胆固醇饮食，高血容量者酌情限水、钠摄入。③并发症的防治。

2. 水肿的治疗。

3. 肾上腺皮质激素治疗原则 始量要足、减量要慢、维持要长。

（1）初发NS的激素治疗 可分以下两个阶段：①诱导缓解阶段。足量泼尼松（泼尼松龙）60mg/（m²·d）或2mg/（kg·d）（按身高的标准体重计算），最大剂量80mg/d，先分次口服，尿蛋白转阴后改为每晨顿服，疗程6周。②巩固维持阶段。隔日晨顿服1.5mg/kg或40mg/m²（最大剂量60mg/d），共6周，然后逐渐减量。

（2）对于频复发肾病（FRNS）、激素依赖性肾病（SDNS）可采用调整激素剂量和疗程、更换激素制剂及结合肾脏病理加用免疫抑制剂等方法。

（3）对于激素耐药性肾病（SRNS），中华医学会儿科学分会肾脏病学组儿童常见肾脏疾病诊治循证指南建议：①在缺乏肾脏病理检查的情况下推荐采用激素序贯疗法与CTX冲击治疗（即激素口服-冲击-CTX冲击）；②临床一旦明确诊断SRNS，强烈推荐在有条件的单位尽早进行肾组织活检以明确病理类型。根据病理类型结合免疫抑制剂不同的药物机理，采用多靶点用药理念，力求增加疗效和避免副作用。

4. 免疫抑制剂治疗　如环磷酰胺（CTX）、霉酚酸酯（MMF）、环孢素、FK506等，建议根据肾病理选择用药。

5. 免疫促进剂的应用　如丙种球蛋白、左旋咪唑等。

6. 其他治疗　①抗凝剂的应用。②ACEI 及 ARB 的使用。③中医中药。

第二十七章　热性惊厥、癫痫

热性惊厥

【定义】初次发作在 3 个月至 5 岁之间，当体温在 38 ℃ 以上时出现惊厥，排除颅内感染和其他导致惊厥的器质性或代谢性异常，既往没有无热惊厥史。

【临床表现】

1. 单纯热性惊厥　发病年龄 6 个月~6 岁，惊厥时体温 >38℃，全身强直、全身阵挛或全身强直-阵挛发作，持续时间 <10 min，神经系统检查正常，热退 7 天后脑电图正常。

2. 复杂热性惊厥　主要诊断条件为：24h 内多次惊厥、发作持续 >15min、发作形式呈部分性发作，三者满足一条即可诊断。

【诊断与鉴别诊断】一般根据年龄、病史、临床表现不难诊断。鉴别诊断见表 4-27-1。

表 4-27-1　热性惊厥的鉴别诊断

鉴别项目	热性惊厥	颅内感染	癫痫
年龄	多见于 1~5 岁	不定	不定
家族史	约 1/3	无	少数
发热	高热多见	绝大多数发热	大多数无发热
体征	无	多有	有/无
病程	短	数天~数月	数年
脑电图	正常	背景慢波	痫样放电
影像学	正常	正常/异常	正常/异常
脑脊液	正常	多数异常	正常
预后	好	多数良好	大多数治愈

【治疗】

1. 急诊处理　地西泮每次 0.3~0.5mg/kg 直肠注入或静脉缓慢注射。

2. 间歇短程预防性治疗　每次患发热性疾病的初期，当体温刚升至 37.5℃，口服地西泮或直肠注入地西泮溶液，每次 0.3~0.5mg/kg，8h 后仍有发热可重复给药。

3. 长期连续用药预防　对于间歇短程预防性治疗失败的患儿，仍频繁发作 >5 次/年或发作呈持续状态，可考虑此种治疗。苯巴比妥 2~5mg/（kg·d）或丙戊酸 20mg/（kg·d），疗程两年。但近年来，越来越多学者不再推荐此种治疗。

癫　痫

【定义】癫痫是一种脑部疾病，其特点是持续存在的能产生癫痫发作的脑部持久性改变，并出现相应的神经生物学、认知、心理学以及社会学方面的后果。

【发作类型】

1. 自限性发作类型

（1）全面性发作类型　强直 - 阵挛发作、阵挛发作、典型失神发作、非典型失神发作、肌阵挛失神发作、强直性发作、痉挛、肌阵挛、眼睑肌阵挛、肌阵挛失张力发作、负性肌阵挛、失张力发作、全面性癫痫综合征中的反射性发作。

（2）局灶性发作类型　局灶性感觉性发作、局灶性运动性发作、痴笑发作、半侧阵挛发作、继发为全面发作、局灶性癫痫综合征中的反射性发作。

2. 持续性发作类型　①全面性癫痫持续状态。②局灶性癫痫持续状态。

【鉴别诊断】见表 4 - 27 - 1。

【治疗】

1. 抗癫痫药物治疗　是目前主要治疗方法，包括苯巴比妥、卡马西平、丙戊酸、奥卡西平、拉莫三嗪、托吡酯、加巴喷丁、替加宾、氨己烯酸、非氨酯、唑尼沙胺、乙琥胺、硝西泮、氯硝西泮、左乙拉西坦等。用药原则：根据发作类型合理选择药物、首选单药治疗、注意药物副作用、长期规律服药、定期复查。

2. 非抗癫痫药物治疗　包括手术治疗、生酮饮食、免疫治疗、病因治疗、心理治疗、中医药治疗。

第二十八章　小儿血液系统疾病

贫　血

贫血是指单位体积血液中红细胞、血红蛋白和红细胞压积低于正常值，或其中一项明显低于正常。根据红细胞和血红蛋白数量将贫血分为轻、中、重和极重四度：血

红蛋白 > 90 ~ 120g/L（6 岁以上）、> 90 ~ 110g/L（6 岁以下），红细胞（3 ~ 4）× 10^{12}/L 为轻度贫血；血红蛋白 60 ~ 90g/L，红细胞（2 ~ 3）× 10^{12}/L 为中度贫血；血红蛋白 30 ~ 60g/L，红细胞（1 ~ 2）× 10^{12}/L 为重度贫血；血红蛋白 < 30g/L，红细胞 < 1 × 10^{12}/L 以下为极重度贫血。此外，判断小儿贫血的程度必须参照不同小儿血常规的正常值。

贫血的临床表现如下。

1. 出现不同程度的贫血表现：皮肤黏膜苍白，以口腔黏膜、结膜、手掌和甲床等处明显。慢性溶血、巨幼红细胞性贫血的患儿皮肤苍黄。病程长的可有乏力、生长发育迟缓和营养低下，毛发干燥。当发生髓外造血时可有肝、脾、淋巴结肿大。

2. 不活泼，易疲倦，厌食，烦躁等。

3. 贫血较重者出现呼吸、脉率增快，活动后心悸气促等。

营养性缺铁性贫血

【定义】营养性缺铁性贫血是体内铁缺乏导致血红蛋白合成减少的一种贫血，临床上以小细胞低色素性贫血、血清铁蛋白减少、铁剂治疗有效为特征；主要发生在 6 月 ~ 3 岁的婴幼儿。

【临床表现】具有贫血的一般表现。当发生髓外造血时可有肝、脾、淋巴结肿大。其他表现：体重增长缓慢、舌乳头萎缩、胃酸分泌减低和胃肠黏膜功能紊乱、异食症等；注意力不集中、反应慢，行为异常如乱闹、不停的小动作等；由于免疫功能低下，易发生感染；当血红蛋白低于 70g/L 时可出现心脏扩大和心脏杂音。

【鉴别诊断】

1. 慢性感染性贫血 多呈小细胞正色素性贫血，偶有小细胞低色素性。血清铁和铁结合力减低，铁治疗无效。

2. 铅中毒 红细胞可见嗜碱性点彩，血铅含量增高，FEP/Hgb > 17.5μg/dl。

3. 肺含铁血黄素沉着症 表现为发作性苍白无力、咳嗽，痰中见血，痰和胃液中可找到含铁血黄素细胞。网织红细胞增高，X 线胸片肺野中可见网点状阴影。

4. 铁粒幼细胞性贫血 骨髓涂片中细胞外铁明显增多，环状铁粒幼细胞增多，血清铁增高，铁剂治疗无效。

5. 地中海贫血 有家族史，呈地区性分布，特殊面容，肝脾明显肿大。血涂片中可见靶形红细胞，血红蛋白电泳 HbA_2 及 HbF 增高，或出现 HbH 或 HbBart's 等，血清铁增高，骨髓中铁粒幼细胞增多。

【治疗】

1. 药物治疗

（1）铁剂 无机铁盐，二价铁较三价铁易吸收。硫酸亚铁含铁量 20%，富马酸铁含铁量 30%。剂量以铁元素计算，4 ~ 6mg/（kg·d），分 3 次服用。

治疗后的反应：服用铁剂 12 ~ 24h 后，临床症状开始好转，48 ~ 72h 后网织红细胞开始上升，4 ~ 11d 达高峰，此时血红蛋白开始上升，一般于治疗 3 ~ 4 周后贫血被纠正。心脏杂音于 2 ~ 3 周后消失，脾脏逐渐缩小。血红蛋白正常后应继续用药 1 ~ 2 月以补充储存铁。

（2）维生素 C　可使三价铁还原为二价铁，应与铁剂同时服用。

2. 病因治疗　应调整不当饮食，合理喂养，纠正偏食；对于因食用大量牛奶而致的慢性肠道失血应减少牛奶量至每日 500ml 以下或改用奶粉、蒸发奶；对肠道畸形、钩虫病等在贫血纠正后应行手术或驱虫。

3. 输血　一般不需要输血，中度贫血或合并严重感染或需外科手术时，才是输血适应证。对于血红蛋白低于 30g/L 者，应立即输血，但应采取小量、多次的方法，避免发生心力衰竭。

【预后】良好，一般用铁剂治疗皆可痊愈。对于治疗较晚的患儿，贫血虽然可以完全纠正，但形体发育、智力发育都将受到影响。

巨幼红细胞性贫血

【定义】巨幼红细胞性贫血又名大细胞性贫血，主要由于饮食中缺乏维生素 B_{12} 或叶酸所致。长期素食或母乳喂养、母亲素食者，其婴儿易缺乏维生素 B_{12}，单纯以羊乳喂养的婴儿易缺乏叶酸。主要发生在 6 月 ~ 3 岁的婴幼儿。

【临床表现】具有贫血的一般表现。全身症状与贫血程度不一定成正比。消化系统症状如食欲不振、恶心、腹胀、腹泻及舌痛舌质红，舌乳头萎缩或消失，舌面光滑。维生素 B_{12} 缺乏的婴儿可有神经系统症状，主要表现为呆滞、反应迟钝、目光发直、少哭不笑，条件反射不易形成，甚至对饮食没有要求；嗜睡，运动功能发育慢或减退。重症病例可发展为神经系统器质性病变，出现不规则震颤、手足无意识运动、呼吸辅助肌颤动者难以维持规则呼吸。震颤轻者，睡眠时可消失，重者睡眠时也震颤。精神刺激可使震颤加重。

【鉴别诊断】

1. 神经系统症状突出者应与脑发育不全鉴别。后者出生后即有神经发育障碍，而巨幼红细胞性贫血的神经系统症状多发生在半岁以后，维生素 B_{12} 治疗有效。

2. 红白血病　该病 HbF 显著增高，外周血中有核红细胞较多，对治疗的反应及预后等方面与营养性巨幼红细胞性贫血均不同。

【治疗】

1. 药物治疗

（1）维生素 B_{12}　每次 100μg，每周 2 次，肌内注射，连续 2 ~ 4 周，或每次 500μg，肌内注射。治疗后第 3d 网织红细胞开始上升，5 ~ 7d 达高峰，此时红细胞和血红蛋白迅速上升。神经系统症状消失较慢。

（2）叶酸　1 ~ 5mg/d，口服，持续 3 ~ 4 周。

2. 非药物治疗

（1）改善饮食　增加辅食，或改用牛奶喂养，震颤严重的治疗早期可采用鼻饲，有偏食者纠正偏食。

（2）对症处理　有震颤者可给少量镇静剂，因震颤影响呼吸者可给氧气吸入，预防和积极治疗感染。

（3）输血　除极重的病例外，不需要输血。

【预防和预后】注意母亲的营养，婴儿时期及时补充辅食，营养性巨幼红细胞性贫血完全可以防止。本病预后良好，维生素 B_{12} 缺乏所致的神经系统症状在应用维生素 B_{12} 治疗后逐渐好转，但治疗晚的可影响小儿的智力发育。

再生障碍性贫血

再生障碍性贫血又名全血细胞减少症，是骨髓造血功能衰竭所致的一种全血细胞减少综合征，主要症状是贫血、出血和反复感染，全血细胞同时减少，无肝脾和淋巴结肿大。再生障碍性贫血可以是先天性的，也可以是后天获得性的。

先天性再生障碍性贫血

【定义】先天性再生障碍性贫血是一种常染色体隐性遗传疾病，其特点除全血细胞减少外，尚伴有多发性先天畸形。

【临床表现】贫血为主要表现。多伴有多发畸形，如头小畸形、小眼球、斜视、骨骼畸形等，部分患儿智力低下、耳聋，半数以上男孩生殖器发育不全。约25%患儿有肾脏畸形，如马蹄肾或一侧肾缺如。家族中可有同样患者。

【治疗】与一般再障治疗相同。①皮质激素与睾酮联合应用可使血常规好转，骨髓也可出现增生现象，但停药后易复发，必须长期应用小剂量维持。②严重贫血时应输浓集红细胞。③骨髓移植5年存活率约50%。

获得性再生障碍性贫血

【定义】后天获得性再生障碍性贫血又分为特发性和继发性两类。特发性再障约占50%，在病史中找不到病因，但在有些患儿不能完全排除接触有害的化学及物理因素的可能。继发性再障可继发于某些药物如抗肿瘤药、氯霉素、解热镇痛药等。继发于传染性肝炎和其他病毒感染者逐渐增多。

【临床表现】主要症状为贫血、出血、发热和感染。根据这些症状发生的快慢、严重性以及病变的广泛程度不同，临床分为急性再障和慢性再障。

1. 急性再障（SAA）　多发病急，出血、发热明显，贫血进行性加重。出血倾向十分严重，不仅皮肤、黏膜等外部出血，且有多处内脏出血，包括消化道出血、泌尿生殖系出血和中枢神经系统出血。发热及感染也较严重，可有肺炎、蜂窝织炎、皮肤化脓及败血症等。严重的感染常加重出血，出血又易继发感染，出血和感染均加重贫血。病情常在短期内急剧恶化，病死率高。

2. 慢性再障　发病多缓渐，多以贫血起病，出血及感染轻微。常见的出血为皮肤出血点或轻微的齿龈出血，很少有内脏出血，合并严重感染者甚少。

【诊断】

1. 全血细胞减少，网织红细胞减少，淋巴细胞相对增多。

2. 骨髓至少一个部位增生减低或重度减低（如增生活跃，需有巨核细胞明显减少及淋巴细胞相对增多），骨髓小粒非造血细胞增多（有条件者应做骨髓活检显示造血组织减少，脂肪组织增加）。

3. 能除外引起全血细胞减少的其他疾病，如阵发性睡眠性血红蛋白尿、骨髓增生异常综合征、急性造血功能停滞、骨髓纤维化、急性白血病、恶性组织细胞病等。

诊断为再障后再进一步分为急性再障和慢性再障，如表4-28-1。

表4-28-1　急性再障和慢性再障的区别

鉴别项目	急性再障	慢性再障
临床表现	发病急，贫血进行性加重，常伴严重的感染和内脏出血	发病缓，贫血、感染、出血均较轻
血常规	除血红蛋白下降较快外，需具备下列各项中之2项：①网织红细胞＜1%，绝对值＜15×10⁹/L；②中性粒细胞绝对值＜0.5×10⁹/L；③血小板＜20×10⁹/L	血红蛋白下降速度较慢，网织红细胞、白细胞、血小板减低，但达不到SAA程度
骨髓象	①多部位（包括胸骨）骨髓增生减低，三系造血细胞明显减少，非造血细胞增多；②骨髓小粒中非造血细胞增多	①3系或2系减少，至少一个部位增生不良，如增生活跃，则淋巴细胞相对增多，巨核细胞明显减少。骨髓小粒中非造血细胞和脂肪细胞增加。②病程中如病情恶化，临床、血常规和骨髓象与急性再障相同，称重型再障-Ⅱ型

【鉴别诊断】

1. 急性白血病　尤其是白细胞减少的急性白血病早期肝脾淋巴结可无肿大，外周全血细胞减少，但骨髓可见大量白血病细胞，骨髓活检也有助于与再障的鉴别。

2. 骨髓增生异常综合征（MDS）　可表现慢性进行性贫血，全血细胞减少，网织红细胞降低，可有肝脾肿大。骨髓多增生活跃，可见二系以上病态造血，巨核细胞增多，偶见淋巴样小巨核细胞，部分病例显示有核红细胞糖原（PAS）阳性，环铁粒幼细胞增多，骨髓活检可见不成熟细胞异位，细胞培养可出现白血病祖细胞，染色体核型可异常。

3. 阵发性睡眠性血红蛋白尿（PNH）　小儿不多见，典型病例有血红蛋白尿发作，易与再障鉴别。不典型病例无血红蛋白尿发作，临床主要为慢性贫血，外周血中三系血细胞减少，骨髓也可增生减低，但PNH出血、感染均较少，网织红细胞绝对值大于正常，骨髓中幼红细胞增生较明显，尿含铁血黄素试验（Rous）可阳性，酸溶血试验（Ham）和蛇毒因子溶血试验（CoF）多阳性，红细胞微量补体溶血敏感试验（mCLST）可检出PNH红细胞等。

4. 急性造血功能停滞　常发生于感染情况下，突然发生全血细胞减少，网织红细胞降低为0，骨髓主要为红细胞系统减少，但病程早期出现巨大原始红细胞。本症是一种自限性疾病，约经7~10d可以自然恢复。

5. 骨髓转移瘤　血常规可显示全血细胞减少，与再障相似。但仔细检查骨髓涂片可以发现成簇的转移瘤细胞。

【治疗】

1. 支持疗法　包括输红细胞、血小板和白细胞维持血液功能，发生感染时使用有效抗生素。

2. 雄激素　常用的有四类。

（1）17α - 烷化雄激素，如司坦唑醇（康力龙），每次 1 ~ 2mg，3 次/日。

（2）睾丸素类，如丙酸睾酮，1 ~ 2mg/kg，2 ~ 3 次/周。

（3）其他非 17α - 烷化雄激素类，如苯丙酸诺龙，每次 5 ~ 10mg，1 ~ 3 次/周。

（4）睾酮的中间代谢产物如苯胆烷醇酮等。雄激素的副作用主要有男性化、影响儿童生长与骨成熟、对肝功能的影响等。其中司坦唑醇（康力龙）的男性化作用较轻，是最常用的雄激素，但其对肝功能的影响较大，应注意定期查肝功能。

3. 肾上腺皮质激素　小剂量类固醇，如泼尼松 10mg/（$m^2 \cdot d$）可减轻因血小板减少而致的出血。

4. 免疫抑制剂　主要用于重型再障。

（1）抗淋巴细胞球蛋白/抗胸腺细胞球蛋白（ALG/ATG）　兔 ALG（或 ATG）5 ~ 10mg/（kg·d）或猪 ALG（或 ATG）15 ~ 40mg/（kg·d），连续 4 ~ 5d。主要副作用有发热、寒战、多型性红斑、低血压或高血压、血小板及中性粒细胞减少、出血加重、毛细血管渗漏综合征、溶血、心律失常及癫痫发作等。应与大剂量甲泼尼龙（HD - MP）合用。

（2）环孢素（CsA）　10 ~ 20mg/（kg·d），副作用主要有肾毒性、消化道反应、多毛、手颤、高胆红素血症和末梢感觉异常等。

（3）大剂量甲泼尼龙（HD - MP）　每次 20mg/kg，静脉注射，连续 14d。

（4）骨髓移植　对于急性、重症患者是最为有效的方法。对于配合相合的骨髓移植，约有 50% ~ 80% 的患儿得到较长期的缓解。

（5）造血细胞生长因子　包括 rhu - GM - CSF、rhu - G - CSF、rhu - EPO、rhu - IL - 1、rhu - IL - 3 等，多数认为联合协同用药有一定疗效。

纯红细胞性再生障碍性贫血

纯红细胞再生障碍性贫血仅有红细胞系统的发育障碍，白细胞与血小板无改变。骨髓中有核红细胞极度减少，红细胞寿命略短于正常。贫血呈正色素性，网织红细胞减少或缺如。一般分先天性与获得性两大类。

先天性纯红细胞性再生障碍性贫血

【定义】先天性纯红细胞性再生障碍性贫血又称 Diamond - Blackfan 综合征，其特点是多在生后即发病，仅有红细胞系统的发育障碍，粒细胞和巨核细胞发育正常。

【临床表现】①多发于 1 岁以内。②约 25% 合并先天畸形，如拇指三指节畸形、先天性心脏病、尿道畸形、斜视等。③一般肝脾无肿大。

【鉴别诊断】

1. 急性造血功能停滞　有病毒感染史，贫血较轻，部分患儿有粒细胞减少，血红蛋白 F 不增高，多自然恢复。

2. 各种溶血的再生障碍危象　持续时间短，多有溶血的症状。

【治疗】

1. 药物治疗　肾上腺皮质激素对多数患儿有效，治疗开始越早，疗效越明显。剂量为泼尼松 60mg/（$m^2 \cdot d$），一般于用药 1 ~ 2 周后网织红细胞开始上升，随后血红蛋白和红细胞逐渐上升。此后，可将剂量逐渐减少至最小有效量维持。雄激素对本症无效。

2. 非药物治疗 对肾上腺皮质激素无效的患儿需要输血维持，应采用浓集的红细胞。反复输血可导致含铁血黄素沉积症。

3. 手术治疗 经长期反复输血而发生脾功能亢进的患儿，脾切除可减少输血的次数。

4. 以上治疗无效者可考虑骨髓移植。

获得性纯红细胞性再生障碍性贫血

其分继发性纯红细胞性再生障碍性贫血和原发性纯红细胞性再生障碍性贫血。原发性纯红细胞性再生障碍性贫血：多与免疫异常有关。继发性纯红细胞性再生障碍性贫血：常因服用药物如氯霉素、氯磺丙脲和硫唑嘌呤等所致，也有输血后肝炎等继发者；或继发于病毒感染，常为自限性；也可继发于胸腺瘤。

溶血性贫血

【定义】溶血性贫血是一组由于红细胞的寿命缩短、破坏增加，骨髓造血增强但不足以代偿红细胞的损耗所致的贫血。根据发病的急缓分为急性溶血和慢性溶血，根据红细胞破坏的部位分为血管内溶血和血管外溶血，根据溶血的病因以及发病机制分为遗传性溶血性疾病和获得性溶血性疾病。

1. 遗传性溶血性疾病

（1）红细胞膜缺陷 遗传性红细胞增多症、遗传性椭圆形红细胞增多症、棘形红细胞增多症（β脂蛋白缺乏症）、口形红细胞增多症等。

（2）红细胞酶缺乏 G - 6 - PD 缺乏、谷胱甘肽（GSH）合成酶缺乏、GSH 还原酶缺乏、丙酮酸激酶缺乏、磷酸葡萄糖异构酶缺乏、磷酸果糖激酶缺乏等。

（3）珠蛋白结构与合成酶缺乏 镰状细胞性贫血、血红蛋白 C、D、E 和不稳定血红蛋白病、双杂合子病（镰状海洋性贫血）、β 海洋性贫血、血红蛋白 H 病等。

2. 获得性溶血性疾病

（1）免疫性溶血性贫血 自身免疫性溶血性贫血；新生儿同种免疫溶血病；血型不合的输血后溶血。

（2）非免疫性溶血性贫血 机械性溶血性贫血；化学、物理、生物因素所致的溶血性贫血；伴发于感染性疾病的溶血性贫血等。

（3）细胞内因素与细胞外因素并存 如阵发性睡眠性血红蛋白尿、蚕豆病等。

【临床表现】

1. 慢性先天性溶血性贫血 主要表现为贫血、黄疸、肝脾肿大、间发危象和胆石症。

（1）贫血 程度可轻可重，多数为轻、中度贫血，常能适应于慢性贫血而仅表现轻微的症状，部分患儿无贫血表现，直到成人才出现症状。

（2）黄疸 轻重不等，重者可于新生儿出现高胆红素血症，但多数仅有轻度黄疸或无黄疸，少数表现持续性黄疸。

（3）肝脾肿大　脾肿大常见，常为轻到中度肿大，亦可为巨脾，有时伴肝肿大。

（4）危象　在慢性先天性溶血性贫血病例，如红细胞过度破坏和骨髓红细胞生成之间的平衡被破坏，可导致血红蛋白水平迅速下降，发生危象。危象多由于病毒感染、过劳等诱发，由骨髓红细胞生成减低造成的危象称为"再生障碍危象"，表现为在感染等症状出现后数天突然出现贫血迅速加重、网织红细胞减低，大约 2～3 周后逐渐恢复；如由于红细胞破坏突然增加而引起的危象称为"溶血危象"，此时黄疸加重、肝脾肿大、网织红细胞升高，贫血加重，经数日后恢复。

（5）胆石症　儿童少见，典型的溶血性贫血胆结石为"黑色素结石"，内含胆红素聚合体、黑色素和钙盐等，常不能透过 X 线。

2. 获得性溶血性贫血　常为急性发病，表现为发热、寒战、乏力、腰背疼痛，重时可能出现休克、肾功能衰竭、黄疸等，见于血型不合输血、G－6－PD 缺乏、AIHA、TTP 等；部分病例表现为隐匿性，症状与先天性溶血性贫血类似，经数周或数月症状逐渐恢复；某些全身疾病如系统性红斑狼疮（SLE）、支原体肺炎等，溶血性贫血仅为其临床表现之一或以溶血性贫血为首发症状。

遗传性球形红细胞增多症

【定义】遗传性球形红细胞增多症是一种先天性红细胞膜骨架蛋白异常引起的遗传性溶血病，其主要外周血见到较多的小球型红细胞。本病为常染色体显性遗传，少数为常染色体隐性遗传，散发病例可能与基因突变有关。

【临床表现】

1. 贫血　呈显著异质性，起病年龄与病情轻重差异很大。多见于幼儿和儿童期，重者于新生儿或婴儿期起病，贫血轻重不等，于再生障碍危象和溶血危象时多为小细胞高色素性贫血。

2. 黄疸或轻或重或呈间歇性。

3. 脾轻至中度肿大，多同时有肝肿大，少数年长儿可并发胆石症。

4. 半数以上有家族史，多呈常染色体显性遗传。

【鉴别诊断】

1. 自身免疫性溶血性贫血　有溶血症状，可有球形红细胞增多，渗透脆性增高，但无家族史，抗人球蛋白试验阳性。

2. 新生儿溶血症　母子 ABO 或 Rh 血型不同，抗人球蛋白阳性。

【治疗】

1. 药物治疗　本病为遗传性疾病，无特殊药物治疗。

2. 药物治疗非药物治疗

（1）输血　血红蛋白＜70g/L 时，应适量输注红细胞。

（2）对症治疗　预防感染、过劳等，避免危象发生。

（3）发生危象时应预输血、补液和控制感染。

（4）手术治疗　脾切除是根治本病的唯一方法，术后溶血停止，贫血迅速纠正，但红细胞的内在缺陷依然存在。年幼儿因免疫功能尚未完善，术后患爆发性感染的机会较多，因此小儿手术年龄以 5 岁以上为宜，术后应以长效青霉素注射半年到一年。

葡萄糖-6-磷酸脱氢酶缺乏症

【概述】 葡萄糖-6-磷酸脱氢酶（G-6-PD）缺乏症是一种最常见的遗传代谢性疾病，在全球分布很广，据统计全球约有近四亿人有 G-6-PD 缺乏。除少数变异性外，一般都需要有氧化剂的刺激才会发生溶血。由此酶缺乏所致的溶血性贫血，在临床上可分为以下几种类型：先天性非球形红细胞溶血性贫血、蚕豆病、新生儿黄疸、药物性溶血、感染性溶血。

本病在地中海延岸、东南亚、印度、非洲和美洲黑人的发病率较高，我国发病呈"南高北低"的态势，在长江流域以南，尤以广东、广西、云南、四川等地为高发区，长江流域以北的发病率较低，北方各省较为少见。

本病的遗传方式为性联不完全显性遗传，基因位点在 X 染色体长臂 α 区 δ 带（xg28）。男性患者的酶活性显著缺乏，女性杂合子的 G-6-PD 酶活性约为正常的一半，一般无溶血发生，但其显著减低时也可表现临床症状。女性杂合子与正常男性婚配所生子女中，儿子将有 50% 概率获得此突变基因而表现 G-6-PD 活性显著缺乏，女儿中则有半数可能为杂合子。

G-6-PD 缺乏所致溶血的机制尚未完全明了，一般认为 G-6-PD 缺乏时，红细胞谷胱甘肽含量减少，红细胞膜稳定性下降，易受氧化损害而发生溶血。蚕豆病的溶血机制较药物引起的溶血更为复杂，蚕豆含有的潜在毒性成分蚕豆嘧啶和异氨基巴比妥酸具有氧化作用，通过对 G-6-PD 缺陷的红细胞膜的一系列氧化还原作用，使谷胱甘肽减少而致溶血。

【临床表现】

1. 蚕豆病 由于进食蚕豆或蚕豆制品引起急性溶血性贫血。可发生于任何年龄，但以 9 岁以前小儿多见，大多发生于每年蚕豆成熟季节。一般在食蚕豆或其制品后数小时或数天后发病，潜伏期越短，症状越重，主要表现为急性血管内溶血，轻者仅有轻度溶血，不伴有黄疸和血红蛋白尿，重者可在短期内出现溶血危象，表现为迅速贫血、黄疸及血红蛋白尿，由于红细胞大量溶解时其分解产物对机体的作用，常出现畏寒、发热、恶心、呕吐、口渴、腹痛、腰痛等。血红蛋白尿的出现提示溶血严重或溶血仍在继续，尿呈酱油色、浓茶色或血色。极重型者病情发展迅速，甚至出现休克和急性肾功能衰竭，如不及时治疗，常于发病后 1~2d 内死亡。病情较轻者，其溶血持续 1~2d 或 1 周左右，临床症状逐渐改善而自愈。

2. 药物、感染性溶血性贫血 凡具有氧化作用的药物如止痛退热药、抗疟药、磺胺类、呋喃西林类等均可诱发 G-6-PD 缺乏者发生急性溶血。病毒或细菌感染等可诱发溶血。临床表现与蚕豆病相似，通常在用药后 2~4d 或感染后数天内发病，溶血程度除与药物种类及剂量有关外，还与 G-6-PD 变异类型有关。若及时停药或控制感染，多于发病后 7~10d 溶血逐渐停止，贫血症状逐渐恢复。

3. 新生儿 G-6-PD 缺陷溶血症 在我国广东 G-6-PD 缺乏是新生儿高胆红素血症的最常见原因，通常于出生后 2~4d 出现黄疸，偶有于出生后 24h 内或延至第 2 周出现症状，主要为未结合胆红素增高，贫血可有可无。黄疸多较明显，严重者可因高胆红素血症而致核黄疸。如及早治疗，黄疸可于 7～10d 后逐渐消退。

4. 先天性非球型溶血性贫血（Ⅰ型） 少见，临床表现与发病年龄有关，发病年龄越小，症状越重。新生儿或婴儿发病表现为高胆红素血症，儿童或青年期发病表现为持续性慢性溶血、轻或中度贫血、黄疸和脾肿大，代偿良好者可无症状，但服氧化剂、感染或吃蚕豆后可使病情加重而出现急性血管内溶血。

【鉴别诊断】 应注意根据病史判断诱因，并注意与其他红细胞酶缺乏及血红蛋白病鉴别。

【治疗】

1. 本病有自限性，轻症患者在急性溶血期，用一般支持疗法及补液即可奏效。重症者除应去除病因，注意水及电解质平衡、纠正酸中毒外，对严重贫血者应及时输血、给氧，对有昏迷、抽搐、休克、肾功能衰竭者应积极抢救。

2. 对新生儿 G-6-PD 缺乏症的治疗应注意纠正缺氧、酸中毒和防治感染，控制高胆红素血症，可用光疗，以防核黄疸的发生。

3. 对先天性非球型溶血性贫血目前还无特殊疗法，脾切除偶有疗效。

【预防】 在蚕豆病高发区要进行普查，宣传预防蚕豆病的知识，发现患者及有家族史者嘱其不食蚕豆及氧化性药物，及时预防感染，孕妇及婴儿忌用氧化性药物或使用樟脑储存衣物，乳母忌食蚕豆及其制品以防婴儿发病。

地中海贫血

【概述】 地中海贫血又称海洋性贫血，是由于一种或多种珠蛋白肽链合成受阻或完全抑制，导致血红蛋白成分组成异常引起的慢性溶血性贫血。根据珠蛋白链合成受抑的不同，将地中海贫血分为 α、β、δ 和 γ 四种类型，前两种较为常见。

本病为常染色体不完全显性遗传，主要分布在地中海延岸的意大利、希腊、马耳他、塞浦路斯以及东南亚各国。在我国本病多见于南方的广东、广西和西南的四川，在浙江、福建、江苏、湖南、湖北、江西、上海、台湾及西藏等地均有报道，南方发病率较北方高。

【临床表现】

1. α 地中海贫血 出生时无明显症状，于 1 周岁左右逐渐出现贫血、疲乏无力、黄疸、肝脾肿大，合并急性呼吸道感染或服用氧化性药物可诱发急性溶血而加重贫血。

2. β 地中海贫血

（1）重型地中海贫血 于出生 5～6 个月时出现进行性贫血、肝脾肿大、发育不良，常有轻度黄疸。上述症状随年龄增长而日益明显，并伴有骨骼改变：头颅大、额部隆起、颧高、鼻梁塌陷、眼距增宽，形成地中海贫血的特殊面容。常并发支气管炎和肺炎，并发含铁血黄素沉着症时引起多脏器功能衰竭的相应症状，其中最严重的是心力衰竭，是导致死亡的重要原因之一。本病如不治疗，多于 6 岁前死亡。

（2）轻型地中海贫血 贫血较轻，对生长发育无大影响。

（3）中间型地中海贫血 临床表现介于重型和轻型之间，常于幼年发病，中度贫血，肝脾肿大，骨骼变化较轻。本型患者可活至成年。黄疸多为轻度，肝脾肿大，骨骼变化所致的特殊面容等。

3. 血红蛋白 H 病 为 α 地中海贫血中间型，多于 3 岁内发病。

【鉴别诊断】

1. 缺铁性贫血 为小细胞低色素性贫血，一般无明显肝脾肿大及黄疸，无骨骼改变，血清铁减少，骨髓铁染色细胞内外铁均减少，血红蛋白电泳正常，铁剂治疗有效。

2. 红细胞 G - 6 - PD 缺乏症 在进食蚕豆或蚕豆制品或氧化性药物后发生急性血管内溶血，可有血红蛋白尿及肝脾肿大。发病为自限性，去除病因后溶血停止，贫血逐渐恢复。红细胞 G - 6 - PD 活性明显降低。

3. 遗传性胎儿血红蛋白持续增多症 HbF 增高，但无明显临床症状，酸洗脱试验可见 HbF 在红细胞内分布均匀。

4. 各型地中海贫血间的鉴别 根据临床表现及血红蛋白电泳鉴别。

【治疗】 本病无特殊治疗，如贫血极轻，无需治疗，但应注意营养和防治感染，避免服用氧化性药物。

1. 对症治疗

（1）输血 高量输血，即通过定期反复输血使 Hb 长期保持在 120g/L 以上。其优点是可提高组织的氧合作用，防止贫血所致的骨髓改变，防止肠道过量吸收铁，减轻体内过量铁负荷，抑制骨髓造血和髓外造血，防止脾功能亢进。方法：开始时每周输血一次，使 Hb 达到要求水平，以后每隔 4 ~ 5 周按 20ml/kg 重复输血一次。

（2）铁螯合剂 去铁胺于输血 2 ~ 3 次后开始使用，剂量每次 20 ~ 25mg/kg，溶于 2 ~ 4ml 注射用水中肌内注射，5 次/周；也可于每次输血时于血液内加入去铁胺，剂量为 10 ~ 25mg/kg。长期使用去铁胺，可防止产生含铁血黄素沉着症，具有良好的近期疗效。去铁胺的副作用不大，偶见过敏反应，长期使用偶致白内障，剂量超过 50mg/kg 可引起视力和听觉减退。

2. 脾切除 适用于脾功能亢进、巨脾产生压迫症状或每年输浓缩红细胞超过 250ml/kg 者。手术年龄最好在 6 岁以上。

3. 骨髓移植 是有可能根治本病的方法。对象为年龄在 5 岁以下、未接受过输血或输血次数较少者。

4. 基因治疗。

5. 采用某些药物调节珠蛋白基因表达 羟基脲（Hu）、阿糖胞苷、马利兰、丁胺酸、EPO、异烟肼等。

【预防】 本病为基因缺陷性遗传疾病，因此，开展人群普查和遗传咨询，做好婚前指导等，是预防本病的必要措施。进行产前基因诊断，避免患者出生，是实现优生优育、提高人口素质和预防本病的行之有效的措施。

自身免疫性溶血性贫血

【概述】 自身免疫性溶血性贫血是由多种原因引起体内产生与自身红细胞抗原起反应的自身抗体，并吸附于红细胞表面，而引起红细胞破坏的一种溶血性贫血。本病在儿童期不少见，其发病数约占全部溶血的 1/4，且多发于 10 岁以下，男孩的发病略多于女孩。

【临床表现】

1. 温抗体型

（1）急性型　多见于婴幼儿，男性多于女性，发病前 1~2 周常有感染史，起病急，伴有发热、寒战、进行性贫血、黄疸、脾肿大，常发生血红蛋白尿，少数合并血小板减少而出现皮肤黏膜出血。临床经过为自限性，经 1~2 周溶血停止，约半数在 3 个月内完全恢复。合并血小板减少者可因出血而死亡。

（2）亚急性型　多为 9 岁以下儿童，以继发性者占多数，发病前 1~2 周常有流感史或疫苗接种史。起病缓，主要表现为贫血、黄疸和肝脾肿大，少数合并血小板减少而有出血倾向。病程一般约 2 年，有些病情迁延，可转为慢性型。合并血小板减少者可因出血而死亡。

（3）慢性型　绝大多数为学龄儿童，以原发型占多数，起病缓慢，呈进行性或间歇性发作溶血，表现为反复发作的贫血、黄疸、肝脾肿大，常发生血红蛋白尿。病程可长达 10~20 年，继发性者的预后随原发病而定，合并血小板减少者大多严重。

2. 冷抗体型

（1）冷凝集素病　急性患者多为 5 岁以下小儿，常继发于支原体肺炎、传染性单核细胞增多症和巨细胞病毒感染等。起病急骤，主要表现为肢端发绀和雷诺症，伴有贫血和黄疸。原发病痊愈时，本病随之而愈。

（2）阵发性寒冷性血红蛋白尿　我国少见。多并发于先天性梅毒、麻疹、腮腺炎、水痘等，少数为原发性。于受冷后发病，起病急骤，表现为急性血管内溶血，伴发热、寒战、腹痛、腰背痛、贫血和血红蛋白尿，偶伴有雷诺症。大多数小时可缓解，若再受冷时可再复发。

【鉴别诊断】

1. 遗传性球形红细胞增多症　红细胞渗透脆性增高，酸化甘油试验阳性，抗人球蛋白试验阴性。

2. 阵发性睡眠性血红蛋白尿　Ham's 及 Rous 试验阳性，抗人球蛋白试验阴性。

【治疗】总的治疗措施包括纠正贫血和消除抗体的产生。继发性者首先治疗原发病。

1. 药物治疗

（1）肾上腺皮质激素：对温抗体型为首选。

①甲基泼尼松龙 40mg/（$m^2 \cdot d$）静脉滴注，于病情稳定后改为泼尼松口服。②泼尼松 40~60mg/（$m^2 \cdot d$），分 3~4 次口服，待血红蛋白稳定在 100g/L、网织红细胞下降后即可减至半量，以后缓慢减量，若持续稳定可于治疗 2 月后停药。如连服 4 周无效，应改用其他方法。

（2）免疫抑制剂　激素无效时可选用。硫唑嘌呤或环磷酰胺 2~2.5mg/（$m^2 \cdot d$），环磷酰胺 1.5~2 mg/（$kg \cdot d$），疗程不短于 3 个月。

2. 非药物治疗

（1）输血　应慎重。应输注洗涤后的同型红细胞。

（2）血浆置换　在正常人，血浆置换 1 ~ 1.5 个血浆容积，可有效降低血清 IgG 水平约 50%。

3. 脾切除　对激素治疗有禁忌证、大剂量激素无效或需长期用大剂量激素才能维持血红蛋白稳定在正常水平、激素与免疫抑制剂合用仍不能控制溶血及经常反复发作者，可考虑行脾切除术。术后 50% 的原发性者、30% 的继发性者可获缓解。

4. 其他　大剂量丙种球蛋白（IVIG）400/（kg·d），连用 3 ~ 5d。

5. 对症治疗　严重溶血有缺氧症状者应给氧，对冷抗体型者应注意防寒保暖等。

白 血 病

【定义】白血病是造血祖/干细胞于分化过程的不同阶段发生分化阻滞、凋亡障碍和恶性增殖而引起的一组异质性的造血系统恶性肿瘤。急性白血病是小儿时期最常见的恶性肿瘤，15 岁以下的儿童白血病的发病率为 4/10 万左右，约占该时期所有恶性肿瘤的 35%，其中又以急性白血病最为常见，占 95% 左右。

【临床表现】

1. 一般症状　起病相对缓慢，乏力，食欲不振，骨关节疼痛等。

2. 贫血　进行性苍白。

3. 发热　热型不定，主要原因是继发感染。

4. 出血　半数以上患儿有鼻衄、牙龈出血和皮肤黏膜出血，也可有消化道出血和血尿，偶见颅内出血。

5. 白血病细胞浸润所致的症状　如肝脾肿大，淋巴结肿大，腮腺浸润，骨关节疼痛，睾丸无痛性肿大，皮肤可有结节、肿块及皮疹等。

【鉴别诊断】

1. 风湿与类风湿性关节炎　发热、关节痛、轻度贫血、白细胞增高，但肝脾、淋巴结肿大不明显，血涂片无原始及幼稚细胞，骨髓检查不难区分。

2. 传染性单核细胞增多症　发热、肝脾及淋巴结肿大、白细胞增多并出现异常淋巴细胞，有时易与急性淋巴细胞白血病混淆，但血小板多正常，骨髓检查无异常。

3. 再生障碍性贫血　出血、贫血、全血细胞减少，但肝脾淋巴结无肿大，血涂片无原始及幼稚细胞，骨髓增生减低，造血细胞明显减少，无原始及幼稚细胞增多。

4. 恶性肿瘤骨转移　如神经母细胞瘤，可出现全血细胞减少，并可有突眼，骨髓中可见成堆或散在分布的瘤细胞，尿 VMA 增高，且多可找到原发瘤。

【治疗】小儿急性白血病以化疗为主，治疗原则是：按型选方案，采用早期连续强烈化疗和长期治疗的方针。

1. 联合化疗　联合化疗依次进行诱导缓解、巩固、髓外白血病预防、早期强化、维持及加强治疗。

常用化疗药物如下。

（1）烷化类　环磷酰胺（CTX），主要副作用为消化道反应、骨髓抑制、脱发、出血型膀胱炎等。

（2）抗代谢类　①巯嘌呤（6 - MP），主要副作用为消化道反应（轻）、骨髓抑制、肝损害（少）。②甲氨蝶呤（MTX）：主要副作用为消化道反应、骨髓抑制、脱发、皮肤黏膜损害、肝损害、红细胞巨幼样变等。③阿糖胞苷（Ara - C）：主要副作用为消化道反应、骨髓抑制、巨幼红细胞性贫血、口腔炎、发热、肝损害。④6 - 硫代鸟嘌呤（6 - TG）：主要副作用为消化道反应、骨髓抑制、口腔炎、中毒性肝炎。

（3）抗生素类：正定霉素（柔红霉素、红比霉素，DNR）、去甲氧柔红霉素（DA），主要副作用为消化道反应、骨髓抑制、心脏毒性、口腔溃疡、脱发。

（4）植物碱类　①长春新碱（VCR）：主要副作用为脱发（轻）、末梢神经炎、骨髓抑制。②三尖杉酯碱（Harr）或高三尖杉酯碱（HRT）：主要副作用为骨髓抑制、消化道反应、心脏毒性。③鬼臼乙叉苷（足叶乙苷，VP16）：主要副作用为消化道反应、骨髓抑制、脱发。④鬼臼噻吩苷（VM - 26）：主要副作用为消化道反应、骨髓抑制、脱发、发热、静脉炎。

（5）酶类　门冬酰胺酶（左旋门冬酰胺酶，L - ASP）：主要副作用为消化道反应、发热、过敏反应、低蛋白血症、肝损害、骨髓抑制。

（6）肾上腺皮质激素类　泼尼松（Pred）、地塞米松（Dex）等。

2. 对症及支持治疗

（1）尽可能清除感染病灶。

（2）加强黏膜、皮肤、肛周等清洁护理，加强保护性隔离，预防和避免院内交叉感染。

（3）加强营养，不能进食或进食极少者可用静脉营养。

（4）预防性应用SMZco 25 mg/（$m^2 \cdot d$），每周连用3d，防止卡氏肺囊虫肺炎。

（5）预防高尿酸血症：在诱导缓解期充分水化、碱化尿液，WBC > 25×10^9/L 时要同时服用别嘌醇200 ~ 300 mg/（$m^2 \cdot d$），共5 ~ 7d。

3. 造血干细胞移植。

第二十九章　单纯性肥胖症、糖尿病

单纯性肥胖症

【定义】由于各种原因导致体内脂肪积累过多，体重超过一定范围的一种营养障碍性疾病。单纯性肥胖是指全身脂肪分布均匀、体态匀称，并除外由于先天性疾病、神经系统疾病、内分泌系统等疾病伴发的肥胖。

【临床表现】食欲旺盛，过食，挑食，偏食，喜吃甜食、油腻荤食、淀粉类食物。脂肪分布均匀，体态匀称，智力、面容正常，性发育正常，部分患儿可骨龄超前。

【诊断】体重超过同性别同身高标准体重的20%以上为肥胖：≥20%为轻度；≥30%为中度；≥40%为重度；≥60%为极重度。

【鉴别诊断】

1. 肾上腺皮质增多症 是由于各种原因引起糖皮质激素增多所致，病变在垂体者称库欣病，在肾上腺者称库欣综合征。以向心性肥胖、满月脸、水牛背、多血质面容等为特征性表现，常伴有高血压、高血糖、皮肤紫纹、骨质疏松等，女性因肾上腺皮质产生过多雄激素出现多毛和不同程度男性化。血皮质醇水平升高，昼夜节律消失，小剂量地塞米松抑制试验不被抑制（单纯性肥胖被抑制）。

2. 劳 - 穆 - 比综合征（Laurence - Moon - Biedl 综合征） 又称性幼稚 - 色素性视网膜炎 - 多指（趾）畸形综合征。患者除肥胖外具有智力低下、视网膜色素变性、性腺发育不全、多指畸形等症状。

3. Prader - Willi 综合征 亦称低肌张力 - 低智力 - 性功能减退 - 肥胖综合征，属于遗传性疾病，临床表现肌张力低下、肥胖、智能低下、身材矮小、性发育不良行为异常等。

【治疗】减少能量摄入和增加能量消耗是小儿单纯性肥胖的治疗基础。

1. 饮食疗法 依据不同的年龄，限定每日摄入热卡，提供营养均衡的饮食。不同年龄组每天摄入热卡：< 5 岁，2850 ~ 3324kJ/kg（600 ~ 800kcal/kg）；5 ~ 10 岁，3324 ~ 4184kJ/kg（800 ~ 1000kcal/kg）；10 ~ 14 岁，4184kJ/kg，即 1000 ~ 1200 kcal/（kg·d）。碳水化合物、蛋白质和脂肪所占总热量的比例为 40 ~ 45%，30 ~ 35%，20 ~ 25%。

2. 运动疗法 采用中等强度的有氧运动，如跑步、跳高、跳远、广播体操、游泳等均为理想的运动项目。4 ~ 5 天/周，每次 30 ~ 60min。

3. 药物治疗 目前不主张对儿童采用食欲抑制剂等药物治疗。

糖 尿 病

【定义】糖尿病是一种由于胰岛素绝对不足或相对不足，产生以高血糖为主要特征，伴有糖、脂肪和蛋白质代谢紊乱的全身慢性代谢病。

1 型糖尿病：由于胰岛 β 细胞破坏导致胰岛素绝对缺乏所致。多在儿童和青少年发病。2 型糖尿病：胰岛素抵抗为主和（或）伴胰岛素分泌不足所致。较常见于成人及肥胖小儿。

【临床表现】典型症状可概括为"三多一少"，即多饮、多食、多尿，夜尿多、体重减轻。糖尿病酮症酸中毒：20% ~ 30% 1 型糖尿病患儿以酮症酸中毒为首发症状，常因感染、过食等因素诱发，年龄越小发生率越高。表现为精神萎靡、意识模糊甚至昏迷，厌食、恶心、呕吐、腹痛，呼吸深长、节律不整、呼气有酮味，口唇樱红、脱水甚至休克等症状。常易被误诊为肺炎、急腹症、脑膜炎等。

【诊断】具备糖尿病三多一少症状＋随机血糖水平≥11.1mmol/L，或空腹血糖水平≥7.0mmol/L或OGTT试验中，2小时血糖≥11.1mmol。

【治疗】治疗原则包括五个方面，饮食治疗、运动治疗、药物治疗、糖尿病自我监测、有关糖尿病的教育和心理治疗。

1. 饮食治疗　热卡/日＝（年龄×70－100）＋1000。全面的营养要素供给，满足生理需求。总热量合理分配：碳水化合物占55%～65%，蛋白质15%～20%，脂肪25%～30%。三餐分配1/3，1/3，1/3；或1/5，2/5，2/5。

2. 运动治疗　运动可改善胰岛素的敏感性而降低血糖，运动可消耗热量而降低体重减轻脂肪堆积，定时运动：餐后0.5～1h开始，每周锻炼3～5次为宜。定量运动：每次运动半小时或1小时贵在坚持，形成生活规律。运动方式：中等强度有氧运动如慢跑、步行、骑自行车、跳绳、上下楼梯、滑冰、滑雪、广播操、太极拳、羽毛球、乒乓球等。

3. 药物　根据儿童糖尿病的特点可应用胰岛素及双胍类降糖药。常用胰岛素包括：猪胰岛素、人胰岛素、胰岛素类似物。各种胰岛素均包括短效、中效和长效，给药方式可采用皮下多次注射或应用胰岛素泵持续皮下注射。

4. 糖尿病自我监测　在治疗初期至少每3个月检测1次HbA1c，达到治疗目标可每6个月检测1次HbA1c；血糖控制不良者每周测2～3个全天多点血糖，血糖达标者可2周左右测一个全天多点血糖，对于年龄在10岁以上、糖尿病病程大于5年的患儿，应每年筛查微量白蛋白尿，尿白蛋白与肌酐的比值（随机尿），血压监测；年龄≥10岁，病程3～5年的糖尿病患儿应进行首次眼科检查；对于所有血脂异常的患儿，每年均需监测血脂；周围神经功能监测。

第三十章　儿科常见急性传染病

风　疹

【定义】风疹是由风疹病毒引起的一种急性呼吸道传染病，临床以低热、皮疹及耳后、枕部淋巴结肿大和全身症状轻微为特征。

风疹主要经飞沫传播，以春季多见。病毒存在于出疹前5～7d病儿唾液及血液中，但出疹2天后就不易找到。一般通过咳嗽、谈话或喷嚏等传播。本病多见于1～5岁儿童。妊娠早期感染风疹后，病毒可通过胎盘传给胎儿而导致各种先天畸形，称之为先天性风疹综合征。

【临床表现】

1. 潜伏期 一般为 14～21d。

2. 前驱期 约 1～2d，症状多较轻微，低热和卡他症状，耳后、枕部及后颈部淋巴结稍大。

3. 出疹期 多于发热 1～2d 后出疹，最早见于面颊部，迅速扩展至躯干和四肢，1 天内布满全身，但手掌及足底常无皮疹。皮疹初为稀疏红色斑疹、斑丘疹，面部及四肢远端皮疹较稀疏，以后躯干、背部皮疹融合。皮疹多于 3d 内迅速消退，疹退后不留有色素沉着。此期患儿耳后、枕部及后颈部淋巴结肿大明显。

【诊断】

1. 流行病学史 发病具有季节性，病儿常有接触史。

2. 临床特点 前驱期短，出疹多在 24h 内遍及全身。耳后、枕部及颈后淋巴结肿大。

3. 实验室检查 ①取病人鼻咽部分泌物做组织培养，可分离出风疹病毒。②血清特异性抗体测定：特异性 IgM 是近期感染的指标，双份血清特异性 IgG 抗体滴度≥4 倍升高。

【治疗】 目前尚无特效的治疗方法。主要是对症治疗，如退热、止咳等，加强护理和适当的支持治疗。

【预防】 ①隔离传染源：至出疹后 5d。②主动免疫：风疹减毒活疫苗（单独和风疹－麻疹－流行性腮腺炎三联疫苗）接种后，95% 有效，保护期 7～10 年。③被动免疫：妊娠 3 个月内接触风疹病人后 5d 内注射丙种球蛋白。

麻 疹

【定义】 麻疹是由麻疹病毒引起的急性呼吸道传染病。其传染性很强。临床上以发热、上呼吸道炎、结膜炎、口腔麻疹黏膜斑、全身斑丘疹及疹退后遗留色素沉着伴糠麸样脱屑为特征，病后大多可获得终身免疫。

麻疹传染源为患者（眼鼻咽分泌物、血、尿），呼吸道飞沫为主要传播途径。四季均可发病，以冬春季最多，6 个月至 5 岁小儿发病率最高。病后有持久免疫力，再次发病者极少。

【临床表现】 典型麻疹病人的病程可分为潜伏期、前驱期、发疹期及恢复期 4 个阶段。

1. 潜伏期 大多为 6～18d，平均为 10d 左右。

2. 前驱期 也称为出疹前期，常持续 3～4d。此期最显著的症状是发热（可达 39℃～40℃），上呼吸道和眼结合膜炎及麻疹黏膜斑。麻疹黏膜斑在发疹前 1～2d 出现，典型部位是颊黏膜沿第二磨牙的部位，形态为直径约 0.5～1mm 的灰白色小点，周围有红晕，1～2d 内很快增多，皮疹出现后逐渐消失，是本病特有体征，具有早期诊断价值。

3. 出疹期 发热 3～4d 后出现皮疹，持续 3～5d。出疹顺序：耳后、发际──→额、面部──→颈──→自上而下渐及躯干──→四肢，达手掌、足底。2～3d 遍及全身。皮疹性质：皮疹初为稀疏淡红色斑丘疹，直径 2～4mm，逐渐皮疹增多，融合呈卵圆形或不规则形，疹间可见正常皮肤，皮疹出透后转为暗棕色。出疹时体温更高，体温高达 40℃～40.5℃，全身中毒症状加重。

4. 恢复期 皮疹出现后 3～5d，体温开始下降。如此时体温不降低，可能提示有并发症。同时，皮疹开始按照出现的顺序消退，疹退后皮肤留有棕色色素以及糠麸样脱屑，一般 7～10d 痊愈。

【诊断】

1. 流行病学史 了解当地麻疹流行史，是否与麻疹病人接触，本人的免疫接种史。

2. 临床表现 下列各期典型表现有诊断意义：①前驱期的上呼吸道炎和麻疹黏膜斑。②出疹期出疹与发热的关系（疹出热高），出疹顺序和皮疹形态。③恢复期疹退后麦麸样脱屑和褐色色素沉着。

【鉴别诊断】

1. 风疹 全身症状较轻，起病后半天到 1 天出淡红色皮疹，手足心无皮疹。1～3d 消退，无色素沉着。耳后枕部淋巴结肿大。

2. 幼儿急疹 多见于 6 个月以下婴儿，发热 3～4d 后体温下降同时出皮疹，不留痕迹，与麻疹不难鉴别。

3. 猩红热 前驱期短，无明显卡他症状，咽扁桃体红肿明显，皮疹细小，疹间无正常皮肤，有杨梅舌，疹后脱屑明显。

4. 药疹 有用药史，无麻疹前驱症状，皮疹形态不一致，躯干少，四肢多，停药后即好。

5. 鹅口疮 口腔白点较大，不均匀，容易刮掉，无全身症状。

【治疗】

1. 一般治疗 卧床休息，保持室内适当的温度、湿度和空气流通，避免强光刺激。注意皮肤和眼、鼻、口腔清洁。鼓励多饮水，给予易消化和营养丰富的食物。注意补充维生素，尤其维生素 A。

2. 对症治疗 高热时可酌情使用小量退热剂；烦躁可适当给予镇静剂。频繁剧咳可用镇咳剂或雾化吸入。继发细菌感染可给抗生素。

3. 并发症的治疗 有并发症者给予相应治疗。

流行性腮腺炎

【临床表现】起病大多较急，无前驱症状。有发热、畏寒、头痛、肌痛、咽痛、食欲不佳、恶心、呕吐、全身不适等，数小时腮腺肿痛，逐渐明显，体温可达 39℃以上。

腮腺肿痛最具特征性。一般以耳垂为中心，向前、后、下发展，状如梨形，边缘不清；局部皮肤紧张，发亮但不发红，触之坚韧有弹性，有轻触痛，张口、咀嚼（尤其进酸性饮食）时刺激唾液分泌，导致疼痛加剧；通常一侧腮腺肿胀后 1~4d 累及对侧，双侧肿胀者约占 75%。颌下腺或舌下腺也可同时被累及。10%~15% 的患儿仅有颌下腺肿大，舌下腺感染少见。重症者腮腺周围组织高度水肿，使容貌变形，并可出现吞咽困难。腮腺管开口处早期可有红肿，挤压腮腺始终无脓性分泌物自开口处溢出。咽及软腭可有肿胀，扁桃体向中线移动。腮腺肿胀大多于 3~5d 到达高峰，7~10d 逐渐消退而回复正常。腮腺肿大时体温升高多为中度发热，5d 左右降至正常。病程 10~14d。

【诊断】

1. 疑似病例 发热，畏寒，疲倦，食欲不振，1~2d 后单侧或双侧非化脓性腮腺肿痛或其他唾液腺肿痛。

2. 确诊病例 ①腮腺肿痛或其他唾液腺肿痛与压痛，吃酸性食物时胀痛更为明显。腮腺管口可见红肿。白细胞计数正常或稍低，后期淋巴细胞增加。②发病前 1~4 周与腮腺炎病人有密切接触史。

【鉴别诊断】需与化脓性腮腺炎、颈部及耳前淋巴结炎、症状性腮腺肿大、其他病毒所引起的腮腺炎、其他原因所致的腮腺肿大、其他病毒所致的脑膜脑炎等疾病相鉴别。

【治疗】

1. 一般治疗及护理 患儿应卧床休息，高热降温。中药是常用的药物，局部用紫金锭或如意金黄散加减后外敷。临床可用干扰素治疗，局部也可用透热、红外线等理疗。

2. 对症治疗 ①并发胰腺炎时 应禁食，静脉输液加用抗生素。②并发心肌炎时 可短期使用肾上腺皮质激素。③重症并发脑膜脑炎时 主要采用对症治疗，伴有颅内压增高者，可用脱水疗法。④并发睾丸炎时 可局部冷敷以减轻疼痛。重症病例可短期用氢化可的松静脉滴注治疗。

手足口病

【定义】手足口病是由肠道病毒引起的传染病，多发生于 5 岁以下儿童，可引起手、足、口腔等部位的疱疹，少数患儿可引起心肌炎、肺水肿、无菌性脑膜脑炎等并发症。个别重症患儿如果病情发展快，导致死亡。

肠道病毒包括脊髓灰质炎病毒、柯萨奇病毒和埃可病毒。人是已知的唯一宿主及传染源，其感染部位是包括口腔在内的整个消化道，通过污染的食物、饮料、水果等经口进入体内，并在肠道增殖。患者多为学龄前儿童，尤其是 3 岁以下婴幼儿。不同病原型感染后抗体缺乏交叉保护力，人群可反复感染。四季均可发病，常见于 4~9 月份。传染性强，传播途径复杂，流行强度大，传播快，在短时间内即可造成大流行。

【临床表现】根据发病机制和临床表现，将手足口病感染分为五期。

第一期（手足口出疹期）：发热，手、足、口、臀等部位出疹（斑丘疹、丘疹、小疱疹），可伴有咳嗽、流涕、食欲不振等症状。此期病例属于手足口病普通病例，绝大多数病例在此期痊愈。

第二期（神经系统受累期）：多发生在病程 1~5d 内；可持续高热或反复高热；出现中枢神经系统损害表现；脑脊液检查为无菌性脑膜炎改变；MRI 检查可见异常。此期病例属于手足口病重症病例重型，大多数病例可痊愈。

第三期（心肺功能衰竭前期）：此期病例属于手足口病重症病例危重型，多发生在病程 5 天内；以 0~3 岁为主；呼吸异常；循环功能障碍；血糖升高，外周血白细胞（WBC）升高，心脏射血分数可异常。及时发现上述表现并正确治疗，是降低病死率的关键。

第四期（心肺功能衰竭期）：此期病例属于手足口病重症病例危重型，病死率较高。多发生在病程 5 天内；呼吸异常；持续血压降低或休克。亦有病例以严重脑功能衰竭为主要表现，肺水肿不明显，

第五期（恢复期）：体温逐渐恢复正常，对血管活性药物的依赖逐渐减少，神经系统受累症状和心肺功能逐渐恢复，少数可遗留神经系统后遗症状。

【鉴别诊断】 散在发生时，须与口蹄疫、疱疹性咽颊炎、风疹等鉴别。

1. 口蹄疫 由口蹄疫病毒引起，主要侵犯猪、牛、马等家畜。对人虽然可致病，但不敏感。一般发生于畜牧区，成人牧民多见，四季均有。口腔黏膜疹易融合成较大溃疡，手背及指、趾间有疹子，有痒痛感。

2. 疱疹性口炎 四季均可发病，以散在为主。一般无皮疹，偶尔在下腹部可出现疱疹。

3. 疱疹性咽颊炎 可由 CoxA 组病毒引起，病变在口腔后部，如扁桃体、软腭、悬雍垂，很少累及颊黏膜、舌、龈。不典型、散在性 HFMD 很难与出疹发热性疾病鉴别，须做病原学及血清检查。

【治疗】 治疗原则主要为对症治疗。如降温、镇静、止惊、保护各器官功能、纠正内环境失衡等。可服用抗病毒药物及清热解毒中草药及维生素 B、C 等。危重病例的救治。早期强化降颅内压、早期气管插管、早期抗休克处理三大措施。

水 痘

【定义】 由水痘-带状疱疹病毒经空气传播、直接接触及胎盘传播初次感染的传染病。临床特征是皮肤黏膜相继出现斑丘疹、疱疹及结痂等，而全身症状轻微。

【临床表现与诊断】 四种皮疹成批出现：斑疹、斑丘疹、水疱疹、痂疹。高峰时："四世同堂"。皮疹向心性分布，四肢末端少，头皮内可有。

重症水痘：高热、离心分布，四肢多、有脐眼、出血性。

先天性水痘：皮肤瘢痕、眼、脑畸形。

新生儿水痘：母产前/后 1 周内患病或水平传播。生后 5~10d 发生严重致死性出

血性水痘，伴发热并常累及肺和肝脏，病死率高达 30%。

【治疗】

1. 对症 止痒、退热等。

2. 抗病毒治疗 ①阿昔洛韦 30mg/（kg·d），每 8h 1 次，静脉滴注；阿昔洛韦 80mg/（kg·d），分 4 次口服（最大 800mg/次），5d，最好在出疹后 48h 内开始用。②膦甲酸适于 ACV 耐药者。③皮疹局部可涂搽 3% ACV 霜剂或软膏。

【预防】 ①隔离病人至全部皮疹结痂。②易感免疫抑制儿童和孕妇避免接触。③水痘减毒活疫苗 70%~85% 预防水痘，100% 预防严重水痘。④VZV 免疫球蛋白接触后 4 天内用。

流行性脑脊髓膜炎

【定义】 流行性脑脊髓膜炎简称流脑，是由脑膜炎双球菌引起的化脓性脑膜炎，经呼吸道传播，病变最后局限于脑膜和脊髓膜。

【临床表现】 突发高热、剧烈头痛、频繁呕吐、皮肤黏膜瘀点瘀斑及脑膜刺激征。严重者可表现暴发型、败血症型、脑膜脑炎型，而有感染性休克、神志障碍、惊厥及呼吸衰竭。本病多见于冬春季，儿童发病率高。

【鉴别诊断】

1. 与其他细菌引起的化脑鉴别 与流脑不同点为无季节性，多散发，无瘀点、瘀斑。确诊需细菌学检查。

2. 结核性脑膜炎 起病缓慢，病程较长。多有结核病史或结核病人密切接触史。有结核病症状及表现，皮肤黏膜无瘀点瘀斑、脑脊液检查可明确诊断。

【治疗】

1. 一般治疗 早期诊断，就地隔离治疗。密切监护，及时发现病情变化。做好护理，预防并发症。必要时给氧，保证足够液体量及电解质以维持内环境稳定。

2. 病原治疗 早期、足量给予敏感药物。青霉素 G 为目前治疗流脑首选，分次静脉注射或静脉滴注，疗程 5~7d。不宜做鞘内注射。其次可选用头孢菌素、氯霉素、磺胺类药物等。

3. 对症治疗 高热：可用物理降温及应用退热药物；颅压升高：可用 20% 甘露醇 1~2g/kg，每隔 4~6h 一次，静脉快速滴注。

4. 暴发型流脑 应注意抗休克治疗，防止呼吸衰竭。

猩红热

【定义】 猩红热是一种由 A 组 β 溶血性链球菌所致的急性呼吸道传染病。临床以发热、咽峡炎、全身弥漫性红色皮疹及疹退后皮肤脱屑为特征。多见于 3~7 岁的儿童，少数患儿于病后 2～3 周可发生风湿热或急性肾小球肾炎。

【临床表现】

1. 潜伏期 通常为 2～3d，短者 1d，长者 5～6d。

2. 前驱期 从发病到出疹为前驱期，一般不超过 24h，少数病例可达 2d。起病多急骤，有畏寒，高热，伴有头痛、恶心、呕吐、咽痛等。婴儿在起病时烦躁或惊厥。检查时可见咽部炎症，轻者仅有咽部或扁桃体充血，重者咽及软腭有脓性渗出物和点状红疹或出血性红疹，或可有假膜形成。颈及颌下淋巴结肿大及压痛。

3. 出疹期 多见于发病后 1～2d 出疹。皮疹从耳后，颈及上胸部，然后迅速波及躯干及上肢，最后到下肢。皮疹特点是全身皮肤弥漫性发红，其上有点状红色皮疹，高出皮面，扪之有粗糙感，压之退色，有痒感，疹间无正常皮肤可见。贫血性皮肤划痕为猩红热的特征之一：以手按压则红色可暂时消退数秒钟，出现苍白的手印。帕氏线为猩红热的特征之二：在皮肤皱褶处，如腋窝、肘弯和腹股沟等处，皮疹密集成线，压之不退。杨梅舌为猩红热特征之三：前驱期或发疹初期，舌质淡红，其上被覆灰白色苔，边缘充血浮肿，舌刺突起，2～3d 后舌苔由边缘消退，舌面呈牛肉样深红色，舌刺红肿明显，突出于舌面上，形成杨梅舌。口周出现苍白圈：系口周皮肤与面颊部发红的皮肤比较相对苍白。

4. 恢复期 皮疹于 3～5d 后颜色转暗，逐渐隐退。并按出疹先后顺序脱皮，皮疹愈多，脱屑愈明显。轻症患者呈细屑状或片状屑。重症患者有时呈大片脱皮，以指、趾部最明显。此时全身中毒症状及局部炎症也很快消退。此期约 1 周左右。

【诊断】

1. 接触史 有与猩红热或咽峡炎病人接触史者，有助于诊断。

2. 临床表现 骤起发热、咽峡炎、典型的皮疹、口周苍白、杨梅舌、帕氏线、恢复期脱皮等，为猩红热的特点。

3. 实验室检查 白细胞数增高达（10～20）×10^9/L，嗜中性粒细胞占 80% 以上。红疹毒素试验早期为阳性。咽拭子、脓液培养可获得 A 组链球菌。

【治疗】

1. 一般治疗 呼吸道隔离。供给充分的营养、热量。在发热、咽痛期间可给予流质或半流质饮食，保持口腔的清洁。高热者，应物理降温或用退热剂。

2. 抗菌治疗 青霉素能迅速消灭病原菌，预防和治疗脓毒并发症，是治疗猩红热的首选药物。更主要的在于预防并发症如急性肾小球肾炎和急性风湿热的发生。治疗开始愈早，预防效果愈好。青霉素剂量：5 万单位/（kg·d），分 2 次肌内注射。严重感染者，剂量可加大到 10 万～20 万单位/kg，静脉滴注。对青霉素过敏者可用红霉素，剂量 30～40mg/（kg·d），分 3～4 次口服，疗程 7～10d。

【预防】

1. 早期隔离病人 明确诊断后将患儿进行隔离治疗，由于早期使用抗生素，病原菌很快消失，隔离期限缩短为 1 周。不需要住院者在家隔离治疗。最好咽拭子培养 3 次阴性后解除隔离。

2. 接触者的处理 儿童机构发生猩红热时，应严密观察接触者。认真进行晨间检查，有条件可做咽拭子培养。对可疑猩红热、咽峡炎患者及带菌者，都应给予隔离治疗。

脊髓灰质炎

【定义】脊髓灰质炎是急性传染病，由病毒侵入血液循环系统引起，部分病毒可侵入神经系统，俗称小儿麻痹症。

【临床表现】患者多为 1～6 岁儿童，主要症状是发热，全身不适，严重时肢体疼痛，发生瘫痪。其临床表现多种多样，包括程度很轻的非特异性病变、无菌性脑膜炎（非瘫痪性脊髓灰质炎）和各种肌群的弛缓性无力（瘫痪性脊髓灰质炎）。

临床上可分为多种类型：隐性感染、顿挫型、无瘫痪型、瘫痪型。脊髓灰质炎病人，由于脊髓前角运动神经元受损，与之有关的肌肉失去了神经的调节作用而发生萎缩，同时皮下脂肪、肌腱及骨骼也萎缩，使整个机体变细。

【鉴别诊断】本病初起时与伤风感冒相类似，故不易相鉴别，应沟通、结合流行病史、预防接种史、发病季节、详细询问，如见双峰热汗多，嗜睡，头痛，恶心，呕吐，咽痛等应疑为本病。

【治疗】原则是减轻恐惧，减少骨骼畸形，预防及处理合并症，康复治疗。

1. 卧床休息。

2. 对症治疗　可使用退热镇痛剂、镇静剂缓解全身肌肉痉挛、不适和疼痛；每2～4h 湿热敷一次，每次 15～30min；热水浴亦有良效，特别对年幼儿童，与镇痛药合用有协同作用；轻微被动运动可避免畸形发生。

3. 瘫痪期　应保持正确的姿势，疼痛消失后立即作主动和被动锻炼，以避免骨骼畸形。适当的营养，保证食物和水分摄入。可使用促进神经传导功能药物如地巴唑。

4. 延髓型瘫痪　①保持呼吸道通畅；②每日测血压 2 次，如有高血压脑病，应及时处理；③声带麻痹、呼吸肌瘫痪者，需行气管切开术，通气受损者，需机械辅助呼吸。

耳鼻咽喉科篇

第三十一章　耳部疾病

外耳道异物

外耳道异物常见于儿童将豆类、小珠粒、火柴棒头等各种小物塞入外耳道。成人可因创伤、弹片、泥土、木块等，或耳病治疗时误留棉花、小纱条于外耳道。其他如夏季昆虫可爬入或飞入外耳道内形成异物。

【临床表现】因异物种类大小和部位而异。小而无阻塞、无刺激的异物，可长期存留无任何明显症状。较大异物或植物性异物可遇潮湿而膨胀，阻塞外耳道影响听力及耳鸣等。严重者可致外耳道炎，出现耳痛。异物接近鼓膜可压迫鼓膜致耳鸣、眩晕，活动昆虫爬行骚动时可引起难以忍受的不适，触及鼓膜可致疼痛、耳鸣、甚至损伤鼓膜。检查可见不同大小的异物存留于外耳道不同的位置。

【治疗】根据异物大小、性质和部位，采用不同的取出方法。①活动而不膨胀的小异物，可用生理盐水将异物冲出。但外耳道、鼓膜有损伤或穿孔禁用。②植物性异物可在直视下用异物钩或耳刮匙取出，不宜用水冲洗，以免膨胀而取出困难。③活动的昆虫类可先滴入油剂、乙醇或乙醚使其死后用镊、钩或冲洗取出。

【注意事项】①并发急性炎症时，可先抗炎治疗后再取出异物，若异物影响炎症消退，可在消炎过程中酌情取出。②取异物时操作必须轻巧熟练，不得盲目强行取出，以免损伤外耳道皮肤及鼓膜。特别对圆形光滑异物如豆类、玻璃珠等，切忌随意用镊、钳夹取，以免将异物推向深部。③异物嵌顿于外耳道不易取出者，如创伤进入弹片等，可从耳后作乳突凿开术之切口，分离外耳道软骨部，然后取出异物。④不合作儿童或异物嵌顿很紧难以取出者，可予以短暂的全身麻醉后取出。

急性化脓性中耳炎

【定义】急性化脓性中耳炎是中耳黏膜的急性化脓性炎症。病变主要位于鼓室，但中耳其他各部亦常受累。主要致病菌为肺炎球菌、流感嗜血杆菌、溶血性链球菌、葡萄球菌、变形杆菌等。本病较常见，好发于儿童。

【感染途径】

1. 咽鼓管途径　最常见。

(（1）急性上呼吸道感染时，如急性鼻炎、急性鼻咽炎等，炎症向咽鼓管蔓延。咽鼓管咽口及管腔黏膜充血、肿胀、纤毛运动障碍，致病菌乘虚侵入中耳。

（2）急性传染病，如猩红热、麻疹、百日咳等，可通过咽鼓管途径并发本病。急性化脓性中耳炎亦可为上述传染病的局部表现。此型病变常深达骨质，引起严重的坏死性病变。

（3）在污水中游泳或跳水、不适当的咽鼓吹张、擤鼻或鼻腔治疗等，均可导致细菌循咽鼓管侵入中耳。婴幼儿基于其解剖生理特点，比成人更易经此途径引起中耳感染。婴幼儿的咽鼓管短、宽而平直，如哺乳位置不当，平卧吮奶，乳汁或呕吐物可经咽鼓管流入中耳。

2. 外耳道鼓膜途径　鼓膜外伤、鼓膜穿刺、鼓膜置管时，致病菌可由外耳道直接侵入中耳。

3. 血行感染　极少见。

【临床表现】　主要症状为耳痛、耳漏和听力减退，全身症状轻重不一，婴幼儿不能陈述病情，常表现为发热、哭闹不安、抓耳摇头，甚至出现呕吐、腹泻等胃肠道症状。因此，要详细检查鼓膜，以明确诊断。临床症状及检查所见随病理改变而不同，一般分为以下四期。

1. 早期（卡他期）　鼓室黏膜充血水肿、血管扩张，腺体分泌增加，鼓室内有浆液性炎性渗出物。自觉耳堵塞感、轻度听力减退和轻微耳痛，一般无明显全身症状，或有低热。检查：鼓膜松弛部充血、紧张部周边及锤骨柄可见放射状扩张的血管，此期为时不久，常被忽视，特别是小儿更不易觉察。

2. 中期（化脓期）　炎症继续发展，鼓室黏膜充血肿胀加重，浆液性炎性渗出物转为黏脓性及脓性。症状随之加重，耳痛剧烈，呈扑动性跳痛或刺痛，可向同侧头部或牙齿放射。听力减退显著。全身症状亦明显，可有畏寒、发热、急倦、食欲减退。小儿哭闹不安，体温可高达40℃。惊厥，伴呕吐、腹泻等消化道症状。

检查：鼓膜弥漫性充血，伴肿胀，向外膨出，初见于后上部。后渐全部外凸。正常标志难以辨认。血象：白细胞总数增多，中性白细胞比例增加。

3. 晚期（穿孔期）　鼓室积脓增加，鼓膜毛细血管受压，出现小静脉血栓性静脉炎，局部坏死溃破。致鼓膜穿孔，脓液由此外泄。由于脓液得以引流，局部症状和全身症状亦随着改善，耳痛减轻，体温下降。耳漏初为血水样，后为黏脓性或脓性。

检查：鼓膜穿孔前，局部先出现小黄点。穿孔开始一般甚小，不易看清，彻底清洁外耳道后，方可见到鼓膜穿孔处有闪烁搏动的亮点，有脓液自该处涌出。听力检查呈传导性聋。

急性传染病并发的急性化脓性中耳炎，病变可深达骨质，称急性坏死性中耳炎，表现脓臭、鼓膜大穿孔。

4. 恢复期　鼓膜穿孔引流通畅后，炎症逐渐消退，鼓室黏膜恢复正常，耳流脓逐渐消失，小的穿孔可自行修复。

检查：可见鼓膜紧张部小穿孔，外耳道内有脓性分泌物或干燥。

【治疗】　治疗原则为控制感染、通畅引流及病因治疗。

334

1. 全身治疗

（1）及早应用足量抗生素或磺胺类药物控制感染，直至症状消退后 5～7d 停药，务求彻底治愈。一般可用青霉素、磺胺异噁唑、头孢菌素类药物等。鼓膜穿孔后取脓液作细菌培养及药敏试验，可参照其结果改用适宜的抗生素。

（2）1% 麻黄碱液或呋喃西林麻黄碱液、氯霉素麻黄碱液滴耳，减轻咽鼓管咽口肿胀，以利引流。

（3）理疗，如红外线、超短波等，有助于消炎止痛。

（4）全身支持疗法，注意休息，调节饮食。

2. 局部治疗

（1）鼓膜穿孔前　①1%～3% 酚甘油滴耳，可消炎止痛。鼓膜穿孔的应立即停药，因该药遇脓液后释放出石炭酸，可腐蚀鼓室黏膜及鼓膜。②鼓膜切开术：如全身局部症状较重，鼓膜明显膨出，经一般治疗后明显减轻；或穿孔太小，引流不畅；或疑有并发症，但非需即行乳突手术时，应在无菌操作下行鼓膜切开术，以利通畅引流。

（2）鼓膜穿孔后　①先以 3% 双氧水清洗，并拭净外耳道脓液，以便药物进入中耳发挥作用。②局部用药。以抗生素水溶液为主，3～4 次/日。恢复期，可选用 4% 硼酸甘油、2.5～5% 氯霉素甘油等滴耳，便于消肿、干耳。③感染完全控制后，鼓膜穿孔长期不愈合者，可行鼓膜修补术。

3. 病因治疗　积极治疗鼻部及咽部慢性疾病，如腺样体肥大、慢性鼻窦炎、慢性扁桃体炎等。

慢性化脓性中耳炎

【定义】慢性化脓性中耳炎是中耳黏膜、骨膜或深达骨质的慢性化脓性炎症，常与慢性乳突炎合并存在。本病极为常见。临床上以耳内反复流脓、鼓膜穿孔及听力减退为特点，可引起严重的颅内、外并发症而危及生命。

【病因】多因急性化脓性中耳炎延误治疗或治疗不当、迁延为慢性；或为急性坏死型中耳炎的直接延续。鼻、咽部存在慢性病灶亦为一重要原因。一般在急性炎症开始后 6～8 周，中耳炎症仍然存在，统称为慢性化脓性中耳炎。

常见致病菌多为变形杆菌、金黄色葡萄球菌、铜绿假单胞菌，以革兰阴性杆菌较多，无芽孢厌氧的感染或混合感染亦逐渐受到重视。

【临床表现】

1. 单纯型　最常见，多由于反复发作的上呼吸道感染时，致病菌经咽鼓管侵入鼓室所致，又称咽鼓管室型。炎性病为主要位于鼓室黏膜层，鼓室黏膜充血、增厚，圆形细胞浸润，杯状细胞及腺体分泌活跃。临床特点：耳流脓，多为间歇性，呈黏液性或黏液脓性，一般不臭。量多少不等，上呼吸道感染时，脓量增多。鼓膜穿孔多为紧张部中央性，大小不一，但穿孔周围均有残余鼓膜。鼓室黏膜粉红色或苍白，可轻度增厚。耳聋为传导性，一般不重。乳突常为硬化型，而无骨质缺损破坏。

2. 骨疡型　又称坏死型或肉芽型，多由急性坏死型中耳炎迁延而来。组织破坏较广泛，病变深达骨质，听小骨、鼓窦周围组织可发生坏死；黏膜上皮破坏后，局部有肉芽组织或息肉形成。临床特点：耳流脓多为持续性，脓性间有血丝，常有臭味。鼓膜紧张部大穿孔可累及鼓环或边缘性穿孔。鼓室内有肉芽或息肉，并可经穿孔突于外耳道。传导性聋较重。乳突为硬化型或板障型，伴有骨质缺损破坏。

3. 胆脂瘤型　胆脂瘤非真性肿瘤，是位于中耳、乳突腔内的囊性结构。囊的内壁为复层鳞状上皮，囊内充满脱落上皮、角化物质及胆固醇结晶，囊外侧以一层厚薄不一的纤维组织与其邻近的骨壁或组织紧密相连。由于囊内含有胆固醇结晶，故称胆脂瘤。

胆脂瘤因其对周围骨制裁的直接压迫，或由于其基质及基质下方的炎性肉芽组织产生的多种酶（如溶酶体酶、胶原酶等）和前列腺素等化学物质的作用，致使周围骨质脱钙，骨壁破坏，炎症由此处向周围扩散，可导致一系列颅内、外并发症。临床特点：耳长期持续流脓，有特殊恶臭，鼓膜松弛部或紧张部后上方有边缘性穿孔。从穿孔处可见鼓室内有灰白色鳞屑状或豆渣样物质，奇臭。一般有较重传导性聋，如病变波及耳蜗，耳聋呈混合性。乳突 X 线片示上鼓室、鼓窦或乳突有骨质破坏区，边缘多浓密、整齐。

【治疗】　治疗原则为消除病因，控制感染，通畅引流，彻底清除病灶，防治并发症；重建听力。

1. 病因治疗　积极治疗上呼吸道病灶性疾病，如慢性鼻窦炎、慢性扁桃体炎。

2. 局部治疗　局部治疗包括药物治疗和手术治疗。根据不同类型采用不同方法。

（1）单纯型　以局部用药为主。流脓停止、耳内完全干燥后穿孔或可自愈，穿孔不愈者可行鼓膜修补术或鼓室成形术。

①局部用药　按不同病变情况选用药物：抗生素水溶液或抗生素与类固醇激素类药物混合液，如 0.25% 氯霉素液、氯霉素可的松液、3% 林可霉素液、1% 黄连素液等，用于鼓室黏膜充血、水肿，有脓液或黏脓时。乙醇或甘油制剂，如 4% 硼酸酒精、4% 硼酸甘油，2.5%～5% 氯霉素甘油等，适用于黏膜炎症逐渐消退，脓液极少，中耳黏膜水肿、潮湿者。粉剂，如硼酸粉、氯霉素硼酸粉等，仅用于穿孔大、脓液极少时，有助于干耳。

②局部用药注意事项　a. 用药前先清洗外耳道及中耳腔内脓液，可用 3% 双氧水或硼酸水清洗，后用棉签拭净或以吸引器吸尽脓液，方可滴药。b. 抗生素滴耳剂宜参照中耳脓液的细菌培养及药物敏感试验结果，选择适当药物。氨基糖苷类抗生素用于中耳局部可引起内耳中毒，应慎用或尽量少用。c. 粉剂宜少用，粉剂应颗粒细、易溶解，一次用量不宜多，鼓室内撒入薄薄一层即可。穿孔小、脓液多者忌用，因粉剂可堵塞穿孔，妨碍引流。

滴耳法：病人取坐位或卧位，患耳朝上。将耳廓向后上方轻轻牵拉，向外耳道内滴入药液 3～4 滴。然后用手指轻按耳屏数次，促使药液经鼓膜穿孔流入中耳。数分钟后方可变换体位。注意滴耳药液应尽可能与体温接近，以免引起眩晕。

③为改善听力，可行鼓膜修补术或鼓室成形术，但宜在中耳腔炎症消退、停止流脓 2～3 月、咽鼓管通畅者施行。对较小穿孔可在门诊行烧灼法。用 50% 三氯醋酸烧灼

穿孔边缘，再贴一薄层覆盖物（如酚甘油薄棉片、硅胶膜等）起一桥梁作用，促使新生鼓膜上皮沿覆盖物生长愈合。有的需数次才能愈合。

（2）骨疡型 ①引流通畅者，以局部用药为主，但应注意定期复查。②中耳肉芽可用10%~20%硝酸银烧灼或刮匙刮除，中耳息肉可用圈套器摘除。③引流不畅或疑有并发症者，根据病变范围，行改良乳突根治术或乳突根治术，并酌情同时行鼓室成形术以重建听力。

（3）胆脂瘤型 应及早施行改良乳突根治术或乳突根治术，彻底清除病变，预防并发症，以获得一干耳，并酌情行鼓室成形术以提高听力。

三型慢性化脓性中耳炎的病理改变、临床表现、检查、并发症及治疗原则的鉴别要点如表5-31-1。

表5-31-1 三型慢性化脓性中耳炎的鉴别要点

鉴别项目	单纯型	骨疡型	胆脂瘤型
病理改变	限于中、下鼓室黏膜	病变侵蚀骨质，有肉芽及息肉	有胆脂瘤形成
耳流脓	间歇流脓，黏液或黏脓性，不臭	持续流脓，臭	持续流脓，可有白色鳞片、豆渣样物，恶臭
鼓膜	紧张部中央性穿孔	紧张部大穿孔或边缘性穿孔，可累及鼓环	松弛部穿孔或边缘性穿孔
听力	传导性聋	传导性聋或混合性聋	传导性聋或混合性聋
乳突X线片	乳突多为硬化型，骨质无缺损破坏	硬化型或板障型，有骨质缺损破坏	有胆脂瘤空洞形成，边缘浓密锐利
并发症	一般无并发症	可有颅内、外并发症	易引起颅内、外并发症
治疗原则	保守治疗，控制感染后，行鼓室成形术恢复听力	消除肉芽或息肉，通畅引流，无效则行乳突手术，消除病灶的同时，尽量保持或重建听力	及早行乳突根治术，清除病灶，防止并发症

第三十二章 鼻部疾病

鼻出血

【概述】鼻出血，又称鼻衄，是临床常见症状之一，多因鼻腔病变引起，也可由全身疾病所引起，偶有因鼻腔邻近病变出血经鼻腔流出者。鼻出血多为单侧，亦可为双侧；可间歇反复出血，亦可持续出血；出血量多少不一，轻者仅鼻涕中带血，重者可引起失血性休克；反复出血则可导致贫血。多数出血可自止。

出血部位大多数和在鼻中隔前下部的易出血区。儿童鼻出血几乎全部发生在鼻腔前部；青年人虽以鼻腔前部出血多见，但也有少数严重的出血发生在鼻腔后部。40 岁以上的中老年人的鼻出血，常与高血压和动脉硬化有关，出血部位见于鼻腔后部，位于下鼻甲后端附近的鼻咽静脉丛为鼻后部出血的较常见部位。

【临床表现与诊断】 鼻出血属于急症，应在最短时间内确定出血部位，判明出血原因，以便及时给予有效治疗。有些病因不明者，需在止血之后，再探查其原因。在询问病史时应迅速问清哪一侧先出血、出血时的情况、过去发生过鼻出血否、此次出血有无自觉病因，根据具体情况进行局部和全身检查。出血可发生在鼻腔的任何部位，但以鼻中隔前下区最为多见，有时可见喷射性或搏动性小动脉出血。鼻腔后部出血常迅速流入咽部，从口吐出。一般说来，局部疾患引起的鼻出血，多限于一侧鼻腔，而全身疾病引起者，可能两侧鼻腔内交替或同时出血。

鼻出血多发生于单侧，如发现两鼻孔皆有血液，常为一侧鼻腔的血液向后流，由后鼻孔反流到对侧。出血不剧者，可用 1% ~ 2% 麻黄碱棉片收缩鼻腔黏膜后，从先出血的一侧鼻寻找出血点，必须仔细检查，尤其是对鼻中隔前下部位，注意黏膜表面有无充血、静脉曲张、糜烂溃疡等。有的通过前鼻镜检查不能发现出血部位，如出血不剧，可行后鼻镜或光导纤维鼻咽镜检查。鼻窦内出血，血液常自鼻道或嗅裂流出。除了寻找出血点外，并作必要的全身检查（测量血压、血常规检查、出血时间及凝血时间测定、毛细血管脆性试验及血小板计数等）。有时尚须与有关科室共同会诊，寻找病因。

若出血较剧，不允许从容地进行检查，应立即采取止血措施，并迅速判断是否有出血性休克，同时要注意：①休克时，鼻衄可因血压下降而自行停止，不可误认为已经止血。②高血压鼻衄病人，可能因出血过多，血压下降，不可误认为血压正常。应注意病人有无休克前期症状如脉搏快而细弱、烦躁不安、面色苍白、口渴、出冷汗及胸闷等。③要重视病人所诉出血量，不能片面依赖实验室检查。因在急性大出血后，其血红蛋白测定在短时间内仍可保持正常。

有时大量血液被咽下，不可误认为出血量不多，以后可呕出多量咖啡色胃内容物。

【治疗】

1. 一般原则

（1）医生遇出血患者时应沉着冷静，对患者应多方安慰。

（2）严重鼻出血可使大脑皮层供血不足，患者常出现烦躁不安，可注射镇定剂，一般用巴比妥类药物，但老年人以用安定或异丙嗪为宜。对心力衰竭及肺源性心脏病患者鼻出血时，忌用吗啡以免抑制呼吸。对高血压所致的严重大量出血患者，用降压药物时应慎重，因高龄高血压患者和有严重的动脉硬化的高血压患者，在心脏供血不足时，不应将血压降得过低，否则可能造成动脉血栓形成。

（3）已出现休克症状者，应注意呼吸道情况，对合并有呼吸道阻塞者，应首先予以解除，同时进行有效地抗休克治疗。

2. 局部止血方法

（1）指压法 此法作为临时急救措施，用手指压紧出血侧和鼻翼 10～15min，然后再进一步处理。

（2）收敛法 用浸以 1%～2% 麻黄碱液或 0.1% 肾上腺素液的棉片填入鼻腔内止血，然后寻找出血点。

（3）烧灼法 适用于反复少量出血并有明确出血点者。在出血处进行表面麻醉后，用 30%～50% 硝酸银或三氯醋酸烧灼出血点至出现腐蚀性白膜为止，注意不可使药物流到他处，也不要在鼻中隔两侧相对处同时烧灼，以免发生鼻中隔穿孔。电灼、电火花法或 YAG 激光凝固法与药物烧灼相似。烧灼后可用油剂滴鼻以防局部干燥。

（4）冷冻止血法 对鼻腔前部出血较为适宜。

（5）翼腭管注射法（腭大孔注射法） 对鼻腔后部出血有效。注射后可封闭上颌动脉的分支蝶腭动脉。方法为将注射器针头在第三磨牙内侧刺入腭大孔内，注入含少量肾上腺素的 1% 利多卡因 3ml。针头刺入不宜过深，以免将药液注入圆孔或眶内。

（6）填塞法 此法是利用填塞物填塞鼻腔，压迫出血部位，使破裂的血管形成血栓而达到止血目的。

①鼻腔填塞法 常用凡士林纱条经前鼻孔填塞鼻腔。填塞时，纱条远端固定，逐渐由后向前，由上向下，折叠填塞可避免纱条坠入鼻咽部或堵在鼻前庭。此法对鼻腔前部出血效果较好。也可用明胶海绵、止血纱布等填塞或医用生物胶黏合。局部压迫止血后，出血点或出血创面涂以薄层快速医用生物胶，具有黏合、止血、防止感染、止痛和促进创面愈合的作用。还可用乳胶或硅橡胶气囊填入鼻腔，注入空气或水使气囊膨胀，进行压迫止血。

②后鼻孔填塞法 先将凡士林纱条或消毒纱布卷叠成块形或圆锥形，长约 3.5cm，直径约 2.5cm，用粗线缝紧，两端各有约 25cm 长的双线，消毒备用。填塞时先收缩和表麻鼻腔黏膜，咽部亦喷有表面麻醉剂。用导尿管由前鼻孔沿鼻腔底部插入直达咽部，用镊子将导管从口腔拉出，导尿管尾端则留于前鼻孔外，再将填塞物上的双线系于导尿管，此时将填塞物由口腔送入鼻咽部，填塞于后鼻孔。为了减少患者痛苦，可用弯止血钳将填塞物在明视下送到悬雍垂的后上方，再将导尿管的鼻端向外拉紧。最后在前鼻孔处用一纱布球，将双线系于其上，以作固定，口腔端的线头可剪短留在口咽部，便于以后取出填塞物时作牵拉之用。后鼻孔填塞后，一般都需加行鼻腔填。鼻腔填塞物应于 24～48h 内取出或更换，以防引起鼻窦及中耳感染等并发症。

3. 全身治疗 ①半坐位休息，注意营养，给予高热量易消化饮食。对老年或出血较多者，注意有无失血性贫血、休克、心脏损害等情况，并及时处理。失血严重者，须予输血、输液。②寻找出血病因，进行病因治疗。③给予足够的维生素 C、K、P 等，并给予适量的镇静剂。④静脉注射 50% 葡萄糖、5% 氯化钙或凝血质（3～4ml，肌内注射，2 次/日），以促进凝血。适当应用止血剂，如抗血纤溶芳酸、6-氨基己酸、酚磺乙胺或云南白药等。⑤反复鼻腔填塞时间较长者，应加用抗生素预防感染。

4. 手术疗法 手术治疗可酌情采用。

鼻骨骨折

【定义】外鼻突出于面部，易遭受撞击、跌撞、枪弹及爆炸弹片的损伤。外鼻创伤占鼻部创伤的 50%，其中以裂伤和鼻骨骨折多见。骨折类型与暴力的方向和大小有关。

【临床表现】最常见症状是鼻出血和局部疼痛，严重者可出现休克。

1. 单纯挫伤显示外鼻肿胀及皮下淤血。

2. 鼻骨骨折而有移位者，表现鼻梁塌陷或偏斜。暴力来自一侧时，同侧鼻梁下陷，对侧隆起。正面暴力常使两侧鼻骨骨折，形成鞍鼻。2～4h 后，鼻部软组织肿胀、淤血，掩盖畸形。扪诊局部有触痛，可感到两侧鼻骨不对称及骨摩擦音。如鼻腔黏膜撕裂，擤鼻后，可出现皮下气肿，触之有捻发音。

3. 鼻中隔如发生骨折、脱位，可出现鼻塞，鼻中隔软骨偏离中线，近鼻前庭处突向一侧鼻腔，黏膜撕裂，软骨或骨质外露。如鼻中隔黏膜下出现血肿，则在中隔一侧或二侧显示膨隆。

【诊断】结合病史、临床检查所见，多可做出诊断。影像学检查有助于判断骨折的位置及严重程度。

【治疗】单纯鼻骨骨折无移位者，鼻腔给予止血可不作其他处理。有时鼻畸形者应在肿胀发生前或消肿后进行鼻骨复位。但应在受伤后一周内进行，超过两周者，因骨痂形成使复位困难。由于未及时整复后遗畸形者，需行成形术矫正。

鼻腔异物

【病因】鼻腔异物亦以儿童多见，当其嬉戏时，将小物塞入鼻腔，或可因呕吐或进食时，喷嚏将食物从鼻咽部呛入鼻腔。鼻衄时，常将草纸、棉花等止血物遗忘取出而存留鼻腔，鼻部手术中遗留敷料，鼻部外伤，弹片等异物嵌入鼻腔，此外还可见小水蛭吸入鼻腔成为异物等。

【临床表现】视异物种类不同。由于异物在鼻腔长期存留引起鼻黏膜炎症性肿胀、局部溃烂，表现一侧鼻阻，流血性或黏脓性鼻涕且有恶臭。

【检查】患侧鼻腔内有大量脓性分泌物或脓血性分泌物，鼻腔黏膜红肿、糜烂，有渗血或有肉芽生长，用吸吮器将分泌物吸净后，可见异物，其表面常附着污秽色脓液，恶臭味。如异物存留鼻腔时日已久，异物表现将有钙盐沉着，触之有粗糙感，有时形成鼻石。

【诊断】对于儿童病史叙述不清，不能单凭有无异物置入史来决定诊断。凡儿童单侧鼻阻塞，流血或臭涕者都应考虑有异物可能。一般异物多存于下鼻甲前端，或与鼻中隔间，鼻镜检查较易发现。若时间较长，鼻腔充满黏脓性分泌物，黏膜肿胀较重或出现肉芽、溃疡时看不清异物，则难以检查，而易于误诊。必须清洁后仔细检查。

【治疗】确定诊断后应看清异物位置、大小后方可取出。一般除不规则扁平片状异物，如纸片、棉片可用镊夹出外，对圆形光滑异物切忌用镊随意夹取，以免将异物推向深处，或掉入鼻咽部，误吸入气管内。

取异物时可用小圆形刮匙、钝异物钩、鼻钳或以回旋针自制异物钩自上方超过异物，钩住异物后部，由后向前掏出。若异物太大不易取出，可取平卧头低位，将异物推至鼻咽部，另一手指从口腔置入鼻咽部取出，但对此必须谨慎进行。

水蛭异物可先用乙醚棉球塞于前鼻孔内，或用2%的地卡因肾上腺素棉片接触水蛭后取出。

异物取出后，若鼻腔有炎症应予以适当处理。

急性鼻炎

【定义】急性鼻炎是鼻腔黏膜的急性炎性疾病。很常见，有传染性，常反复发生。俗称"伤风"或"感冒"。

【病因】致病微生物主要为病毒，各种呼吸道病毒均可引起本病，而以鼻病毒和冠状病毒为主。当机体抵抗力降低或鼻黏膜的防御功能遭到破坏时，即可引起病毒侵入机体、生长繁殖而发病。同时存在于病人鼻部和咽部的致病菌（链球菌、葡萄球菌、肺炎菌、流行性感冒杆菌及其他细菌等）也乘机活跃繁殖，形成继发感染。

常见的诱因有全身因素，如受凉、过劳、营养不良、烟酒过度、内分泌失调（甲状腺功能紊乱等）及全身慢性疾病（心、肝、肾疾病）等均可影响新陈代谢的正常过程，造成血管痉挛、组织缺氧、鼻黏膜温度降低、免疫功能下降等，使呼吸道黏膜，特别是鼻腔黏膜的抵抗力下降。体质因素亦有一定关系。局部因素主要由于鼻中隔偏曲、慢性鼻炎、鼻息肉等，致鼻腔通气受限，影响鼻腔生理功能。邻近的病灶性疾病，对急性鼻炎的发生有诱发作用。

【临床表现】

1. 初期（前驱期） 约1~2d，多表现为一般性的全身酸困，鼻及鼻咽部发干灼热，鼻黏膜充血、干燥。

2. 急性期（湿期） 约2~7d，渐有鼻塞，鼻分泌物增多，喷嚏和鼻腔发痒，说话呈闭塞性鼻音，嗅觉减退。鼻黏膜明显充血肿胀，鼻腔内充满黏液性或黏脓性分泌物，可转为脓样。全身有不同程度的发热、头胀、头痛等。

3. 末期（恢复期） 鼻塞逐渐减轻，脓涕也减少，若不发生并发症，则数日后可自愈。

【鉴别诊断】急性鼻炎应与某些传染病的前驱症状，如流感、麻疹、猩红热、流行性出血热等鉴别，因这些病开始时常先有急性鼻炎的症状出现，有"急性传染性鼻炎"之称，应予以注意。亦须与变应性鼻炎作鉴别。在急性鼻炎时，切忌用力擤鼻，以免炎症扩展引起中耳炎或鼻窦炎。炎症亦可向下蔓延，发生咽喉、气管和肺的炎症。

【治疗】以支持和对症治疗为主，并注意防止并发症。鼻腔通气引流，以促进恢复。

1. 全身治疗 卧床休息，宜多喝水，有便秘者可给予缓泻剂。患者应予以隔离以免传染他人。内服解热发汗药，如复方阿司匹林，1~2片，3次/日；阿司匹林，0.3~0.5g，3次/日，或克感敏，1~2片，3次/日。中药以疏风解表祛邪为主，如桑菊感冒片和银翘解毒片等。合并细菌感染或有并发症时，就使用抗生素类药物。

2. 局部治疗 ①1%麻黄碱液或呋喃西林麻黄碱液、氯霉素麻黄碱液滴鼻，3次/日，以利通气引流。②中医方法治疗。针刺迎香、鼻通穴，或做穴位按摩。

【预防】 在平时应注意体育锻炼，增强体质，勿过度劳累或暴冷暴热，避免与传染病者接触等。鼻部有病变者，如鼻中隔偏曲、鼻息肉等应及早治疗。

慢性鼻炎

慢性鼻炎是鼻腔黏膜和黏膜下层的慢性炎症。表现为鼻黏膜的慢性充血肿胀，称慢性单纯性鼻炎。若发展为鼻黏膜和鼻甲骨的增生肥厚，称慢性肥厚性鼻炎。

慢性单纯性鼻炎

【临床表现】

1. 鼻塞 间歇性或交替性。

（1）间歇性鼻塞 一般表现为白天、劳动或运动时减轻，夜间、静坐或寒冷时加重。

（2）交替性鼻塞 侧卧时位于下侧的鼻腔常阻塞加重；转卧另一侧后，刚才位于上侧没有鼻塞或鼻塞较轻的鼻腔，转到下侧后出现鼻塞或鼻塞加重；而刚才位于下侧的鼻腔鼻塞减轻。此外，嗅觉可有不同程度的减退，说话呈闭塞性鼻音。由于鼻涕长期流经鼻前庭和上唇部，可致皮炎或湿疹，多见于小孩。鼻涕向后可流入咽腔，出现咳嗽、多痰等症状。

2. 多涕 常为黏液性或黏脓性，偶呈脓性。脓性者多于继发性感染后出现。

【检查】 鼻黏膜肿胀，表面光滑、湿润，一般呈暗红色。鼻甲黏膜柔软而富有弹性，探针轻压可现凹陷，但移开探针则凹陷很快复原，特别在下鼻甲为明显。若用1%~2%麻黄碱液做鼻黏膜收缩，则鼻甲迅速缩小。总鼻道或下鼻道有黏液性或脓性分泌物。

【治疗】 治疗原则为恢复鼻腔通气功能，排除分泌物，根除病因。

①1%麻黄碱或呋喃西林麻黄碱液、氯霉素麻黄碱液滴鼻，3次/日。②0.25%~0.5%普鲁卡因作鼻丘封闭或下鼻甲黏膜下封闭，每次1~1.5ml，隔日1次，或2次/周，5次为一疗程。③超短波或红外线理疗，可改善局部血循环以减轻症状。④经上述疗法无效时，可选用硬化剂作下鼻甲注射治疗。⑤找出与疾病有关的病因并及时治疗。锻炼身体增强机体抵抗力。

慢性肥厚性鼻炎

慢性肥厚性鼻炎为鼻黏膜、黏膜下层即鼻甲骨的增生肥厚性改变，一般由慢性单纯性鼻炎发展而来。

【临床表现】鼻塞较重，多为持续性、常张口呼吸，嗅觉多减退。由于鼻涕后流，刺激咽喉致咳嗽、多痰。当肥大的中鼻甲压迫鼻中隔时，可引起三叉神经眼支所分出的筛前神经受压或炎症，出现不定期发作性额部疼痛，并向鼻梁和眼眶放射，称筛前神经痛，又称筛前神经综合征。

【诊断】

1. 下鼻甲明显肥大，或下鼻甲与中鼻甲均肥大，常致鼻腔堵塞。鼻腔底部或下鼻道有黏液性或黏脓性分泌物。

2. 黏膜肿胀，呈粉红色或紫红色，表面不平，或呈结节状或桑椹状，尤以下鼻甲前端及其游离缘为明显。探针轻压凹陷不明显，触之有硬实感。

3. 局部用血管收缩剂后黏膜收缩不明显。

【治疗】治疗原则消炎消肿，通气引流和尽量维护鼻黏膜的生理功能，同时要注意对病因的处理。

1. 血管收缩剂滴鼻液的应用，限于轻型病例。

2. 下鼻甲黏膜下硬化剂注射。常用 50% 葡萄糖液加 15% 氯化钠溶液、5% 鱼肝油酸钠或 80% 甘油等。鼻甲表面麻醉后，用 22～23 号细长针头从下鼻甲下缘前端平行向后刺入，勿刺通黏膜，边退针边注射硬化剂，直至针头拔出为止。亦可于下鼻甲前端、中部、后端分 3 次注射，每侧注射 0.5ml，1 次/10d，以 3～5 次为一疗程。

3. 下鼻甲黏膜下电凝固肥厚的黏膜组织，使产生瘢痕收缩。在表面麻醉后，电针头从下鼻甲前端刺入，凝固 20～30s 后拔出，电流为 10～30 mA。

4. 冷冻手术，是将特制的冷冻头置于下鼻甲表面做冷冻，每次 1～2min，使病变黏膜坏死脱落而再生黏膜。

5. 等离子射频消融术，对黏膜生理功能的保存有重大意义。

6. 手术疗法，一般治疗无效，或黏膜显著肥厚，或肥厚部分位于下鼻甲后端或下缘，可行下鼻甲部分切除术或中鼻甲部分切除术。

7. 对全身慢性疾病或邻近病灶如鼻中隔偏曲或鼻窦炎等，亦给予适当治疗。

慢性干燥性鼻炎

慢性干燥性鼻炎一般认为长期受外界的物理或化学物质的刺激所致，如长期粉尘的机械性刺激，空气过热、过干的影响等。本病是一种常见的职业性慢性鼻炎。

【临床表现】鼻内发干，鼻腔分泌物减少，发痒、灼热感，常诱使患者挖鼻，引起小量鼻出血，嗅觉一般不减退。前鼻镜检查可见鼻黏膜深红色，表面干燥无光，鼻道有丝状分泌物。鼻中隔前下区黏膜常糜烂，可有小片薄痂附着，去之常出血。鼻甲无萎缩，应与萎缩性鼻炎作鉴别。

【治疗】①去除病因。降尘、降温、通风等改善环境条件，加强个人保护，如戴口罩、冲洗鼻腔等措施。②局部可用滴鼻药液，如复方薄荷油、液状石蜡或鼻软膏。应注意勿用血管收缩剂。③内服鱼肝油丸，2丸，3次／日；维生素 B_2，10mg，3次／日。

萎缩性鼻炎

【定义】萎缩性鼻炎是一种发展缓慢的鼻腔萎缩性炎症，其特征为鼻腔黏膜、骨膜和骨质发生萎缩。严重而伴有典型恶臭者，称臭鼻症。多始于青春期，女性较男性多见。

【临床表现】

1. 鼻及鼻咽部干燥感　这是由于鼻黏膜的腺体萎缩，分泌物减少所致。

2. 鼻塞　脓痂堵塞鼻腔可致鼻塞，或因鼻黏膜的神经感觉迟钝，即使取除脓痂，空气通过亦不易觉察，而误认为鼻塞。

3. 鼻分泌物　常呈块状、管筒状脓痂，不易擤出，用力擤出干痂时，有少量鼻出血。

4. 嗅觉障碍　嗅觉多减退或消失。这是由于嗅区黏膜萎缩或干痂阻塞引起。

5. 呼气恶臭　因脓痂下细菌繁殖生长，脓痂中的蛋白质腐败分解，产生恶臭气味，称臭鼻症。

6. 头痛、头昏　由于鼻甲萎缩，鼻腔缺乏调温保温作用，吸入冷空气刺激鼻黏膜，以及脓痂的刺激，皆可致头痛头昏。

【诊断】

1. 鼻腔宽大，鼻甲缩小，从前鼻孔可看到鼻咽部，有时继发性萎缩性鼻炎见下鼻甲明显缩小，但中鼻甲却肥大或呈息肉样变。

2. 鼻腔内有稠厚脓痂，黄褐色或灰绿色，大块或呈管筒状，可有恶臭气味。除去脓痂后可见鼻甲黏膜干燥萎缩，甚至糜烂渗血，早期或轻度萎缩性鼻炎，亦可仅有痂皮，而无恶臭气味。

4. 如萎缩病变向下发展，鼻咽及咽黏膜也可干燥萎缩，时有脓痂覆盖其上，严重者喉、气管黏膜也有此变化。

应注意与鼻部结核、狼疮、硬结病、鼻石、麻风等做鉴别。

【治疗】治疗原则为清洁鼻腔、排除脓痂，湿润黏膜，禁用血管收缩剂，并加强全身治疗。宜采用全身和局部综合疗法，症状可得到改善。

1. 清洁鼻腔　用温生理盐水或一般温盐水500～1000ml冲洗鼻腔，去除脓痂，以利于局部用药。若脓痂不易清除可用镊子轻轻钳出。

2. 鼻腔用药　常用润滑性滴鼻剂，如复方薄荷油、液状石蜡、50%蜂蜜、清鱼肝油等，可促使鼻黏膜充血肿胀，增加血液循环，减轻鼻内干燥感和臭味，亦可用1%链霉素液滴鼻，能抑制杆菌繁殖，减轻炎症性糜烂，有利于上皮生长。此外，使鼻腔黏膜润滑，软化痂皮，便于擤出。

3. 维生素疗法　曾试用多种维生素，常用维生素A肌内注射，每日5万～10万单位，或维生素 B$_2$口服，10～15mg，3 次/日，以保护黏膜上皮，促进组织细胞代谢机能，增强对感染的抵抗力。亦可用维生素 AD 制剂 5 万单位肌内注射，2～3 次/周；或口服鱼肝油丸，2 丸，3 次/日。也可口服烟草酸，50～100mg，3 次/日。有人提出铁剂有治疗本病的作用，可服硫酸亚铁丸，0.3g，3 次/日，饭后服用。

4. 手术疗法 对久治无效者可试行。目的在于使鼻腔缩小，减少空气吸入量，以降低水分蒸发，减少脓痂形成，并可刺激鼻黏膜使呈充血和分泌增加，改善症状。

常用方法是在鼻腔粘骨膜下埋藏各种材料，称鼻腔粘肌膜下埋藏术或充填术。埋藏材料有自体骨、脂肪、塑料、硅橡胶等。埋藏的部位可在鼻中隔、鼻底或鼻外侧粘骨膜下，埋藏物切勿过多，以免张力过大而致裂开脱出。也可行鼻腔外侧壁内移术或鼻前孔关闭术。

变应性鼻炎

【定义】 变应性鼻炎又称过敏性鼻炎，是鼻腔黏膜的变应性疾病，并可引起多种并发症。近年来发病率有升高趋热。据统计，变应性鼻炎约占全部鼻炎的 40%。临床上一般分为常年性和季节性两型。

另有一型由非特异性的刺激所诱发，无特异性变应原参加，不是免疫反应过程，但临床表现与上述两型变应性鼻炎相似，称血管运动性鼻炎或称神经反射性鼻炎，刺激可来自体外（物理、化学方面），或来自体内（内分泌、精神方面），故有人看作是变应性鼻炎，但因在机体内不存在抗原－抗体反应，所以脱敏疗法、激素或免疫疗法均无效。

【临床表现】 症状可因与刺激因素接触的时间、数量以及患者的机体反应状况不同而各异。常年性变应性鼻炎，随时可发作，时轻时重，或每晨起床时发作后而逐渐减轻。一般在冬季容易发病，常同全身其他变应性疾病并存。季节性变应性鼻炎，呈季节发作，多在春、秋季发病，迅速出现症状，发病时间可为数小时、数天至数周不等，发作间歇期完全正常。

典型症状为鼻痒、阵发性喷嚏连续发作、大量水样鼻涕和鼻塞。

【诊断】 对典型病例较易，但常因询问病史不详细或症状不典型，而误诊为急性或慢性鼻炎，应予以注意，故要获得正确的诊断，必须进行多方面的检查。

1. 详细询问病史 对过去病史及家族史方面，特别是变应性疾病，找寻有关病因。

2. 主要症状 如鼻痒、连续喷嚏、大量清水样鼻涕等。

3. 前鼻镜检查 可见鼻黏膜苍白水肿，大量清水样分泌物，若因持久性水肿可发生鼻息肉或息肉样变性。

4. 鼻腔分泌物涂片检查 在变态反应发作期间，鼻分泌物中可见嗜酸性粒细胞增多，也可查见较多嗜酸性粒细胞或肥大细胞。

5. 变应性激发试验 一般用皮肤试验（划痕、皮内及接触法等），原理是有多种假定的变应物质，使与机体接触后，视有无反应出现，可协助诊断。变应原诊断明确后还可应用这种变应原进行脱敏治疗。

【治疗】尽可能避免诱因和消除过敏因素，达到脱敏、消肿、通气的目的。

1. 脱敏疗法

（1）避免疗法　找出致病的变应原后，设法避免接触是最有效的防治方法。

（2）特异性脱敏疗法　用已找出的变应原作脱敏剂。这种脱敏方法，开始均采用小剂量作皮下注射，并逐渐增加剂量，到最大忍受量时改为维持量，直到症状消失为止。经此法治疗的病人，体内可产生大量特异性 IgG 封闭抗体，可阻断抗原与 IgE 抗体的结合，降低介质细胞的敏感性，从而起到治疗作用。

2. 药物疗法

（1）抗组胺药物　这类药物包括地氯雷他定、氯雷他定、西替利嗪、氯苯那敏、赛庚啶和异丙嗪等，为组胺 H_1 受体阻断剂。使用方便，见效快，但易发生不同程度的注意力不集中、嗜睡等副作用。现多应用氯雷他定，10mg，1 次/日。

（2）色甘酸钠　为肥大细胞稳定剂。喷入鼻腔，4 次/日，约20mg/d。

（3）酮替芬　既有阻止介质细胞脱颗粒的作用，又有拮抗组胺的作用，但也有嗜睡副作用。每次 1mg，口服，1~2 次/日。

（4）类固醇激素　常用泼尼松、地塞米松，但久用可产生肾上腺皮质功能紊乱，故多局部应用。

3. 局部治疗　①鼻喷抗组胺药：盐酸氮䓬斯汀。②鼻喷激素：糠酸莫米松、布地奈德、氟替卡松。③下鼻甲黏膜电灼、冷冻、激光、等离子等治疗皆可降低神经末梢的敏感性。

4. 中医中药　本病为肺气虚弱，卫表不固，易受风邪所致，宜温肺固表，祛风散寒。可用健鼻汤（苍耳子 12g、蝉衣 6g、防风 9g、白蒺藜 9g、肥玉竹 9g、炙甘草 4.5g、苡仁 12g、百合 12g），气虚者加黄芪 9g、白术 9g，亦可再加党参 9g，头痛加白芷 9g，若血郁加当归 9g。

5. 手术疗法　为降低副交感神经的兴奋性，可施行翼管神经切断术或岩大浅神经切断术，有一定的治疗效果。

急性化脓性鼻窦炎

【定义】急性化脓性鼻窦炎是鼻窦黏膜的急性化脓性炎症，重者可累及骨质。上颌因窦腔较大，窦底较低，而窦口较高，易于积脓，且居于各鼻窦之下方，易被他处炎症所感染，故上颌窦炎的发病率最高，筛窦炎次之，额窦炎又次之，蝶窦炎最少。

【临床表现】

1. 全身症状　常在急性鼻炎病程中患侧症状加重，出现畏寒发热、周身不适、精神不振、食欲减退等，以急性牙源性上颌窦炎的全身症状较剧。儿童发热较高，可发生抽搐、呕吐和腹泻等症状。

2. 局部症状

（1）鼻阻塞 因鼻黏膜充血肿胀和分泌物积存，可出现患侧持续性鼻阻塞及暂时性嗅觉障碍。

（2）脓涕多 患侧鼻内有较多的黏脓性或脓性分泌物擤出，初起时涕中可能带少许血液，牙源性上颌窦者脓涕有臭味。

（3）局部疼痛和头痛 急性鼻窦炎除发炎鼻部疼痛外常有较剧烈的头痛，这是由于窦腔黏膜肿胀和分泌物潴留压迫或分泌物排空后负压的牵引，刺激三叉神经末梢而引起，前组鼻窦接近头颅表面，其头痛多在额部及患侧局部，后组鼻窦在头颅深处，其头痛多在头顶部、颞部或后枕部。

【诊断】如急性鼻炎体温正常后复又发热，全身不适，头胀或头痛加重，或急性鼻炎恢复期脓涕仍未减少，鼻塞未减轻，则应想到本病，尤当鼻部症状局限于一侧时更为可疑。

1. 急性上颌窦炎 前额及颞部头痛，晨起轻，午后重。可有面颊肿胀、尖牙窝处压痛。患侧上列磨牙咀嚼时疼痛或有叩痛。鼻腔检查见患侧中鼻甲充血水肿，中鼻道深处积胀，有时见脓液附着于下鼻甲表面。若未见脓液，行体位引流试验，观察脓液的来源部位。

2. 急性额窦炎 前额周期性头痛，晨起开始，逐渐加重，中午最重，午后渐轻直至消失，次日又复如此，这种周期性、定时性头痛是其主要特征。触诊时宜用食指尖压眶内上角的眶顶部，即额窦底壁处有明显压痛，但注意勿以压及眶上神经引起不适而误诊。炎症较重时，患侧额部皮肤及上眼睑亦可肿胀。鼻腔检查见患侧中鼻甲前部明显红肿，中鼻道前端有脓性分泌物存留，擦拭后不久又可窥见。

3. 急性筛窦炎 头痛较轻，头痛在两眉间。在患侧内眦角相当于筛骨纸板处在压痛，后组筛窦炎可有枕部头痛。炎症较重时，在内眦部及上眼睑皮肤可有红肿，结膜急性充血，此多见于儿童。鼻镜检查见中鼻甲红肿，中鼻道及嗅沟有脓性分泌物。

4. 急性蝶窦炎 一般很少单独发病。常在头顶部、后枕部发生头痛，并可反射到颈部和眼球后。

【治疗】治疗原则为控制感染；改善鼻腔的通气引流；根治病因，防止转为慢性。

1. 全身治疗 采用足量抗生素控制感染，因多为球菌感染，以青霉素为首选药物。若头痛或局部疼痛剧烈，可适当用镇静剂或镇痛剂。一般疗法与急性鼻炎相同。

中医中药散风清热、芳香通窍为主，以解毒去瘀为辅，常用苍耳子散（苍耳子、辛夷、白芷、薄荷）加味。

2. 改善鼻窦引流 常用鼻用激素、抗组胺药。

3. 物理疗法 局部热敷法或红外线照射、超短波理疗等。

4. 上颌窦穿刺冲洗术 急性上颌窦炎宜在全身症状消退、局部急性炎症基本控制后施行。冲洗后可注入抗菌溶液，1~2次/周，直至痊愈。

5. 鼻窦置换疗法 适用于各鼻窦炎及急性炎症基本得到控制，而仍有多量脓涕及鼻阻塞者，以利鼻窦引流。

6. 如为牙源性上颌窦炎应同时治疗牙病。

【预防】预防感冒，及时治疗急性鼻炎，鼻腔有分泌物时忌用力擤鼻。积极防治牙病。

慢性化脓性鼻窦炎

【定义】慢性化脓性鼻窦炎是鼻窦黏膜慢性化脓性炎症。较急性者多见，其中以慢性上颌窦炎最多，常与慢性筛窦炎合并存在，如一侧或两侧各鼻窦均有病变者，称多鼻窦炎或全鼻窦炎，单独的慢性筛窦炎或蝶窦炎只占少数病例。

慢性化脓性鼻窦炎的致病菌大多数是混合感染，近年来以流感杆菌、变形杆菌和链球菌多见。

【临床表现】

1. 脓涕多 鼻涕多为脓性或黏脓性，黄色或黄绿色，量多少不定，多流向咽喉部，单侧有臭味者，多见于牙源性上颌窦炎。

2. 鼻塞 轻重不等，多因鼻黏膜充血肿胀和分泌物增多所致，鼻塞常可致暂时性嗅觉障碍。

3. 头痛 慢性化脓性鼻窦炎一般有明显局部疼痛或头痛。如有头痛，常表现为钝痛或头部沉重感，白天重，夜间轻。前组鼻窦炎多表现前额部和鼻根部胀痛或闷痛，后组鼻窦炎的头痛在头顶部、颞部或后枕部。患牙源性上颌窦炎时，常伴有同侧上列牙痛。

4. 其他 由于脓涕流入咽部和长期用口呼吸，常伴有慢性咽炎症状，如痰多、异物感或咽干痛等。若影响咽鼓管，也可有耳鸣、耳聋等症状。

【诊断】

1. 慢性上颌窦炎 是慢性化脓性鼻窦炎中最常见者，脓涕较多，若为牙源性时脓涕常有恶臭味。检查见中鼻甲肿大或肥大、息肉样变，中鼻道中后部、下鼻甲表面甚至鼻底存有黏脓性分泌物，上颌窦穿刺冲洗有黏脓液冲出。

2. 慢性筛窦炎 常与慢性上颌窦炎合并存在，除有一般慢性化脓性鼻窦炎的症状外，嗅觉减退更为明显。常有多发性息肉存在，中鼻道和嗅沟处可有脓液存留。

3. 慢性额窦炎 常与前组其他鼻窦炎合并存在。检查可见中鼻甲肿胀、肥大或息肉样变，以前端为明显，中鼻道前上部有脓液，可认为来自额窦。

4. 慢性蝶窦炎 单独发生者少见，常筛窦炎同时发生，若慢性化脓性鼻窦炎已波及蝶窦者，多已形成全鼻窦炎。其临床表现与慢性筛窦炎和上颌窦炎相似。

掌握各鼻窦炎特征后，即可与慢性鼻炎相鉴别，通常两者同时存在。

【治疗】治疗原则为通畅鼻窦引流，去除病因。

1. 局部用药 鼻用激素、抗组胺药。

2. 上颌窦穿刺冲洗术 适用于慢性化脓性上颌窦炎，1~2次/周，若连续多次穿刺冲洗无效；或冲出恶臭、多量溶水性脓，可考虑手术治疗。

方法：先用浸有1%地卡因溶液的棉片放置于下鼻道前段，作表面麻醉5~10min。

穿刺右侧上颌窦时以右手持穿刺针（穿刺左侧以左手持穿刺针），将穿刺针伸入下鼻道内，在距下鼻甲前端约1.5cm处，下鼻甲附着缘下，针尖指向外上方，即朝向右侧眼外眦方向，固定位置后，左手固定头部，右手稍用力旋转即可将针头穿通上颌窦内侧壁。感到阻力消失时，说明穿刺针已进入上颌窦腔内，拔出针芯，用空针抽吸一下，以证实是否确实在窦腔内。用温消毒生理盐水1:5000呋喃西林溶液缓缓冲洗，至脓液洗净为止。冲洗完毕后，可注入抗生素溶液或甲硝唑溶液，最后拔出穿刺针，将消毒棉片填压于鼻底部以妥善止血。应注意，记录脓液的性质、量和上颌窦容量。

上颌窦穿刺时应注意以下几点：①注意有无地卡因过敏反应。②穿刺部位和方向正确，防止穿入面颊软组织或眼眶内。在未确定已穿入窦内之前，不要随意灌水冲洗。③操作过程中，若发生晕厥等情况，应立即停止操作，并使平卧休息，密切观察变化。④在冲洗之前，切勿随意注入空气，以免发生气栓的危险。⑤若注入青霉素，应预先作过敏试验。

3. 鼻窦置换法　适用于慢性筛窦炎、额窦炎、蝶窦炎、全鼻窦炎及儿童。

方法：取仰卧垂头位，先在一侧鼻腔滴入1%麻黄碱液或与抗生素混合液1～2ml，将已滴药的鼻孔压紧闭合，用电吸引器接橄榄头，紧塞另一侧鼻孔，同时嘱患者连续发出"开－开－开"音，使软腭上举封闭鼻咽腔，两侧鼻腔形成负压，鼻腔的药液得以进入鼻窦内。一侧完毕，按同法施行另一侧。

也可自行简易置换疗法，采用同样体位，在鼻腔内滴入药液后，闭嘴捏鼻同时用力吸气，使鼻腔、鼻窦形成负压，再放开鼻孔吸气，如此反复进行，亦可使鼻腔药液进入窦腔内。

4. 理疗　一般用超短波透热疗法，以辅助治疗。

5. 中医中药　以芳香通窍、清热解毒、祛湿排脓为治则，常用苍耳子散加味。

6. 手术治疗　目前多采用鼻内镜下鼻功能手术，矫正鼻腔畸形（如鼻中隔偏曲、反向中鼻甲、泡状中鼻甲等），扩大鼻窦开口，通畅鼻腔引流，去除不可逆病变，尽量保留鼻腔黏膜。

腺样体肥大

【定义】腺样体亦称咽扁桃体，依于鼻咽顶后壁中线处，为咽淋巴环内环的组成部分。在正常生理情况下，6～7岁发育至最大，青春期后逐渐萎缩，在成人则基本消失。若腺样体增生肥大，致引起相应症状者，称腺样体肥大，为一病理现象。本病多见于儿童，且常合并有慢性扁桃体炎。

【临床表现】腺样体所在部位与耳、鼻、咽喉相通，故其症状呈多样化，但仍以呼吸道症状为主。

1. 儿童的症状

（1）局部症状

①耳部症状　腺样体肥大或咽鼓管口淋巴组织增生均可堵塞咽鼓管咽口，引起该

侧的分泌性中耳炎，出现传导性聋及耳鸣症状。有时可引起化脓性中耳炎。耳部症状有时可为腺样体肥大的首发症状。

②鼻部症状　肥大的腺样体及黏脓性分泌物可堵塞后鼻孔，分泌物还可积聚于鼻腔内，且不易擤出，故常合并鼻炎及鼻窦炎而出现鼻塞、流鼻涕症状。并可有张口呼吸、讲话有闭塞性鼻音及睡眠时打鼾等症状。

长期鼻塞和张口呼吸，可引起面骨发育障碍，如上颌骨变长、硬腭高拱、上切牙突出、牙列不整齐致咬合不良、下颌下垂、唇厚、上唇上翘、下唇悬挂，且多伴有鼻中隔偏曲，加上精神萎靡，面部表情迟钝，是所谓"腺样体面容"。

长期用力经鼻呼吸可致鼻翼萎陷。前鼻孔狭窄。

③咽喉部及下呼吸道症状　分泌物向下流并刺激呼吸道黏膜，可出现阵咳，易并发支气管炎，可有低热。下颌角淋巴结可肿大。

（2）全身症状　主要为慢性中毒及反射性神经症状。鼻咽分泌物常被患儿咽入胃中，引起胃肠活动障碍，导致儿童厌食、呕吐、消化不良，继而营养不良，因呼吸不畅，肺扩张不足，可造成胸廓畸形（如鸡胸）。还可出现夜惊、多梦、遗尿、磨牙、反应迟钝、注意力不集中及性情烦躁等症状。有时感头部钝痛。

2. 成人的症状　成人患者极少。在成人，多表现为鼻咽干燥感、异物感。喜反复后吸式咳吐（分泌物附着于鼻咽，且不易吸出或擤出），常为其主诉。全身症状不明显。

【治疗】一经确诊，应尽早施行腺样体切除术，以使症状能得到改善，发育及营养状况尽快趋于正常。本病预后良好，但已出现"腺样体面容"和胸廓畸形者，则难以恢复到正常水平。

鼻咽部血管纤维瘤

【定义】鼻咽血管纤维瘤常发生于16～25岁男性青年，其中含有丰富血管，容易出血，故又名"男性青春期出血性鼻咽血管纤维瘤"。在25岁以后可能停止生长。发病原因不明。因其源于颅底，肿瘤生长扩张能力强，又有凶猛的大出血，故临床上虽属良性，但发展甚恶。

【临床表现】

1. 出血　为一重要症状，常表现为反复鼻腔和口腔大量出血。病人因此而有不同程度的贫血。

2. 堵塞及压迫症状　肿瘤阻塞后鼻孔致鼻塞，始为一侧性，逐渐发展为双侧。压迫咽鼓管咽口，引起耳鸣及听力下降。三叉神经受压侧出现剧烈的三叉神经痛和耳内放射性疼痛。肿瘤侵入眼眶，则发生眼球移位，运动受限。视神经受压，则出现视力障碍，甚至引起视神经萎缩。侵入翼腭窝或颞窝则出现颊部或颞部隆起。侵入颅内，常有剧烈头痛及颅神经受压症状或发生颅内并发病。向下发展、可使软腭膨隆，在口咽部可见肿瘤。

【诊断】 根据症状及检查结果，结合年龄和性别一般都能做出诊断。活检虽可确诊，但易引起严重出血，通常列为禁忌。如非做活检不能确诊，应只在突入鼻腔的部分取材，并作好止血的充分准备。术前行颈外动脉造影术，了解肿瘤的供血来源及肿瘤的侵及范围，为制定手术方案的重要参考资料。

须与腺样体肥大、后鼻孔息肉、鼻咽部恶性肿瘤特别是淋巴肉癌相鉴别，因后者外形与本病相似，可能导致肉眼下误诊。

【治疗】 一经确诊，积极手术治疗，切除肿瘤。肿瘤较小者，可行放射治疗或再以电凝固术破坏之。

鼻 咽 癌

【定义】 鼻咽癌为我国多发肿瘤之一，系恶性程度较高的肿瘤。鼻咽癌的原发部位及外形：鼻咽癌多发生鼻咽顶后壁，其次为侧壁，极少发生于前壁及底壁。鼻咽癌的外形可呈结节型、菜花型、浸润型、溃疡型及黏膜下型 5 种形态。

【临床表现】 常见临床表现如下。

1. 原发癌症状

（1）涕血和鼻出血 病灶位于鼻咽顶后壁者，用力向后吸鼻腔或鼻咽部分泌物时软腭背面与肿瘤摩擦，轻者可引起涕血（即后吸鼻时"痰"中带血），重者可致大量鼻出血。肿瘤表面呈溃疡或菜花型者此症状常见，而黏膜下型者则涕血少见。

（2）耳部症状 肿瘤在咽隐窝或咽鼓管圆枕区，由于肿瘤浸润，压迫咽鼓管咽口，使鼓室形成负压，出现渗出性中耳炎的症状和体征，即耳鸣、听力下降等。临床上不少鼻咽癌患者即是出现耳部症状就诊而被发现的。

（3）鼻部症状 原发癌浸润至后鼻孔区可致机械性堵塞，位于鼻咽顶前壁的肿瘤更易引发鼻塞。初发症状中鼻塞占 15.9%、确诊时则为 48.0%。

（4）头痛 是常见的初发症状。临床上多表现为单侧持续性疼痛，部位多在颞、顶部。

2. 眼部症状 鼻咽癌侵犯眼眶或与眼球相关的神经时虽然已属于晚期，但仍有部分患者以此症就诊。

3. 颅神经损害症状 鼻咽癌在向周围浸润的过程中可使 12 对脑神经的任何一支受压迫而呈现不同的症状和体征。但以三叉神经、外展神经、舌咽神经、舌下神经受累较多，嗅神经、面神经、听神经则甚少受累。

4. 颈淋巴结转移 颈淋巴结转移率高达 179.37%（单侧转移 44.20%，双侧35.17%）。11.05% 是以颈部包块为初发症状。颈部肿大之淋巴结无痛、质硬，早期可活动，晚期与皮肤或深层组织粘连而固定。

5. 远处转移 鼻咽癌确诊时远处转移率有所上升，个别病例以远处转移为主诉而就诊。

6. 恶病质 可因之死亡，也有突然大出血而死亡者。

【诊断】早期发现，早期诊断最为重要。要详细询问病史，仔细检查鼻咽部，作必要的辅助检查如鼻咽部活检、CT 扫描、VCA – IgA 抗体等，一般可以做出正确的诊断。

【鉴别诊断】鼻咽癌应与鼻咽部其他恶性瘤如淋巴肉瘤及鼻咽结核、鼻咽纤维血管瘤、咽扁桃体增生或感染、咽旁隙肿瘤、颈部及颅内肿瘤（颅咽管瘤、脊索瘤、小脑脑桥角肿瘤）相鉴别。

【治疗】放射治疗是鼻咽癌的首选治疗方法。但对较高分化癌，病程较晚以及放疗后复发的病例。手术切除和化学药物治疗亦属不可缺少的手段。

1. 适应证 ①鼻咽部局限性病变经放疗后不消退或复发者。②颈部转移性淋巴结，放疗后不消退，呈活动的孤立性包块，鼻咽部原发灶已控制者，可行颈淋巴结清扫术。

2. 禁忌证 ①有颅底骨质破坏或鼻咽旁浸润，脑神经损害或远处转移。②全身情况欠佳或肝肾功能不良者。③有其他手术禁忌证。

上颌窦癌

【定义】上颌窦癌是耳鼻咽喉科常见的恶性肿瘤之一，占耳鼻咽喉各部恶性肿瘤总数的 20%。以鳞状细胞最多见，其次是移行细胞癌、基底细胞癌、腺癌等，肉瘤则较少见。多发生于 40 岁以上的男性。

【临床表现】多原发于上颌窦内，故早期症状常不明显，及至破坏骨壁，侵入邻近器官，出现颜面外形改变后，始被注意。

1. 早期症状

（1）鼻衄或血性鼻涕 常为一侧，量不多，或涕中带血，色暗红，常有特殊臭味，晚期可出现大出血。

（2）疼痛与麻木 多为神经痛，为眶下神经受压时，可出现一侧面颊部、上唇及上列牙齿麻木疼痛感，对早期上颌窦癌的诊断有重要意义。

2. 晚期症状

（1）癌肿逐渐长大，破坏骨壁，侵入邻近器官出现面部外形改变及各种症状。

①向内壁可侵入鼻腔，引起鼻塞、流脓血涕和流泪。鼻镜检查可见鼻腔外侧壁有肿物突出，组织脆易出血，多伴有溃疡及坏死。②向前壁穿破尖牙窝骨壁致面颊部隆起畸形，皮下可触及境界不清之肿块。③向底壁侵犯牙槽骨，则同侧磨牙或前磨牙疼痛、松动或脱落，局部有肉芽或菜花样组织，同侧硬腭亦可隆起。④向顶壁侵入眶内，使眼球向上移位，突出，运动受限，复视等。⑤向后侵入翼腭窝压迫上颌神经和翼内肌，有神经痛和张口困难。

（2）头痛 癌肿侵犯神经和颅底，引起剧烈头痛。

（3）恶病质 表现为衰竭、消瘦、贫血等。

【诊断】 早期涕中带血或成年人发生颌下颈淋巴结和远处转移等症状，均须详细进行检查。如鼻腔未见肿瘤组织。仅见鼻道血迹，应想到上颌窦癌的可能。X线鼻窦片可了解癌肿侵犯范围及骨质破坏情况，此外，鼻腔分层照片、CT检查及上颌穿刺冲洗，沉淀物做细胞学检查，对诊断均有帮助。如见鼻腔有新生物或息肉样组织，应作活检。对确诊困难而临床疑似者，可行上颌窦探查术，如黏膜极易出血，骨质粗糙不平，均应作组织检查以明确诊断，及时治疗。

上颌窦癌应与上颌窦囊肿及牙源性上颌窦炎和鼻息内、三叉神经痛等进行鉴别。

【治疗】 目前一般以手术加放射治疗法为主，并结合中医中药治疗。晚期癌肿多侵及筛窦、蝶窦，手术不易彻底，宜以放疗、化疗。此外近年来发展的免疫治疗亦颇有前景。

第三十三章 咽部疾病

咽部异物

【病因】 咽部异物多由于饮食时不小心，误咽异物所致。最常见异物为鱼刺、鸡骨、枣核、竹刺等。异物多嵌顿于口咽及喉咽部，鼻咽部少见。

【临床表现】 异物咽入咽部后，首先感到咽部刺痛，吞咽时加重。如病人主诉疼痛点在舌骨平面以上，常与异物所在处相符合。如主诉疼痛点位于甲状软骨下缘，分不清左右侧，异物可能已进入食管。若异物虽已自动脱落，但黏膜已被擦伤，局部疼痛症状仍可持续 1~2d，其疼痛程度应逐日减轻消失。

【诊断】 根据病史、症状及检查不难诊断。咽部异物多见于扁桃体隐窝、舌根、会厌谷和梨状窝等部位。细小鱼刺常似唾液黏丝，容易混淆不清，应反复仔细检查。

【治疗】 口咽部异物可在直视下用钳或镊直接取出。喉咽部异物应在间接喉镜或直达喉镜下用异物钳取出。

呼吸道异物

【定义】 呼吸道异物是耳鼻咽喉科常见急症之一。多发生于5岁以下儿童，1~3岁占多数，若对某些异物误诊失治，将产生严重并发症，甚至危及生命，必须特别重视。

【临床表现】 异物进入下呼吸道的当时有剧烈咳嗽，以后常有或长或短的无症状期，故易于误诊。由于异物性质、存留部位及形状不同，症状也各异。

1. 喉异物　异物入喉时，立即发生呛咳、气急、反射性喉痉挛，而引起吸气性呼吸困难及喘鸣，若异物停留于喉上口，则有声音嘶哑或吞咽困难。稍大异物若阻塞于声门可立即窒息致死。

2. 气管异物　异物刚吸入，其症状与喉异物相似，以呛咳为主。以后，活动性异物随气流移动，可引起阵发性咳嗽及呼吸困难，在呼气末期于气管处可听到异物冲击气管壁和声门下区的拍击声。并在甲状软骨下可触及异物撞击震动感。由于气管腔被异物所占，或声门下水肿而狭小，致呼吸困难，并可引起喘鸣。

3. 支气管异物　早期症状与气管异物相似。由于不同种类异物可以出现不同症状。植物性异物，如花生米、豆类，因含有游离脂酸、油酸，对黏膜刺激较大，常出现高热、咳嗽、咯脓痰等急性支气管炎症状。若为金属异物，对局部刺激较小，如不发生阻塞，可存留在支气管中数月而无症状。以后，由于异物嵌顿于支气管而造成不同程度阻塞而出现不同症状。

（1）支气管不完全阻塞　吸气时气管扩大，空气可进入，呼气时因支气管缩小，呼出气少，终致阻塞处远端气体不断增加，形成阻塞性肺气肿。检查时可发现：①呼吸时患侧胸部运动受限制；②患侧呼吸音减低、语颤减弱、叩诊呈鼓音；③X线透视检查可见心脏和纵隔向健侧移位，横膈平坦不支。在呼吸活动时可见心脏及纵隔摆动，即呼气终末时，心脏及纵隔移向健侧。吸气时，由于健侧压力增加，心脏及纵隔再移向正中，可用此现象和阻塞性肺不张相鉴别。

（2）支气管完全阻塞　呼气、吸气时空气均无法通过，则阻塞处远端空气逐渐被肺吸收，终于形成阻塞性肺不张。检查时可发现患侧呼吸运动受限制，患侧胸部平坦，呼吸音减弱或完全消失，语颤减弱，患侧叩诊呈浊音。X线透视可见心脏及纵隔向患侧移位，不随呼吸而移动，患侧横膈上升，肋间隙缩小，肺阴影较密实。

【诊断】　详细询问病史最为重要。异物通过声门进入气管，刺激声门及呼吸道黏膜出现剧烈呛咳、呼吸困难，甚至出现发绀等症状异物吸入史。若有异物吸入史者应作进一步检查观察。由于呼吸道异物多为儿童，吸入异物时，家属或未目睹，儿童又不能自诉经过，可问不出异物吸入病史。患儿多因有喘鸣声就诊，而被误诊为"哮喘性支气管炎"，或因阵发性呛咳而误诊为"百日咳"，或因长期呼吸道感染，误诊"肺炎"、"支气管扩张症"等。故对儿童肺部有局部性的病变，长期不愈或时好时犯者，所谓"三不像"症状，即既不像肺结核，又不像典型的支气管肺炎，更不像其他肺部疾病，凡遇此情况，均应考虑呼吸道异物的可能，应予以重视，做细致的体格检查及X线检查。

若有异物吸入史，或疑有异物吸入史，虽无体征，或X线检查阴性者，或有不明显原因的支气管阻塞以及久治不愈的急、慢性肺炎及肺不张的病人均应考虑作支气管镜检查，进一步明确诊断。

【治疗】　诊断确定后应迅速手术取出。气管内活动异物，无明显呼吸困难，可于直达喉镜子下取出。支气管内异物必须用支气管镜取出。异物较大、呼吸困难严重者，应先作气管切开术，然后经切口置入支气管镜取出。

呼吸道异物停留时间较长者常并发肺部感染，术前、术后需用抗生素控制感染。如已并发喉水肿，或手术操作时间太长，预防术后并发喉水肿而发生呼吸困难者，应加用激素治疗。

【预防】 应广泛开展宣传工作，如勿将细小物品放入口中，吃东西时勿谈笑嬉闹、恐吓、打骂致异物呛入呼吸道。三岁以下小孩不宜吃花生、瓜子等食物，纠正工作时将钉子、针等物含在口内的习惯。全身麻醉时，或昏迷病人预防假牙或松动的牙齿脱落入呼吸道。上呼吸道手术时应注意加强器械安全检查。

急性扁桃体炎

【定义】 急性扁桃体炎是腭扁桃体的一种非特异性急性炎症，常伴有一定程度的咽黏膜及咽淋巴组织的急性炎症。常发生于儿童及青少年。主要致病菌为乙型溶血性链球菌，葡萄球菌，肺炎双球菌。腺病毒也可引起本病。细菌和病毒混合感染也不少见。

【临床表现】 临床表现虽因其病理改变不同分为卡他性、隐窝性及滤泡性扁桃体炎等三型，但就诊断和治疗而言，可分为急性充血性扁桃体炎和急性化脓性扁桃体炎两种。

1. 全身症状 起病急、恶寒、高热、可达 39℃ ~ 40℃，尤其是幼儿可因高热而抽搐、呕吐或昏睡、食欲不振、便秘及全身酸困等。

2. 局部症状 咽痛明显，吞咽时尤甚，剧烈者可放射至耳部，幼儿常因不能吞咽而哭闹不安。儿童若因扁桃体肥大影响呼吸时可妨碍其睡眠，夜间常惊醒不安。

【诊断】 急性病容，面颊赤红，口有臭味，舌被厚苔，颈部淋巴结，特别是下颌角处的淋巴结往往肿大，并且有触痛。白细胞明显增多。根据局部检查可见到不同类型扁桃体炎有不同表现。急性充血性扁桃体炎亦称急性卡他性扁桃体炎，主要表现为扁桃体充血、肿胀、表面无脓性分泌物。急性化脓性扁桃体炎含急性隐窝性扁桃体炎和急性滤泡性扁桃体炎，表现为扁桃体及腭弓明显充血，扁桃体肿大；隐窝型表现隐窝口有黄白色脓点，有时渗出物可融合成膜状，不超出扁桃体范围，易于拭去而不遗留出血创面；滤泡型主要表现为扁桃体实质之淋巴滤泡充血、肿胀、化脓，扁桃体形成蛋白色小隆起。

【鉴别诊断】 血、尿常规检查、血小板计数及咽拭子涂片检查和细菌培养，对于与其他疾病的鉴别诊断有重要意义。须注意与咽白喉、猩红热、流行性出血热、溃疡膜性咽峡炎、单核白细胞增多症、粒白细胞缺乏症及淋巴白血病等相鉴别（表 5 – 33 – 1）。

表 5 – 33 – 1　急性扁桃体炎鉴别诊断

鉴别项目	发病	体温	全身症状	咽痛	咽部体征	致病细菌
急性扁桃体炎	突然	骤然升高，39℃～40℃	恶寒、高热、头痛、背痛及四肢酸痛、面色红润、脉搏快而有力	较重	咽红充血，扁桃体肿大充血，白膜不与组织粘连、易擦掉	链球菌、葡萄球菌、肺炎球菌
咽白喉	较缓	略高	精神萎靡，面色苍白，常呕吐，尿有蛋白	较轻	灰白色白膜覆盖扁桃体，常蔓延咽腭弓，不易擦去	白喉杆菌
溃疡膜咽峡炎	较缓	略高	一般全身症状不明显，有时较重	一侧较剧	灰黄色膜，分布扁桃体与咽峡、易擦去，其下有溃疡	梭状杆菌及螺旋体
猩红热	突然	最高 40℃～41℃	很重，可有呕吐，12～48h 出现皮疹，3～5d 出现杨梅舌	可轻可重	咽部充血，黄灰色伪膜易擦去	溶血性链球菌
流行性出血热	突然	升高 38℃～40℃	全身酸痛，面及上胸部潮红，结合膜充血水肿皮肤有出血点，WBC↑，异常淋巴、尿蛋白（＋＋）	轻	咽部出血	—
血液病	较缓	略高或高热	病程长、血常规改变明显	较轻	扁桃体、舌腭弓有可坏死性溃疡，表面附黄褐色膜	—

【并发症】

1. 局部并发症　炎症可向周围扩散，引起扁桃体周围蜂窝织炎、扁桃体周围脓肿，也可引起急性中耳炎、急性颈淋巴结炎及咽旁脓肿等。

2. 全身并发症　多认为系变态反应所引起，可并发与溶血性链球菌感染有关的风湿热，急性血管球性肾炎，心肌炎，关节炎等，应特别警惕心肌炎病人的突然死亡。

【治疗】注意休息，多饮水，通大便，进流食或软食，止痛退热，服用抗生素控制感染。

扁桃体周围脓肿

【定义】扁桃体周围脓肿是扁桃体周围间隙内的化脓性炎症。早期为蜂窝织炎，称扁桃体周围炎，继之形成脓肿，称扁桃体周围脓肿。本病常继发于急性扁桃体炎或慢性扁桃体炎急性发作。常见致病菌多为溶血性链球菌或金黄色葡萄球菌。多见于成年人。

【临床表现】在扁桃体急性发炎 3～4d 后，发热仍持续不退或又加重，体温上升达39℃以上，咽痛加剧，吞咽时尤甚。常限于患侧，可放射至耳及颈部，其主要特点为吞咽疼痛，吞咽困难，唾液外流，张口困难，语言不清，音调改变，体质衰弱。病情严重时患者头偏向患侧，不易转动。说话时似口含物不清，口不能张大，口内有多量黏稠唾液沿口角外流。

【诊断】可见咽黏膜充血，患侧软腭充血肿胀显著，脓肿常见于扁桃体上极与舌腭弓之间。该处明显隆起，软腭及悬雍垂被推向对侧。若脓肿位于扁桃体上极及舌腭弓之间，则舌腭弓上方隆起，扁桃体被遮盖且被推向内下方。若位于扁桃体与咽腭弓之间，则咽腭弓隆起，扁桃体被推向前下方。患侧颈及下颌淋巴结肿大。

根据症状及体征诊断不难。通常根据发病已 4～5d，咽痛剧烈和局部隆起明显，在最隆起处试验性穿刺抽脓可明确诊断。

【鉴别诊断】本病须与下列疾病鉴别。

1. 咽旁脓肿 为咽旁间隙的急性化脓性炎症，肿胀部位在一侧颈外下颌部，伴有压痛，病侧扁桃体和咽侧壁被推向中线，但扁桃体本身无病变可见。

2. 智齿冠周炎 多发生在下牙槽内侧，牙冠上覆盖肿胀组织，红肿可波及舌腭弓，但扁桃体和悬雍垂一般不受波及。

3. 急性白血病 有时咽峡部呈急性炎症现象，但疼痛轻，局部有出血坏死，牙龈部亦有出血灶，根据血常规和骨髓象可得确诊。

4. 扁桃体恶性肿瘤 多见于成人。单侧扁桃体肿大，局部炎症不明显，质硬，表面光滑或有溃疡，或呈菜花状，早期临床症状不明显。易早期颈淋巴结转移，局部活检即可确诊。

【治疗】在脓肿尚未形成时，其治疗与急性扁桃体炎相同。全身应用抗生素，颈部理疗，漱口等。脓肿已形成则应行切开引流术，在1%的地卡因表面麻醉下，在隆起处穿刺有脓处切开黏膜及黏膜下组织，长约1cm，再插入扁桃体血管钳进入脓腔，扩张切口，排出脓液，不放置引流物，以后每日可再行扩张一次，直至脓液排尽。

脓肿位于前上方者，如果不易确定切口部位，可沿悬雍垂根部一假想水平线，再于舌腭弓游离缘的下端作一假想垂直线，于此两线交点处切开。

脓肿位于后上方者，则在咽腭弓处切开，用血管钳扩大切口排脓。

本病易复发，为防止复发，应行扁桃体切除术。可在急性炎症消退后 2 周行扁桃体切除术。也可在抗生素控制下，在穿刺抽脓后即时行扁桃体切除术，其优点为排脓通畅，恢复快。

慢性扁桃体炎

慢性扁桃体炎多由急性扁桃体炎反复发作或因隐窝引流不畅，而致扁桃体隐窝及其实质发生慢性炎症病变。也可发生于某些急性传染病之后。根据免疫学说，扁桃体隐窝内细菌、病毒及代谢产物进入体液后，可引起抗体形成，继之腺体内产生抗原抗体结合物，能起到一种复合免疫作用，从而认为慢性扁桃体炎是一种自身免疫反应。由于自身抗原抗体结合时对组织细胞有损害，而有利于感染，感染又促进抗原抗体反应，从而形成恶性循环。

【临床表现】主要症状是反复发作急性扁桃体炎。也有部分患者无明显急性发作史。表现为经常咽部不适，异物感，发干、痒，刺激性咳嗽，口臭等症状。儿童过度肥大的扁桃体可引起呼吸、吞咽、语言障碍。若伴有腺样体肥大可引起鼻塞、鼾声及卡他性中耳炎症状。由于经常咽下分泌物及隐窝中的细菌毒素，可致消化不良、头痛、乏力、低热等症状。

检查可见扁桃体慢性充血，扁桃体表面不平，瘢痕，与周围组织有牵连，有时可见隐窝口封闭，呈黄白色小点，其上盖有菲薄黏膜或粘连物。隐窝开口处可有脓性分泌物或干酪样分泌物，挤压时分泌物外溢。舌腭弓及咽腭弓充血。下颌淋巴结肿大。

【并发症】 扁桃体隐窝内细菌和毒素可形成病灶感染，发生变态反应，产生各种并发症，如风湿性关节炎、风湿热、心脏病、急性肾炎等。

【诊断】 根据病史、局部检查及实验室检查。一般依据是：①有急性扁桃体炎反复发作史；②扁桃体及舌腭弓慢性充血；③扁桃体表面不平，有瘢痕或黄白点状物，挤压时有分泌物从隐窝口排出。

【治疗】 扁桃体切除术为有效疗法，其他如隐窝冲洗、免疫疗法等疗效尚不确定，只对手术禁忌者可采用。

扁桃体恶性肿瘤

【定义】 口咽部及喉咽部恶性肿瘤以鳞状细胞癌为多见，但腺癌及淋巴肉瘤亦可发生。扁桃体恶性肿瘤为口咽部的常见病。扁桃体恶性肿瘤之病因尚不清楚，可能与嗜烟、酒有关。

【临床表现】 早期可无任何症状。一般常见症状有咽部异物感，咽喉疼痛，颈部肿块，一侧扁桃体迅速肿大可致吞咽和呼吸困难。肿瘤表面溃破可有痰中带血。

【鉴别诊断】 单侧扁桃体迅速肿大或有溃疡，伴有同侧颈部淋巴结肿大，而无明显急性炎症者，应考虑是否为扁桃体恶性肿瘤，必要时行扁桃体活检查。

【治疗】 放射治疗为主要治疗方法，多用颈部外照射。通过全身注射或局部动脉灌注抗癌药物（化疗）仅为辅助治疗措施。如怀疑扁桃体恶性肿瘤，而多次活检未证实者，可切除扁桃体送病检，必要时再加放疗。

喉咽部恶性肿瘤

【定义】 原发于下咽部的恶性肿瘤少见。在原发性下咽恶性肿瘤中，绝大多数（约95%）为鳞状细胞癌。下咽癌多发生在梨状窝，其次为下咽后壁，环后区最少。梨状窝癌和下咽后壁癌多发生在男性，而环后癌则多发生在女性。下咽癌的好发年龄为50～70岁。

【临床表现】

1. 咽部异物感 咽部异物感是下咽癌病人最常见的初发症状，病人常在进食后有食物残留感。此症状可单独存在达数月之久，因而常易被病人或医生所忽视而误诊或误治。

2. 吞咽疼痛　初起疼痛较轻，以后逐渐加重。梨状窝癌或咽侧壁癌多为单侧咽痛，且多能指出疼痛部位。癌肿侵犯软骨或软组织，或肿瘤合并感染时，则疼痛加剧，但可向耳部放射。

3. 吞咽不畅　肿瘤增大到一定体积，阻塞咽腔或侵犯食管入口时常出现吞咽不畅，严重时可出现吞咽困难。

4. 声嘶　肿瘤侵犯喉部，累及声带，或侵犯声门旁间隙，或侵犯喉返神经时均可出现声嘶，常伴有不同程度的呼吸困难。

5. 咳嗽或呛咳　因声带麻痹、下咽组织水肿或肿瘤阻塞咽腔，在吞咽时唾液或食物可误入气管而引起呛咳，严重时可发生吸入性肺炎。

6. 颈部肿块　约 1/3 的病人因颈部肿块作为首发症状而就诊。肿块通常位于中颈或下颈部、多为单侧。少数为双侧。肿块质硬，无痛，逐渐增大。

7. 下咽癌晚期时患者常有贫血、消瘦、衰竭等恶病质的表现。肿瘤侵犯颈部大血管时可发生严重的出血。

【鉴别诊断】

1. 咽炎及咽神经官能症　下咽癌早期常表现为咽异物感和咽喉疼痛，同时由于下咽部位隐蔽，原发灶较难发现，因而极易误诊为咽炎或咽神经官能症。故此，凡咽部症状持续，或出现进食梗阻感者，应作间接喉镜或纤维喉镜检查，必要时需作下咽、食管 X 线造影，以排除下咽恶性肿瘤。

2. 下咽部良性肿瘤　甚少见。有血管瘤、脂肪瘤、神经纤维瘤及食管平滑肌瘤等。

3. 颈淋巴结核　下咽肿瘤以颈部肿块而作为首诊时常易误诊为颈淋巴结核。因此，凡 40 岁以上的患者，以颈部肿块就诊时，应仔细检查鼻咽、口咽、喉咽、喉及食管等处，并常规行胸部 X 线片。发现颈部肿块应及时穿刺行细胞学检查，以免误诊。

【治疗】下咽癌的治疗方法有单纯放疗、单纯手术、手术加放疗、化疗和免疫治疗等。

喉　癌

【定义】喉癌好发年龄为 50～70 岁。男性较女性多见，约为 8:1，以东北、华北和华东地区发病率最高。喉癌的发生病因不明，可能与过度长期烟、酒、有害化学气体刺激有关。以鳞状细胞癌最为多见，其次为基底细胞癌，腺癌等。

【临床表现】喉癌常因类型不同，症状出现的早晚和病情的轻重也不一样。

1. 声音嘶哑　是声带癌最早出现的症状，多为持久性，并逐步加重。声门下癌早期症状不显著，而声音嘶哑则为较晚期的症状。

2. 咽喉部异物感和疼痛　常为声门上癌比较早期出现的症状，在癌破溃后，可以出现咽喉部疼痛，有时放射到同侧耳内，为较晚期出现的症状。

3. 咳嗽和痰中带血　发生于癌破溃之后，是常出现的症状。

4. 呼吸困难 是较晚期的症状，说明癌已发展到堵塞喉腔。

5. 颈淋巴结转移 可转移到同侧颈深中部淋巴结，晚期可能转移到对侧。

6. 喉镜检查 早期声带增厚，一侧是声带充血，表面粗糙不平，逐渐在声带表面出现颗粒状隆起，后呈乳头状或菜花状肿物，稍久声带运动受限或固定，晚期常变成溃疡，并向喉的上下部发展而侵犯喉的邻近组织，并有颈部淋巴结转移。

【诊断】早期诊断很重要。凡是40岁以上的男性，如有声音嘶哑，经3周以上治疗无效者，即应仔细检查喉部。间接或直达喉镜检查有以上阳性发现时，应作活检以明确诊断。也可用卷棉子或毛刷等，由喉部采取脱细胞作图片检查癌细胞。喉正侧位X线及断层片可了解癌的部位及范围。

早期喉癌应与声带息肉、乳头状瘤及结核等相鉴别。

【治疗】对早期局限于声带的Ⅰ、Ⅱ期鳞癌，不论手术或放疗都可以得到同样较好的治疗效果。如果癌超出声带或声门上癌，主要采取手术与放射综合疗法。如颈部已有淋巴结转移应行颈淋巴结清扫术。晚期肿瘤可用化疗，亦可辅以中医中药治疗。

根据病变范围，有些病人可采用垂直或水平半喉切除术，在去净肿瘤的基础上，尽量保留部分喉软骨，达到既根治肿瘤又保留呼吸及发音功能。但有些病人则需作全喉切除术，术中或术后进行发音重建。

眼 科 篇

第三十四章 眼睑病

睑内翻与倒睫

【定义】睑内翻指眼睑特别是睑缘向眼球方向卷曲的位置异常。当睑内翻达一定程度时，睫毛也倒向眼球。因此睑内翻和倒睫常同时存在。

【临床表现】有畏光、流泪、刺痛、眼睑痉挛等症状。检查可见睑板特别睑缘部向眼球方向卷曲。倒睫磨擦角膜，角膜上皮可脱落，荧光素弥漫性着染。如继发感染，可发展为角膜溃疡。如长期不愈，则角膜有新生血管，失去透明性，导致视力障碍。

【治疗】先天性睑内翻，随鼻梁发育，可自行消失，因此不必急于手术。若5～6岁时，睫毛仍然内翻，严重刺激角膜，可考虑缝线矫正内翻手术。痉挛性睑内翻可行肉毒杆菌毒素局部注射，如无效可手术切除多余的松弛皮肤和切断部分眼轮匝肌纤维。瘢痕性睑内翻必须手术，可采用睑板楔形切除术或睑板切断术。

睑 缘 炎

【定义】睑缘炎是指睑缘表面、睫毛毛囊及其腺组织的亚急性慢性炎症。其分为鳞屑性、溃疡性和眦部睑缘炎三种。

【临床表现】睑缘充血、潮红，睫毛和睑缘表面附着上皮鳞屑，睑缘表面有点状皮脂溢出，皮脂集于睫毛根部，形成黄色蜡样分泌物，干燥后结痂。去除鳞屑和痂皮后，睑缘充血，但无溃疡或脓点。睫毛容易脱落，但可再生。患者自觉眼部痒、刺痛和烧灼感。如长期不愈，可使睑缘肥厚，后唇钝圆，使睑缘不能与眼球紧密接触，泪小点肿胀外翻而导致泪溢。

【治疗】去除诱因和避免刺激因素。鳞屑性的用生理盐水或3%硼酸溶液清洁睑缘，拭去鳞屑，然后涂抗生素眼膏。溃疡性的去脓痂，然后以涂有抗生素眼膏的棉签在睑缘按摩。眦部滴用0.25%～0.5%硫酸锌滴眼液。必要时口服维生素B族。

睑腺炎

【定义】睑腺炎是化脓性细菌侵入眼睑腺体引起的一种急性炎症。睫毛毛囊或其附属的皮脂腺或变态汗腺感染，称为外睑腺炎，以往称为麦粒肿。睑板腺感染，称为内睑腺炎。大多为葡萄球菌，特别是金黄色葡萄球菌感染眼睑腺体所致。

【临床表现】患处有红、肿、热、痛等急性炎症的表现。外睑腺炎的炎症主要位于睫毛根部的睑缘处，开始时红肿范围较弥散，可发现明显压痛的硬结；患者疼痛剧烈；同侧耳前淋巴结肿大和压痛。内睑腺炎被局限于睑板腺内，疼痛明显，病变处有硬结，睑结膜面局限性充血、肿胀。睑腺炎发生 2~3d 后，可形成黄色脓点。外睑腺炎向皮肤方向发展，局部皮肤出现脓点，硬结软化，可自行破溃。内睑腺炎常于睑结膜面形成黄色脓点，向结膜囊内破溃，少数患者可向皮肤面破溃。破溃后炎症明显减轻。在体弱患者，睑腺炎可在眼睑皮下组织扩散，发展为眼睑蜂窝织炎。眼睑红肿及球结膜反应性水肿剧烈，可伴有发热、寒战、头痛等全身症状。

【治疗】早期应局部热敷，每次 10~15min，3~4 次/日。滴用抗生素滴眼液 4~6 次/日。当脓肿形成后，应切开排脓。外睑腺炎的切口应在皮肤面，与睑缘相平行，以减少瘢痕。内睑腺炎的切口常在睑结膜面，与睑缘相垂直，以避免伤及睑板腺管。当脓肿尚未形成时不宜切开或挤压，否则会使感染扩散，导致蜂窝织炎，甚至海绵窦脓毒血栓或败血症。一旦出现这种情况，应尽早全身使用广谱抗生素，按败血症处理。

睑板腺囊肿

【定义】睑板腺囊肿即霰粒肿，是睑板腺特发性无菌性慢性肉芽肿性炎症。由于睑板腺出口阻塞，腺体的分泌物潴留在睑板内，对周围组织产生慢性刺激而引起。它有一纤维结缔组织包囊，囊内含有睑板腺分泌物、巨细胞及慢性炎细胞的浸润。多见于青少年或中年人，可能与睑板腺分泌旺盛有关。

【临床表现】眼睑皮下圆形肿块，大小不一。小的囊肿经仔细触摸才能发现。较大者可使皮肤隆起，但与皮肤无粘连。与肿块对应的睑结膜面，呈紫红色或灰红色的病灶。大的肿块可压迫眼球，产生散光而使视力下降。一般无疼痛。没有睑腺炎的急性炎症表现。小的囊肿可以自行吸收。但多数长期不变，或逐渐长大，质地变软。也可自行破溃，排出胶样内容物，在睑结膜面形成肉芽肿，也可以在皮下形成暗紫红色的肉芽组织。如有继发感染，形成急性化脓性炎症时，临床表现与内睑腺炎相同。

【治疗】小而无症状的睑板腺囊肿无须治疗，待其自行吸收。大者可通过热敷，或向囊肿内注射糖皮质激素促其吸收。如不能消退，应在局部麻醉下行手术切除。

眼睑先天异常

1. 上睑下垂 上睑下垂指上睑的提上睑肌和 Müller 平滑肌的功能不全或丧失，导致上睑部分或全部下垂。可为先天性或获得性。先天性者主要由于动眼神经核或提上睑肌发育不良，为常染色体显性遗传。先天性上睑下垂以手术治疗为主。如果遮盖瞳孔，为避免弱视应尽早手术，尤其是单眼患儿。

2. 内眦赘皮 是遮盖内眦部垂直的半月状皮肤皱折。其是一种比较常见的先天异常。可能的原因是因颅骨及鼻骨发育不良，使过多的皮肤形成皱折。由于皮肤皱折可遮蔽内眦部和泪阜，常被误认为内斜视，须用交替遮盖法仔细鉴别。本病常合并上睑下垂、睑裂缩小、内斜视、眼球向上运动障碍及先天性睑缘内翻。少数病例泪阜发育不全。一般不需治疗。如为美容，可行整形手术。如合并其他先天异常，应酌情手术矫正。

第三十五章 泪器病

泪道狭窄或阻塞

【定义】 泪道起始部（泪小点、泪小管、泪总管）管径窄细、位置表浅，并与结膜囊毗邻相通，容易受到炎症、外伤的影响而发生阻塞。

【临床表现】 以泪溢为主要表现。

【诊断】 做泪道冲洗时，冲洗液自另一泪小管流出，不能到达鼻咽部。

【治疗】 主要针对病因进行治疗。如先天性泪小点缺如，可行手术治疗。炎症引起的在早期可行泪道探通术或泪道冲洗，抗生素滴眼液点眼，上述治疗无效，可行鼻腔泪囊吻合术。

急性泪囊炎

【定义】 急性泪囊炎多继发于慢性泪囊炎，患者可由于全身或局部抵抗力降低，伴细菌侵入，引起泪囊及其周围组织蜂窝织炎。

【临床表现】 泪囊区皮肤出现红、肿、热、痛等急性炎症性改变。重症患者可出现发热等全身症状，耳前及颌下淋巴结肿大。如局部化脓，脓液可穿破皮肤，排出体外。炎症反复发作，可形成永久性瘘管，称为泪囊瘘。

【诊断】既往有慢性泪囊炎病史，泪囊区皮肤突发急性炎症性改变，部分患者可伴有泪囊瘘形成。

【治疗】早期可给予抗生素滴眼液，局部热敷或超短波理疗，若伴有全身症状时，可应用全身抗感染治疗。脓肿已形成可行切开引流。待急性症状消退，可按慢性泪囊炎进行治疗。如出现泪囊瘘，可于手术时一并切除。

慢性泪囊炎

【定义】由于鼻泪管狭窄、阻塞，泪液潴留于泪囊，细菌侵入增殖后，引起的囊壁黏膜慢性炎性改变。因泪囊的分泌物中，有大量的耐药菌株，因此一旦角膜有损伤，可发生角膜感染。在行内眼手术时，易引起眼内炎，故内眼手术前必须对病灶进行彻底处理。

【临床表现】①中老年女性多见。②早期患者可仅出现泪溢。③病情继续发展可出现眼睑皮肤潮红、糜烂，内眦部结膜充血。④泪囊部肿胀，按压泪囊区可有黏液或脓性分泌物自泪小点流出。

【诊断】泪道冲洗时冲洗液自另一泪小管流出，同时伴有大量黏液或脓性分泌物流出。

【治疗】①首先要针对病因治疗，治疗原发病。②泪道冲洗：4~6 次/日，挤压泪囊，将黏液或脓自泪囊排除，再用生理盐水冲洗泪道，注入抗生素。③泪道探通术。④鼻腔泪囊吻合术。⑤泪囊摘除术。

第三十六章 结膜病

沙 眼

【定义】沙眼是由沙眼衣原体引起的一种慢性传染性结膜角膜炎，可致盲。因其在睑结膜表面形成粗糙不平的外观，形似砂粒，故名。

【临床表现】多发于儿童及少年时期，急性期男女发病率相近，但严重瘢痕期沙眼在女性的发生率较男性高 2~3 倍。潜伏期 5~14d，平均 7d。儿童和成人初发时呈急性或亚急性结膜炎表现；婴幼儿初发较隐匿，呈慢性滤泡性结膜炎。

急性发作时自觉眼红、眼痛、异物感、流泪及黏液脓性分泌物，伴耳前淋巴结肿大。睑结膜乳头增生，上下穹隆部结膜布满滤泡，有时因上睑结膜弥漫性乳头增生及炎性细胞浸润，使滤泡被遮盖而不明显。急性期经 1~2 月后进入慢性期。

慢性期结膜充血减轻，结膜肥厚，乳头增生，滤泡形成。滤泡大小不等，可融合而显得不透明，有时呈胶样，于上睑结膜和结膜上穹隆部最为显著，下睑结膜则少而轻，严重者可出现于球结膜、半月皱襞或角膜缘处。滤泡可发生坏死，愈合后留下明显瘢痕。初期瘢痕常出现于上睑结膜，呈线状或星状，渐渐发展成网状，最后可发展为白色腱样。角膜缘滤泡发生瘢痕化改变，称为 Herbet 小凹。角膜可发生角膜上皮炎、局灶性或多灶性基质浅层浸润。早期即可出现角膜血管翳，常发生于角膜上方 1/3，但可向中央瞳孔区发展成垂帘状，影响视力。其末端常见浸润灶且可形成溃疡。在流行区常有沙眼的重复感染或合并细菌混合感染，使病情加重。在慢性病程中常有急性发作。

【诊断】典型的沙眼根据睑结膜的乳头、滤泡、角膜血管翳和结膜瘢痕的出现较易诊断。由于睑结膜的乳头增生和滤泡形成并非为沙眼所特有，因此早期诊断较困难，有时只能诊断"疑似沙眼"，要确诊须辅以实验室检查。沙眼的诊断至少要符合下列中的二项：①上睑结膜滤泡；②角膜缘滤泡及后遗症（Herbet 小凹）；③典型的睑结膜瘢痕；④角膜缘上方血管翳。

实验室检查有助于确立沙眼的诊断。结膜刮片后行 Giemsa 染色或 Diff – Quik 染色常见包涵体，但不是总可以找到。也可用荧光抗体染色、酶联免疫测定、PCR 等方法来检测沙眼衣原体抗原。

【治疗】包括全身和眼局部药物治疗及并发症的治疗。

1. 全身治疗 急性期或严重的沙眼，应全身应用抗生素治疗，一般疗程为 3~4 周。成人口服四环素 250 mg，4 次/日。孕妇、哺乳期妇女、7 岁以下儿童忌用四环素，可选用多西环素 100 mg，2 次/日，也可口服红霉素或螺旋霉素。

2. 局部治疗 常用 0.1% 利福平、0.5% 金霉素、磺胺类滴眼液等点眼，四环素、红霉素、磺胺等眼膏涂眼。疗程最少 10~12 周。

3. 并发症治疗 应针对沙眼导致的并发症进行手术矫治。如睑内翻者，行睑内翻矫正术；睑球粘连者，行角膜缘（干细胞）移植、人羊膜移植等重建眼表手术；角膜混浊且无明显干眼症者，行角膜移植术。

【预防】避免接触传染，改善环境卫生，加强对旅馆、游泳池、理发店等服务行业的卫生管理，培养良好的卫生习惯。

急性卡他性结膜炎

【定义】是由科韦杆菌、肺炎双球菌、流行性感冒杆菌、链球菌、金黄色葡萄球菌引起，发病急，双眼发病，结膜充血，有黏液性或脓性分泌物。

【临床表现】自觉流泪、异物感、灼热感或刺痛等。由于分泌物多，常使上、下睑毛粘在一起，晨起时睁眼困难。眼睑肿胀，结膜充血，结膜表面分泌物。分泌物先为黏液性，以后呈脓性。严重时结膜表面可覆盖一层假膜（多见于肺炎球菌、Koch – Weeks 杆菌性）。结膜充血常以穹隆部和睑结膜最为显著。偶可并发卡他性边缘性角膜浸润或溃疡（多见于流感嗜血杆菌 III 型感染）。Koch – Weeks 杆菌或肺炎双球菌性结膜炎一般为双侧性，结膜高度充血和水肿，可发生结膜下出血斑点，常伴有体温升高、身体不适等全身症状。

【诊断】 根据临床表现、分泌物涂片或结膜刮片检查可见嗜中性粒细胞和细菌，即可诊断。对伴有大量脓性分泌物、儿童和婴儿严重的结膜炎，以及对治疗顽固者，应进行细菌培养和药物敏感试验，有全身症状的还应进行血培养。

【治疗】 本病一般具有自限性，即使不予治疗也可在 10 ~ 14d 痊愈，用药后可在 1 ~ 3d 内恢复。治疗时，可根据致病菌选择最有效的抗生素滴眼液，睡前涂抗生素眼膏，分泌物较多时用生理盐水冲洗结膜囊，并发角膜炎时应按角膜炎治疗原则处理。对革兰阳性菌所致者，可局部应用红霉素、杆菌肽 – 多粘菌素 B 眼药膏，滴眼液有 0.25% ~ 0.5% 氯霉素、0.1% 利福平、10% 磺胺醋酰钠等。革兰阴性菌所致者，可选用 0.4% 庆大霉素、0.3% 环丙沙星、0.3% 氧氟沙星滴眼液或眼药膏。对伴有咽炎或急性化脓性中耳炎的患者和流感嗜血杆菌感染的儿童，应同时口服抗生素。

【预防】 严格搞好个人和集体卫生，提倡勤洗手、勤洗脸。急性期患者需隔离，严格消毒患者用过的洗脸用具及使用过的医疗器皿，一眼患病时应防止另眼感染。医护人员在接触患者之后，必须洗手消毒，防止交叉感染。

流行性角结膜炎

【定义】 是由腺病毒 8、19、29 和 37 型（人腺病毒 D 亚组）引起，传染性强，可散在或流行性发病。

【临床表现】 主要表现为急性滤泡性结膜炎，常合并有角膜病变。患者多为 20 ~ 40 岁成年人及儿童，急性发病，潜伏期 5 ~ 7d。

初发时自觉异物感、水样分泌物、疼痛、畏光和流泪等。眼睑水肿、睑球结膜显著充血、球结膜水肿，睑结膜及结膜穹隆部 48h 内出现大量滤泡。结膜滤泡可被水肿的结膜掩盖。耳前淋巴结肿大并有压痛。偶有结膜下出血，少数严重者可出现结膜假膜或膜的形成。也可出现腺病毒性角膜炎，早期表现为上皮型角膜炎，继后上皮下和浅基质层点状浸润。浸润呈圆形，边界模糊，直径 0.5 ~ 1.5mm，数个或数十个不等，位于角膜中央区。视力可略受影响，以后恢复正常。角膜混浊斑点可于数月后逐渐吸收，也有持续数年者。成人多局限于外眼表现；儿童可有全身症状，如发热、咽痛、中耳炎、腹泻等。

【诊断】 根据急性滤泡性结膜炎并发浅层点状角膜炎、耳前淋巴结大和压痛、分泌物涂片镜检见单核细胞增多等特点，即可诊断。

【治疗】 以局部支持疗法为主，无特效药物。常用的抗病毒滴眼液有 0.1% 碘苷（疱疹净）、0.1% 利巴韦林（三氮唑核苷）、4% 吗啉胍等，1 次/h。一般不需使用抗菌药。局部冷敷和使用血管收缩剂，可缓解症状。

【预防】 属于接触传染，传染性极强，易流行。传染期间（发病后 7 ~ 10d）应注意隔离。患者接触过的用具应严格消毒，避免交叉感染。医生检查完患者后，应常规洗手。不使用可能污染的滴眼液。

泡性角结膜炎

【定义】 是由微生物蛋白质发生过敏所致迟发型免疫反应引起的以结角膜泡性结节形成为特征的结膜炎。

【临床表现】 多见于营养不良、体质虚弱的儿童。起病时有异物感、流泪等刺激症状。如角膜缘发生泡性病灶，可有严重的畏光、流泪和眼痉挛。球结膜出现微隆起的实性疱疹，灰红色，直径 1～4mm，周围充血。顶端易溃烂形成溃疡。位于角膜缘者，疱疹常较小，呈灰白色圆形浸润，周围球结膜局限性充血。溃疡破溃后 10～12d 左右愈合。有时在角膜上皮下形成浅圆形浸润，可发展成溃疡并有血管侵入，形如彗星，愈合后留下角膜薄翳。反复发作者，疱疹可向中央进犯，新生血管也随之长入，称为束状角膜炎。

【诊断】 根据典型的角膜缘或球结膜处实性结节样小泡，其周围充血等表现，即可诊断。

【治疗】 应寻找和治疗诱因，注意补充各种维生素，加强营养和体质锻炼。糖皮质激素滴眼液点眼效果明显。

淋菌性结膜炎

【定义】 是一种由淋球菌引起的传染性极强、破坏性很大的超级性化脓性结膜炎。

【临床表现】 新生儿淋菌性结膜炎一般在出生后 2～3d 发病，双眼同时受累，症状猛烈，病情进展快。患儿畏光，流泪，眼睑高度红肿、发热、胀痛。结膜显著充血、水肿，球结膜水肿呈堤状围绕角膜，重者突出于睑裂之外，可有炎性假膜形成。分泌物由浆液性很快变为黄色脓性，量多，不断从睑裂流出，因此又称"脓漏眼"。常有耳前淋巴结肿大和压痛。严重病例可合并有角膜炎的表现，可迅速进展为角膜穿孔，继而发展成眼内炎。还可能并发其他部位的化脓性炎症，如关节炎、脑膜炎、肺炎、败血症等。成人淋菌性结膜炎潜伏期为 10h 至 2～3d，症状与新生儿相似，但相对较轻。

【诊断】 根据临床表现、分泌物涂片或结膜刮片检查可见多形核白细胞和淋球菌。

【治疗】 局部治疗和全身用药并重。应在病原体诊断取材之后立即执行。

1. 局部治疗 大量生理盐水或 1:10000 高锰酸钾溶液冲洗结膜囊。眼局部滴用 5000～10000U/ml 青霉素滴眼液，或用 15% 磺胺醋酰钠、0.1% 利福平、杆菌肽滴眼液频繁滴眼，同时应用红霉素等抗生素眼膏。

2. 全身治疗 主要是抗生素治疗。

（1）成人 大剂量肌注青霉素或头孢曲松钠，连续 5d。有青霉素过敏者可用壮观霉素（2g/d，肌注），或喹诺酮类药物（如口服环丙沙星0.5g，或氧氟沙星0.4g，2次/日，连续5d）。有角膜病变者宜静脉推注头孢曲松钠（每次1g，每8h或12h一次，连续5d）。

约有30%的淋菌性结膜炎的患者，伴有衣原体感染，因此应补充口服对衣原体有效的抗生素。可选用四环素（每次0.5g，1次/日，连服1周）、红霉素（每日0.25g，4次/日，连服1周）、多西环素（每次0.1g，2次/日，连服1周）等。

（2）新生儿 用青霉素10万单位/（kg·d），静滴或分4次肌注，共7d。或用头孢曲松钠（0.125g肌注）、头孢噻肟钠（25mg/kg静注或肌注），每8h或12h一次，连续7d。

【预防】患者须隔离。医生检查时应戴保护眼镜，并在检查后洗手，严格消毒患者和医生用过的器具。一眼患病应防止传染至他眼。新生儿出生后，应常规立即用1%硝酸银滴眼液滴眼1次（随后冲洗），或涂0.5%四环素眼药膏预防。

结膜干燥症

【定义】结膜干燥症又称干眼症，是常见的眼表疾病。它是指各种原因引起的泪液质和量或动力学的异常，导致泪膜不稳定和眼表组织病变，并伴有眼部不适症状的一组疾病。

【临床表现】常见的症状有干涩感、异物感、烧灼感、痒感、畏光、眼红、视物模糊、视力波动、易视疲劳、难以名状的不适、不能耐受有烟尘的环境等。Sjögren综合征患者常伴有口干、关节痛等。

【诊断】①症状；②泪液分泌量不足和泪膜不稳定；③眼表面上皮细胞的损害；④泪液的渗透压增加。对可疑患者，可采用相关的检查法，如泪液分泌实验等。

【治疗】消除诱因。泪液成分的替代治疗，最佳的人工泪液是自家血清，但其来源受限。对于严重患者应尽量使用不含防腐剂的人工泪液。保留泪液：①戴硅胶眼罩、湿房镜或潜水镜；②用胶原和硅胶制作的泪小点栓子，行暂时性或永久性泪小点封闭。促进泪液分泌：口服溴己新、盐酸毛果芸香碱或新斯的明，部分患者有效。自体游离颌下腺移植手术，对重症干眼的治疗有一定价值。还有局部使用低浓度（0.05%~0.1%）的免疫抑制剂环孢素滴眼液治疗Sjögren综合征所致干眼症。

翼状胬肉

【定义】翼状胬肉是指睑裂区肥厚的球结膜及其下的纤维血管组织，呈三角形向角膜侵入，形态似翼状，因而得名。

【临床表现】多无自觉症状，或仅有轻度不适。翼状胬肉伸展至角膜时，可因牵扯而引起逆规性散光；遮盖瞳孔区时，可造成视力障碍；严重的和手术后复发病例，可有不同程度的眼球运动受限。可单眼或双眼同时发病。胬肉可见于鼻侧或颞侧，甚至两侧同时存在，以鼻侧多见。初期时，角膜缘发生灰色混浊，球结膜充血、肥厚，以后发展成三角形的纤维血管组织。它可分为头（三角形尖端）、颈（角膜缘部）和体部（球结膜上）。在进行期，胬肉表现为充血、肥厚，头部前端角膜灰色浸润。在静止期，胬肉薄而不充血，颈部和体部血管收缩纤细。

【诊断】睑裂区有呈翼状的纤维血管组织侵入角膜，即可诊断。

【治疗】如果胬肉组织充血、进行性发展，可考虑手术切除。手术应去除胬肉，并避免引起复发的因素。手术要在显微镜下进行，方式有单纯切除、胬肉切除联合游离球结膜瓣移植或结膜瓣转位、胬肉切除联合羊膜移植等方法。术中或术后丝裂霉素 C 的应用可减少其复发机会，但潜在的并发症危险性较大。

第三十七章　角膜病

细菌性角膜炎

【定义】细菌性角膜炎是一种较严重的化脓性角膜炎，最常见的致病菌有葡萄球菌、细球菌、链球菌、假单胞菌等。多为角膜外伤后感染或剔除角膜异物后由细菌、真菌、病毒或阿米巴感染，某些局部及全身因素，如干眼、泪道阻塞、倒睫、戴接触镜、糖尿病、严重的烧伤、昏迷、长期使用免疫抑制剂等，一些条件致病菌也可造成角膜感染。

【临床表现】发病急，常在角膜外伤后 24~48h 发病，表现为眼痛、视力障碍、畏光、流泪、眼睑痉挛等，有较多脓性分泌物。眼睑水肿、球结膜水肿、睫状或混合充血。病变早期角膜上出现一个界线清楚的上皮溃疡，溃疡下有边界模糊、致密的灰黄色浸润灶，周围组织水肿。浸润灶迅速扩大，形成溃疡。

革兰阳性球菌感染者，常表现为圆形或椭圆形局灶性脓肿病灶，伴有边界明显的灰白色基质浸润及小范围的周边上皮水肿。肺炎球菌引起的角膜炎，表现为椭圆形、带匐行性边缘、中央基质较深的溃疡，后弹力膜可有放射性皱褶，常伴前房积脓和角膜后纤维蛋白沉着。革兰阴性细菌所致的角膜炎，典型地表现为快速发展的角膜液化性坏死。如铜绿假单胞菌所致的角膜溃疡，多发生于角膜异物剔除术后或戴接触镜引起的感染。伤后数小时或 1~2d 内发病。此病的特点是症状严重、发展迅猛。患者有剧烈眼痛、畏光流泪、眼睑红肿、球结膜混合性充血、水肿。由于铜绿假单胞菌产生蛋白分解酶，使角膜出现迅速扩展的浸润及黏液状坏死，前房积脓严重。如不及时控制，数天内可导致全角膜坏死穿破、眼球内容物脱出或全眼球炎。

【治疗】急性期用高浓度的抗生素滴眼液频繁滴眼，每 15～30min 滴眼一次。对角膜基质炎症，应增加抗生素的浓度。在严重的病例，开始 30min 内滴药，1 次/5 分钟，可使基质很快达到抗生素治疗浓度。病情控制后，逐渐减少滴眼次数。治疗过程中应根据细菌学检查及药物敏感试验结果，及时调整使用有效的抗生素。晚上涂抗生素眼膏。有的细菌感染如铜绿假单胞菌性角膜溃疡即使病情已控制，局部滴眼也要维持一段时间，以防感染复发。眼部可用眼垫包眼，热敷等，局部使用胶原酶抑制剂，如依地酸钠、半胱氨酸等，可抑制溃疡形成。口服大量维生素 C、B 有助于溃疡的愈合。若药物治疗无效，溃疡穿孔，可考虑治疗性角膜移植术。

单纯疱疹病毒性角膜炎

【定义】是指单纯疱疹病毒引起的角膜感染，是一种严重的世界性致盲眼病，其发病率和致盲率均占角膜病的首位。

【临床表现】

1. 原发感染　常见于幼儿，有全身发热和耳前淋巴结肿痛，唇部和皮肤单疱感染。眼部受累表现为急性滤泡性结膜炎、膜性结膜炎、眼睑皮肤疱疹，大约 2/3 患者出现点状或树枝状角膜炎，不到 10% 的患者发生角膜基质炎和葡萄膜炎。

2. 复发感染

（1）树枝状和地图状角膜炎　有轻度异物感、畏光、流泪、视物模糊等症状。以点状角膜炎起病，逐渐融合成树枝状，常位于角膜中央，有睫状充血，局部或弥漫性角膜感觉减退。若病情进展，树枝状病灶向周边部及基质浅层扩展，形成地图状溃疡。大多数患者通常三个星期左右自行消退。

（2）角膜基质炎　盘状角膜炎是角膜基质炎的典型类型。表现为角膜中央区基质呈盘状水肿，一般不伴有炎性细胞浸润，角膜上皮完整。严重者可出现角膜上皮微囊样水肿，甚至大泡。

【治疗】常用的抗病毒药物有无环鸟苷、三氟胸腺嘧啶核苷、环胞苷、碘苷等滴眼液和眼膏。树枝状和地图状角膜溃疡禁用糖皮质激素，否则可导致感染扩散。对盘状角膜炎，应在使用糖皮质激素的同时，联合高效的抗病毒药物。

真菌性角膜炎

【定义】常发生于植物性角膜外伤后，如树枝或农作物擦伤；也可发生在其他的角膜上皮缺损后，如角膜接触镜的擦伤或角膜手术后感染真菌引起。

【临床表现】起病相对缓慢，早期可仅有异物感，然后逐渐出现眼部疼痛、畏光、流泪等刺激症状。与细菌性角膜炎比较，刺激症状常较轻，病程较长。角膜病灶呈灰白色，欠光泽，外观干燥而粗糙，表面微隆起，溃疡周围因胶原溶解而出现浅沟，或因真菌抗原抗体反应形成免疫环，有时可见"伪足"或"卫星灶"，其表面的坏死组织易于刮除。角膜后可出现斑块状沉着物，且伴有黏稠的前房积脓。真菌也可进入前房，导致真菌性眼内炎。

【诊断】根据角膜植物性损伤史，结合角膜病灶的特征，做出初步诊断。确诊需实验室检查。角膜刮片 Gram 染色和 Giemsa 染色，是早期诊断真菌常用的方法。还可使用 10% ~20% 氢氧化钾湿片法、PAS 染色和 Gomori 六胺银染色。

【治疗】局部应用的抗真菌类药物，包括多烯类（如 0.25% 两性霉素和 5% 匹马霉素滴眼液）、咪唑类（如 0.5% 咪康唑滴眼液）和嘧啶类（如 1% 氟胞嘧啶滴眼液或眼药膏）。由于抗真菌药物较难透过眼组织，使用抗真菌滴眼液时，应频繁点眼，通常为 1 次/h，且在临床治愈后，仍应维持点眼一段时间，以减少复发的可能性。还可结膜下注射抗真菌药，如两性霉素 B 0.1mg 或咪康唑 5 ~10mg，每日或隔日一次。在点眼的同时，可使用全身抗真菌药。如静滴咪康唑（10 ~30）mg/（kg·d），分 3 次给药，用量一般不超过每次 600mg，在 30 ~60min 内滴注。

并发虹膜睫状体炎者，应使用 1% 阿托品滴眼液或眼药膏扩瞳。本病忌用糖皮质激素。对药物治疗无效，角膜即将穿孔或已穿孔者，可施行穿透性角膜移植术。

暴露性角膜炎

【定义】是由眼睑缺损、眼球突出、瘢痕性眼睑外翻、上睑下垂矫正手术造成的上睑滞留和睑闭合不全，角膜失去眼睑保护，暴露，引起干燥、上皮脱落甚至继发感染。

【临床表现】病变多位于角膜下方，初期角结膜上皮干燥、粗糙，暴露部位的结膜充血、肥厚，角膜上皮逐渐由点状糜烂融合成大片的上皮缺损，角膜新生血管形成。继发感染时，则出现化脓性角膜溃疡的表现。

【治疗】除去暴露因素。轻症者频滴人工泪液及抗生素滴眼液，晚间用抗生素眼药膏预防感染。软性角膜接触镜可保护角膜上皮。必要时可行睑缘缝合术，或结膜瓣遮盖术，以免角膜溃疡发展。根据角膜暴露的原因，选择做眼睑缺损修补术、睑植皮术等。

蚕蚀性角膜溃疡

【定义】是一种自发性、慢性、边缘性、进行性、疼痛性角膜溃疡。可能与外伤、手术或感染有关。某些炎症或感染因素使角膜上皮及结膜的抗原性改变，使机体产生自身抗体。

【临床表现】多发于成年人，有剧烈的眼痛、畏光、流泪及视力下降。病变初期，周边部角膜浅基质层出现浸润，几周内，浸润区角膜上皮缺损，逐渐形成溃疡。缺损区与角膜缘之间无正常的角膜组织分隔。溃疡沿角膜缘环行发展，然后向中央区浸润。浸润缘呈潜掘状，略为隆起，最终可累及全角膜。溃疡也可向深层发展，引起角膜穿孔。溃疡向中央部进展的同时，周边部溃疡区上皮逐渐修复，伴新生血管长入，可导致角膜瘢痕化、血管化。

【治疗】治疗相当困难。局部可用糖皮质激素或胶原酶抑制剂，如2%半胱氨酸滴眼液点眼，4～6次/日。近年采用1%～2%环孢素油制剂或FK506滴眼剂点眼，部分病例获得一定疗效。全身应用免疫抑制剂，在有些患者也能取得一定的疗效。当病变位于角膜周边，可行病灶区角结膜清创术，如果活动性炎症已使角膜有穿破危险，可行治疗性带板层巩膜瓣的板层角膜移植术。

接触镜引起的角膜并发症

【定义】角膜接触镜配戴或保护不当，可引起角膜上皮水肿、上皮剥脱，合并感染时发生角膜溃疡，新生血管等并发症。其中危害严重、应引起重视的是棘阿米巴角膜炎。

【临床表现】具有角膜炎的共性。常为单眼发病。病初有异物感、畏光、流泪和视力减退。表现为上皮混浊、假树枝状或局部点状荧光素染色。逐渐扩展成沿角膜神经分布的基质放射状浸润，称放射状角膜神经炎。此时可有严重的眼部疼痛。继而基质形成炎症浸润环，环周有白色卫星灶，中央似盘状角膜炎，常有前房积脓。可有后弹力层皱褶、KP和反复上皮剥脱等。

【诊断】角膜病灶取材后涂片，可找到棘阿米巴原虫或培养出棘阿米巴。必要时可作角膜活检。对接触镜保存液、清洗液的病原体检查，有助于诊断。

【治疗】可选用二咪或联咪类药（如0.15%羟乙磺酸双溴丙咪）、咪唑类药（如10mg/ml咪康唑）滴眼液或眼药膏，用药量先频后减，疗程4个月以上。可另加咪唑类药物口服。糖皮质激素药物可使病情恶化，不主张使用。

若病灶局限、药物治疗失败，或药物治疗后残留严重影响视力的角膜基质混浊，可施行穿透性角膜移植手术。术后应继续药物治疗，减少术后复发。

第三十八章 巩膜病

表层巩膜炎

【定义】表层巩膜炎是一种复发性、暂时性、自限性巩膜表层组织的非特异性炎症。

【临床表现】无明显刺激症状的眼红。常发生于角膜缘至直肌附着点的区域内,并以睑裂暴露部位最常见。女性发病率是男性的 2 倍,好发于 20～50 岁,约 1/3 的病人双眼同时或先后发病。

【治疗】本病为自限性,几乎不产生永久性眼球损害,通常无须特殊处理。若病情较重或频繁发作,可用 0.5% 可的松或 0.1% 地塞米松滴眼液点眼,必要时可全身应用吲哚美辛或糖皮质激素。

巩 膜 炎

【定义】巩膜炎为巩膜基质层的炎症,严重威胁视力。病情和预后比表层巩膜炎严重。好发于 20～60 岁,女性多见,50% 以上为双眼。

【临床表现】

1. 前巩膜炎 病变位于赤道部之前,双眼先后发病。眼部疼痛剧烈,有刺激症状。病变位于直肌附着处时,眼球运动使疼痛加剧。

2. 坏死性巩膜炎 破坏性较大,常引起视力损害,病初表现为局部巩膜炎性斑块,病灶边缘炎性反应较中心重。炎症消退后,巩膜呈蓝灰色,且有粗大吻合血管围绕病灶区。

3. 后巩膜炎 是发生于赤道后方巩膜的一种肉芽肿性炎症。表现为程度不同的眼痛和压痛,眼睑及球结膜水肿,眼球轻度突出,因眼外肌受累可致眼球运动受限及复视。若合并葡萄膜炎、玻璃体混浊、视神经乳头水肿、渗出性视网膜脱离时,视力明显减退。

【治疗】针对病因治疗。抗炎治疗包括局部滴用糖皮质激素滴眼液,可减轻结节性或弥漫性前巩膜炎的炎性反应。也可根据病情选用非糖皮质激素类抗炎药,如吲哚美辛 25～50mg,2～3 次／日,可迅速缓解炎症和疼痛。对于严重病例,或出现无血管区,则应局部和全身应用足量糖皮质激素,禁用结膜下注射,以防造成巩膜穿孔。若无效,考虑采用免疫抑制剂治疗。如并发虹膜睫状体炎,同时还应以阿托品散瞳。对坏死、穿孔的巩膜部位可试行异体巩膜移植术。

第三十九章 晶状体病

年龄相关性白内障

【定义】是中老年开始发生的晶状体混浊,随着年龄增加,患病率明显增高。由于它主要发生于老年人中,所以又称老年性白内障。其分为皮质性、核性和后囊下三类。

【临床表现】 常双眼患病，但发病可有先后。主要症状为眼前阴影和渐进性、无痛性视力减退。由于晶状体吸收水分后体积增加，纤维肿胀和断裂，屈光力增强且不均一，可出现单眼复视、多视或虹视。由于光线通过部分混浊的晶状体时产生散射，干扰视网膜上成像，可出现畏光和眩光。

【诊断】 在散瞳后，以检眼镜或裂隙灯显微镜检查晶状体。根据晶状体混浊的形态和视力情况可明确诊断。当视力减退与晶状体混浊程度不相符合时，应进一步检查，寻找其他病变。

【治疗】 目前尚无疗效肯定的防治药物。因白内障影响工作和生活时，可手术治疗。通常采用白内障囊外摘除（包括超声乳化术）联合人工晶状体植入术。在某些情况下也可行白内障囊内摘除术，术后给予眼镜或角膜接触镜矫正视力。

外伤性白内障

【定义】 眼球钝挫伤、穿通伤、爆炸伤和放射等引起晶状体混浊称外伤性白内障。

【临床表现】

1. 眼部钝挫伤所致白内障 瞳孔缘部虹膜色素上皮破裂脱落，附贴在晶状体前表面称 Vossius 环，相应的囊膜下出现混浊，当晶状体受到挫伤后，其纤维和缝合的结构受到破坏，形成放射状混浊，可在伤后数小时或数周内发生，可被吸收或永久存在。若囊膜完整性受到影响，可引起浅层皮质混浊，形成板层白内障。严重挫伤可致囊膜破裂，形成局限混浊，或在短期内完全混浊。

2. 眼球穿通伤所致白内障 若晶状体破口小，破口可很快闭合，形成局限混浊。如破口大而深，晶状体全部混浊，皮质进入前房，可继发葡萄膜炎或青光眼。

3. 眼部爆炸伤所致白内障 爆炸时气浪可对眼部产生压力，引起类似钝挫伤所致的晶状体损伤。爆炸物或掀起的杂物也可造成穿通伤所致的白内障。

4. 电击伤所致白内障 触电引起晶状体前囊及前囊下皮质混浊。雷电击伤前后囊及皮质均可混浊。多数静止不发展，也可逐渐发展为全白内障。

5. 放射性白内障 因放射线所致，也可归入外伤性白内障。主要有红外线、电离辐射（中子、X 线、γ 线及高能量的 β 线）、微波等引起晶状体不同的损害，出现皮质的点状混浊、后囊膜下混浊或羽状混浊。

【治疗】 应注意防护。对视力影响不大的晶状体局限混浊，可随诊观察。明显混浊影响视力时，应行白内障摘除术，并尽量植入人工晶状体。

第四十章 玻璃体病

玻璃体积血

【定义】玻璃体积血通常来自视网膜和葡萄膜破损的血管或新生血管。其是一种重要的玻璃体病变，有多种病因。

【临床表现】

1. 少量出血时，有飞蚊症，眼底检查可见玻璃体内有细小混浊点或漂浮物，视力多不受影响。

2. 大量出血时，玻璃体高度混浊，视力急剧减退，或仅有光感。眼底检查无红光或仅见微弱红光反射。裂隙灯检查可见前玻璃体内有大量红细胞，或鲜红色血块。

3. 有引起玻璃体出血的原发伤病的表现。若一眼出血致密，应检查另一眼眼底。做超声检查排除视网膜肿瘤等。

【治疗】

1. 药物治疗及物理疗法 临床上应用的止血药、透明质酸酶、尿激酶等药物以及超声波、激光等疗法，能否加快玻璃体积血的吸收目前尚未确切证实。通常中等量的玻璃体积血可在3~6个月内自行吸收。对引起玻璃体积血的原发病应采取相应的治疗措施。

2. 手术治疗 玻璃体切除术适用于：3~6个月以上仍不吸收的单纯玻璃体积血；玻璃体积血合并有视网膜脱离。

玻璃体后脱离

【定义】玻璃体后脱离是指玻璃体后皮质从视网膜内表面分离。

【临床表现】常在玻璃体液化的基础上发生，随着玻璃体中央部的液化腔扩大，玻璃体后皮质层变薄并出现裂口，液化的玻璃体通过裂口进入玻璃体后间隙，使后皮质与视网膜迅速分离。分离后在视网膜前出现一个如视盘大小的环形混浊物（Weiss 环）。当后脱离发生时，多数患者没有急性症状，有些人会有闪光感，眼前有漂浮物。玻璃体液化、后脱离所产生的玻璃体视网膜牵拉，是视网膜裂孔发生的重要机制。

【治疗】出现玻璃体后脱离时要详细检查眼底，存在玻璃体积血时，要进行眼超声波检查，警惕视网膜裂孔的形成。

第四十一章　青光眼

先天或发育性青光眼

婴幼儿型青光眼

见于新生儿或婴幼儿时期。80％病例在1岁内被发现。大多数患儿表现为常染色体隐性遗传。

【临床表现】畏光、流泪、眼睑痉挛是本病三大症状。新生儿或婴幼儿出现这些症状时，应作进一步检查。角膜增大，横径超过12mm（正常婴儿角膜横径约10.5mm）。因上皮水肿，外观呈毛玻璃样混浊。有时可见到后弹力层膜破裂，典型表现为角膜深层水平或同心圆分布的条纹状混浊。眼压升高、房角异常、青光眼性视神经乳头凹陷及眼轴长度增加，这些体征对确诊十分重要。但常需要在全身麻醉下检查，才能确认。

【治疗】手术是主要的治疗措施。通过房角切开术或小梁切开术控制眼压。对晚期病例，则选用小梁切除术为妥。

青少年型青光眼

发病与遗传有关。3岁以后眼球壁组织弹性减弱，眼压增高通常不引起畏光流泪、角膜增大等表现。眼压有较大的波动，其表现与治疗同开角型青光眼。药物治疗不能控制眼压时，可行小梁切除术。

原发性开角型青光眼

可能与遗传等有关。特点是眼压虽然升高，房角始终开放，即房水外流受阻于小梁网 – Schlemm 管系统。

【临床表现】

1. 症状　多数病人可无任何自觉症状，常常直到晚期，视功能遭受严重损害时才发觉。少数病人在眼压升高时出现雾视、眼胀。

2. 眼压　早期表现为不稳定性，有时可在正常范围。测量24h眼压较易发现眼压高峰和较大的波动值。随病情进展，眼压逐渐增高。

3. 眼前段　前房深浅正常或较深，虹膜平坦，房角开放。在双眼视神经损害程度不一致时，可发现相对性传入性瞳孔障碍。

4. 眼底 青光眼视盘改变主要表现为：视盘凹陷进行性扩大和加深；视盘上、下方局限性盘沿变窄，垂直径 C/D 值（杯盘比，即杯直径与视盘直径比值）增大，或形成切迹；双眼视盘凹陷不对称，C/D 差值 >0.2；视盘上或盘周浅表线状出血；视网膜神经纤维层缺损。

5. 视功能 视野缺损是青光眼诊断和病情评估的重要指标。典型的早期视野缺损，表现为孤立的旁中心暗点和鼻侧阶梯。旁中心暗点多见于 5°～25°范围内、生理盲点的上、下方。随病情进展，旁中心暗点逐渐扩大和加深，多个暗点相互融合并向鼻侧扩展，绕过注视中心形成弓形暗点，同时周边视野亦向心性缩小，并与旁中心区缺损汇合成象限型或偏盲型的缺损。发展到晚期，仅残存管状视野和颞侧视岛。

【诊断】因多无自觉症状，早期极易漏诊。在很大程度上依靠健康普查来发现，其主要诊断指标有：眼压升高，尤其测定 24h 眼压有助于发现眼压高峰值及其波动范围；视盘损害，视盘凹陷进行性加深扩大，盘沿宽窄不一，特别是上、下方盘沿变窄或局部变薄，视盘出血，双眼视盘形态变化的不对称（C/D 差值 >0.2）；视野缺损，出现旁中心暗点或鼻侧阶梯等。

【治疗】治疗目的是保存视功能。方法包括降低眼压；视神经保护性治疗。

1. 常用降眼压药

（1）拟副交感神经药（缩瞳剂） 最常用为 1%～2% 毛果芸香碱滴眼液，滴眼 3～4 次/日。

（2）肾上腺能受体阻断剂 常用 0.25%～0.5% 噻吗洛尔、0.25%～0.5% 盐酸倍他洛尔等滴眼液，滴眼 1～2 次/日。可通过抑制房水生成而降低眼压，但降压幅度有限。前者对有心传导阻滞、支气管哮喘者忌用。后者可用于有支气管痉挛史的患者。

（3）肾上腺能受体激动剂 主要有 1% 肾上腺素、0.1% 地匹福林，能促进房水经小梁网及葡萄膜巩膜外流通道排出。

（4）前列腺素制剂 如 0.005% 拉坦前列素，能增加房水经葡萄膜巩膜外流通道排出。

（5）碳酸酐酶抑制剂 以乙酰唑胺为代表，通过减少房水生成降低眼压。久服可引起口唇面部及指趾麻木、全身不适、肾绞痛、血尿等副作用，不宜长期服用。目前已有滴眼液应用。

（6）高渗剂 常用 50% 甘油和 20% 甘露醇。前者供口服，2～3ml/kg；后者快速静滴，1～2g/kg。可在短期内提高血浆渗透压，使眼组织，特别是玻璃体中的水分进入血液，从而减少眼内容量，降低眼压。用药后因颅内压降低，可出现头痛、恶心等症状及其他副作用。

2. 常用抗青光眼手术 ①解除瞳孔阻滞的手术。②解除小梁网阻塞的手术。③建立房水外引流通道的手术（滤过性手术）。④减少房水生成的手术。

急性闭角型青光眼

【定义】急性闭角型青光眼是一种以眼压急剧升高并伴有相应症状和眼前段组织改变为特征的眼病。多见于 50 岁以上老年人，女性更常见，男女之比约为 1：2。常有远视，双眼先后或同时发病。情绪激动，暗室停留时间过长，局部或全身应用抗胆碱药物，均可使瞳孔散大，周边虹膜松弛，诱发本病。长时间阅读、疲劳和疼痛也是常见的诱因。

【临床表现】典型的急性发作有以下几个不同的临床阶段（分期）。

1. 临床前期　当一眼急性发作确诊后，另一眼即使没有任何症状也诊断为临床前期。另外，有些眼在急性发作前，没有自觉症状，但具有前房浅、虹膜膨隆、房角狭窄等表现，在一定诱因下，如暗室试验后眼压明显升高，也可诊断为临床前期。

2. 先兆期　表现为一过性或反复多次的小发作。多出现在傍晚时分，突感雾视、虹视，可能有患侧额部疼痛，或伴同侧鼻根部酸胀。休息后自行缓解或消失。若即刻检查，可发现眼压升高。

3. 急性发作期　剧烈头痛、眼痛、畏光、流泪，视力严重减退，常降到数指或手动，可伴有恶心、呕吐等全身症状。体征有眼睑水肿，混合性充血，角膜上皮水肿，裂隙灯下上皮呈小水珠状，角膜后色素沉着，前房极浅，周边前房几乎完全消失。如果虹膜有严重缺血坏死，房水可有混浊，甚至出现絮状渗出物。瞳孔中等散大，常呈竖椭圆形，光反射消失，有时可见局限性后粘连。房角完全关闭，常有较多色素沉着。眼压常在 50mmHg 以上。眼底可见视网膜动脉搏动、视盘水肿或视网膜血管阻塞。但因角膜水肿，眼底多看不清。高眼压缓解后，症状减轻或消失，视力好转，眼前段常留下永久性组织损伤，如角膜后色素沉着、扇形虹膜萎缩、色素脱失，房角有广泛性粘连。晶状体前囊下有时可见小片状白色混浊，称为青光眼斑。

4. 间歇期　指小发作后自行缓解，小梁网尚未遭受严重损害。

5. 慢性期　急性大发作或反复小发作后，房角广泛粘连（通常>180°），小梁网功能已遭受严重损害，眼压中度升高，眼底常可见青光眼性视盘凹陷，并有相应视野缺损。

6. 绝对期　指高眼压持续过久，眼的组织，特别是视神经已遭严重破坏，视力已降至无光感且无法挽救的晚期病例，偶尔可因眼压过高或角膜变性而剧烈疼痛。

【治疗】急性闭角型治疗的基本原则是手术。术前应积极采用综合药物缩小瞳孔，使房角开放，迅速控制眼压。在眼压降低，炎性反应控制后，手术效果较好。

在急性大发作时，滴眼 1 次/5 分钟，共 3 次，然后 1 次/30 分钟，共 4 次，以后改为 1 次/1 小时，一般用药后 3~4h 瞳孔就能明显缩小，可减量至 4 次/日。需联合用药，应用高渗剂、碳酸酐酶抑制剂，局部滴用 β 受体阻断剂以迅速降低眼压。全身症状严重者，可给予止吐、镇静、安眠药物。局部滴用糖皮质激素有利于减轻充血及虹膜炎症反应。经药物治疗眼压下降后，必须再行手术治疗。选用周边虹膜切除术或滤过性手术（房角已有广泛粘连）。

慢性闭角型青光眼

发病年龄较急性者为早。这类青光眼的房角粘连是由点到面逐步发展，小梁网阻滞为渐进性，眼压水平也随着房角粘连范围的缓慢扩展而逐步上升。

【临床表现】 房角粘连和眼压升高都是逐渐进展的，没有眼压急剧升高的相应症状，眼前段组织也没有明显异常，而视盘在高眼压的持续作用下，渐渐萎缩，形成凹陷，视野也随之发生进行性损害。往往只是在做常规眼科检查时，或病程晚期患者感觉到有视野缺损时才被发现。

【诊断】 诊断依据为：①周边前房浅；②房角有程度不同的虹膜周边前粘连；③眼压中等度升高，常在40mmHg左右；④眼底有典型的青光眼性视盘凹陷；⑤伴有不同程度的青光眼性视野缺损。与开角型青光眼的鉴别主要依靠前房角镜检查，后者前房不浅，在眼压升高时房角也是开放的。

【治疗】 药物控制眼压后手术。

第四十二章　葡萄膜疾病

前葡萄膜炎

【定义】 前葡萄膜炎，包括虹膜炎、虹膜睫状体炎和前部睫状体炎三种类型，最为常见，在国内约占葡萄膜炎总数的50%~60%。

【临床表现】 症状有眼痛、畏光、流泪、视物模糊。在前房出现大量纤维蛋白渗出，或有反应性黄斑和视盘水肿时，视力明显下降。发生并发性白内障和继发性青光眼时，视力可严重下降。

1. 睫状充血或混合性充血　睫状充血指位于角膜缘周围的表层巩膜血管的充血，是急性前葡萄膜炎的一个常见体征。

2. 角膜后沉着物（KP）　角膜内皮损伤后炎症细胞或色素附着于其上。可分为尘状、中等大小和羊脂状3型。前两种主要由嗜中性粒细胞、淋巴细胞和浆细胞沉积而成，后者主要由单核巨噬细胞和类上皮细胞构成。KP的分布类型与葡萄膜炎种类有关。

3. 房水闪辉　由血－房水屏障功能破坏，蛋白进入房水所造成。

4. 房水细胞　房水中出现炎症细胞，裂隙灯检查可见到大小一致的灰白色尘状颗粒。它是反映眼前段炎症的可靠指标。房水中大量炎症细胞沉积于下方房角，可见到液平面，称为前房积脓。

5. 虹膜改变　可出现虹膜水肿、纹理不清；虹膜与晶状体前表面的纤维蛋白渗出和机化可使二者黏附在一起，称为虹膜后粘连，如后粘连广泛，后房水不能流向前房，虹膜被向前推移而呈膨隆状，称为虹膜膨隆。虹膜与角膜后表面的黏附称为虹膜前粘连；此种粘连发生于房角处，称为房角粘连。虹膜炎症可出现三种结节。

（1）在瞳孔缘的灰白色半透明结节，称为 Koeppe 结节，主要见于非肉芽肿性炎症。

（2）发生于虹膜实质内的白色或灰白色半透明结节，主要见于肉芽肿性炎症。

（3）在虹膜实质中的单个粉红色不透明的结节，也叫做虹膜肉芽肿，主要见于结节病所引起的前葡萄膜炎。

6. 瞳孔改变　因睫状肌痉挛和瞳孔括约肌的持续性收缩，引起瞳孔缩小；散瞳后，虹膜后粘连不能完全拉开，瞳孔常出现梅花状、梨状和不规则状多种外观；如虹膜360°范围内粘连，则称为瞳孔闭锁；如纤维膜覆盖整个瞳孔区，则称为瞳孔膜闭。

此外，还有晶状体前表面的色素沉积；前玻璃体内可出现炎症细胞，偶可出现反应性囊样黄斑水肿和视盘水肿。

【并发症】

1. 继发性青光眼　可因炎症细胞、纤维蛋白渗出以及组织碎片阻塞小梁网，虹膜周边前粘连或小梁网的炎症，均使房水外流受阻；瞳孔闭锁、瞳孔膜闭阻断了房水交通等机制，引起继发性青光眼。

2. 并发性白内障　炎症反复发作或转为慢性，造成房水改变，影响晶状体代谢，可引起白内障。主要为晶状体后囊下混浊。也可能与长期应用糖皮质激素有关。

3. 低眼压及眼球萎缩　炎症反复发作或慢性化，可致睫状体萎缩，房水分泌减少，引起眼压下降，严重者眼球萎缩。

【治疗】立即扩瞳，以防止虹膜后粘连；迅速抗炎，防止眼组织损伤和出现并发症。由于前葡萄膜炎大多数因非感染因素，一般不需抗生素治疗。对高度怀疑或确诊为病原体感染，则应给予相应抗感染治疗。对非感染因素所致的葡萄膜炎，局部用药在眼前段能够达到有效浓度，一般不需要全身用药。

1. 睫状肌麻痹剂　是必需药物，一旦发病应立即给药，以防止和拉开虹膜后粘连，避免并发症；解除睫状肌、瞳孔括约肌的痉挛，以减轻充血、水肿及疼痛，促进炎症恢复和减轻痛苦。最好首选1%、2%或4%后马托品眼膏；新鲜的虹膜后粘连不易拉开时，可结膜下注射散瞳合剂（1%阿托品、1%丁卡因、0.1%肾上腺素等量混合）0.1~0.2ml，对炎症恢复期可给予0.5%~1%的托品酰胺滴眼液，1次/日。

2. 糖皮质激素滴眼液　常用制剂有醋酸氢化可的松（0.2%、2.5%）、醋酸氟美松龙（0.1%）、醋酸泼尼松龙（0.12%、0.125%、0.5%、1%）和地塞米松磷酸盐

（0.1%）悬液或溶液。一般不宜使用糖皮质激素结膜下注射。

3. 非甾体抗炎药 可给予吲哚美辛滴眼剂，或双氯芬酸钠滴眼剂，3～8 次／日。一般不需口服治疗。

4. 糖皮质激素眼周和全身治疗 对于出现反应性视乳头水肿或黄斑水肿的患者，可给予地塞米松 2.5mg 后 Tenon 囊下注射。对于不宜后 Tenon 囊下注射者，或双侧发病出现反应性黄斑水肿、视盘水肿者，可口服泼尼松，开始剂量为 30～60mg，早晨顿服，1 周后减量，一般不超过 2 个月。

5. 病因治疗 由感染因素所引起的，应抗感染治疗。

6. 并发症治疗 继发性青光眼宜口服降眼压药（如乙酰唑胺）联合 β 肾上腺素能受体阻断剂（如 0.5% 噻吗洛尔）点眼。对有瞳孔阻滞者应在积极抗炎治疗下，尽早行激光虹膜切开术或虹膜周边切除术，如房角粘连广泛者，可行滤过性手术。

对并发性白内障，应在炎症得到很好控制的情况下，行白内障摘除及人工晶状体植入，术前、术后全身和局部使用糖皮质激素，可预防前葡萄膜炎复发。

后葡萄膜炎

【定义】后葡萄膜炎是一组累及脉络膜、视网膜、视网膜血管和玻璃体的炎症性疾病，临床上包括脉络膜炎、视网膜炎、脉络膜视网膜炎、视网膜脉络膜炎和视网膜血管炎等。

【临床表现】症状可有眼前黑影或暗点、闪光、视物模糊，视力下降。合并系统性疾病，则有相关症状。

常见的体征有：玻璃体内炎症细胞和混浊；局灶性脉络膜视网膜浸润病灶，大小可不一致，晚期形成瘢痕病灶；视网膜血管炎，出现血管鞘、闭塞和出血等；黄斑水肿。此外，还可发生渗出性视网膜脱离、增殖性视网膜病变和玻璃体积血等。一般无眼前段改变，偶可出现前房闪辉、房水少量炎症细胞。

【治疗】若确定有感染因素，应给予相应的抗感染治疗。由免疫因素引起的炎症主要使用免疫抑制剂治疗。单侧受累者，可给予糖皮质激素后 Tenon 囊下注射治疗。双侧受累，宜口服糖皮质激素及苯丁酸氮芥、环磷酰胺和环孢素等。免疫抑制剂应用时间应足够长，联合用药常能降低药物的副作用，增强疗效。在治疗过程中应定期检查肝肾功能、血常规等。

交感性眼炎

【定义】是指发生于一眼穿通伤或内眼术后的双侧肉芽肿性葡萄膜炎，受伤眼被称为诱发眼，另一眼则称为交感眼。

【临床表现】可发生于外伤或手术后 5d 至 5～6 年内，但多发生于 2 周至 2 个月内。一般发病隐匿，为肉芽肿性炎症，可表现为前葡萄膜炎、后葡萄膜炎、中间葡萄膜炎和全葡萄膜炎，其中以全葡萄膜炎为多见。可出现晚霞状眼底和 Dalen - Fuchs 结节，也可出现一些眼外病变如白癜风、毛发变白、脱发、听力下降和脑膜刺激征等。荧光素血管造影可见视网膜色素上皮和脉络膜水平的多灶性渗漏及染料积存现象，可伴有视盘染色。

【治疗】 对眼前段受累者，可给予糖皮质激素点眼和睫状肌麻痹剂等治疗。对于表现为后葡萄膜炎和全葡萄膜炎者，则应选择糖皮质激素口服或其他免疫抑制剂。

【预防】 眼球穿通伤后及时修复创口，避免葡萄膜嵌顿及预防感染，对此病可能有预防作用。关于眼球摘除伤眼是否具有预防作用，尚有争议。对有望保存视力和眼球者，应尽可能修复伤口。对修复无望的眼球破裂，可慎行眼球摘除术。

白 塞 病

【定义】 白塞病是一种以葡萄膜炎、口腔溃疡、皮肤损害和生殖器溃疡为特征的多系统受累的疾病。此病主要发生于远东、中东和地中海沿岸的一些国家，也是国内葡萄膜炎中常见的类型。与细菌、单疱病毒感染有关，主要通过诱发自身免疫反应致病。

【临床表现】

1. 眼部损害 表现为反复发作的全葡萄膜炎，呈非肉芽肿性，约25%出现前房积脓。典型的眼底改变为视网膜炎、视网膜血管炎，以及后期出现的视网膜血管闭塞。常见的并发症为并发性白内障、继发性青光眼、增殖性视网膜病变和视神经萎缩。

2. 口腔溃疡 为多发性，反复发作，疼痛明显，一般持续 7 ~ 14d。

3. 皮肤损害 呈多形性改变，主要表现为结节性红斑、痤疮样皮疹、溃疡性皮炎、脓肿等。针刺处出现结节和疱疹（皮肤过敏反应性阳性）是此病的特征性改变。

4. 生殖器溃疡 为疼痛性，愈合后可遗留瘢痕。

5. 其他 尚可出现关节红肿、血栓性静脉炎、神经系统损害、消化道溃疡、副睾炎等。

【治疗】

1. 睫状肌麻痹剂 用于眼前段受累者。

2. 糖皮质激素 眼前段受累，特别是出现前房积脓者可给予滴眼剂；出现严重的视网膜炎或视网膜血管炎，在短期内即可造成视功能严重破坏，可大剂量短期使用；可与其他免疫抑制剂联合应用，使用剂量一般为 20 ~ 30mg。通常不宜大剂量长期应用。

3. 其他免疫抑制剂 苯丁酸氮芥 0.1mg/（kg·d）或环孢素 5mg/（kg·d），待病情稳定后可逐渐减量，一般治疗时间在 1 年以上。在治疗过程中，应每两周行肝肾功能和血常规检查，如发现异常应减药或停药。

若出现并发性白内障，应在炎症完全控制下考虑手术；出现青光眼者，应给予相应的药物治疗，手术治疗应非常慎重。在炎症未完全控制时，手术易诱使葡萄膜炎复发。

第四十三章　视网膜病

年龄相关性黄斑变性

【定义】是发达地区 50 岁以上常见的致盲眼病。随着社会的老龄化，发病率增高。分为干性和湿性两型。可能与黄斑长期慢性的光损伤、遗传、代谢、营养等因素有关。

【临床表现】

1. 干性（或称萎缩性、非新生血管性）　主要有玻璃膜疣和视网膜色素上皮的异常改变。大、软性和融合的玻璃膜疣，是色素上皮萎缩及脉络膜新生血管的危险因素。前者有变性萎缩，表现为色素脱失、紊乱或呈地图状萎缩区，其深面的脉络膜毛细血管萎缩显露。光感受器细胞可有不同程度的变性，引起视力下降。

2. 湿性（或称渗出性、新生血管性）　脉络膜的毛细血管向外层长出新生血管，破坏脉络膜毛细血管、Bruch 膜、色素上皮和光感受器细胞，引起严重的视力丧失。检查可见后极部暗红色视网膜下出血。病灶范围小的不足 1PD，大的遍及后极部，或形成玻璃体出血。病程晚期黄斑下瘢痕化，中心视力几乎完全丧失。

【治疗】抗氧化剂等对干性年龄相关性黄斑变性的防治效果尚未证实。对软性玻璃膜疣行微脉冲激光照射，可能促使其吸收。对萎缩性改变和视力下降，可行低视力矫治。对湿性型，约有 1/5 病例可行激光凝固，但可能复发。近年，视网膜下手术、光动力疗法、810nm 激光透瞳孔温热疗法、黄斑转位手术、放疗等均有报道，但疗效尚待评价。

视网膜中央动脉阻塞

【定义】筛板水平的中央动脉粥样硬化栓塞、血管痉挛、血栓形成或栓子。

【临床表现】一眼突然发生无痛性完全失明。有的在发作前有阵发性黑矇。患眼瞳孔直接光反射消失，间接光发射存在。视网膜灰白色混浊水肿，尤其是后极部，但在中心凹，可透见其深面的脉络膜橘红色反光，在周围灰白色水肿衬托下，形成樱桃红斑。视网膜动脉变细，少见视网膜出血。数周后，视网膜水肿消退，但视盘苍白，视网膜萎缩，血管变细呈白线状。

【治疗】据实验研究，视网膜完全缺血 90min 后出现不可逆损害。因此，治疗应即时。包括降低眼压的措施，如压迫眼球，前房穿刺，球后麻醉，口服乙酰唑胺；其他方法还有吸入 95% O_2 及 5% CO_2 混合气体，10min/h；应用亚硝酸异戊酯或硝酸甘油含片，以及口服阿司匹林等。这些方法的效果难定。通常预后差。如有视网膜睫状动脉，可保留一些视力。如血沉快，有巨细胞动脉炎，应用泼尼松对预防另一眼发病有效。应作系统性检查寻找病因，特别是心血管病，对因治疗，预防另一眼发病。

视网中央膜静脉阻塞

【定义】在筛板或其后水平的视网膜中央静脉阻塞。大多为血栓形成，或与视网膜中央动脉粥样硬化压迫有关。相关的血管病有高血压、动脉硬化、糖尿病等。远视、小视盘也是好发因素。多数患者 50 岁以上，但也有年轻人。

【临床表现】视力多有明显下降。眼底的特征是各象限的视网膜静脉扩张、迂曲，视网膜内浅层放射状出血、水肿，视盘水肿。其分非缺血型和缺血型。

非缺血型：各分支静脉扩张、迂曲较轻，各象限视网膜有点状及火焰状出血，可有轻度的视盘水肿及黄斑水肿，视力下降不显著。

缺血型：各象限明显的出血和水肿，常见棉绒斑，荧光造影显示有广泛的毛细血管无灌注区。视功能明显下降。发病 3~4 个月内 60% 以上出现虹膜新生血管。黄斑水肿、新生血管形成及继发性青光眼是视力损害的主要原因。

【治疗】治疗系统性病。不推荐用全身抗凝药。对非缺血型有黄斑水肿时可应用糖皮质激素。对缺血型应控制高眼压。对广泛视网膜光凝存在争议。

中心性浆液性脉络膜视网膜病变

【定义】视网膜色素上皮水平的"泵功能"不足和屏障功能损害，使视网膜感觉层浆液性脱离。脉络膜毛细血管的原发病变也参与发病。多见于 20~45 岁男性，通常表现为自限性疾病。

【临床表现】眼前有暗影，视物变形，如变小、变远；视力下降，但常不低于 0.5 以下，可用凸透镜片部分矫正。眼底可见黄斑有一圆形反光轮，中心凹暗红，光反射消失，可有灰白色视网膜下纤维蛋白沉着，在双目间接检眼镜下，黄斑呈圆顶状盘状脱离区。荧光血管造影，在静脉期于黄斑部有一个或数个荧光素渗漏点，逐渐呈喷射状或墨迹样，扩大为强荧光斑。

【治疗】无特殊药物治疗。糖皮质激素应禁用。血管扩张药也无益。多数病例在数月内可自愈。如果渗漏点距中心凹 200 μm 以外，可激光凝固渗漏点，光凝后 2~3 周有明显改善。但在一些病例，长期迁延不愈，或反复发作，黄斑下出现机化膜，下方视网膜色素上皮带状萎缩。

视网膜静脉周围炎

【定义】特发性视网膜血管炎，即 Eales 病。以往曾称为视网膜静脉周围炎，但不仅静脉受累，小动脉也常累及。可存在对结核菌素的过敏。多发生于 20 ~ 40 岁的男性。

【临床表现】以双眼周边部小血管闭塞、复发性玻璃体出血和视网膜新生血管为主要特征。初起常无症状，少量玻璃体出血时，出现飞蚊症。广泛的血管闭塞，可引起视网膜缺血和新生血管形成，引发大量玻璃体出血、新生血管膜和牵引性视网膜脱离，视力丧失。

【治疗】应寻找系统性病因，对因治疗。对 Eales 病，早期可试用糖皮质激素。可采用激光光凝视网膜周边部病变血管及缺血区，常需多次。对持久的玻璃体出血和牵拉性视网膜脱离，应作玻璃体手术和眼内光凝术。

视网膜色素变性

【定义】视网膜色素变性，是一组遗传病，以夜盲、视野缩小、眼底骨细胞样色素沉着和光感受器功能不良为特征。性连锁隐性遗传、常染色体隐性或显性遗传均可见到，也有散发。性连锁遗传不到 10%，但发病早，损害重；常染色体显性遗传占 20%，发病较晚，损害较轻。但个体之间的表现变异较大。

【临床表现】夜盲是最早期的症状，多出现于青春期。以后缓慢发生视野缩小，但中央视力可长期保持，晚期形成管状视野。双眼表现对称。病程早期，仅见赤道部视网膜色素稍紊乱；以后赤道部视网膜血管旁出现骨细胞样色素沉着，并向后极部及锯齿缘方向发展。视盘呈蜡黄色萎缩，视网膜小动脉变细，视网膜呈青灰色，变薄，黄斑色暗。玻璃体内出现细胞及混浊。常见后囊下混浊的并发性白内障。

【治疗】对患者进行遗传咨询、告知本病的知识，适应视功能的不足，每 1 或 2 年随诊一次。营养素及抗氧化剂如维生素 A、E 等延缓本病的作用未确定，大剂量服用应注意副作用。注意避光，平时可戴太阳镜。本病对白内障手术的耐受良好，当白内障明显时可行手术治疗。

高血压性视网膜病变

慢性型

视网膜动脉痉挛、变窄，血管壁增厚，严重时出现渗出、出血和棉绒斑。临床上根据病变进展和严重程度分为以下四级。

Ⅰ级：主要为血管收缩、变窄。

Ⅱ级：主要为动脉硬化。视网膜动脉普遍和局限性缩窄，呈铜丝或银丝状，动静脉交叉处静脉表现为偏移、远端膨胀或被压呈梭形。

Ⅲ级：主要为渗出。可见棉绒斑、硬性渗出、出血及广泛微血管改变。

Ⅵ级：Ⅲ级改变加视盘水肿以及动脉硬化的各种并发症。

急进型

多见于 40 岁以下青年。最主要的改变为视盘水肿和视网膜水肿，同时可见视网膜火焰状出血、棉绒斑、硬性渗出以及 Elschnig 斑。

糖尿病性视网膜病变

【病因】 视网膜微循环异常是其基础。早期的病变有毛细血管内皮细胞的基底膜增厚、周细胞丧失，随后内皮细胞屏障功能损害，血液成分渗出，毛细血管闭塞。由于广泛的视网膜缺血，引起视网膜水肿和新生血管形成。其中，慢性黄斑囊样水肿和新生血管引起的并发症，如玻璃体积血和牵拉性视网膜脱离，是造成视力下降或丧失的主要原因。在病变早期，一般无眼部自觉症状。随着病变发展，可引起不同程度的视力障碍、视物变形、眼前黑影飘动及视野缺损等症状，最终可致失明。

【治疗】 单纯性糖尿病性视网膜病变早期，应每年做眼科检查。尽量控制好血糖水平及糖尿病的合并症，如高血压、贫血、肾病等。对有广泛视网膜缺血、增殖前期病变，应积极进行眼科治疗，包括局部视网膜光凝或广泛视网膜光凝治疗。对增生性病变，除视网膜光凝术，还需玻璃体手术，以挽救视力。

视网膜脱离

【定义】 视网膜脱离，发生在视网膜裂孔形成的基础上。液化的玻璃体经裂孔进入视网膜感觉层与视网膜色素上皮之间，形成视网膜脱离。可分为孔源性（原发性）、牵拉性及渗出性（又称继发性）三类。

【临床表现】 初发时有"飞蚊症"或眼前飘浮物，某一方位有"闪光"感。眼前阴影遮挡（即视野缺损），与视网膜脱离区相对应。累及黄斑时视力明显减退。眼压多偏低。检查见脱离的视网膜变为蓝灰色，不透明，视网膜隆起呈波浪状起伏，其上有暗红色的视网膜血管。玻璃体有后脱离及液化，含有烟尘样棕色颗粒。散瞳后，用间接检眼镜、巩膜压迫或用三面镜仔细检查，多可找到视网膜裂孔。裂孔最多见于颞上象限。裂孔呈红色，与周围脱离的灰色视网膜对比较明显。在有的眼，裂孔形成时致视网膜血管破裂，引起玻璃体积血。

【治疗】 原则是手术封闭裂孔。

第四十四章　视神经疾病

视神经炎

【定义】泛指视神经的炎症、蜕变及脱髓鞘等病。因病变部位不同，分为球内段的视乳头炎及球后视神经炎，前者多见于儿童，后者多见于青壮年。

【临床表现】视力急剧下降，可在一两天内视力严重障碍，甚至无光感。发病1周时视力损害最严重，随后视力逐渐恢复，部分患者1~3个月视力恢复正常。除视力下降外，还有闪光感，眼眶痛，特别是眼球转动时疼痛。在儿童，约半数为双眼患病，而成人双眼累及率较低。儿童视神经炎发病急，但预后较好。患眼瞳孔常散大，直接光反射迟钝或消失，间接光反射存在。眼底检查，视乳头炎者视盘充血、轻度水肿，表面或其周围有小的出血点，但渗出很少。视网膜静脉增粗，动脉一般无改变。球后视神经炎者眼底无异常改变。视野检查有中心暗点或视野向心性缩小。视诱发电位（VEP）的潜伏期延长，振幅降低。球后视神经炎时，眼底无改变，为了鉴别伪盲，采用VEP检查可辅助诊断。据研究，视神经炎发病时，90%的患者VEP改变，而视力恢复后仅10%的VEP转为正常。

【治疗】本病部分患者不治疗可自行恢复。使用糖皮质激素的目的是减少复发，缩短病程。可使用维生素B族药、血管扩张剂及能量合剂。

视盘水肿

【定义】因颅内的肿瘤、炎症、外伤及先天畸形等神经系统疾病所致的颅内压增高；其他原因则有恶性高血压、肺心病、眼眶占位病变、葡萄膜炎、低眼压等引起的视盘水肿。

【临床表现】往往是双侧，可有短暂的视力丧失（持续数秒）；可伴精神症状、癫痫发作、头痛、复视、恶心、呕吐；视力下降少见。若伴有黄斑色素紊乱，急性期可发生轻度视力下降。慢性视盘水肿可发生视野缺损及中心视力严重丧失。

典型的视盘水肿可分为4期。

1. 早期　视盘充血，盘周可有线状小出血，由于神经纤维层水肿混浊，使视盘上下方边界不清。

2. 进展期　双侧视盘明显肿胀充血，常有火焰状出血，神经纤维层有棉绒斑，黄斑部可有星形渗出或出血。

3. 慢性期 视盘呈圆形隆起，视杯消失，出现闪亮的硬性渗出，表明水肿已数月。

4. 萎缩期 视盘色灰白，视网膜血管变细、有鞘，可有视盘血管短路，周围及黄斑色素改变。视野检查，早期生理盲点扩大。慢性期发展至视神经萎缩时，中心视力丧失，周边视野缩窄，尤其是鼻下方。

【治疗】针对颅内压增高的原发病因进行治疗。

前部缺血性视神经病变

【定义】是供应视盘筛板前区及筛板区的睫状后血管的小分支发生缺血，致使供应区发生局部梗塞。以突然视力减退、视盘水肿及特征性视野缺损（与生理盲点相连的扇形缺损）为特点的一组综合征。

【临床表现】突然发生无痛、非进行性的视力减退。开始为单眼发病，数周至数年可累及另侧眼。发病年龄多在 50 岁以上。眼底检查，早期视盘轻度肿胀呈淡红色，表面毛细血管扩张，多有局限性灰白色水肿，相应处可有盘周的线状出血。此病多见于小视盘、无明显视杯者。视野缺损常为与生理盲点相连的弓形或扇形暗点，与视盘的改变部位相对应。

【治疗】针对全身病治疗。全身应用糖皮质激素，以缓解循环障碍所致的水肿、渗出，对动脉炎性尤为重要，可大剂量使用，以预防另侧眼发作。静滴血管扩张药，改善微循环。

第四十五章 眼的屈光和调节异常

近 视

【定义】在调节放松状态下，平行光线经眼球屈光系统后聚焦在视网膜之前，称为近视。近视眼的远点在眼前某一点。按屈光的原因分类：①屈光性近视，主要由于角膜或晶状体曲率过大，屈光力超出正常范围，而眼轴长度在正常范围；②轴性近视，眼轴长度超出正常范围，而角膜和晶状体曲率在正常范围。根据度数分类：①轻度近视，低于 −3.00D；②中度近视，−3.00D ~ −6.00D；③高度近视，高于 −6.00D。

【临床表现】远距视物模糊，近距视力好。近视初期常有远距视力波动，注视远处物体时眯眼。由于看近物时不用或少用调节，所以集合功能相应减弱，易引起外隐斜或外斜视。

近视度数较高者，除远视力差外，常伴有夜间视力差、飞蚊症、漂浮物、闪光感等症状，并可发生程度不等的眼底改变，如近视弧形斑、豹纹状眼底、黄斑部出血或形成视网膜下新生血管膜，可发生形状不规则的白色萎缩斑，或有色素沉着呈圆形黑色斑（Fuchs 斑）；视网膜周边部格子状变性、囊样变性。在年龄较轻时即出现玻璃体液化、混浊和玻璃体后脱离等。与正常人相比，发生视网膜裂孔和脱离的危险性要大。常由于眼球前后径变长，眼球较突出，眼球后极部扩张，形成后巩膜葡萄肿。伴有上述临床表现者称为病理性近视。

【矫治】经准确验光确定近视度数，应用合适的凹透镜使光线发散，进入眼屈光系统后聚焦在视网膜上。可选用框架眼镜或角膜接触镜矫正，也可在医师指导下，有条件地选择屈光性手术，如准分子激光角膜切削术。

远 视

【定义】当调节放松时，平行光线经过眼的屈光系统后聚焦在视网膜之后。远视眼的远点在眼后，为虚焦点。因此，典型的远视者视远不清，视近更不清。按屈光的原因也分为轴性远视和屈光性远视。远视按度数分类：①低度远视，< +3.00D，在年轻时由于能在视远时使用调节进行代偿，大部分人 40 岁以前不影响视力；②中度远视，+3.00D ~ +5.00D，视力受影响，并伴有不适感或视疲劳症状，过度使用调节还会出现内斜；③高度远视，> +5.00D，视力受影响，视物非常模糊，但视觉疲劳或不适感反而不明显，因为远视度数太高，患者无法使用调节来代偿。能被调节所代偿的那一部分远视，称为隐性远视，在未行睫状肌麻痹验光时难以发现。随着年龄的增大，调节幅度或能力下降，被调节所代偿的隐性远视则逐渐暴露出来。

【临床表现】

1. 与年龄有密切关系 ①<6 岁时，低、中度远视者无任何症状。高度远视者通常是在体检时发现，或伴有调节性内斜而被发现。② 6 ~ 20 岁时，近距阅读需求增大，特别在 10 岁左右时，阅读量增加，阅读字体变小，开始出现视觉症状。③ 20 ~ 40 岁，近距阅读时出现眼酸、头痛等视疲劳症状，部分病人老视提前出现。④ >40 岁时，调节幅度进一步下降，隐性远视转为显性远视，这些病人不仅需要近距阅读附加，而且还需要远距远视矫正。

2. 与远视有关的常见问题 ①屈光性弱视：一般发生在高度远视且未在 6 岁前给予矫正的儿童。及早发现并完全矫正，并进行适当视觉训练，可达到良好的治疗效果。②内斜：远视者未进行屈光矫正时，为了获得清晰视力，使用更多的调节，产生内隐斜或内斜。如果内斜持续存在，就会出现斜视性弱视。③远视眼常伴有小眼球、浅前房：因此远视者散瞳前要注意检查前房角。另外，远视眼的眼底常可见视乳头小、色红、边缘不清、稍隆起，类似视乳头炎或水肿，但矫正视力正常，长期无变化，视野无改变，称为假性视乳头炎。

【矫治】用凸透镜矫正。轻度远视如无症状则不需矫正，如有视疲劳和内斜视，即使远视度数低也应戴镜。中度远视或中年以上远视者应戴镜矫正视力，消除视疲劳及防止内斜视的发生。

散　光

【定义】眼球在不同子午线上屈光力不同，形成两条焦线和最小弥散斑的屈光状态称为散光。由角膜或晶状体产生。可分为规则散光和不规则散光。

【临床表现】散光可引起视力下降、重影和视疲劳。但对视力下降的影响取决于散光的度数和轴位。散光度数高或斜轴散光对视力的影响较大。

【矫治】应以柱镜矫正，如不能适应全部矫正，可先予以较低度数矫正，再逐渐增加度数。不规则散光不能用柱镜矫正，可试用硬性角膜接触镜矫正。

第四十六章　眼外肌病和弱视

弱　视

【定义】弱视是在视觉发育期间，由于各种原因造成视觉细胞的有效刺激不足，从而造成矫正视力低于同龄正常儿童，一般眼科检查未见黄斑中心凹异常。

【临床表现】弱视通常为单侧，也有双侧的。儿童期患共同性斜视者可能发生弱视，该眼视力下降。双眼屈光参差可以导致弱视，屈光不正程度数高的眼成模糊像，造成该眼弱视。形觉剥夺性弱视，存在白内障、角膜瘢痕等，扰乱了视觉发育。即使将不透明介质清除后，这种弱视可能还一直存在。

视觉检查是发现儿童弱视或斜视的重要途径，也可发现先天性眼疾如白内障、青光眼、视网膜母细胞瘤等。如对婴儿至 2 周岁，无法用视力表检查，可以交替遮盖双眼，注意患儿的反应。若无弱视，遮盖一眼，另一眼都能保持中心注视，并且头位基本不动。若一眼弱视，当健眼被遮盖时，会表现出反抗行为。稍大的儿童，可用视力表检测视力。

【治疗】早期发现弱视和斜视是治疗的关键。5 岁以下的斜视性弱视，通过对好眼的遮盖治疗，可以获得较好的效果。因好眼被遮盖，会强迫大脑使用被抑制的眼。在 5~9 岁年龄段，治疗效果取决于年龄、弱视程度和对治疗的依从性。年龄越小治疗效果越好。10 岁的患儿，也可能达到相当好的治疗效果。对屈光不正性弱视，首先应配戴眼镜矫正，如 4~8 周后仍然存在双眼视力差异，应行遮盖治疗。对斜视恢复融像的最有效方法，是治疗弱视并且使双眼视力达到均等。眼镜可以治疗部分因远视引起的内斜，也可以减少近视者的外斜程度。但有时手术方法必不可少，特别是先天性内斜。但手术不能取代眼镜和遮盖治疗。

共同性内斜视

【定义】共同性内斜视是儿童斜视中最常见的类型。在出生后 6 个月内发生的非调节性内斜，称为先天性内斜；6 个月后发生的非调节型内斜，称为获得性内斜。

【治疗】高度远视引起的调节性内斜：一般在 2~3 岁时出现，偏斜角或大或小，使用全矫方式可使眼位正常；高调节性集合和调节比率引起的调节性内斜：其偏斜角在近距大于远距，通常为远视，治疗方法为全矫加双光镜。

共同性外斜视

【定义】外斜的发生有明显的遗传性，为常染色体显性遗传，父母一方或双方有外斜，其孩子有较高的外斜或高度外隐斜的趋向。一眼的视力太差，屈光参差，可出现外斜。

【治疗】主要包括屈光不正的矫正和弱视训练。当外斜患者的融像功能逐步减退时，需要考虑手术治疗。手术治疗不仅能改善外观，同时能减少复视和其他视觉疲劳症状。手术方法可选择双侧外直肌后退术，或内直肌缩短并外直肌后退术。

麻痹性斜视

【定义】由于一条眼外肌或多条眼外肌麻痹或运动受限所致。通常见于一条或两条外直肌麻痹，或双侧的外展神经麻痹；也可能是眼眶内侧壁骨折等引起的内直肌的损伤；以及 Duane 后退综合征。外展神经麻痹常见于高血压、糖尿病的成人；颅内肿瘤的初期体征也常表现为外展神经麻痹。

【临床表现】患眼受累的眼外肌运动受限；麻痹眼注视时的偏斜角大，朝麻痹眼侧注视时的偏斜程度最大。患者可有复视或代偿头位。

【治疗】病因治疗。获得性外展神经麻痹的初期治疗是遮盖麻痹眼，或使用棱镜，还可使用肉毒杆菌毒素 A 注射拮抗肌（内直肌）内来缓解症状，但不能根治。还可考虑手术治疗。

第四十七章　眼外伤

眼内异物

【定义】眼异物伤较常见，是严重危害视力的一类眼外伤。任何眼部或眶外伤，尤其是敲击金属，爆炸伤等，都应怀疑并排除异物。大多数异物为铁类磁性金属，也有非磁性金属异物如铜和铅。非金属异物包括玻璃、碎石及植物性（如木刺、竹签）和动物性（如毛、刺）异物等。

不同性质的异物所引起的损伤及其处理有所不同。异物的损伤因素包括机械性破坏、化学及毒性反应、继发感染等。除穿通伤之外，还有异物特殊的损害。不活泼的无菌异物，组织一般能耐受。铁、铜、铝、锌是常见的反应性异物，后两种引起轻微炎症，可包裹；若异物很大可刺激炎症，引起细胞增生、牵拉性视网膜脱离、眼球萎缩。纯铜有特别的毒性，引起急性铜质沉着症和严重炎症；铁最容易沉着在上皮组织，形成铁质沉着症，两者的危害都很大。

【临床表现】常伴有穿通伤的表现。发现伤口是诊断的重要依据。如角膜有线状伤口或全层瘢痕，相应的虹膜部位有穿孔，晶状体局限性混浊，表明有异物进入眼内。巩膜伤口较难发现。若屈光介质尚透明，可在裂隙灯或检眼镜下直接看到。必要时作前房角镜或三面镜检查。影像学检查，采用 X 线片、超声波、CT 扫描等，各有其优缺点。但 MRI 不能用于磁性异物检查。

【治疗】球内异物一般应及早手术摘出。手术方法取决于异物位置、磁性、可否看见、是否包裹或位于玻璃体、视网膜及其他结构内。

化学性烧伤

【定义】化学性烧伤由化学物品的溶液、粉尘或气体接触眼部所致。多发生在化工厂、实验室或施工场所，其中常见的有酸、碱烧伤。

【临床表现】根据酸碱烧伤后的组织反应，可分为轻、中、重三种不同程度的烧伤。

1. 轻度　多由弱酸或稀释的弱碱引起。眼睑与结膜轻度充血水肿，角膜上皮有点状脱落或水肿。数日后水肿消退，上皮修复，不留瘢痕，无明显并发症，视力多不受影响。

2. 中度 由强酸或较稀的碱引起。睑皮肤可起水泡或糜烂；结膜水肿，出现小片缺血坏死；角膜有明显混浊水肿，上皮层完全脱落，或形成白色凝固层。治愈后可遗留角膜斑翳，影响视力。

3. 重度 大多为强碱引起。结膜出现广泛的缺血性坏死，呈灰白色混浊；角膜全层灰白或者呈瓷白色。随后角膜基质层溶解，出现角膜溃疡或穿孔。碱可立即渗入前房，引起葡萄膜炎、继发性青光眼和白内障等。角膜溃疡愈合后会形成角膜白斑，角膜穿孔愈合后可形成前粘性角膜白斑、角膜葡萄肿或眼球萎缩。由于结膜上皮的缺损，在愈合时可造成睑球粘连、假性翼状胬肉等。最终引起视功能或眼球的丧失。

此外，眼睑、泪道的烧伤还可引起眼睑畸形、眼睑闭合不全、泪溢等并发症。

【治疗】

1. **急救** 争分夺秒地在现场彻底冲洗眼部，是处理酸碱烧伤的最重要一步。及时彻底冲洗能将烧伤减到最小的程度。应立即就地取材，用大量清水或其他水源反复冲洗，冲洗时应翻转眼睑，转动眼球，暴露穹窿部，将结膜囊内的化学物质彻底洗出。应至少冲洗30min。送至医疗单位后，根据时间早晚也可再次冲洗，并检查结膜囊内是否还有异物存留。也可进行前房穿刺术。

2. **早期治疗** 局部和全身应用抗生素控制感染。1%阿托品每日散瞳。局部或全身使用糖皮质激素，以抑制炎症反应和新生血管形成。但在伤后2~3周内，应停用。维生素C可抑制胶原酶，促进角膜胶原合成，可全身及局部大量应用，在伤后作结膜下注射，每次2ml，1~2次/日。0.5%EDTA（依地酸钠），可用于石灰烧伤病例。

3. **切除坏死组织，防止睑球粘连** 如果球结膜有广泛坏死，或角膜上皮坏死，可做早期切除。一些病人在2周内出现角膜溶解变薄，需行全角膜板层移植术，并保留植片的角膜缘上皮，以挽救眼球。也可做羊膜移植术。或口腔黏膜或对侧球结膜移植。每次换药时用玻璃棒分离睑球粘连或安放隔膜。

4. 应用胶原酶抑制剂，防止角膜穿孔可滴用2%枸橼酸钠；或2.5%~5%半胱氨酸点眼；全身应用四环素类药物（儿童不用），每次0.25g，4次/日。可点用自家血清、纤维连接蛋白等。

5. 晚期治疗针对并发症进行。如烧伤矫正睑外翻、睑球粘连，进行角膜移植术等。出现继发性青光眼时，应用药物降低眼压，或行睫状体冷凝术。

眼球穿通伤

【分类】 按伤口的部位，可分为三类。

1. **角膜穿通伤** 较常见。单纯性者，仅有角膜伤口，较小且规则，常自行闭合。复杂性者，伤口大，不规则，常有虹膜损伤、脱出及嵌顿，前房变浅，可伴有白内障，或眼后段损伤。有明显的眼痛、流泪和视力下降。

2. **角巩膜穿通伤** 伤口累及角膜和巩膜，可引起虹膜睫状体、晶状体和玻璃体的损伤、脱出及眼内出血，伴有明显的眼痛和刺激症，视力明显下降。

3. 巩膜穿通伤　较小的巩膜伤口容易忽略，伤口表明仅见结膜下出血。大的伤口常伴有脉络膜、玻璃体和视网膜的损伤及出血，预后差。

【治疗】伤后立即包扎，送眼科急诊处理。治疗原则是：①初期缝合伤口；②防治感染等并发症，应常规注射抗破伤风血清，全身应用抗生素和糖皮质激素。抗生素滴眼液频繁点眼，并用散瞳药；③必要时行二期手术。

传染病篇

第四十八章　传染病上报程序

【上报程序】

1. 门诊、病区建立疫情报告登记本。接诊医务人员发现法定传染病人、疑似病人、病原携带者，应立即填写传染病报告卡。传染病报告卡应书写工整，无涂改，及时准确、完整，并在传染病登记本上做好登记。

2. 医院疫情管理人员每日到各科室收取疫情报告卡，及时核对，登记。

3. 接诊医务人员对甲类传染病、非典型性肺炎和乙类传染病中艾滋病、肺炭疽、脊髓灰质炎的病人、病原携带者或疑似病人，必须立即电话报告当地疾病预防控制中心，同时疫情直报人员于2h内通过网络系统进行报告。

4. 发现实发公共卫生事件，应当在立即通过最快的方式报告当地疾控中心和卫生行政部门的同时，由疫情直报人员2h内进行网络报告。

5. 对其他乙类传染病病人，疑似病人和伤寒、副伤寒、痢疾、梅毒、淋病、乙肝、白喉、疟疾的病原携带者，由疫情直报人员于6h内通过网络系统进行报告。

6. 对丙类传染病和其他传染病，由疫情直报员每日上午收集全院各科室传染病报告卡，进行整理、核对后，登陆报告系统完成上网录入报告，并在相应传染病报告卡顶端注明"已回报"字样。

7. 网络报告完成后，疫情管理人员将疫情卡集中统一保管。

8. 需要对已报传染病做出订正报告和死亡报告时，由医务人员填写订正卡或死亡卡。疫情管理人员改卡，网上直报，做好登记后集中收集管理工作。

【报告相关知识】

1. 初次报告　责任报告人（所有执行职务的医护人员）在首次诊断或发现法定传染病病人（包括疑似病例、临床诊断病例、实验室确诊病例）应立即认真填写《中华人民共和国传染病报告卡》，做好疫情登记，并立即将报告卡交医务部的疫情管理人员（双休日及节假日立即报告总值班）。

2. 订正报告　责任报告人对已报告过的病例诊断进行更改（如疑似病例确诊、临床诊断病例更改诊断、分类或分类改变）或发现填卡错误时，必须及时进行订正报告，在规定时限内重新填写、报告《中华人民共和国传染病报告卡》，"报卡类别"选择"订正报告"项，填写新的"诊断日期"（确诊日期）和"填卡日期"。

3. 死亡报告　对已填写报告卡片的传染病病人因该传染病死亡时，临床医生必须在规定的时限内再次填报《中华人民共和国传染病报告卡》，进行死亡报告，卡上标识"订正报告"，同时注明"死亡日期"。患传染病但因意外或非传染病死亡时不需要再次填写传染病报告卡。对初诊死亡的病例无需两次报卡，在初次报告卡同时填写发病日期和死亡日期即可。

4. 填卡要求 填卡医生要按照《中华人民共和国传染病报告卡》所附填卡说明，对卡中的内容逐项认真仔细填写，注意字迹清楚、项目齐全及准确。住院期间诊断为传染病时，必须立即报卡，发现漏报的传染病病例，接诊医生要立即补填、补报传染病报告卡。

5. 慢性传染病的报告 在做出乙肝、肺结核等慢性传染病诊断时，首次接诊时需填写传染病报告卡进行报告，再次复诊且诊断结果为发生变更且在同一年度内可不再进行报告。

6. 各科疫情报告卡的送交、报告 各科疫情报告卡的送交、报告必须符合法定时限（甲类传染病、按甲类管理的传染病人，疑似病人或病原携带者和不明原因肺炎病例在诊断 2h 内、乙类及丙类传染病应于 24h 内），杜绝迟报、漏报、漏登现象。

突发公共卫生事件（指突然发生，造成或可能造成社会公众健康严重损害的重大传染病疫情、群体性不明原因疾病、重大食物和职业中毒以及其他严重影响公众健康的事件），应当在 2h 内向所在区疾控中心进行报告。传染病暴发、流行时（不论甲、乙、丙类），应当以最快的通讯方式向当地疾控中心报告。

第四十九章 传染病隔离方法、消毒方法

传染病隔离方法

【定义】隔离是指将病人或病原携带者妥善地安排在指定的隔离单位，暂时与人群隔离，积极进行治疗、护理，并对具有传染性的分泌物、排泄物、用具等进行必要的消毒处理，防止病原体向外扩散的医疗措施。

【隔离的种类】

1. 严密隔离 对传染性强、病死率高的传染病，如霍乱、鼠疫、狂犬病等，病人应住单人房，严格隔离。

2. 呼吸道隔离 对由病人的飞沫和鼻咽分泌物经呼吸道传播的疾病，如传染性非典型性肺炎、流感、流脑、肺结核等，应做呼吸道隔离。

3. 消化道隔离 对由病人的排泄物直接或间接污染食物、食具而传播的传染病，如伤寒、菌痢、甲型肝炎等，最好一个病房只收治一个病种。

4. 血流－体液隔离 对于直接或间接接触感染的血及体液而发生的传染病，如艾滋病、乙型肝炎、丙型肝炎等，一个病房只收治由同种病原体感染的病人。

5. 接触隔离　对病原体经体表或感染部位排出，他人直接或间接与破损皮肤或黏膜接触感染引起的传染病，如破伤风、炭疽、梅毒、淋病和皮肤真菌感染等，应做接触隔离。

6. 昆虫隔离　对以昆虫作为媒介传播的传染病，如乙脑、疟疾、斑疹伤寒等，应做昆虫隔离。病房内应有纱窗、纱门，做到防蚊、防蝇、防螨、防虱、防蚤等。

7. 保护性隔离　对抵抗力特别低的易感者，如长期大量应用免疫抑制剂的病人、严重烧伤的病人、早产儿和器官移植术后的病人等，应做保护性隔离。

传染病消毒方法

【定义】传染病消毒是用物理或化学方法消灭停留在不同的传播媒介物上的病原体，以切断传播途径，阻止和控制传染的发生。其目的为：防止病原体播散，引起流行发生；防止病人再被其他病原体感染，出现并发症，发生交叉感染；保护医护人员免受感染。

【传染病消毒分类】

1. 传染病消毒有疫源地消毒（包括随时消毒与终末消毒）及预防性消毒两大类。

2. 疫源地消毒是指对有传染源（病人或病原携带者）存在的地区进行消毒，以免病原体外传。预防性消毒是指未发现传染源情况下，对可能被病原体污染的物品、场所和人体进行消毒的措施。如公共场所消毒，运输工具消毒，饮水及餐具消毒，饭前便后洗手等。

3. 疫源地消毒又分为随时消毒和终末消毒两种。随时消毒是指及时杀灭并消除由污染源排出的病原微生物而进行的随时的消毒工作；终末消毒是指传染源住院隔离，痊愈或死亡后，对其原居地点进行的彻底消毒，以期将传染病所遗留的病原微生物彻底消灭。

【消毒方法】为使消毒工作顺利进行，取得较好效果，应根据病原体的种类、消毒对象的性质、消毒场所的特点及卫生防疫方面的要求选择适当的消毒方法。消毒方法有物理方法、化学方法及生物方法，但生物方法利用生物因子去除病原体，作用缓慢，而且灭菌不彻底，一般不用于传染疫源地消毒，故消毒主要应用物理及化学方法。

1. 物理消毒法

（1）机械消毒　一般应用肥皂刷洗，流水冲净，可消除手上绝大部分甚至全部细菌，使用多层口罩可防止病原体自呼吸道排出或侵入。应用通风装置过滤器可使手术室、实验室及隔离病室的空气保护无菌状态。

（2）热力消毒　包括火烧、煮沸、流动蒸气、高热蒸气、干热灭菌等。能使病原体蛋白凝固变性，失去正常代谢功能。

（3）辐射消毒　有非电离辐射与电离辐射两种。前者有紫外线、红外线和微波，后者包括丙种射线的高能电子束（阴极射线）。红外线和微波主要依靠产热杀菌。电离辐射设备昂贵，对物品及人体有一定伤害，故使用较少。目前应用最多的为紫外线。

2. 化学消毒法 根据对病原体蛋白质的作用，分为以下几类。

（1）凝固蛋白消毒剂 包括酚类、酸类和醇类。

（2）溶解蛋白消毒剂 主要为碱性药物，常用有氢氧化钠、石灰等。

（3）氧化蛋白类消毒剂 包括含氯消毒剂和过氧化物类消毒剂。因消毒力强，故目前在医疗防疫工作中应用最广，常用有漂白粉、氯胺－T等。

（4）阳离子表面活性剂主要有季铵盐类，高浓度凝固蛋白，低浓度抑制细菌代谢。有杀菌浓度、毒性和刺激性小，无漂白及腐蚀作用，无臭、稳定、水溶性好等优点。但杀菌力不强，尤其对芽孢效果不佳，受有机物影响较大，配伍禁忌较多，为其缺点。国内生产有苯扎溴铵（新洁尔灭）、度米芬（消毒宁）和消毒净等。

（5）烷基化消毒剂 主要有福尔马林、戊二醛、环氧乙烷等。

（6）其他 碘通过卤化作用，干扰蛋白质代谢，作用迅速而持久，无毒性，受有机物影响小。常用碘酒、碘伏等。氯己定（洗必泰）为双胍类化合物，对细菌有较强的消毒作用。

第五十章 常见传染病的诊断与治疗

结核病

【定义】结核病是由结核分枝杆菌引起的慢性感染性疾病，包括肺结核病和肺外结核病。

【临床表现】①全身表现：主要是发热，可表现为午后低热或高热，倦怠，乏力等。②局部表现：主要为咳嗽、咳痰，咯血，胸痛，呼吸困难。

【鉴别诊断】见表7－50－1。

表7－50－1 肺结核和肺癌的鉴别诊断

鉴别项目	肺结核	肺癌
吸烟史	无	有
症状	结核中毒症状明显	团块病灶边缘常有切迹、小毛刺
X胸片	原发综合征：哑铃状双极现象。血行播散型：均匀分布的粟粒状阴影；继发型：多形态表现（渗出、增殖、纤维化和干酪性空洞）	肿块轮廓不规则，边缘模糊毛糙，可见钙化点。少数可见厚壁偏心性空洞，内壁凹凸不平，很少有明显的液平面

【治疗】抗结核药物治疗：需依据患者痰中是否有排菌，既往是否有抗结核治疗过，治疗多长时间以及现阶段的病情而定。

1. 初治菌阳肺结核 主要推荐短程化疗方案为：$2H_3R_3Z_3E_3/4H_3R_3$。①强化期：异烟肼、利福平、吡嗪酰胺、乙胺丁醇隔日 1 次，共 2 个月。②继续期：异烟肼、利福平隔日 1 次，共 4 个月。

治疗如痰菌持续不能阴转，可适当延长疗程。血行播散型结核病需增加疗程至 12 个月为宜。

2. 初治菌阴肺结核 主要推荐短程化疗方案为：$2H_3R_3Z_3/4H_3R_3$。①强化期：异烟肼、利福平、吡嗪酰胺隔日 1 次，共 2 个月。②继续期：异烟肼、利福平隔日 1 次，共 4 个月。

3. 复治菌阳肺结核 主要推荐短程化疗方案为：$2H_3R_3Z_3E_3S_3/6H_3R_3E_3$。①强化期：异烟肼、利福平、吡嗪酰胺、乙胺丁醇、链霉素隔日 1 次，共 2 个月。②继续期：异烟肼、利福平、乙胺丁醇隔日 1 次，共 6 个月。

【注意事项】①化疗药基本原则：早期、规律、全程、适量、联合。②预防并发症，如咯血、自发性气胸、支气管扩张、肺部感染和心肺功能衰竭。③预防为主，控制感染源、卡介苗接种等。

流行性脑脊髓膜炎

【定义】流行性脑脊髓膜炎，简称流脑，是奈瑟脑膜炎球菌或称脑膜炎双球菌经呼吸道感染而引起的一种化脓性脑膜炎。

【临床表现】流脑的病情复杂多变，轻重不一，一般可表现为三个临床类型。

1. 轻型 不典型，仅有低热、轻微头痛和咽痛等上呼吸道感染症状，可见流脑瘀点。

2. 普通型 即临床典型流脑，占 90%。早期可有上呼吸道感染症状，急起的败血症中毒症状，如畏寒、寒战、高热、头痛、呕吐、精神萎靡等；脑膜炎症状：如持续性高热、剧烈头痛、频繁喷射状呕吐、血压高、脉搏缓和脑膜炎刺激征等；皮肤黏膜瘀点。

3. 暴发型 ①暴发型败血症休克：广泛瘀斑和休克，脑脊液常规检查正常，脑膜刺激征缺如。②暴发型脑膜脑炎：高热，皮肤瘀点，脑实质的损害和颅内高压症状同时存在，甚至脑疝，呼吸衰竭等。

【鉴别诊断】见表 7 – 50 – 2。

表 7 – 50 – 2 流行性脑脊髓膜炎和流行性乙型脑炎的鉴别诊断

鉴别项目	流行性脑脊髓膜炎	流行性乙型脑炎
发病时间	2、3、4 月	7、8、9 月
传播途径	经呼吸道	经蚊子叮咬
病因	脑膜炎双球菌	乙脑病毒
性质	脑膜的化脓性病变	脑实质变质性炎
症状	皮肤瘀点，脑膜炎刺激征明显	无上述改变
脑脊液	细菌阳性，中性粒细胞显著增高，蛋白升高，糖和氯化物降低	细菌阴性，淋巴细胞为主，糖和氯化物正常

【治疗】

1. 普通型流脑 ①对症治疗：高热可予物理降温及退热药物，颅内高压用脱水剂，惊厥时给止痉剂。②一般治疗：保持皮肤清洁，防止瘀斑感染，保持呼吸道通畅。③药物治疗：青霉素，成人800万~1200万单位/日，儿童20万~40万U/（kg·d），至少持续7d或至退热后4~5d。头孢菌素，选择第三代头孢菌素类，如头孢曲松和头孢噻肟钠。磺胺药，首剂成人2g，以后1g/次，2次/日；儿童每次30mg/kg，2次/日。

2. 暴发型流脑 ①肝素，对皮肤瘀点不断增多并可能融合为瘀斑，每次剂量1mg/kg，静脉推注。②抗生素。③20%甘露醇，小儿0.25g/kg静脉推注，成人每次1g/kg。④肾上腺皮质激素，可纠正休克。地塞米松2~3mg/kg，1次/日，疗程不超过3d。

【注意事项】①并发症常见，应引起注意；后遗症也较多，如耳聋、失明、精神异常等。②暴发型的病程凶险，2岁以下婴幼儿及高龄患者，在流行高峰时发病，有反复惊厥、持续昏迷者预后较差。

流行性出血热

【定义】由汉坦病毒引起的急性、地方性、自然疫源性传染病。

【临床表现】潜伏期一般为1~2周。典型5期过程：发热期、低血压休克期、少尿期、多尿期和恢复期；三大主要症状：发热、出血、肾脏损害；三痛：头痛、腰痛、眼眶痛；三红：面部、颈部和上胸部皮肤潮红，压之可褪色，类似醉酒貌。

【鉴别诊断】见表7-50-3。

表7-50-3 流行性出血热和上感或流感的鉴别诊断

鉴别项目	流行性出血热	上感或流感
流行病学	有鼠疫区接触史	有受凉史或流感期间
症状	全身症状重，呼吸道症状轻	呼吸道症状重，全身反应轻
肾综合征	特有	少有
皮肤	潮红或出血点	无

【治疗】

1. 一般治疗 控制感染，利巴韦林1g/d，加入10%葡萄糖注射液中静脉滴注，持续3~5d；早期卧床休息，降低血管通透性，给予芦丁、维生素C；物理降温以改善中毒症状；给予右旋糖酐40葡萄糖注射液或丹参注射液静滴，预防DIC。

2. 低血压休克期 补充血容量，晶胶体液结合，补充电解质；纠正酸中毒，用5%碳酸氢钠溶液；应用血管活性药物和肾上腺皮质激素，多巴胺10~20mg/100ml静滴，地塞米松10~20mg静滴。

3. 少尿期 稳定内环境，输注电解质500~1000ml观察尿量；促进利尿，20%甘露醇100~125ml静脉注射，利尿药物呋塞米剂量由小到大，血管扩张药酚妥拉明10mg

或山莨菪碱 10～20 mg，2～3 次/日；导泻和放血疗法；透析疗法。

4. 多尿期　维持水与电解质平衡，防治继发感染。

5. 恢复期　补充营养，休息，定期复查。

【注意事项】

1. 疫情监测，防鼠灭鼠，注意食品卫生和个人卫生。

2. 沙鼠肾细胞疫苗和地鼠肾细胞疫苗注射，每次 1 ml，共注射 3 次，提高保护率。

严重急性呼吸窘迫综合征

【定义】严重急性呼吸窘迫综合征，又称传染性非典型肺炎（SARS），是由冠状病毒引起的急性呼吸道传染病。

【临床表现】起病急，起病前有疫区居住史或与同类患者密切接触史，潜伏期约 2 周（2～14d）。

1. 全身症状　发热为最常见的首发症状，伴畏寒、寒战、头痛、全身肌肉关节酸痛、明显乏力等。但老年、体弱、有慢性基础疾病或近期手术者，不以发热为首发症状。部分病人有腹泻，严重病例可出现心、肝、肾功能损害的相应临床表现。

2. 呼吸系统症状　早期表现为干咳，或少许白痰，偶见痰血。随病情加重，逐渐出现胸闷、气促，甚至出现明显呼吸窘迫症状，即使吸氧亦无法缓解。一般无上呼吸道卡他症状（鼻塞、流涕等）。

【治疗】

1. 对症支持治疗　卧床休息，避免用力活动；体温 38℃者可作物理降温或解热镇痛药；镇咳祛痰药：用于剧咳或咳痰者，如复方甘草合剂，盐酸氨溴索等；氧疗：有气促症状尽早做氧疗，可作持续鼻导管或面罩吸氧，以缓解缺氧；营养支持治疗可经肠内或全肠外营养给予，如鼻饲或静脉途径。总热量供应可按 83.7～104.6kJ/（kg·d）即 20～25kcal/（kg·d）计算，或按代谢能耗公式计算，即代谢消耗量（HEE）=基础能量消耗（BEE）×1.26 kJ。营养物质的分配一般为糖 40%，脂肪 30%，蛋白质 30%，注意补充脂溶性和水溶性维生素。应注意水、电解质平衡，结合血流动力学监测，合理输液，严格控制补液量（25 ml/kg 体重），要求液体出入量呈轻度负平衡，补液以晶体液为主；注意心理治疗。

2. 药物治疗　糖皮质激素成人剂量相当于甲泼尼龙 80～320mg/d 静脉滴注，危重病例剂量可增至 500～1000mg/d，静脉滴注，体温恢复正常后，即应根据病情逐渐减量和停用；抗病毒药利巴韦林，①肌酐清除率＞60ml/min 者，利巴韦林 400mg，静脉滴注，1 次/8h，连用 3d；继以 1200mg，口服，2 次/日，共用 7d；②肌酐清除率 30～60ml/min 者，利巴韦林 300 mg，静脉滴注，1 次/12h，连用 3d，继而 600 mg，口服，2 次/日，共用 7d；③肌酐清除率＜30 ml/min 者，利巴韦林 300 mg，静脉滴注，1 次/24h，连用 3d，改用 600 mg/d，口服。干扰素 100×10⁴ U/d，肌注，1 次/日，或 300×10⁴ U/d，肌注，1～2 次/周。

伤寒和副伤寒

【定义】伤寒和副伤寒分别是由伤寒沙门菌和甲、乙、丙副伤寒沙门菌引起的肠道传染病。

【临床表现】

1. 腹泻不多见，而表现为不明原因的持续发热、特殊的神经系统中毒症状（表情淡漠、呆滞）、相对缓脉、皮肤玫瑰疹、肝脾大。

2. 并发肠出血、肠穿孔、中毒性肝炎、心肌炎和脑病等。

【鉴别诊断】见表7-50-4。

表7-50-4　斑疹伤寒和伤寒的鉴别诊断

鉴别项目	斑疹伤寒	伤寒
高热	急	缓
皮疹	数目多，暗红色出（充）血性皮疹，压之不褪色	淡红色小玫瑰疹，压之褪色
头痛烦躁	明显	不明显

【治疗】

1. 一般治疗　隔离和休息，给予高热量、高营养和易消化的食物，鼓励多进食水分或补液治疗。

2. 药物治疗　①氟喹诺酮类。氧氟沙星300mg，2~3次/日，口服，或左氧氟沙星200mg，2次/日，也可选用环丙沙星等，疗程为2周。②头孢曲松、头孢噻肟、头孢哌酮、头孢他啶，成人2~4g/d，儿童100mg/（kg·d），疗程10~14d。③氯霉素成人1.5~2g/d，分2~4次口服或静滴，体温正常后减半，疗程2~3周，疗程中应每周查血常规2次，白细胞 $<2.5×10^9$/L 应停药，更换为其他抗菌药物。④氨苄西林或阿莫西林可作为二线药物使用。

【注意事项】肠出血时绝对卧床休息，密切观察血压、脉搏、神志和便血情况，注意电解质平衡，应用卡巴克络、维生素K和云南白药止血，酌情输血，不好转者考虑手术治疗。

麻风病

【定义】麻风病是由麻风分枝杆菌感染所引起的一种慢性传染病，主要侵犯皮肤和周围神经，严重者可累及深部组织和内脏器官。

【临床表现】结节性红斑（ENL），数目不定，颜色鲜红，黄豆至花生米大小，好发于面部及四肢，压之褪色，并有触痛，易自行消退，但反复发作，延续时间较久。

消退后局部遗留色素沉着，若有坏死，愈合后留有瘢痕。面部及手足常有水肿。少数病人发生 ENL 时常伴有发热、全身不适、虹膜睫状体炎、鼻炎、神经炎、关节炎、淋巴结炎、骨膜炎、肌痛、附睾或睾丸炎、肾炎及肝、脾肿大等多种器官症状。

【鉴别诊断】麻风病发生的症状与皮肤科、神经科、内外科、眼科、耳鼻喉科等的一些疾病相似，容易混淆，产生漏诊或误诊。鉴别要点如下：①麻风病在临床上有感觉障碍和神经粗大。②多菌型患者能查出麻风杆菌。③各型类麻风均有各自的组织病理变化和组织查菌结果。

【治疗】药物治疗如下：①氨苯砜，抑菌和微弱的杀菌作用，首选药物，成人口服每次 50mg，1～2 次/日。②利福平，很强的杀菌作用，成人连续疗法口服每次 450～600mg，早晨 1 次空腹服下。③氯法齐明，抑制、杀菌和抗炎作用，成人口服每次 50～100mg/d，治疗麻风反应用量较治疗量大。

【注意事项】①药物治疗时需采用联合化疗，指采用两种或两种以上作用机制不同的有效杀菌性化学药物治疗，其中必须包括利福平。②加强流行区人群的宣传教育，包括对麻风传播知识、早期临床表现，以及麻风是完全可以通过联合化疗治愈等方面的知识普及，对防止麻风流行极为重要。

细菌性痢疾

【定义】细菌性痢疾简称菌痢，是由痢疾志贺菌引起的常见肠道传染病，全年散发，但以夏秋季常见，并可引起流行。

【临床表现】

1. 急性菌痢

（1）普通型　①毒血症状：畏寒发热，全身不适；②肠道症状：腹痛，便前加重、便后缓解，左下腹明显；腹泻，稀水便或黏液脓血便，10～20 次/日，有里急后重。

（2）轻型　不发热或有低热，腹痛轻，腹泻次数少。

（3）重型　多见于老年、体弱或营养不良者。急性发热，严重的腹泻和呕吐，进而发生严重脱水、酸中毒、电解质紊乱，甚至休克。

2. 中毒性菌痢　2～7 岁儿童多见，全身症状重（以严重毒血症、休克、中毒性脑病为主），肠道症状轻。

（1）休克型（周围循环衰竭型）　常见，主要表现为感染性休克。面色苍白、皮肤花斑、四肢肢端厥冷及发绀，血压降低甚至测不出，脉搏弱而快，可伴有少尿或无尿及轻重不等之意识障碍。

（2）脑型（呼吸衰竭型）　较严重，病死率高，以严重脑症状为主，可有高热、剧烈头痛、喷射状呕吐，烦躁不安、嗜睡、昏迷及抽搐，瞳孔大小不等，对光反应迟钝或消失，也可有呼吸异常及呼吸衰竭。

（3）混合型　以上两型同时或先后存在，最为凶险，病死率很高。本型包括循环系统、呼吸系统及中枢神经系统等多脏器功能衰竭。

3. 慢性菌痢　指菌痢病程反复发作或迁延不愈超过 2 个月。

（1）急性发作型　临床表现同急性典型菌痢，但程度轻，恢复不完全。

（2）迁延型　常有腹部不适或隐痛，腹胀、腹泻、黏脓血便等消化道症状时重时轻，迁延不愈，也可腹泻与便秘交替出现。

（3）隐匿型　一年内有菌痢史，可无临床症状，但粪培养可检出志贺菌，乙状结肠镜检查可见肠黏膜病变。

【鉴别诊断】　见表 7-50-5。

表 7-55-5　细菌性痢疾和阿米巴痢疾的鉴别诊断

鉴别项目	细菌性痢疾	阿米巴痢疾
流行病学	常年发病，夏秋季可流行	散发居多
潜伏期	1～7d	数周至数月
临床表现	多有发热，毒血症较明显。腹痛、里急后重，腹泻可达每天数十次；腹部压痛，以左侧为主	发热不高，少有毒血症症状。腹痛和里急后重较轻，大便次数较少；腹部压痛较轻，以右侧为主
粪便	量少，脓血、黏液便，无臭味。镜检大量脓细胞和红细胞，可见巨噬细胞	量多，暗红色果酱样，脓有臭味，镜检白细胞较少，大量红细胞，有溶组织阿米巴滋养体
白细胞	早期总数和中性粒细胞显著增多	早期稍增加
黏膜	黏膜弥漫性充血、水肿及浅表溃疡，边缘不齐	黏膜多正常，散在烧瓶样溃疡，边缘深切

【治疗】

1. 急性菌痢

（1）一般治疗　对急性菌痢病人应消化道隔离（至临床症状消失，粪便培养 2 次阴性）和卧床休息；饮食以流质和半流质为宜，恢复期可恢复正常饮食；对毒血症状严重者，采用适宜的对症治疗和抗菌治疗的同时，可酌情小剂量应用肾上腺皮质激素；保证每日足够的水分、电解质及维持酸碱平衡，如严重吐泻引起脱水、酸中毒及电解质紊乱者，则静脉或口服补充液体给予纠正。

（2）病原治疗　①氟喹诺酮类：成人菌痢首选药，首选环丙沙星 400～600mg/d，2 次或 3 次口服，疗程 3～5d。其他喹诺酮类如氧氟沙星、左旋氧氟沙星、莫西沙星等也可选用。②磺胺类药：选用 SMZ-TMP 每次 2 片，口服，2 次/日。疗程 7d。③呋喃唑酮：每次 0.1g，口服，3～4 次/日，疗程 3～5d。

2. 中毒性菌痢

（1）抗菌治疗　庆大霉素或阿米卡星与氨苄西林或头孢菌素类静脉注射，中毒症状好转后，按一般急性菌痢治疗。

（2）循环衰竭处理

①扩充血容量 早期快速输液，补充血容量。可快速静脉输入右旋糖酐 40 葡萄糖注射液或葡萄糖氯化钠溶液，首剂 10～20ml/kg，总液量 50～100ml/（kg·d），具体视患者病情及尿量而定。若有酸中毒，可给 5% 碳酸氢钠滴入。

②血管活性药物的应用 山莨菪碱，成人每次 10～20mg，儿童每次 0.3～0.5mg/kg，或阿托品成人每次 1～2mg，儿童每次 0.03～0.05mg/kg。轻症每隔 30～60min 肌注或静脉注射一次；重症每隔 10～20min 静脉注射一次，待面色红润、循环呼吸好转、四肢温暖、血压回升即可停药，一般用 3～6 次即可奏效。也可改用酚妥拉明加去甲肾上腺素静脉滴注，或用异丙肾上腺素 0.1～0.2mg 加入 5% 葡萄糖液 200ml 内静脉滴注。

③强心治疗 有左心衰和肺水肿者，应给予毒毛花苷 K 等治疗。

④抗凝治疗 有 DIC 者采用肝素抗凝疗法。

⑤肾上腺皮质激素的应用 氢化可的松 5～10mg/（kg·d）静脉滴注，可减轻中毒症状、降低周围血管阻力、加强心肌收缩、减轻脑水肿、保护细胞和改善代谢，成人 200～500mg/d，一般用药 3～5d。

（3）脑水肿的治疗 当患者频繁惊厥，昏迷加深，呼吸不规则，口唇发绀，应及时用 20% 甘露醇或 25% 山梨醇每次 1.5～2g/kg，6～8h 一次，静脉推注。同时给予地塞米松静脉滴注，限制钠盐摄入。如呼吸衰竭时应给予呼吸兴奋剂，如洛贝林、尼可刹米等肌内注射或静脉注射。必要时呼吸监护、气管插管或应用人工呼吸器。

（4）降温、给氧 发热者给予物理降温可降低氧耗和减轻脑水肿。对于高热及惊厥患者可短暂冬眠疗法：氯丙嗪和异丙嗪 1～2mg/kg，肌注，2～4h 可重复一次，共 2～3 次。体温保持在 38℃ 左右。

3. 慢性菌痢

（1）抗生素的应用 首先要进行致病菌的分离鉴定和药敏检测，致病菌不敏感或过去曾用的无效药物暂不宜采用。大多主张联合应用两种不同类的抗菌药物，剂量充足，疗程须较长且需重复 1～3 疗程。可供选用药物同急性菌痢。

（2）菌苗治疗 应用自身菌苗或混合菌苗，隔日皮下注射一次，剂量自 0.25ml/d 开始，逐渐增至 2.5ml/d，20d 为一疗程。

（3）局部灌肠疗法 使较高浓度的药物直接作用于病变部位，以增强杀菌作用，并刺激肉芽组织新生，一般做保留灌肠。常用的药物为 5% 大蒜浸液 100ml 或 0.5%～1% 新霉素 100～200ml，1 次/日，10～15d 为一疗程。

（4）肠道紊乱的处理 可酌情用镇静、解痉或收敛剂。长期抗生素治疗后肠道紊乱，可给乳酶生或小剂量异丙嗪、复方苯乙哌啶或针刺足三里穴位。也可用 0.25% 普鲁卡因液 100～200ml 保留灌肠，每晚 1 次，疗程 10～14d。

（5）肠道菌群失调的处理 限制乳类和豆制品。大肠埃希菌数量减少者可给乳糖和维生素 C，肠球菌减少者可给叶酸。可服乳酶生（含厌氧乳杆菌）4～6g。

疟 疾

【定义】疟疾是经按蚊叮咬而感染疟原虫所引起的虫媒传染病。

【临床表现】具有季节性，夏秋季较多。典型的疟疾发作症状为突发的寒战、高热，体温可达40℃以上，一般持续2～4h，伴全身酸痛乏力，神智清，无明显中毒症状；体温骤降而全身大汗，进入间歇期。出现周期性的相同症状发作，后出现贫血和脾肿大。脑型疟见于恶性疟，可有头痛、呕吐和不同程度的意识障碍。

【治疗】

1. 对氯喹敏感的疟疾发作治疗 磷酸氯喹1g口服，6h后再服0.5g，于第2、3d再服0.5g；伯氨喹39.6g，接着服用氯喹1次/日，连服8d。

2. 耐氯喹疟疾发作的治疗 甲氟喹长效制剂，需一次顿服750 mg；磷酸咯萘啶第1d 0.4 g，分两次口服，第2、3d再顿服0.4 g；双氢青蒿素片1 g顿服，第2、3d再各服0.5 g，蒿甲醚注射剂首剂300 mg，第2、3d各肌注150 mg，青蒿琥酯100 mg顿服，第2～5d 100 mg/d，分2次服。

3. 凶险型疟疾发作 咯萘啶800 mg，磺胺多辛1000 mg，乙胺嘧啶50 mg，2d分服，或此3药各500 mg，1000 mg，50 mg顿服；青蒿琥酯第1d 180 mg，第2、3 d各120 mg，用生理盐水稀释成5 ml，缓慢静滴；蒿甲醚第1d 160 mg（肌注），第2、3d各80 mg。

4. 对症治疗 脑型疟常有脑水肿和昏迷，应积极给予脱水改善颅内循环，静脉给予右旋糖酐，监测血糖发现和纠正低血糖，降温以及充分给氧。

霍 乱

【定义】霍乱是由霍乱弧菌污染水或食物所引起传播的烈性肠道传染病，属于甲型传染病。

【临床表现】

1. 泻吐期 以剧烈的腹泻开始，米泔水样便，继而出现呕吐。一般不发热，仅少数有低热。

2. 脱水虚脱期 体内大量水分和电解质丧失，出现脱水、电解质紊乱和代谢性酸中毒，肌肉痉挛，严重者出现循环衰竭。

3. 恢复及反应期 腹泻停止，脱水纠正后多数患者症状消失，尿量增加，体力逐步恢复。

【鉴别诊断】见表7-50-6。

表 7 - 50 - 6　霍乱和细菌性痢疾的鉴别诊断

鉴别项目	霍乱	细菌性痢疾
病原体	霍乱弧菌	痢疾杆菌
流行病学	流行性	散发性，可呈流行性
潜伏期	数小时至 1 ~ 2d	数小时至 7d
全身症状	多无发热及毒血症症状	多有发热及毒血症症状
胃肠道症状	多无腹痛，以腹泻、呕吐为主，腹泻可达 10 次以上，无里急后重，量多，米泔水样，镜检可见黏液及少许红、白细胞，粪便培养有霍乱弧菌	腹痛重，有里急后重，腹泻每日 10 次以上至数十次
粪便检查	量多，米泔水样，镜检可见黏液及少许红、白细胞，粪便培养有霍乱弧菌	量少，黏液脓血便，镜检有多数白细胞及红细胞，可见吞噬细胞，粪便培养有痢疾杆菌

【治疗】

1. 一般治疗　患者应按甲类传染病进行严格隔离，病人排泄物应彻底消毒。①静脉输液：通常选择与患者丧失电解质浓度相似的 541 溶液，即每升含氯化钠 5 g、碳酸氢钠 4g、氯化钾 1g，另加 50% 葡萄糖注射液 20ml，以防低血糖。②口服补液：葡萄糖 20g、氯化钠 2.5g、碳酸氢钠 2.5g、氯化钾 1.5g，加水 1000ml。

2. 抗菌治疗　磺胺甲噁唑/甲氧苄啶（复方磺胺甲噁唑），每片含甲氧苄啶 80mg、磺胺甲噁唑 40mg，成人 2 片/次，2 次/日；小儿 30mg/kg，分 2 次口服。多西环素成人每次 200mg，2 次/日；小儿 6 mg/（kg·d），分 2 次口服。诺氟沙星成人每次 200mg，3 次/日，或环丙沙星每次 250 ~ 500mg，2 次/日，口服。以上药物任选一种，连服 3d。

【注意事项】①及时发现患者和疑似患者，进行隔离治疗，并做好疫源检查，这是控制霍乱流行的重要环节；切断传播途径；提高人群免疫力，使用 B 亚单位 - 全菌体菌苗、口服减毒活菌菌苗和疫苗。②霍乱的并发症包括急性肾衰竭和急性肺水肿，需注意。③患病恢复与感染霍乱弧菌生物型有所不同，其临床病型轻重与治疗时间、确诊时间成相关性。

病毒性肝炎

【定义】病毒性肝炎是由几种不同的肝炎病毒引起的，以肝脏炎症和坏死病变为主的一组感染性疾病，借粪 - 口途径、血液或体液而传播。

【临床表现】

1. 急性肝炎

（1）急性黄疸性肝炎　起病较急，有畏寒、发热、乏力、厌食、厌油、恶心、呕吐等症状，约 1 周后尿色深黄，继而巩膜及皮肤出现黄疸，肝脾均可肿大，肝区触叩痛明显，约经 2 ~ 3 周呈好转迹象，病程约 1 ~ 2 个月。

（2）急性无黄疸性肝炎　起病稍缓，一般症状轻，不发热，发病率高（占急性肝炎的70%～90%），整个病程中始终无黄疸出现，其他症状与急性黄疸性肝炎相似。

2. 慢性肝炎

（1）慢性迁延性肝炎　由急性肝炎迁延而至，病程达半年以上而病情未明显好转，仍有食欲减退、肋痛、乏力、肝肿大、肝区痛等。

（2）慢性活动性肝炎　病程超过1年，症状和体征及肝功能检查均有明显异常，主要症状为乏力、纳差、腹胀、肝区痛等，且有肝病面容、肝掌、蜘蛛痣、黄疸、肝质较硬、脾肿大等体征，治疗后有的病人可恢复或稳定，有的则不断恶化，发展为坏死性肝硬化。

3. 重症肝炎

（1）急性重症　骤起高热，来势凶险，黄疸出现后迅速加深，肝脏缩小，伴有明显肝臭，肝功能显著减退，常有出血或出血倾向，腹水，下肢浮肿，蛋白尿，管型尿等，并可出现烦躁不安、谵妄、狂躁等精神症状，随后进入肝昏迷状态，抢救不及时可导致死亡。

（2）亚急性重症　发病初期类似肝炎，经2～3周后病情不见减轻，反而逐渐加重，常有乏力、厌食、严重腹胀、尿少、重度黄疸、明显出血倾向和腹水，晚期可出现中枢神经系统症状，多于发病后2～12周死亡，部分患者可发展为坏死后肝硬化。

【鉴别诊断】

1. 其他原因引起的肝炎　主要区分其他病毒引起的肝炎（EB病毒和巨细胞病毒等），感染中毒性肝炎（细菌、立克次体、钩端螺旋体），酒精性肝炎，药物性肝炎，自身免疫学肝病，Wilson病，以及脂肪肝、寄生虫病引起的肝功异常。

2. 其他原因引起的黄疸　溶血性黄疸，肝外梗阻性黄疸。

【治疗】

1. 急性肝炎　自限性疾病，若早期诊断，采取适当休息、营养和一般支持疗法，多数病人在3～6个月内能自愈，对临床症状重或黄疸深重的急性肝炎患者，应静脉给予高渗葡萄糖液，维生素C，肝泰乐，门冬氨酸钾镁等药物或加用清热利湿（茵陈蒿汤加减）的中药治疗。

2. 慢性肝炎

（1）一般治疗　适当卧床休息，高蛋白饮食。

（2）药物治疗　①抗病毒。干扰素（IFN）：剂量300～600万单位，隔日皮下或肌内注射1次，即3～6MU/隔日，6～12个月为一疗程；核苷酸类似物：口服拉米夫定100mg/d，阿德福韦酯10mg/d，或恩替卡韦0.5mg/d，或替比夫定600mg/d。口服，1次/日，疗程1～2年以上。②免疫调节剂。胸腺素α_1 1.6mg，2次/周，皮下注射，疗程6个月。③中药治疗。

【注意事项】①预防为主，应采取以切断传播途径为重点的综合性预防措施。②对乙型和丙型肝炎，重点在于防止通过血液和体液的传播。③对与急性起病的甲型肝炎病人接触的易感人群，应用人血丙种球蛋白，有保护作用，注射时间越早越好（一般应在接触后7d内注射），剂量为0.02～0.05ml/kg，肌内注射。

人类获得性免疫缺陷综合征

【定义】 人类获得性免疫缺陷综合征（AIDS，即艾滋病）是由人类免疫缺乏病毒（HIV）感染导致 $CD4^+$ T 淋巴细胞被破坏，进而发生某些以机会性感染和肿瘤为特征的获得性免疫缺陷综合征。

【临床表现】

1. 急性期 初次感染 HIV 后 2～4 周左右，表现为发热、咽痛、盗汗、恶心、呕吐、腹泻、皮疹、关节痛、淋巴结肿大及神经系统症状，持续 1～3 周后缓解。

2. 无症状期 可从急性期进入此期，或无明显的急性期症状而直接进入此期。

3. 艾滋病期 持续一个月以上的发热、盗汗、腹泻；体重减轻 10% 以上，部分记忆力减退、精神淡漠、性格改变、头痛、癫痫及痴呆等，可出现持续性全身性淋巴结肿大；相关机会性感染及肿瘤常见症状。

【并发症】

1. 机会性感染 原虫感染，细菌性感染，真菌感染，病毒性感染。

2. 恶性肿瘤 ①卡波西肉瘤，可在皮肤或黏膜上包括肺和胃肠道均可见。②淋巴瘤，常有持续发热，全身淋巴结肿大，诊断亦要靠活检送病理。

3. 营养不良。

【治疗】

1. 高效抗逆转录病毒治疗 最根本的治疗方法，需要终生服药。齐多夫定，200mg，3 次/日或 300mg，2 次/日；地丹诺辛，200mg，3 次/日；扎西他滨，0.75mg，3 次/日；司他夫定，40mg，3 次/日；拉米夫定，150mg，3 次/日。

2. 免疫调节治疗 α 干扰素 300 万单位皮下或肌内注射，3 次/周，3～6 月一疗程。白细胞介素 250 万单位连续静脉滴注 24h，5 天/周，共 4～8 周。丙种球蛋白定期使用。中药，如香菇多糖、丹参、黄芪和甘草甜素等。

3. 并发症治疗

（1）口腔念珠菌感染 制霉菌素片 100 万单位研碎局部涂或吞咽，或伊曲康唑 200mg/d，疗程 7d，氟康唑 50～200 mg/d，疗程 14d，口服或静脉滴注。

（2）卡氏肺囊虫肺炎 复方新诺明 2～4 片/次，3～4 次/日。

（3）细菌性感染 沙门菌感染，口服喹诺酮类；结核杆菌感染，异烟肼、利福平、吡嗪酰胺、链霉素或乙胺丁醇三联或四联，强化两个月，异烟肼、利福平巩固 4 个月。

（4）弓形体病 乙胺嘧啶（首剂 100mg，此后 50～75mg，1 次/日）＋磺胺嘧啶（1.0～1.5g/次，4 次/日）。

（5）隐孢子虫病 口服螺旋霉素 0.6～1g，每日 4 次，疗程 3～6 周，或口服甲硝唑 400mg，每日 3 次，疗程 2～3 周。肿瘤：发展较快的 Kaposi 肉瘤可用长春新碱（或长春花碱），博来霉素或阿霉素联合治疗，或干扰素，应用半年至一年。

【注意事项】 ①艾滋病是一种慢性、进行性、致死性传染病，需要经过专业培训的护理人员，另外还需心理护理和家庭护理。②HIV 感染者和艾滋病病人是本病的唯一传染源。③传播途径为性生活不洁，静脉注射使用毒品。④血液制品污染。⑤母婴血液传染。

阿米巴病

【定义】阿米巴病是由溶组织内阿米巴引起的一种人兽共患寄生虫病。

【临床表现】潜伏期长短不一，大多 3 周以上。

1. 普通型 症状无特异性，仅为大便习惯的改变，如腹部不适，大便稀薄，有时腹泻，每日数次，有时亦可便秘。腹胀，轻中度腹绞痛，典型阿米巴痢疾大便腥臭，血性黏液便样，呈果酱样。而全身症状较少见。

2. 暴发型 半数以上起病突然，高热，大便多达十多次，剧烈肠绞痛，伴里急后重，便呈黏液血性或血水样，并有呕吐、失水而虚脱。

3. 并发症 肠道并发症，肠出血，肠穿孔，阑尾炎以及增生性病变（阿米巴瘤、肉芽肿或纤维性狭窄）。肠外并发症，由于阿米巴滋养体自肠道经血液、淋巴蔓延至远处器官引起的，其中以肝脓肿最常见，长期发热、白细胞增加、全身消耗及肝脏肿大与压痛为其主要症状，并易于导致胸部并发症。

【鉴别诊断】见细菌性痢疾。

【治疗】

1. 一般治疗 注意休息，进食半流质少渣高蛋白饮食。

2. 病原治疗 甲硝唑适用于肠内肠外各型的阿米巴病。剂量为 600 ~ 800 mg，口服，3 次/日，连服 5 ~ 10d；儿童为 50 mg/（kg·d），分 3 次服，连服 7d。

【预后】肠阿米巴病及时治疗后预后良好。如并发肠出血、肠穿孔和弥漫性腹腔炎以及有肝、肺、脑部转移性脓肿者，预后差。

日本血吸虫病

【定义】血吸虫病是由血吸虫寄生于人体静脉系统所引起的寄生虫病。

【临床表现】夏秋季多发，大面积接触疫水而感染。

1. 急性血吸虫病 发热，荨麻疹、血管神经性水肿和全身淋巴结肿大，可有腹痛腹泻，肝脾肿大。小量反复感染或急性者不经治疗、治疗不彻底都可发展为慢性血吸虫病。

2. 晚期血吸虫病 可表现为巨脾，腹水，或左下腹的增殖结肠。

3. 血吸虫病异位损害 轻微的呼吸道症状，急性脑膜脑炎或局限性癫痫发作。

【鉴别诊断】见表 7 - 50 - 7。

表7-50-7　血吸虫病和疟疾的鉴别诊断

鉴别项目	病原体	媒介	寒战	间歇性发热	肝肿大	白细胞	嗜酸性粒细胞
血吸虫病	血吸虫	无	极少	每日发作	明显	增多	明显增高
疟疾	疟原虫	按蚊	有	可隔日发作	不明显	正常或减少	不增高

【治疗】

1. 病原治疗　吡喹酮：慢性，成人总剂量为60mg/kg，体重以60kg为限（儿童体重<30kg者总剂量为70mg/kg），2～3次/日，口服；急性，成人总剂量为120mg/kg（儿童总剂量为140mg/kg），口服，2～3次/日，4～6d。

2. 对症治疗

（1）巨脾　对脾肿大有明显的脾功能亢进者，或并有门脉高压，食管静脉曲张上消化道出血者，为降低门脉压力，消除脾功能亢进，可作脾切除，静脉断流术、脾肾静脉分流术也可选择性地采用。

（2）腹水　控制钠盐和水分摄入。

（3）侏儒　给予及时和足量的病原治疗。未好转者可用激素治疗。

（4）上消化道出血　①补充血容量，纠正循环衰竭，补液及输血或血浆。在无血源供应的情况下，可先静脉滴注低分子右旋糖酐或代血浆和葡萄糖盐水。②三腔管气囊压迫止血：利用充气的胃底气囊和食管气囊，分别压迫胃底和食管下段曲张静脉，以阻断血液来源，从而达到止血目的。③去甲肾上腺素冰水洗胃，去甲肾上腺素可使胃黏膜或内脏血管收缩以止血等。

其他

第五十一章　X线检查

肺部病变

肺先天性疾病

一侧肺不发育

X线：患侧胸腔密度增高，心脏及纵隔向患侧移位，患侧横膈升高，健侧代偿性肺气肿。

一侧肺发育不全

X线：表现为患侧肺全部或部分肺野出现密度增高影，纵隔向患侧移位。

肺隔离症

X线：表现欠佳，多选择 CT 检查。

肺部炎症与肿瘤

大叶性肺炎

X线：反映了病理上的大体形态改变：充血期，实变期（红色肝样变期和灰色肝样变期），消散期。

支气管肺炎

X线：肺纹理增多、增粗、模糊，为支气管炎的表现；病灶呈多发斑片状密度增高影，边缘模糊，密度不均。

肺脓肿

X线：分为典型的两期，即化脓性炎症期，空洞形成期。平片可见大片阴影中有低密度区及气液平面，空洞壁较厚。

肺结核

1. 原发性肺结核　X线：原发综合征，即原发病灶、淋巴管炎与肿大的肺门淋巴结连接在一起形成的哑铃状征象。

2. 血型播散型肺结核　X线：急性粟粒型表现为较典型的"三均匀"，即分布均匀，大小一致，密度均匀。

3. 继发性肺结核　主要有渗出浸润型、干酪型、空洞型。第一种表现为多发大小不等的斑片状阴影，边缘模糊；第二种为密度较高的肺实变阴影，密度不均。而结核球常有卫星病灶；第三种表现为多发纤维性厚壁空洞。

肺肿瘤

1. 中央型肺癌 X 线：直接征象，肺门区不规则肿块阴影和较大支气管的狭窄或截断；间接征象：支气管的阻塞征象出现典型的横"S"征。

2. 周围型肺癌 X 线：早期，直径小于 2cm，不伴随转移的结节状阴影，边缘模糊；进展期，可出现毛刺征，肿块的周围引起胸膜凹陷征；转移征象，肺门多发结节病灶。

肺错构瘤

X 线：肺内孤立性结节，边缘清楚，多无分叶及毛刺征，呈"爆米花样"钙化。

特发性间质纤维化

X 线：晚期典型表现为蜂窝肺，纤维化严重时可发生肺源性心脏病。

纵隔病变

胸内甲状腺肿

X 线：上纵隔增宽，肿块与甲状腺相连；气管受压移位；透视下可随吞咽而上下移动。

胸腺瘤

X 线：多位于前纵隔中部偏上，较大者可突出纵隔，少数可有钙化。

消化系统疾病

食管癌

X 线早期：黏膜皱襞增粗、迂曲，中断；小溃疡；局限性的充盈缺损；管壁僵硬。

X 线中晚期：髓质型，蕈伞型，溃疡型，缩窄型。

慢性胃炎

X 线：慢性浅表性胃炎检查时常无特异性表现；慢性肥厚性胃炎表现为黏膜皱襞增粗、紊乱，轮廓凹凸不平。

胃溃疡

X 线：龛影是胃溃疡的直接征象；黏膜线；项圈征；狭颈征。

胃癌

X 线早期：隆起型（I 型），表浅型（II 型），凹陷型（III 型）；

X 线进展期：①I 型：充盈缺损，形态不规则。②II 型：主要表现为癌性龛影，可见半月综合征。③III 型、IV 型：主要表现为胃壁增厚、僵硬。

十二指肠溃疡

X 线：龛影是十二指肠溃疡的直接征象；球部变形也是诊断球部溃疡的常见而重

要的征象；由于炎症刺激可见激惹征。

十二指肠憩室

X线：钡餐造影时仰卧位可较好显示十二指肠环，易发现憩室，通常呈圆形或卵圆形囊带状影突出于肠腔之外。

结肠癌

X线：增生型，浸润型，溃疡型。

肠结核

X线：溃疡型，表现为钡剂排空迅速，呈"跳跃征"，黏膜皱襞不规则增粗、紊乱；增殖型，以肠管不均匀狭窄为主，伴有黏膜皱襞紊乱。

胃肠道穿孔

X线腹部立位片是首选的检查方法。可见腹部有多个大小不一、高低不等呈"阶梯状"排列的气液平面。

肠梗阻

X线腹部立位片是首选的检查方法。可见腹部有多个大小不一、高低不等呈"阶梯状"排列的气液平面。

运动系统疾病

骨骼病变

1. 骨质疏松　常见原因：①内分泌紊乱，如甲亢；②医源性，长期使用激素；③营养性，如维生素C缺乏；④老年性骨质疏松；⑤还可见于炎症、废用性骨质疏松、肿瘤等。

2. 骨质增生硬化　见于慢性炎症、外伤后的修复、成骨性肿瘤，如成骨肉瘤、成骨性转移瘤等。

3. 骨质软化　常见于维生素D缺乏，如佝偻病；肾排泄钙磷过多，如肾病综合征；肠道吸收功能减退，如脂肪性腹泻等。

4. 骨质破坏　常见于炎症、肉芽肿、肿瘤或瘤样病变。

5. 骨骼变形　局部骨骼增大，见于软组织或骨血管瘤、巨肢症和骨纤维异常增殖症；全身骨骼短小见于垂体性侏儒症。

关节病变

1. 关节肿胀　关节积液，关节炎症、外伤、出血性病变。

2. 关节破坏　常见于各种急慢性关节感染、肿瘤及通风。

3. 关节退行性变　见于老年人生理性改变；慢性创伤和长期关节负担过重；继发于其他关节病变导致的关节软骨和骨质的破坏。

4. 关节强直　见于化脓性关节炎愈合后；关节结核。

5. 关节脱位 外伤性常伴有骨折；先天性常见于婴幼儿，如先天性髋关节脱位；继发性疾病，如化脓性、结核性等。

软组织病变

1. 软组织肿胀 常见原因有炎症、水肿、出血或急性化脓性骨髓炎。

2. 软组织肿块 常由于良、恶性肿瘤引起。

3. 软组织钙化 常见于出血、退变、坏死、肿瘤、结核、寄生虫感染等。

4. 组织内气体 外伤、手术均可引起积气。

第五十二章 农药中毒

概 述

【定义】农药是指用于防治危害农林牧业生产的有害生物及调节植物生长的化学药品，目前在我国普遍生产和广泛使用，对保证农业高产和丰收起到很大作用，但对人、畜、家禽有一定毒害。在生产、使用过程中，如防护不周，或误吸、误服、误触可导致轻重不等的危害，甚至造成中毒事故。

农药中毒是多途径的，除口服外，许多农药能通过皮肤接触或所呼吸气流进入人体引起中毒，所以在使用农药过程中，不注意防护而引起的中毒事件时有发生。农药的种类性质不同，中毒者的表现症状和急救方法也不同，要注意区别对待，以免延误急救时机。

【临床表现】

1. 有机磷酸酯类农药（如敌百虫、敌敌畏、三唑磷、乐斯本等）

（1）中毒症状 轻度中毒者有头痛、头晕、恶心、呕吐、多汗、瞳孔缩小、视力模糊等；中度中毒者除上述症状外，尚有肌束震颤、轻度呼吸困难、共济失调、腹痛、腹泻等；重度中毒者除以上症状表现外，还出现大小便失禁、肺水肿、呼吸麻痹、昏迷、脑水肿等。

（2）急救方法 应立即脱掉污染衣服，彻底冲洗被污染的皮肤、黏膜、头发等，并急送医院进行抢救。解毒药物为阿托品、解磷定、氯解磷定等。

2. 氨基甲酸酯类农药（如呋喃丹、灭多威、叶蝉散等）

（1）中毒症状 与有机磷农药中毒类似，重度中毒时可出现肺水肿、昏迷、脑水肿及呼吸衰竭，死因多为肺水肿及呼吸衰竭。

（2）急救方法 彻底清除毒物，防止毒物继续吸收，促进毒物排泄等，重症患者急送医院处置。解毒可用阿托品 1mg 皮下注射。

3. 拟除虫菊酯类杀虫剂（如敌杀死、功夫、灭扫利等）

（1）中毒症状　此类农药是一种神经毒剂，因中毒途径不同，首发症状也不相同。

（2）急救方法　常规处理皮肤污染时用肥皂水彻底清洗，口服者2%碳酸氢钠溶液洗胃，亦可用清水洗胃，眼睛被污染者可用生理盐水冲洗。无特效解毒剂。

4. 有机氯农药（如硫丹等）

（1）中毒症状　表现为神经兴奋性症状。

（2）急救方法　应尽快清除尚未吸收的毒物，包括催吐、洗胃、导泻等，特别注意禁止使用油类导泻剂，使用活性炭能促使此类农药的排出。

【诊断】详细询问接触史，了解患者接触农药的品种、数量、剂型及接触方式、时间、防护情况。询问病史应明确以下几点：谁中毒，何种毒物中毒，何时中毒，如何中毒，用过的治疗措施、治疗药物、剂量及对治疗的反应。

对一些中毒史不明确，临床表现不典型的可疑中毒患者，诊断困难时可在严密观察下进行试验治疗。怀疑有机磷中毒时，阿托品1mg加入25%葡萄糖液20ml内静脉注射，如无阿托品化征象出现则有利于诊断；怀疑敌鼠钠盐中毒，可用维生素K_1注射液10mg肌注，观察患者病情变化可有助于诊断；怀疑氟乙酰胺中毒时，用乙酰胺5~10g肌注，病情好转则有利于诊断。

【鉴别诊断】许多农药中毒可出现相同的临床表现，而一些非中毒性的疾病也可引起酷似农药中毒的临床症状，如癫痫、血小板减少性紫癜、肾病综合征出血热等。应根据农药接触史、临床表现、毒物鉴定、实验室检查等加以鉴别。

【治疗】总体治疗原则是维持生命及避免毒物继续作用于机体。

1. 清除毒物

（1）经口吸收中毒　①催吐、洗胃，排出进入胃内的毒物；②导泻及灌肠，使已进入肠道的毒物尽快排出。

（2）皮肤吸收中毒　立即脱离中毒现场，脱掉被污染的衣物，温水反复冲洗皮肤。

（3）呼吸道吸入中毒　立即脱离中毒现场，放置在通风、空气新鲜处，松解衣扣、腰带，清除呼吸道分泌物，保持呼吸道通畅。

2. 促进已吸收毒物的排泄

（1）吸氧　吸入气态农药中毒患者，吸氧可促使农药从呼吸道排出。

（2）利尿　大多数农药被机体吸收后由肾脏排泄，因此输液利尿是加速农药排出的重要措施。

3. 血液净化　是抢救各种中毒的有效措施。

4. 特效解毒药物的应用　病因明确者应早期合理使用解毒剂。

5. 对症支持疗法　目前有些农药尚无有效解毒剂，因此必须把维持机体各系统功能的治疗措施放在首位。

【预防】农药进入人体产生中毒的途径有三种，即经口，通过消化道进入；经皮，通过皮肤吸收；吸入，通过呼吸道进入。因此，防止农药中毒事故的主要措施是针对这三种中毒途径，尽可能防止农药从口、鼻、皮肤进入人体，而其中重点应防止皮肤污染。

1. 农药生产过程中的预防

（1）采用先进的生产工艺，加强对生产设备的保养维护，保持良好的生产环境。

（2）加强农药生产工人的个人保护，配备必要的防护用品。

（3）对从事农药生产的人员建立健康档案，定期体检。

（4）建立健全安全生产的各项规章制度。

2. 农药运输和保管过程中的预防

（1）运输前检查确认包装是否完整。

（2）不得和粮食、蔬菜、饲料混装，农药运输车辆不得载人。

（3）销售及贮存网点要有专门仓库分类存放，专人管理，进入仓库要登记农药名称、来源、有效成分、生产厂家、出厂日期、入库时间等。

（4）仓库管理人员需经专门培训，搬运或出售农药时要轻拿轻放、防止碰撞，如有农药包装损坏发生渗漏污染地面或工具，应及时消毒处理。

3. 农药使用过程中的预防

（1）挑选和培训施药人员，施用农药的人员必须是身体健康、年龄在18～50岁的青壮年，并要经过一定的技术培训。遇到新的农药时，需专门培训以便使施药人员了解新农药的特点、毒性、施用方法、中毒急救等知识。

（2）正确认识农药，了解农药的种类、用途、剂型、对环境条件的适应性，正确认识农药的防治对象，选择适当的农药品种及用量，尽可能选用高效、低毒、低残留的化学农药和生物农药，在使用剧毒或高毒农药时，要严格按照《农药安全使用规定》的要求执行，不能超范围使用。

（3）正确认识农药的毒性及其吸收方式，避免盲目滥用农药，科学合理使用农药。

4. 注意个人防护，及早发现患者

（1）在农药的保管、配药、施药过程中要注意个人防护，要有口罩、风镜、乳胶手套、防护服等，坚持正确使用，及时清洗，保持清洁。

（2）施药前检查药械是否完好，避免操作时出现渗漏。

（3）施药时人要站在上风处，实行作物隔行操作，避免逆风喷药，施药人员喷药时间不宜过长，每天操作时间一般不能超过6h，而且每喷2h要休息1次，在休息时要用肥皂洗净手、脸、脚等沾染药剂的部位，到阴凉地方休息，呼吸新鲜空气，此外，连续施药3～4d，就要休息1d。

（4）施药后及时更换清洗工作服及施药器械，及时清洗暴露部位的皮肤，被农药污染的衣服和手套等，应及时洗涤。妥善放置，以免危害家人和污染环境。

（5）对盛放过农药的空包装瓶、罐、袋、箱均应如数清点集中处理或上交，绝对不能用来盛放粮食、油、酒、酱、水等食品和饲料，施过药的田块或果园应插立警告牌，提醒人们在一定时间内（即再进入期）不要进入，也不要在其内放家禽、家畜和蜜蜂。

（6）在配药、施药过程中如有不适，应立即停止操作，及早就诊，并认真填写"农药中毒报告卡"上报。

有机磷农药中毒

【定义】有机磷农药在农业生产上应用较广，在生产、运输、保管、使用中如防护不周或不按操作规程，或者发生误服、误吸、误触等均可导致轻重不等的危害，甚至发生中毒事故。急性有机磷农药中毒是指有机磷农药短时间大量进入人体后造成的以神经系统损害为主的一系列伤害。

【临床引起中毒常见的有机磷农药】

1. 剧毒类　甲拌磷（3911）、内吸磷（1059）、对硫磷（1605）等。

2. 高毒类　甲基对硫磷、甲胺磷、磷胺、敌敌畏、氧化乐果、久效磷等。

3. 中毒类　乐果、敌百虫、倍硫磷等。

4. 低毒类　马拉硫磷、锌硫磷等。

【临床表现】有机磷农药中毒的临床表现与接触药物的毒性、剂量及侵入途径有密切关系，皮肤吸收中毒一般在接触毒物后 2~6h 发病，口服中毒在 10min~2h 内出现症状，一旦中毒症状出现后，病情迅速发展。根据中毒后症状、体征及病情演变过程可将有机磷农药中毒临床表现分为：局部症状、急性胆碱能危象、中间综合征和迟发性多发神经病。

1. 局部症状　①眼睛接触毒物后，可出现缩瞳、结膜充血等。②呼吸道吸入可表现为流涕、鼻黏膜充血等。③皮肤接触后，可能有出汗、多汗及接触性皮炎，出现红斑、水泡、糜烂、脱皮等。

2. 急性胆碱能危象

（1）毒蕈碱样（M 样）症状　是急性有机磷中毒出现最早的一组症状，主要为平滑肌痉挛和腺体分泌亢进，汗腺、唾液腺分泌亢进表现为大汗、流涎；虹膜括约肌收缩引起瞳孔缩小；胃肠平滑肌兴奋出现恶心、呕吐、腹痛、腹泻；膀胱逼尿肌收缩导致尿频、尿失禁；心血管系统表现为心率迟缓、血管扩张，血压早期升高、晚期下降；呼吸系统表现为胸闷、呼吸困难、支气管痉挛、分泌物增加，两肺可闻及大量干湿啰音，严重者可发生肺水肿。

（2）烟碱样症状　乙酰胆碱在神经肌肉接头处蓄积，导致眼睑、面部、舌肌、四肢和全身横纹肌发生肌纤维颤动，之后转为肌力减弱或肌麻痹，甚至全身肌肉强直性痉挛，肌力减退和瘫痪，严重者可有呼吸肌麻痹，造成周围性呼吸衰竭，另有血压增高、心跳加快和心律失常。

（3）中枢神经系统症状　先有头痛、头晕、倦怠、乏力等，之后出现烦躁、失眠或嗜睡、谵妄、共济失调、意识恍惚、阵发性惊厥甚至昏迷。

3. 中间综合征　急性有机磷中毒后 1~4d（偶或 7d），可发生一种以肌肉麻痹为主的疾病，因其发生在急性胆碱能危象消失后和迟发性周围神经病之前，故称为中间综合征，表现为部分或全部下述 3 组肌肉无力或麻痹。

（1）肢体近端肌肉和颈屈肌肌力减弱　平卧时不能抬头，上下肢抬举困难，四肢肌张力偏低或正常，腱反射减弱或消失，不伴感觉障碍。

（2）脑神经支配的肌肉无力　睑下垂、眼外展障碍、复视、张口困难、面部表情活动受限、吞咽困难、转颈及耸肩无力等运动障碍。

（3）呼吸肌麻痹　表现为胸闷、气短、发绀、呼吸肌力减弱，可迅速发展为通气障碍性呼吸困难或衰竭，可导致死亡。

4. 迟发性周围神经病　多见于重度中毒患者，急性中毒症状消失后 2～3 周出现，表现为四肢麻木、无力、感觉障碍、站立不稳、拿物困难等，检查可见足下垂、腕下垂、肌肉塌陷、痛觉减退或消失等。

【诊断】询问中毒史。患者有有机磷农药接触史或误服史。中毒者衣物、呕吐物、毛发及呼气中有特殊的大蒜样臭味。敌百虫、敌敌畏中毒者，呕吐物中带有特殊芳香味。分析疾病的临床表现和实验室检查结果做出诊断。

【鉴别诊断】注意有无合并其他农药中毒；毒物接触史不详时，应和氨基甲酸酯类农药中毒相鉴别；应排除中暑、急性胃肠炎、食物中毒、药物（巴比妥类、砷等）中毒、脑炎、持续癫痫状态、神经症等。

【治疗】

1. 迅速清除毒物

（1）迅速脱离中毒现场，除去污染衣物。

（2）彻底清洗污染的皮肤、毛发、指甲等，一般用生理盐水、肥皂水或 2% 碳酸氢钠溶液（敌百虫中毒时禁用）清洗，继而用微温水冲洗干净，避免用热水以免增加毒物吸收；眼污染可用生理盐水或清水彻底冲洗。

（3）经口中毒者应立即催吐并洗胃，即使中毒已超过 8～12h，亦应洗胃以去除胃内残留毒物。洗胃要早，彻底、反复进行，本着"先出后入、快出快入、出入相当"的原则，一般选用 2% 碳酸氢钠溶液、1∶5000 高锰酸钾、生理盐水洗胃，紧急时也可用清水。但需注意敌百虫中毒应选用清水，忌用碳酸氢钠溶液、肥皂水；对硫磷、内吸磷、甲拌磷、乐果、马拉硫磷、硫特普等忌用高锰酸钾液洗胃。每次洗胃液注入量不超过 300ml，总量一般需 10000～20000ml 以上，反复清洗直至液体清而无味为止。如有消化道出血，可用 8mg 去甲肾上腺素加入 500ml 冰生理盐水洗胃，可使胃黏膜血管收缩，减缓毒物吸收，同时治疗消化道出血。洗胃后注入 20% 甘露醇 250ml 或 50% 硫酸钠 60～100ml 导泻，禁用油类泻剂导泻。

2. 特效解毒剂的应用　胆碱酯酶复能剂辅以适量的阿托品已逐渐成为救治急性有机磷农药中毒的方法（表 8-52-1）。

（1）抗胆碱药的应用　抗胆碱药主要有两类：①外周性抗胆碱药，如阿托品、山莨菪碱等，主要作用于外周 M 受体，大剂量对神经节的 N 受体也有阻断作用，可拮抗乙酰胆碱对副交感神经和中枢神经系统的作用，消除和减轻毒蕈碱样症状和中枢神经系统症状，并能兴奋呼吸中枢，对抗呼吸中枢的抑制，但不能使抑制的胆碱酯酶活性复能；②中枢性抗胆碱药，如东莨菪碱、苯那辛，对中枢 M、N 受体作用较强。近年来新研制的抗胆碱药盐酸戊乙奎醚（长托宁），对中枢 M、N 受体和外周 M 受体均有作用，对 M_2 受体作用极弱，因而对心率无明显影响。

抗胆碱药的应用原则是：早期、适量、反复、高度个体化，直至毒蕈碱样症状好转或达到阿托品化。

（2）胆碱酯酶复能剂的应用　一些肟类化合物能使被抑制的胆碱酯酶恢复活性，消除和减轻烟碱样症状，但对毒蕈碱样症状作用较差，也不能对抗呼吸中枢的抑制，故与阿托品合用，可取得协同效果。常用药物有碘解磷定和氯解磷定，此外还有双复磷和双解磷、甲磺磷定等，用时任选一种，切勿两种或以上同时应用，以免毒性增大；此类药物应用过量反而抑制胆碱酯酶，注射太快或未经稀释均可产生中毒，应用时需注意。复活剂对各类有机磷农药急性中毒疗效不尽相同：碘解磷定和氯解磷定对内吸磷、对硫磷、甲拌磷、硫特普、1240、特普等中毒疗效显著，对敌百虫、敌敌畏等中毒疗效差，对乐果、马拉硫磷等中毒疗效可疑，对二嗪农、谷硫磷等中毒无效且有不良反应；双复磷对敌敌畏及敌百虫中毒效果较好。这类药物在碱性溶液不稳定，易水解成有剧毒的氰化物，故禁与碱性药物配伍使用。

表 8 - 52 - 1　有机磷中毒常用解毒药物剂量表

药名	用药阶段	轻度中毒		中度中毒		重度中毒	
		成人	儿童	成人	儿童	成人	儿童
阿托品	开始	1~2mg，皮下注射，每1~2h重复1次	0.02~0.03 mg/kg，肌注，必要时2~4h重复1次，直至症状消失为止	2~4mg，静注，即刻；1~2mg，每0.5h重复1次，静注	单用阿托品剂量为0.03~0.05mg/kg，肌注或静注，根据病情30~60min重复1次	3~10mg，静注，即刻；2~5mg，静注，每10~30min重复1次	首次0.1mg/kg，静注或肌注；以后0.05mg/kg，每5~10 min重复1次，静注或肌注
	阿托品化后	0.5mg，皮下注射，每4~6h重复1次	—	0.5~1mg，皮下注射，每4~6 h重复1次	减少剂量和延长给药时间	0.5~1mg，皮下注射，每2~6 h重复1次	根据病情每次0.02~0.05mg/kg，肌注，每15~30h重复1次，意识恢复后改为每次0.02~0.03mg/kg，30~60 min重复1次
氯解磷定	首剂	0.25~0.5g，稀释后缓慢静注	10~15mg/kg，肌注，2~4h重复1次	0.5~0.75g，稀释后缓慢静注	10~15mg/kg，肌注，每2h注射5m/kg，肌注，一般2~4次即可	0.75~1g，稀释后缓慢静注，0.5 h后可重复1次	每次30mg/kg，稀释至20ml缓慢滴注，如症状无改善，0.5h后给药15mg/kg，根据病情，酌情延长给药时间并减量直至停药
	以后	必要时，2h后重复1次	—	0.5g，稀释后缓慢静注，每2h重复1次，共3次		0.5g/h，静注，6h后如病情显著好转，可停药观察	—

药名	用药阶段	轻度中毒		中度中毒		重度中毒	
		成人	儿童	成人	儿童	成人	儿童
碘解磷定	首剂	0.4g，稀释后缓慢静注	10～15mg/kg，稀释后缓慢（10min）静注，必要时，2～4h重复1次	0.8～1.2g，稀释后缓慢静注	15～30mg/kg，缓慢静注，2～4h重复15mg/kg，静注，一般2～4次即可	1.0～1.6g，稀释后缓慢静注，0.5h后可视情况重复，每次0.6～0.8g，静注	每次30mg/kg，稀释后缓慢静注（10min），如症状无改善，0.5h后重复15mg/kg，以后根据病情，每2～4h重复1次
	以后	必要时，2h后重复1次	—	0.4～0.8g，稀释后缓慢静注，每2h重复1次，共3次	—	0.4g/h，静注，6h后如病情好转，可停药观察	—

注：阿托品与复活剂合用时，第二次剂量应减半

3. "中间综合征"和"反跳"的防治

（1）中间综合征　多发生在重度中毒及早期胆碱酯酶复能剂用量不足的患者，早期足量应用复能剂可减少其发生。一旦出现呼吸肌麻痹应及时行人工机械通气，同时给予突击量氯解磷定治疗。氯解磷定用法为：1g，肌注，每1h重复1次；连续3次后改为1g肌注，每2h重复1次；连续3次后改为1g肌注，每3h重复1次，连续3次；之后1g肌注，每3～6h重复1次。

（2）反跳　有机磷中毒患者经积极抢救治疗后，在症状明显缓解的恢复期病情可突然加重，再次出现胆碱能危象的表现，称为"反跳"。这种反复发生的症状发展更加迅速而严重，尤以口服中毒患者更为常见。主要原因为早期解毒药物特别是胆碱酯酶复能剂用量不足、减量过快、停药过早或毒物清除不彻底反复吸收所致。对急性中毒患者，即使病情好转也应继续密切观察及检测胆碱酯酶活性，对治疗效果欠佳或病情反复时，应立即寻找原因并加以去除，继续积极抢救治疗，出现"反跳"的患者应重新增加解毒药物的用量，维持阿托品化。

4. 对症、支持治疗

急性有机磷中毒患者主要的死因为呼吸衰竭、脑水肿、心跳骤停。对症、支持治疗以维持正常心肺功能、保护重要脏器为原则。①保持呼吸道通畅，必要时行气管插管、人工通气；②如出现休克应用升压药；③危重症患者给予糖皮质激素保护组织细胞，防治肺水肿、脑水肿，解除支气管痉挛及喉头水肿；④肺水肿可给予呋塞米（10～40mg静注），脑水肿可给予20%甘露醇（125～250ml，每6～24h重复1次）或甘油果糖（250～500ml，每12～24h重复1次）；⑤维持水电解质、酸碱平衡；⑥可用抗生素以防治各种并发感染；⑦可给予保肝药物，肝泰乐0.5g，静注，2次/日，可以解除氧乐果中毒患者有机溶剂的毒性。

5. 注意事项

（1）诊断一经确立，立即给予解毒剂，不应因洗胃、转诊等耽搁，同时密切观察病情，适时重复应用解毒剂。

（2）如出现呼吸衰竭应立即行气管插管人工通气。

（3）严密观察，切不可因症状较轻而放松警惕，即使症状消失，也应继续观察24h，尤其是口服所致的重度中毒症状完全消失后，停药后至少观察3~5d；阿托品在症状明显缓解后也应维持数日。

（4）在治疗有机磷中毒过程中，禁用吗啡、哌替啶、琥珀酰胆碱、溴新斯的明、毒扁豆碱及氯丙嗪、异丙嗪等吩噻嗪类药物。

（5）重用复能剂，辅以适量的阿托品已逐渐成为救治急性有机磷农药中毒的原则，但决不能忽视阿托品的应用，尤其是中毒早期，而且还要防止阿托品中毒，足量应用胆碱酯酶复能剂后应明显减少阿托品的用量。

（6）解磷定等复能药物对敌敌畏、乐果、马拉硫磷等中毒的作用不明显，治疗应以阿托品为主，但也不能忽视复能药物的应用。

（7）不能明确诊断、无洗胃条件、不能监测胆碱酯酶活性、无机械通气条件、不能排除合并外伤或中、重度中毒患者，均应及时转上级医院治疗，转诊过程中需密切观察患者生命体征并支持治疗；应携带患者呕吐物、胃内容物或可疑剩余毒物以备毒检。

6. 慢性中毒的治疗　长期接触有机磷的人员，其血液中胆碱酯酶活性下降60%时即应每2~4周复查1次，下降至50%或出现症状，即应脱离接触，对症治疗。治疗措施如下：①停止接触有机磷农药至少半年以上；②阿托品0.3~0.6mg，口服，3次/日；③脱离接触后尽早注射氯解磷定2~3次，0.25~0.5g/次，以解除近期接触吸收；④如有神经衰弱症候群，用氨酪酸1g口服，4次/日；⑤对症治疗周围神经炎及肝损害等。

【预防】

1. 在有机磷农药生产、包装、运输、贮存、销售过程中，必须加强设备和器具的维修，严防有毒物质外逸；培训相关人员，加强自我保护，防止职业接触中不慎中毒。

2. 农药要分类贮存保管，勿与其他物品混放一起，特别应与食物、饲料、蔬菜等严格分开；农药应存放于儿童不能触及的场所。

3. 过敏、中毒未复原或有精神疾病者，有心脏病、肺部疾病、肝脏病、皮肤病或皮肤有损伤者。

4. 明确农药使用范围，严禁用于治疗皮肤病及其他疾病，防止用作灭虱、灭臭虫等。

5. 配药、施药前须认真检查器械有无破损、渗漏，施药时做好防护，严格遵守"打顺风、打倒退、打早晚"等规定；施药后及时回收剩余农药和空瓶。

6. 施药后彻底做好消毒工作，施药地区须做标记，在施药7日内严禁人、畜进入。

7. 生产加工有机磷的工厂以及供销、使用单位须普及防毒和急救知识，长期接触有机磷的人员应定期体检，包括血液胆碱酯酶活性测定。

有机氯农药中毒

【定义】有机氯农药为早年使用较广的杀虫剂，其制剂产品有滴滴涕（二二三）、六六六、氯丹、毒杀芬、艾氏剂等。由于此类农药化学性质稳定，在环境中残留时间长、不易被破坏，对人畜危害性较大，故于1983年和1988年先后对极大部分有机氯农药停止生产和使用。但在农村，一些低毒的杀虫、杀螨剂如二溴氯丙烷、三氯杀螨醇和植物生长调节剂如矮壮素等仍有使用，且屡见中毒的报道。

【临床表现】

1. 中毒发生的时间和严重程度，根据毒物的种类、剂型和进入途径不同而异，口服中毒潜伏期由半小时至数小时不等，经皮肤吸收中毒由数小时至24小时不等。

2. 主要为神经系统和胃肠道的症状

（1）轻度中毒 有头晕、头痛、乏力、视物模糊、恶心、呕吐、腹痛等症状，偶有腹泻、面部与肢体肌肉震颤。

（2）中度中毒 在轻度中毒症状基础上，尚有多汗、流涎、胸闷、心悸、烦躁不安、发绀、发热、腱反射亢进、易激动、共济失调和肌肉抽动等，并可发展为全身抽搐。

（3）严重中毒 患者可有癫痫样发作或阵挛性、强直性抽搐，毒剂对中枢的作用可由兴奋转入抑制，抽搐反复发作后常转入昏迷，有的患者在抽搐后可出现短暂精神障碍，如健忘、定向障碍等；严重病例可出现心动过速、血压下降、心律失常，少数严重心律失常可发展为室颤。

（4）皮肤、黏膜接触者可有皮炎、结膜炎或支气管哮喘，以呼吸道吸入可引起咳嗽、咽炎、气管、支气管炎或肺炎，严重患者可有喉痉挛甚至肺水肿。

【诊断】辅助检查缺少特异性诊断指标，主要根据误服或使用本药的历史及临床表现确定诊断。

【治疗】

1. 清除毒物

（1）接触中毒者立即脱去衣物，肥皂水清洗清水冲淋，衣物用肥皂水及清水洗净。

（2）吸入中毒者立即脱离中毒现场，吸氧或吸新鲜空气。

（3）口服中毒者催吐后用1%～2%碳酸氢钠洗胃，硫酸钠导泻，禁用高锰酸钾洗胃和油类泻剂。

2. 解毒 目前尚无特效解毒治疗。

3. 对症治疗

（1）控制抽搐至关重要，可用苯巴比妥或地西泮，本类患者可耐受较大剂量的镇静药；反复抽搐的严重中毒患者，可用地西泮5～10mg缓慢静注至抽搐停止，也可苯巴比妥0.2～0.4g肌注，抽搐停止后减小剂量继续使用以防止复发。镇静药物应用时应注意防止呼吸抑制；有低钙时可静脉缓慢推注或静滴葡萄糖酸钙或氯化钙；持续而严重的抽搐可能与脑水肿有关，应仔细判断并适时给予脱水剂降低颅内压。

（2）保护心、脑、肝，防治呼吸衰竭，可用维生素 C、B 族维生素、能量合剂、糖皮质激素等；发生肺水肿的病例，按中毒性肺水肿处理，吸氧，保持呼吸道通畅，必要时辅助通气，给予支气管解痉药物，控制感染，禁用吗啡；出现心律失常对症处理，但由于此类患者心脏对肾上腺素敏感性增强，易诱发室颤，故禁用肾上腺素。

（3）补液利尿，促进毒物排泄。

（4）食物以碳水化合物、蛋白质为主，忌用富含油脂的食物。

【预防】

1. 农药应妥善放置，勿在喷洒农药的地区玩耍和工作。

2. 有精神神经疾病，心、肝、肾功能不全者均不能从事接触本类农药的工作。

有机氟农药中毒

【定义】有机氟农药是一类高效、剧毒的内吸收性杀虫剂和杀鼠剂，主要用于果树和农田杀虫及室外灭鼠，对人畜毒性较大。主要品种有氟乙酰胺、氟乙酸钠、甘氟、果乃胺、灭蚜胺等。

【临床表现】

1. 口服或污染皮肤后 0.5～6h 内发病。

2. 消化系统：常见恶心、呕吐、腹痛、腹泻，呕吐物可含有血液；重症可有肝脏损害，出现黄疸，甚至肝衰竭。

3. 神经系统：头痛、头晕、失眠、烦躁不安；面部麻木，鼻及四肢刺痛，意识逐渐模糊；反复发生强直性痉挛并逐渐加重，进而昏迷；9%～24% 的患者遗留癫痫、智力低下等后遗症状。

4. 循环系统：心悸、胸闷、心动过速、心动过缓、室性早搏；重者可出现血压下降、发绀、心力衰竭、房颤或室颤。

5. 呼吸系统：咳嗽、胸痛、呼吸道分泌物增多、呼吸困难，重者可并发肺水肿、呼吸衰竭。

6. 皮肤黏膜损害：皮肤黏膜接触者，可有斑丘疹、疱疹、脓疱、皮肤干裂等，重者出现剥脱性皮炎，甚至坏死；侵入眼睛可引起结膜炎或角膜炎。

7. 实验室检查：血氟、血柠檬酸、血糖、血酮和尿氟常增高。

【诊断】主要根据毒物接触史和临床表现，可将呕吐物及可疑物送检进行毒物鉴定；如出现有机磷中毒症状，需与有机磷农药中毒相鉴别，如无条件即时分析毒物，应首选行阿托品诊断性治疗。

【治疗】

1. 清除毒物

（1）脱离污染源，脱去污染衣物，用水清洗皮肤污染的毒物。

（2）口服中毒者，饮清水或盐水催吐，再用清水或石灰水上清液洗胃，勿用高锰酸钾溶液洗胃；洗胃后口服或灌入活性炭混悬液，以硫酸钠导泻；给予牛奶、蛋清、氢氧化铝凝胶等以保护胃黏膜。

2. 解毒剂的应用

（1）50%解氟灵（乙酰胺）5~10ml肌注，2~4次/日，或0.1~0.3g/（kg·d）分2~4次肌注，首次剂量为全日总量的1/2，也可50%解氟灵5ml肌注，每6~8h一次，一般连续应用5~7d为一个疗程，每次肌注可加入20~40mg普鲁卡因以减轻注射部位疼痛；静注用法：成人20g加入5%葡萄糖500~1000ml静滴，小儿100~300mg/（kg·d），分两次静滴。

（2）醋精（甘油醋酸酯）100ml溶于500ml水中，分次饮用半胱氨酸100mg加磷酸氢二钠2ml肌注，2次/日。

（3）无水乙醇5ml配成4%~5%的液体，30~40min滴完，注意给药速度及量，需现配现用。

3. 对症治疗

（1）镇静及控制抽搐可用苯巴比妥钠、氯丙嗪、水合氯醛或副醛等药物。

（2）出现心律失常对症处理，如出现室颤，可用电除颤。

（3）有肺水肿时应积极治疗，出现呼吸衰竭按急性呼吸衰竭有关原则进行处理。

（4）支持疗法及维持水、电解质平衡。

（5）可合并应用三磷酸腺苷、辅酶A、细胞色素C和维生素B_1等，以促进糖代谢三羧酸循环的恢复，但实际效果尚难确定。

【预防】①严格执行保管和损伤规程，加强防护。②禁止用于作灭蚊、蝇、臭虫或治疗皮肤病。③禁止食用因本药中毒致死的禽、畜。④生长期短的农作物不宜应用此类农药。

氨基甲酸酯类杀虫剂中毒

【定义】氨基甲酸酯类农药是继有机氯、有机磷农药后一种较新型的有机杀虫剂，是有机氮农药的一种。氨基甲酸酯类杀虫剂可多达数十种，我国常用的有西维因（甲萘威、胺甲萘）、呋喃丹（克百威、虫螨威）、叶蝉散（异丙威、灭扑散、扑灭威）、灭多威（灭多虫、虫特威）、涕灭威（铁灭克）、巴沙（仲丁威、速丁威）、残杀威等，一般难溶于水而易溶于有机溶剂，遇碱则易水解失效。中毒可由于职业性接触、喷洒农药或自服、误服。

【临床表现】

1. 经呼吸道和皮肤中毒后约6h发病，经口中毒者根据剂量大小，可在10~30min或1~3h内出现症状。中毒发作后亦有毒蕈碱样、烟碱样和中枢神经中毒症状，但较相同程度有机磷农药中毒轻，中毒症状与中毒剂量及血胆碱酯酶活性抑制密切相关。

2. 局部表现。皮肤接触可致接触性皮炎，表现为皮肤充血、红斑和丘疹，风疹块分布于上下肢对称部位，重者累及面部，病程约1周，再次接触可复发；眼部接触可出现流泪及结膜充血。

3. 毒蕈碱样症状较为明显，可出现头昏、头痛、乏力、恶心、呕吐、流涎、多汗及瞳孔缩小等，重度中毒者可出现肺水肿、脑水肿、昏迷和呼吸抑制，死亡多发生于中毒后12h之内。

4. 烟碱样症状。血胆碱酯酶活性降至正常值50%以下时，可出现肌纤维震颤，个别患者出现下肢痉挛和运动障碍。

5. 中枢神经系统。实验动物在中毒后可表现为不同程度的麻醉作用。有的品种如叶蝉散可使体温下降。

【诊断】

1. 有此类农药的接触史或误服史。

2. 临床表现类似有机磷中毒，须注意与有机磷中毒鉴别。

3. 测定红细胞或全血胆碱酯酶活性下降，但红细胞胆碱酯酶的亲和力明显大于血浆胆碱酯酶。

4. 胃内容物、呕吐物、剩余食物或血液中检出氨基甲酸酯类物质。

5. 尿中检出酚类代谢产物。西维因中毒尿中可检出萘酚，超过400mg/L则有诊断意义；巴沙中毒尿中可检出邻氯萘酚；残杀威中毒尿中可检出间甲酚。

6. 根据GBZ52-2002职业性急性氨基甲酸酯杀虫剂中毒诊断标准分为轻度中毒和重度中毒：①轻度中毒：有较轻的毒蕈碱样和中枢神经系统症状，有的可伴有肌束震颤等烟碱样症状，一般在24h内恢复正常；②重度中毒：除上述症状加重外，出现肺水肿、昏迷或脑水肿、呼吸衰竭等，多见于大量口服中毒者。

【治疗】

1. 清除毒物 尽快脱离中毒环境，去除污染衣物，用清水或肥皂水彻底清洗污染的皮肤、头发和指甲；口服中毒患者及时用微温水或2%~4%的碳酸氢钠溶液洗胃，洗胃后经胃管注入50%硫酸镁30~70ml导泻。

2. 特效解毒剂 阿托品为首选，疗效极佳，能迅速控制由于乙酰胆碱蓄积所致的毒蕈碱样症状和体征，用药剂量比有机磷中毒为小，切忌盲目大量投药，谨防阿托品中毒。一般维持用药时间不超过24h，少数经口重度中毒患者维持时间稍长，但一般也不超过48h。对于此类农药中毒，通常认为肟类复能剂不能使被抑制的酶复能，反而会妨碍氨基甲酰化酶的自动复能，延缓病人恢复时间，故一般不用肟类胆碱酯酶复活剂。

3. 对症治疗 保持呼吸道通畅，防止呼吸衰竭和肺水肿；纠正水和电解质代谢紊乱，给予葡萄糖醛酸内酯以促进毒物代谢；烦躁、惊厥的患者可应用地西泮类药物（地西泮10mg静注，之后根据情况酌情维持），不宜用巴比妥类药物；重症病人可应用肾上腺糖皮质激素和抗生素。

【预防】 参照有机磷农药中毒。

拟除虫菊酯类农药中毒

【定义】拟除虫菊酯类是模仿天然除虫菊酯的化学结构，用人工合成的杀虫剂，至今全世界已合成近万种，目前使用较广的有二十多种，最常见的有溴氰菊酯、氯氰菊酯、氰戊菊酯等。

【临床表现】

1. 接触反应 眼部接触后有刺激症状，如流泪、结膜充血、畏光等；呼吸道接触后可有打喷嚏等症状；皮肤接触后迅速出现烧灼感、瘙痒、刺痛、粟粒样红色丘疹，严重的有大泡、皮损。

2. 轻度中毒 除上述临床表现外，还出现明显的全身症状，如头晕、头痛、恶心、呕吐、食欲不振、乏力、流涎、心慌、视力模糊、精神萎靡等；经口中毒者可有上腹部灼痛及腹泻等消化道症状。

3. 中度中毒 除上述症状外，尚有嗜睡、胸闷、四肢肌肉震颤、心律失常、肺部可闻及啰音等。

4. 重度中毒 出现呼吸增快、呼吸困难、血压下降、心率增快、阵发性抽搐或惊厥、角弓反张、发绀、肺水肿和昏迷等，危重者可致死亡。

【诊断】

1. 短期内密切接触较大量拟除虫菊酯类农药或误服、自服本类农药。

2. 中毒潜伏期短，生产性中毒潜伏期短者 1h，长者 24h，多为 4~6h；经口中毒多在 10min 至 1h 即出现症状；临床表现与接触毒物的种类及剂量相关。

3. 需注意排除引起神经系统兴奋和抽搐的其他疾病与农药中毒，尤其要与有机氯类杀虫剂等的急性中毒鉴别。

4. 胃液、血液或尿液中检出毒物或代谢产物可作为可靠的诊断依据。

【治疗】

1. 清除毒物 迅速脱离染毒环境，脱去污染衣物；皮肤或眼污染药液时用肥皂水或清水彻底清洗，避免使用温热水；对口服中毒者选用 2%~4% 碳酸氢钠溶液或清水反复洗胃，洗胃后注入 50~100g 药用活性炭吸附残余毒物；用 50% 硫酸镁导泻，忌用油类导泻剂。

2. 解毒治疗 迄今尚无特效解毒药物。复方丹参注射液、葛根素等在动物实验中疗效明显，已试用于临床。葛根素用法：5mg/kg 静脉滴注，2~4h 重复 1 次，24h 不宜 >20mg/kg，症状改善后 1~2 次/日，直至症状消失。

3. 镇静和止痉 目前较多用地西泮或巴比妥类，剂量视病情而定。地西泮 5~20mg 肌注或静注；苯巴比妥钠 0.1~0.2g 肌注。抽搐控制后维持用药防止再抽搐，维持用药应减量，避免过量而抑制呼吸。

4. 对症及支持治疗 心血管症状较重患者可用肾上腺皮质激素，必要时给予升压药；保持呼吸道通畅，有呼吸困难或发绀者吸氧治疗；维持水、电解质平衡，应用抗生素防治感染；口腔分泌物多时，可用阿托品 0.5~1mg 肌内或皮下注射，有肺水肿时用量可增至 1~2mg，但不宜阿托品化以免加重抽搐；含氰基拟除虫菊酯类农药中毒者可用硫代硫酸钠和细胞色素 C，有利于消除氰基的毒害；严重中毒如有条件可考虑作脂质透析或活性炭血液灌流治疗。

5. 注意事项 本类农药与有机磷农药混用发生中毒时，因有机磷能抑制拟除虫菊酯的水解作用致使其毒性增强，宜立即先用阿托品和胆碱酯酶复活剂抢救有机磷农药中毒，并辅以对症治疗；有报道本类农药与氯丙嗪、普萘洛尔、利血平等药物有协同作用，用药时应予以注意。

【预防】 在生产和使用过程中，注意遵守操作规程，做好防护措施；贮存、保管、运输过程中防止渗漏；防止误服。

灭鼠剂中毒

【定义】 老鼠可传播多种疾病，危害人类健康，又能破坏森林、草原，咬食作物等。目前，灭鼠剂灭鼠仍是最有效的方法，既可用于田野又可用于家庭灭鼠，但由于使用不当或误服、自杀、投毒等，仍常见中毒事件发生。

灭鼠剂种类较多，主要有：①抗凝血灭鼠剂，包括 4 - 羟基香豆素类、1，3 - 茚满二酮类灭鼠剂。如敌鼠、灭鼠灵、克杀鼠、敌拿鼠等；②取代脲类和硫脲类灭鼠剂。如灭鼠优、安妥、捕灭鼠、灭鼠特等；③中枢神经系统兴奋类灭鼠剂。如毒鼠强、鼠特灵、甲基鼠灭定、毒鼠硅、毒鼠碱等；④高毒性灭鼠剂。如磷化锌等。

【临床表现】 抗凝血灭鼠剂主要表现为突发的程度不等的出血及出血所导致的器官损害；取代脲类和硫脲类灭鼠剂主要表现为自主神经功能紊乱、中枢神经系统及周围神经系统功能障碍；中枢神经系统兴奋类灭鼠剂主要表现为头痛、头晕、意识障碍、阵发性抽搐等；磷化锌中毒主要表现为消化道刺激症状，头晕、全身麻木、抽搐、意识障碍等神经系统症状，心悸、血压下降等循环系统症状等。

【诊断】 ①有接触、使用或误服史。②有相关的临床表现。③尿中可检出相关毒物原形或代谢产物。

【治疗】

1. 清除毒物 口服者，若神志清楚应尽快催吐。抗凝血灭鼠剂中毒用 1:5000 高锰酸钾溶液或生理盐水洗胃，再用硫酸钠 30g 导泻；中枢神经系统兴奋类灭鼠剂中毒可用 0.05% 高锰酸钾溶液或 3%~5% 鞣酸溶液彻底洗胃，总量不得少于 10L，并保留胃管 24h，4~6h 再洗一次，重复 2~4 次，每次注入活性炭 50~100g（小儿 1g/kg）以吸附毒物，如有惊厥，需先控制惊厥再洗胃；取代脲类灭鼠剂中毒用 0.2%~2.5% 活性炭混悬液洗胃，再用硫酸钠 30g 导泻；硫脲类灭鼠剂中毒用 0.2%~2.5% 活性炭混悬液或 1:5000 高锰酸钾溶液洗胃，禁用碱性溶液，再用硫酸钠 30g 导泻，禁用油类泻剂；磷化锌中毒应迅速将患者脱离中毒现场，并置于空气新鲜处，及时更换污染衣服，清洗皮肤，用 0.5%~1% 硫酸铜溶液催吐，先服 10ml，以后 3~15min 一次，共 3~5 次，再用 0.05% 或 0.2% 硫酸铜溶液洗胃，直到洗至无磷臭澄清液时为止，洗胃后给予硫酸钠 20~30g 导泻。

2. 对症支持治疗

（1）抗凝血灭鼠剂中毒

①补充维生素 K_1 注射液 10~30mg，肌内注射，3~4 次/日，宜早期、足量使用；病情重者，每日剂量 80~120mg；病情极为严重者，可达到 300mg，加入 10% 葡萄糖注射液 500ml 中，静脉滴注，可用 12~15d。

②输血。严重出血患者给予新鲜血液输入以纠正贫血及补充凝血因子，也可静脉给予凝血酶原复合物，首次剂量 40U/kg，以后每日以 15~20U/kg 维持，直至出血停止；

③防治并发症，维持水、电解质及酸碱平衡，对症支持治疗，并可酌情给予抗过敏药物和糖皮质激素。

④不宜应用苯巴比妥，此药物虽能促进 4 - 羟基香豆素类灭鼠剂的代谢，但可引起维生素 K 的缺乏。

（2）中枢神经系统兴奋类灭鼠剂中毒

①将患者置于安静、避光的环境中，以减少刺激；保持呼吸道通畅，给予氧疗；密切观察呼吸状态，必要时行气管插管或气管切开，给予机械通气。

②对心、肝、肾等脏器的损伤进行综合性治疗，并维持水、电解质平衡；有感染者及时给予抗生素治疗。

③解痉镇静。首选药物为地西泮 10~20mg，肌内注射或缓慢静脉注射，视病情亦可以每小时 5~10mg 的速度静脉滴注，在癫痫持续状态或频繁发作时，12 小时用量可达 50~150mg，对小儿及老年人要密切注意对呼吸的抑制；亦可用丙戊酸钠每次 0.2g，肌内注射，或苯巴比妥钠每次 0.2~0.4g，缓慢静脉注射，一般持续用药 1~3d，多需 3~14d 方可见疗效，根据病情确定用药剂量，可重复使用，直至惊厥控制为止。

④解毒药物。活性炭血液灌流可使血中毒物浓度明显减低，能有效清除体内毒物；血流透析亦有较好疗效；还可给予 γ - 氨酪酸、维生素 B_6、烟酰胺等治疗。

（3）取代脲类灭鼠剂中毒

①补充大剂量烟酰胺。烟酰胺能阻断取代脲类灭鼠剂对胰岛 β 细胞的毒害作用，宜早期、足量使用。首次剂量 900~1200mg，加入 10% 葡萄糖溶液 500ml 中，静脉滴注，可每 4~6h 重复 1 次，每日剂量可达 3g；症状好转后，改为 100mg，口服，4 次/日，共 2 周；同时应用胰岛素控制血糖。

②防治并发症，维持水、电解质及酸碱平衡，对症支持治疗。

（4）硫脲类灭鼠剂中毒

①补充大剂量烟酰胺。

②用糖皮质激素防治肺水肿，维持水、电解质及酸碱平衡，对症支持治疗。

③给予半胱氨酸、谷胱甘肽或硫代硫酸钠等治疗。

（5）磷化锌中毒

①头痛、头晕者，给予阿司匹林、芬必得、必理通、去痛片等口服，烦躁者，给予苯巴比妥钠、异丙嗪或地西泮。

②呕吐、腹痛、多汗者，给予阿托品或东莨菪碱。

③抽搐、惊厥者，10%水合氯醛15～20ml保留灌肠，或用苯巴比妥钠、异丙嗪等肌内注射。

④应用护肝药物还原性谷胱甘肽静脉滴注，亦可用葡萄糖、胰岛素、氯化钾疗法，或用较大剂量的维生素C静脉滴注（6～8g）。

⑤如出现肺水肿、呼吸衰竭、心力衰竭、心律失常等情况，应及时抢救，防止多脏器衰竭。

⑥磷化锌中毒时，鸡蛋、牛奶、油类、脂肪性食物应为禁忌，以免促进磷的溶解和吸收。

【预防】①灭鼠剂应与食物严格分开存放，防止沾染。②配药时，应避免药粉与身体接触；配好后，立即用肥皂水洗手。③安全投放，防止儿童误食毒物和毒饵。④毒饵不用时，应深埋于土内。⑤发现死鼠，应随时处理，如深埋等。

除草剂中毒

常用的除草剂大多为中、低等毒性的农药。五氯酚钠、2,4-滴类、氯酸钠等为中等毒性。敌稗、扑草胺、西玛津、阿特拉津等属低毒农药。联吡啶类的百草枯等除草剂经口中毒后会使心、肺、肝、肾等脏器受损，但大多数中毒者多是故意吞服自杀，少有使用中发生中毒的报道。在使用除草剂中因不按操作规程，使药液与皮肤、眼睛、黏膜等接触，会产生刺激作用，可引起过敏性皮炎、眼睛刺激和疼痛；鼻黏膜受刺激有辣味感，上呼吸道受刺激后可引起咳嗽等症状。

吡啶类除草剂

吡啶类除草剂，用于防治禾本科杂草等。主要品种有百草枯、敌草快、吡氟禾草灵、毒草定等。这类除草剂在吞服后会损伤大部分内脏器官，尤其是心、肺、肝、肾脏，大量服用后几小时就可致死。百草枯和敌草快的大部分中毒多因故意自杀吞服引起。虽然代谢产物联吡啶在肠内的吸收速度相对较慢，但口服超过中毒剂量的百草枯或敌草快后，在6～18h内联吡啶就会在体内大量分布，在各重要脏器和组织中的量可致死，这时，即使立即采取措施清除血液中的联吡啶，也很难减轻机体内各器官的负荷量。

【临床表现】

1. 口服患者出现口腔、咽部烧灼感，继之恶心、呕吐、腹痛、腹泻（或便血），数小时后整个消化道出现炎症，2～5d舌、咽部、食管溃疡，1周左右出现中毒性肝炎或急性肾衰竭，患者出现黄疸、少尿或无尿。

2. 轻症患者咳嗽、胸痛、气急，重症患者呼吸困难、发绀，直至呼吸衰竭而死亡。部分患者早期呼吸道症状不明显，但在1～2周内出现肺部症状，最终因肺纤维化、呼吸衰竭而死亡。

3. 个别患者可有中毒性心肌炎或有高铁血红蛋白血症。呼吸道及皮肤接触可引起上呼吸道刺激症状，接触部位皮肤红肿、红斑、水泡、溃疡或坏死等。

【治疗】

1. 立即将患者移离中毒现场，静卧于空气新鲜处；皮肤被污染应用大量清水冲洗；眼睛污染用清水冲洗 15min 以上；口服者应尽快催吐，用 0.5% 活性炭或 2% 碳酸氢钠洗胃，操作要轻柔，洗胃后胃内留置活性炭 50～100g，继之用 20% 甘露醇 250ml 或硫酸钠 30g 导泻。

2. 尽快加强利尿，最好在中毒 6h 之内进行血液灌流。

3. 早期给予糖皮质激素可能有助于控制病情的进展；亦可应用大量维生素 C 及维生素 E 对抗过氧化作用。

4. 有报道大剂量维生素 B_1 可对抗吡啶作用；超氧化物歧化酶（SOD）可阻止自由基对肺的损害。

5. 吸入高浓度氧可加重肺损伤，不要轻易增加氧浓度。

6. 出现惊厥和精神症状时，可缓慢静注地西泮。

7. 口腔、咽部、食道黏膜深层溃烂、胰腺炎、肠炎引起腹痛等时，可用吗啡镇痛。

8. 口腔、咽部疼痛，可采用漱口、冷饮或麻醉药等帮助解除疼痛。

酰胺类除草剂

我国目前常用的酰胺类除草剂主要品种有敌稗、丁草胺、甲草胺、丙草胺等。此类除草剂均属低毒性农药，多用于防治稻田稗及其他杂草。

【临床表现】

1. 呼吸道刺激症状　咳嗽、憋喘、呼吸困难，严重者出现呼吸衰竭。

2. 皮肤接触　可引起过敏性皮炎、痤疮。

3. 口服患者　表现为咽部及胃部烧灼感、恶心、呕吐、腹痛、头痛、头晕、嗜睡、发绀等；重症患者面色青紫、心跳加快、呼吸困难、血压下降、反应迟钝、谵语、昏迷、大小便失禁、抽搐等。部分患者有肺、肝、肾等脏器的损害。

【治疗】

1. 吸入中毒者，应立即移离中毒现场，静卧于空气新鲜处，密切观察病情，及时治疗；皮肤接触者，可用 2%～4% 碳酸氢钠溶液或肥皂和清水冲洗；有渗出者，可用 3% 硼酸溶液湿敷，局部涂用炉甘石洗剂和皮肤激素类膏霜；口服者，立即用 0.5% 活性炭悬液或 2% 碳酸氢钠溶液洗胃，硫酸钠导泻。

2. 高铁血红蛋白所致化学性发绀，用亚甲蓝 1～2mg/kg，加入 5% 葡萄糖注射液 40ml，缓慢静注（10～15min 注射完），2～4h 重复 1 次，直至发绀消失为止；可配合用硫代硫酸钠每次 1～2g，静脉注射；亦可应用大量维生素 C、护肝药物、能量合剂、激素等。

3. 抽搐者，用异戊巴比妥钠 0.2～0.3g，缓慢静脉注射，疗效可维持 3～6h；每次最大量 0.5g，24h 内最大量 1g；呼吸衰竭者，可用纳洛酮 0.4～0.8mg，2～6h 重复 1 次。

4. 为防治溶血，可早期使用糖皮质激素，如地塞米松，10～20mg/d，静脉滴注，并静脉注射 5% 碳酸氢钠碱化尿液，注意保护肾功能。此外，糖皮质激素也有利于中毒性脑病和心肌损害的防治。

5. 丁草胺中毒，用小剂量阿托品可获一定疗效，但不可随意加大剂量。

6. 痤疮、皮炎，可用20%~40%硫代硫酸钠溶液外用；内服抗过敏药；禁止用热水洗。

苯氧羧酸类除草剂

苯氧羧酸类是一种内吸型选择性有机除草剂。其主要品种有2,4-滴、二甲四氯、2,4-滴丁酯等。这类农药主要经消化道、呼吸道及皮肤进入人体内，但在体内停留的时间较短，约6h可随尿排出。这类农药在体内较稳定，基本不转化。它们在体内作用主要为刺激胆碱能系统，减少胰岛素分泌，抑制肾上腺皮质激素的生成。2,4-D钠盐、二甲四氯不易被皮肤吸收，对皮肤刺激性小。若发生此类除草剂中毒，应予以催吐、洗胃等，加速农药的排出。

氯酸钠

氯酸钠为灭生性除草剂，仅用于非耕地区。它经消化道吸收进入体内，大部分以原型经肾排出。对消化道黏膜有刺激作用，可使血红蛋白变为高铁血红蛋白，使红细胞溶解，产生大量组织胺，大量的组织胺可使内脏毛细血管扩张，渗透性增加，从而引起肾小管肿胀、变性、坏死。氯酸钠对人的50%致死（LD_{50}）为15~25g，致死原因为高铁血红蛋白血症及急性肾功能衰竭。

【临床表现】急性中毒多系误服。表现为恶心、呕吐、腹痛、腹泻、头痛、头昏、乏力、怕冷、四肢麻木、呼吸困难、发绀、尿少等，严重时出现谵妄、痉挛、休克、肝肿大、黄疸、急性肾功能衰竭等。

【治疗】①口服者立即催吐、洗胃、导泻，给予牛奶、蛋清等保护胃黏膜。②采用一般急救措施和对症处理，积极防治肾衰竭；发现高铁血蛋白血症时，立即用亚甲蓝治疗。③静脉注射硫代硫酸钠有一定效果；严禁中毒者饮酒，因酒可影响高铁血红蛋白还原。

三氮苯类除草剂

主要有扑草净、西玛津、西马净、戊草净等。本类农药属低毒性除草剂，一般不易引起中毒，如果误服或通过呼吸道长时间吸入，也可引起中毒。

【临床表现】吸入及消化道中毒患者，首先出现上呼吸道刺激症状，患者有咳嗽、憋闷、呼吸困难；继而出现全身乏力、周身不适、头部沉重感；口内有异味，嗅觉减退或消失；严重者可发生支气管肺炎、肺出血、肺水肿及肝、肾功能损害。

【治疗】①立即移离中毒环境；口服中毒者，及时催吐洗胃。②对呼吸困难者应及时给予吸氧。③可用维生素B、铁剂、钴剂等药物进行治疗。④应用抗菌药抗感染。

混配农药中毒

农作物在整个生长期间，可能同时遭受到多种病、虫、草的危害，为克服昆虫耐药和增强杀虫效果、防止或延缓害虫产生抗药性，混配农药发展迅速，成为一种重要的加工剂型，其品种、产量逐年增加。这给农药中毒的防治带来了新的课题。

【混配农药的分类与毒性变化】

1. 分类 ①有机磷＋有机磷；②有机磷＋拟除虫菊酯；③有机磷＋氨基甲酸酯；④有机磷＋其他；⑤拟除虫菊酯类＋其他；⑥氨基甲酸酯类＋其他；⑦沙蚕毒素类＋其他。

2. 农药混配后毒性的变化 两种或两种以上农药混用后产生的毒性作用，从理论上讲有以下4种。①独立作用：两种或两种以上的农药混用，发挥各自的毒力，彼此没有相互作用和影响。如敌百虫和氯菊酯混用防治棉铃虫。②相加作用：两种农药混用后的药效与单剂作用药效略有增加。如对硫磷和甲萘威混配；对硫磷与马拉硫磷混配等。③增效作用：两种或两种以上农药混合后，其药效大于两种药剂单用的效果。如敌敌畏＋甲胺磷、敌百虫＋久效磷、杀虫双＋混灭威＋井冈霉素等。④拮抗作用：两种农药混合后，由于一种农药破坏或影响另一种农药的毒力。如有机磷与有机氯农药混配时多呈拮抗作用。

【混配农药中毒的诊断原则】 ①要详细询问中毒患者的接触史。②应注意患者的起病情况、病情发展过程及严重程度。③实验室检测。有机磷、氨基甲酸酯类农药均可致全血胆碱酯酶活性下降，故快速、准确地测定全血胆碱酯酶活性，对混配农药中毒的诊断具有重要价值。④要查明混配农药的主要成分。⑤根据患者接触史、临床表现、实验室检查及必要的现场调查，排除其他疾病后进行诊断。

【混配农药中毒的治疗原则】 ①及时清除毒物，防止农药的继续吸收。②早期合理应用特效解毒药。③对症支持治疗。

第五十三章　食物中毒

概　述

【定义】 食物中毒是人吃了有毒食物所引起的一类急性疾病的总称。引起食物中毒的物质常见有病原菌或其毒素、霉菌毒素、有毒动植物的有毒成分和化学毒物等。

【食物中毒的分类】

1. 细菌性食物中毒

（1）定义　细菌性食物中毒是指进食被细菌或细菌毒素污染的食物而引起的急性感染中毒性疾病，我国食用畜禽肉、禽蛋类较多，多年来一直以沙门菌食物中毒居首位。临床上可分为胃肠型与神经型两大类。发病时间因不同病原体而定，短则1～2h，长则可达2～3d。

（2）类型　①感染型（内毒素型）：由活菌本身引起的食物中毒。②毒素型（外毒素型）：不是由活菌本身，而是菌体产生外毒素所引起的食物中毒。③混合型：食物中毒既有感染型，又兼有毒素型。

（3）特点　①有明显的季节性，多发生于气温较高的夏秋季。②中毒食品主要是肉、乳、蛋和水产等动物性食品，少数是植物性食品。③除肉毒杆菌毒素中毒外，与非细菌性食物中毒相比较，一般死亡率较低，急性胃肠炎症状明显，如能及时抢救，愈后良好。

2. 霉菌毒素食物中毒　霉菌毒素食物中毒是因为霉菌产生的毒素污染食物引起的。霉菌毒素有耐热性，不易被一般烹调加热所破坏。霉菌毒素中毒的食物主要是粮谷类及其制品，这些食物一旦霉变，在感官质量上可发现有生霉、霉味、变色、发热、霉烂等现象。中毒发生主要通过被真菌污染的食品，用一般的烹调方法加热处理不能破坏食品中的真菌毒素，真菌生长繁殖及产生毒素需要一定的温度和湿度，因此中毒往往有比较明显的季节性和地区性。

3. 有毒动植物食物中毒　一般因误食有毒植物或有毒的植物种子，或烹调加工方法不当，没有把植物中的有毒物质去掉而引起。最常见的植物性食物中毒为毒蕈中毒、马铃薯、曼陀罗、银杏、苦杏仁、桐油等，植物性中毒多数没有特效疗法，对一些能引起死亡的严重中毒，尽早排除毒物对中毒者的预后非常重要。

动物性食物中毒，为食入动物性中毒食品引起的食物中毒。主要有两种，将天然含有有毒成分的动物或动物的某一部分当作食品；在一定条件下产生了大量的有毒成分的可食的动物食品。近年我国发生的食物性食物中毒主要是河豚鱼中毒，其次是鱼胆中毒。

特点：季节性、地区性比较明显，常呈独户或数户散发，偶然性较大，发病率较高，潜伏期较短，死亡率视有毒动植物的种类不同而异。

4. 化学性食物中毒　化学性食物中毒包括有毒的金属、非金属、有机、无机化合物，农药和其他有毒化学物质引起的食物中毒。引起化学性食物中毒的化学毒物，多是剧毒，在体内溶解度大，易被消化道吸收。

特点：发病与进食时间、食用量有关。一般进食后不久发病，常有群体性，病人有相同的临床表现。剩余食品、呕吐物、血和尿等样品中可测出有关化学毒物。发病快，一般潜伏期很短，多在数分钟至数小时，患者中毒程度严重。

各种常见食物中毒的特点及预防

细菌性食物中毒

沙门菌食物中毒

【定义】沙门菌食物中毒是由沙门菌及污染的食物所致，沙门菌是肠杆菌科的一个菌属。引起沙门菌食物中毒的常见食品是鱼、肉、禽、蛋和乳等,其中以肉类占多数。沙门菌污染食物的途径有生前感染和宰后污染。

【症状】潜伏期一般为12~30h,最短2h。中毒后多表现为急性肠胃炎症状,开始时发烧、头痛、恶心、倦怠、全身酸痛、面色苍白,之后出现腹泻、腹痛和呕吐。腹泻主要为黄绿色水样便,恶臭,间有黏液或脓血,一日数次至十余次。腹痛多在上腹部,伴压痛。病程长短取决于病情轻重,一般2~3d逐渐好转,一周左右恢复正常,除老弱儿童重症外,一般很少死亡。

【预防措施】①严禁食用病、死畜禽及腐败变质肉、鱼、乳。②注意卫生,生熟食品分开,防止鼠蝇等污染食品。③凉拌肉食品的原料要新鲜,高温处理时,要使肉块中心熟透;不吃生鸡蛋、"溏心蛋"及变质蛋,鸡蛋应煮沸8min,鸭蛋煮沸10min后再吃。④肉类食品要及时冷藏,从冰箱拿出的剩菜特别是肉菜,食用前应充分加热。⑤食用剩菜前应充分加热。

葡萄球菌食物中毒

【定义】葡萄球菌为球菌科的一个属,本身不耐热,一般加热60℃、经30min即可杀灭。其中金黄色葡萄球菌的某些菌株,能产生肠毒素。肠毒素是一种可溶性蛋白质,耐热,一般的烹调温度和时间不能破坏食物中的肠毒素。在我国,葡萄球菌污染的食物多见于含淀粉丰富的食品,如剩饭、凉糕、奶油糕点等,也见于牛奶及其制品。

【症状】潜伏期一般在2~6h,最短1h。症状主要为恶心、呕吐、唾液分泌增加、胃部不适或疼痛,继而腹泻。呕吐是本病必发的症状,多呈喷射性呕吐,腹泻次数不多,多为水样便或黏液便。病程较短,一般多在1~2d内恢复正常,很少死亡。

【预防措施】①对患有疮疖、化脓性创伤或皮肤病以及上呼吸道炎症,口腔疾病等患者应禁止从事直接的食品加工和食品供应工作。②各种易腐食品,应在较低温度(5℃以下)贮存或冷藏。③剩饭、剩菜应及时低温冷藏,尽量缩短存放时间,一般不宜超过4h,食前要充分加热。

肉毒杆菌食物中毒

【定义】肉毒梭状芽孢杆菌(简称肉毒杆菌),是专性厌氧菌,即肉毒杆菌的繁殖和毒素的产生,必须具备缺氧条件。肉毒杆菌的芽孢是病原菌中抗热力最强的一种,但其毒素并不耐热,加热80℃经30min,即可破坏其毒素。引起肉毒杆菌中毒的食品有鱼类、鱼卵等水产品;肉、奶等制品;谷物类发酵食品如臭豆腐、臭豆豉;罐头类如蘑菇罐头、五香鱼罐头、花生米罐头、水果罐头等;酱类如甜面酱、麦麸酱、黄豆酱、蚕豆酱等。

【症状】最初为头晕、无力,随即出现眼肌麻痹、视力减退、眼睑下垂、瞳孔扩大、复视等;继而张口、伸舌困难,进一步发展为吞咽障碍;最后出现呼吸肌麻痹、呼吸困难等。

【解救方法】①对肉毒杆菌中毒和怀疑肉毒杆菌中毒的患者,应立即服用比例为1:200的温盐水,也可用1:5000的高锰酸钾溶液洗胃和灌肠,以清除未被吸收的毒素。②如病人在进食半天后发病,应及时送医院抢救,尽早用多价肉毒抗毒血清进行治疗。

③病人出现吞咽困难、呼吸急促等情况，应进行相应的对症治疗，若治疗及时，多在 4～10 d 逐渐好转，病愈后无后遗症。在无抗毒血清治疗的情况下，病死率可高达 50%～60%。

真菌毒素中毒

黄曲霉毒素中毒

【概述】黄曲霉毒素是各种真菌毒素中毒性最大、致癌性最强的一种。目前已分离出的黄曲霉毒素有 B_1、B_2 等十几种，其中以 B_1 的毒性最强。它耐酸、碱，耐高温。即使是 200℃ 高温加热，也不能完全破坏，在 280℃ 时才发生裂解。黄曲霉毒素中毒的原因主要是粮油及其制品霉变所致。花生、玉米最容易污染，其次是大麦、小麦、高粱、干果类、豆类、肉类及一些乳制品。

【症状】胃部不适、食欲减退、腹胀、恶心、无力、易疲劳。

【预防措施】①切实做好粮食贮藏期的防霉工作。②粮食加工时要注意拣去霉粒，烹煮前应淘洗干净。③不能用霉变的粮食、饲料饲喂家禽家畜，否则通过食物链可能引起人的食物中毒。④熟米饭不宜隔夜存放，如饭已发霉，应作废弃处理。

黄绿青霉毒素中毒

【概述】黄变米（即失去原有的颜色而表面呈黄色的大米），主要由黄绿青霉霉菌侵染引起。黄绿青霉毒素是由黄绿青霉菌产生的具有生物活性的代谢产物，在大米中生长最快，产毒数量也最高，其次是玉米、谷物和小麦。黄绿青霉毒素是在常温、湿度适中的条件下由大米、玉米、小麦等粮食霉变产生，极易进入食物链，导致人畜中毒。

【症状】急性中毒表现为神经麻痹、呼吸麻痹、抽搐，慢性中毒表现为溶血性贫血。

【预防措施】①将粮食晒干后贮存是杜绝人群黄绿青霉毒素中毒的主要措施。②对于已经中毒的人群应停止食用霉变的粮食，改食干净的粮食。③采取谷物监测的方法，在控制温度和湿度的条件下，贮存收获的粮食，可有效防止真菌污染。

岛青霉毒素中毒

【概述】岛青霉毒素成分有黄天精（也叫黄变米毒素）和岛青霉环肽毒素（也叫岛青霉素）等，存在于被此菌污染后发生黄变的米中，是诱发肝癌的毒素。近 10 年来，日本和欧美等国食物中毒事件逐年增多。

【症状】岛青霉毒素产生的黄天精和环氯素易致肝内出血、肝坏死和肝癌。

【预防措施】方法同黄绿青霉素中毒，粮食的防霉和去霉是关键措施。

拟分枝镰刀菌和梨孢镰刀菌产生的 T_2 毒素中毒

【概述】T_2 毒素是单端孢霉化合物中具有代表性的毒素，是一种镰刀菌毒素，对人畜危害较大，主要污染小麦、大麦、玉米等粮食作物及其制品，主要影响血液、肝脏、肾脏、胰腺、肌肉及淋巴细胞等功能。

【症状】急性症状为全身痉挛，心力衰竭死亡；亚急性或慢性中毒常表现为胃炎，恶心，口腔、鼻腔、咽部、消化道出血，白细胞减少，淋巴细胞增多，凝血时间延长等。

【预防措施】①加强田间和贮藏期间的防菌管理。②去除或减少粮食中的病粒或毒素。③制定粮食中 T_2 毒素的限量标准，加强粮食卫生管理。

橘青霉素中毒

【概述】橘青霉素是橘青霉等的毒性代谢产物，现发现有 12 种以上的青霉菌和几种曲霉菌能产生这种毒素。是一种作用于肾器官的毒素，橘青霉素能与赭曲霉素 A 协同作用于 RNA 的合成过程，主要污染玉米、大米、燕麦、黑麦、大麦等。曾经发生在日本的黄变米中毒事件，就是此毒素引起。

【症状】橘青霉产生的橘青霉素主要引起肾脏损害。

【预防措施】①采用综合措施，控制田间产毒素真菌的危害，把田间危害减小到最低程度。②在粮食、食品和饲料的加工和贮藏过程中要注意环境和卫生条件的控制，减少霉变，特别要控制好温度和湿度。③淘除霉变粮食，选用无霉变的原料加工农产品、食品和饲料。④不要食用霉变的粮食和食品。

植物性食物中毒

自然界中有毒的植物种类很多，所含的有毒成分复杂，常见的有毒植物品种有含苷类植物（箭毒木、木薯等）、含生物碱类植物（断肠草、马钱子等）、含毒蛋白类植物（相思豆、巴豆树等）、含酚类植物（毒鱼藤、常春藤、槟榔等）和毒蕈、芒果等其他有毒植物。植物中毒是指一些植物本身含有某种天然有毒成分，或由于贮存条件不当形成某种有毒物质被人食用后引起的中毒。

特征：季节性和地区性较明显，这与有毒动植物的分布、生长成熟、采摘及人类饮食习惯等有关。散在性发生，偶然性大。潜伏期较短，多在数十分钟至十多小时。发病率和病死率因有毒植物种类而异。

毒蕈中毒

【症状】主要有胃肠炎症状、溶血症状、实质性脏器损害症状等。溶血症状潜伏期一般为 6～12h，多在出现胃肠炎症状后发生黄疸、急性贫血、肝脾肿大等症状。中毒严重者为实质性脏器损害表现，潜伏期 10～24h，长者可达数日。主要表现为肝、肾、脑、心等脏器损害，病情复杂而凶险，病死率高达 90%。

【毒蕈的特点】①蘑菇盖色泽美丽，不生蛆、不长虫。②常有腥、辣、苦、酸、臭味。③表面黏脆，碰坏后容易变色或呈黏土色。④蘑菇柄上有蘑菇环或蘑菇托。⑤煮时可使银器、大蒜和象牙筷等变黑。

【预防措施】①野生蘑菇的采集需在有关技术人员的指导下，有组织地进行。②凡是识别不清或过去未曾食用过的新蘑菇品种必须经有关部门鉴定，确认无毒后方可采集食用。③提高鉴别毒蕈的能力，防止误食中毒。

马铃薯中毒

【概述】马铃薯中含有一种毒素，叫龙葵素。一般人吃进 200mg 龙葵素即会导致中毒。龙葵素对胃肠道黏膜有较强的刺激作用，能引起红细胞溶血、脑水肿，甚至呼吸中枢麻痹。

【症状】潜伏期0.5~3h，患者先感咽喉不适或有烧灼感，唾液增多，上腹部烧灼或疼痛；其后出现胃肠炎症状，剧烈呕吐腹泻，可致脱水、电解质紊乱和血压下降；此外，可能有头晕、头痛、意识障碍，重症可因心力衰竭、呼吸中枢麻痹而死亡。

【预防措施】①马铃薯应贮藏在低温、通风干燥场所以防生芽。②马铃薯不要在太阳下曝晒。③发芽的马铃薯食前应去芽，切片后用清水浸泡0.5h，彻底煮熟煮透后食用。④发芽或发绿马铃薯不宜炒丝或炒片，应煮、烧吃。⑤烹调时加些醋，以破坏毒素。

四季豆中毒

【概述】四季豆中含有皂素，对消化道黏膜有强的刺激性，另外，未成熟的四季豆可能含有凝血素，具有凝血作用。

【症状】主要有恶心、呕吐、腹痛和腹泻；还可出现头晕、头痛、胸闷、出冷汗以及心慌、胃部烧灼感等。潜伏期为数十分钟，一般不超过5h，病程一般为1~2d。

【预防措施】①四季豆食用时要彻底煮熟煮透，破坏其中所含的毒素。②如要凉拌也须煮透，食用时无生味和苦硬感，不能用开水焯一下就凉拌，更不能用盐拌生食。③炒食时不应过于贪图脆嫩，要充分加热使之彻底熟透。

果仁中毒

【概述】杏仁及苹果、梨、桃、李、枇杷、樱桃、杨梅等水果的核仁中含有苦杏仁苷。苦杏仁苷在口腔、食道及胃中遇水，经核仁本身苦杏仁酶的作用，水解产生氢氰酸；氢氰酸与线粒体中细胞色素氧化酶的三价铁起反应，形成细胞色素氧化酶-氰复合物，抑制细胞呼吸，导致组织缺氧。

【症状】苦杏仁苷中毒的潜伏期多为1~2h。一般有口中苦涩、流涎、头晕、头痛、恶心、呕吐、心悸、脉频以及四肢软弱无力等症状；重症者呼吸微弱、昏迷、四肢冰凉，继而意识丧失、眼球呆视、瞳孔散大、对光反射消失、牙关紧闭，全身阵发性痉挛；严重者可因呼吸麻痹或心跳停止而死亡。

【解救办法】①含氰苷类果仁中毒必须迅速处理，催吐，并采用1:5000高锰酸钾洗胃。②若已出现昏迷时，则宜先吸入亚硝酸异戊酯，每隔2min吸入30s，再用3%亚硝酸钠溶液静脉注射，剂量10~15ml；继用50%硫代硫酸钠溶液50ml静脉注入；如症状仍未改善，1h后可用半量或全量重复注射一次。③对于呼吸中枢抑制、血压下降、心脏停搏者，应紧急采取相应的对症治疗。

鲜黄花菜中毒

【概述】鲜黄花菜中含有秋水仙碱，进入人体会迅速生成剧毒物质二秋水仙碱。成年人如果一次食入0.1~0.2mg秋水仙碱（相当于鲜黄花菜50~100g），即可引起中毒；一次摄入3~20mg秋水仙碱，可以导致死亡。

【症状】一般在食后4h内出现症状，表现主要为咽喉发干、心慌胸闷、头晕头痛、恶心呕吐、大量出汗以及腹痛腹泻，重者还会出现血尿、血便、尿闭与昏迷等。

【预防措施】①浸泡处理法：鲜黄花菜烹调前先用开水焯一下，然后再用清水浸泡

2~3h（中间需换一次水）。②高温处理法：用鲜黄花菜做汤，汤开后还要煮沸10~15min，把菜煮熟、煮透，使其中的秋水仙碱被破坏得充分一些。③发生鲜黄花菜中毒时，可让中毒者喝一些冷的盐开水或葡萄糖溶液、绿豆汤等，以稀释毒素并加速排泄；食用鲜黄花菜较多，中毒症状较重者，需立即送医院救治。

黑斑红薯中毒

【概述】红薯受到黑斑病菌（一种霉菌）的污染，表面会出现黑褐色斑块。黑斑病菌排出的毒素中含有番薯酮和番薯酮醇，会使红薯变硬、发苦。

【症状】胃部不适、恶心、食欲减退，严重的有呕吐、头昏、四肢乏力、麻木等中毒表现，病死率可达16%。

【预防措施】①不要吃变质、发硬、味苦的红薯和霉变的红薯干。②储存红薯前，要将红薯表皮晒干。③低洼处的红薯或被水淹过的红薯，应尽早食用，且不宜作种子。

木薯中毒

【概述】木薯中含有有毒物质亚麻苦苷。大量食用未经合理加工处理的木薯或生食木薯，所造成的急性中毒与苦杏仁苷中毒的机制和症状相似，只是木薯中毒的潜伏期稍长，一般为6~9h。木薯块根中的氰苷含量，常因栽种季节、品种、土壤和肥料等因素的影响而不同。新种木薯的土地所产块根于当年收获时，氢氰酸平均含量为59.4%，而连种两年的土地所产块根过冬后收获者，氢氰酸平均含量仅为17.4%。

【症状】早期主要有恶心、呕吐、腹痛、头痛、头晕、心悸、脉快、无力、嗜睡等。中毒严重者可出现呼吸困难、躁动不安、心跳加快、瞳孔散大、对光反应迟钝或消失，以致昏迷，最后因抽搐、缺氧、休克或呼吸衰竭而死亡。

【预防措施】①去皮，浸水，煮熟　用清水洗净浸泡再蒸食或煮食，在食用前剥去薯皮（新鲜木薯皮含氰苷量高达90%左右）。②切片浸水晒干法　将鲜薯去皮，切成薯片，浸水3~6d后捞出晒干，食用时加5倍的水浸泡3d，弃水蒸熟。③熟煮浸水法即将鲜薯去皮切片，加水煮熟，再将熟薯放入清水中浸48h以上。

生豆浆中毒

【概述】生黄豆中含有胰蛋白酶抑制剂（抗胰蛋白酶）和凝血素、皂角素等有毒成分，若豆浆不煮熟饮用，可引起中毒。烧煮豆浆时如锅内盛放太满，不加锅盖，当烧煮80℃左右时，皂素受热膨胀，形成泡沫上浮，造成"假沸"现象，此时豆浆内的有害成分尚未被破坏，吃了这种半生不熟的豆浆，就会引起中毒。

【症状】一般在食后0.5~1h发病，开始时为食道及胃烧灼感，并伴有恶心、呕吐、腹胀、腹痛及头晕、头痛等，少数病人有腹泻，严重者可出现乏力、痉挛等。

【预防措施】烧煮豆浆时，沸腾之后要改用小火继续煮沸数分钟，彻底破坏豆浆中的毒素，以达到安全食用的目的。

棉酚中毒

【概述】棉籽中的有毒物质已知的有棉酚、棉酚紫和棉酚绿等三种。棉酚分为游离型和结合型，游离棉酚有毒。生棉籽油的毒性决定于游离棉酚的含量。食用游离棉酚含量高的粗制生棉油易中毒，中毒特点是：妇女的发病率比男子明显为高，发病在夏季形成高峰，至秋冬缓解，次年夏季照旧多发；每天内以近中午气温高时，并在阳光下暴晒者为重。

【症状】皮肤灼热难忍，无汗或少汗，同时有心慌、无力、肢体麻木、头晕、皮肤潮红和气急等，故有"烧热病"之称。

【预防措施】①不生产和食用粗制生棉油。②在棉籽经过炒、蒸后所榨出的棉油中，加入氢氧化钠中和，并充分搅拌，放至过夜，然后取上层棉油食用。

动物性食物中毒

河豚鱼中毒

【概述】毒鱼是指能产生毒液的鱼类，其体内的毒素主要分布在脊柱和鱼刺之中。目前世上最少有1200种有毒鱼类，包括毒鲉属、狮子鱼、鲉科、瞻星鱼、蟾鱼目等。常见河豚毒素中毒。河豚鱼又名气泡鱼，身体浑圆，头胸部大腹尾部小，背上有鲜艳的斑纹或色彩，体表无鳞、光滑或有细刺，有明显的门牙上下各两枚，在不利环境下腹部能膨气。其体内含河豚毒素，人畜误食后可致中毒，甚至死亡。河豚毒素比较稳定，不易被一般物理性处理方法所破坏，盐腌、日晒、加热烧煮等方法都不能解毒。

河豚鱼的毒素主要在卵巢、肝脏、其次为肾、皮肤、眼、鳃和血液。个别种类的肠、精囊和肌肉亦有弱毒。毒素因季节亦异，春季（2～5月）为卵巢发育期，毒性最强；6～7月后，卵巢退化，毒性逐渐减弱。肝脏毒性亦以春季最强。河豚毒素有似箭毒素的毒性作用，主要使神经中枢和神经末梢发生麻痹：先是感觉神经麻痹，其次运动神经麻痹，最后呼吸中枢和血管中枢麻痹，出现感觉障碍、瘫痪、呼吸衰竭等不积极治疗，常可导致死亡。

【症状】潜伏期0.5～3h。胃肠症状为进食后不久即有恶心、呕吐、腹痛或腹泻等症状；神经麻痹症状表现为初始口唇、舌尖、指端麻木，逐步发展为全身麻木、眼睑下垂、四肢无力、共济失调，肌肉软瘫和腱反射消失；呼吸、循环衰竭症状表现为呼吸困难、急促，表浅而不规则。发绀，血压下降，瞳孔先缩小后散大或两侧不对称，言语障碍，昏迷。常因呼吸、循环衰竭而死亡。

【诊断】有进食河豚史，多在3h内发病，同食者也有类似症状出现，有典型的临床表现；心电图检查可有不同程度的房室传导阻滞；行动物试验，取患者尿液5ml，注射于雄蟾蜍的腹腔内，于注射后1/2、1、3、7h分别观察其中毒现象，可做诊断及预后诊断。

【预防措施】①应积极进行卫生宣传教育，普及食河豚鱼中毒的知识，并禁止食用鲜河豚鱼。②应提高识别河豚鱼的能力。

哺乳动物甲状腺中毒

【概述】甲状腺素的理化性质非常稳定，在600℃以上的高温时才能被破坏，一般的烹调方法不可能做到去毒无害。人一旦误食动物甲状腺，因过量甲状腺素扰乱人体正常的内分泌活动，则出现类似甲状腺功能亢进的症状。

【症状】潜伏期一般为12～21h。表现为头晕、头痛、胸闷、恶心、呕吐、便秘或腹泻，并伴有出汗、心悸等；部分病人于发病后 3～4d 出现局部或全身出血性丘疹，皮肤发痒，间有水泡，皮疹，水泡消退后普遍脱皮；少数病人下肢和面部浮肿，肝区痛，手指震颤，严重者发高热，心动过速，从多汗转为汗闭，脱水。病程由 3～5d 到 30 余天不等。可较长期有头晕、头痛、无力、心悸等症状。

【预防措施】屠宰者和消费者都应特别注意检查并摘除牲畜的甲状腺。

贝类中毒

【概述】贝类中毒是指食用含毒素的贝类引起的中毒。

【症状】中毒潜伏期数分钟至数小时。开始唇、舌、指尖麻木，继而腿、臂和颈部麻木，然后运动失调。有的伴头痛、头晕、恶心、呕吐。多意识清楚。随着病程进展，呼吸困难加重，重者 2～12h 后死于呼吸麻痹。死亡率约 5%～8%。

【预防措施】加强宣教，防止误食。由于贝类的毒素主要积聚于内脏，因此有的国家规定贝类要去除内脏才能出售，或规定仅留下白色肌肉供食用。

亚硝酸盐类食物中毒

【概述】亚硝酸盐是指含有亚硝基的无机盐类，最常见的是亚硝酸钠。硝酸盐在还原菌（如大肠埃希菌、枯草杆菌等）的作用下可以还原成亚硝酸盐。据国外学者研究报道，人体摄入的硝酸盐81.2%来自蔬菜。在新鲜的叶菜类蔬菜中亚硝酸盐含量较少，但硝酸盐含量相当高，特别是滥用硝酸盐等氮肥的情况下。

亚硝酸盐中毒的主要机制为：过多的亚硝酸盐进入血液，将正常的血红蛋白变成高铁血红蛋白，从而失去携氧能力。

可能产生亚硝酸盐的原因：①蔬菜腐烂时，亚硝酸盐含量有显著的增高，蔬菜腐烂得越严重，其亚硝酸盐含量增加得愈多。②新鲜腌制的蔬菜，在腌制的 2～4d 亚硝酸盐含量增加，7～8d 最高。③烹调后的熟菜存放过久，硝酸盐被还原成亚硝酸盐。④用含有较多硝酸盐，亚硝酸盐的水煮粥，可增加粥内亚硝酸盐的含量。

【症状】头晕、头痛、乏力、心跳加速、嗜睡、烦躁不安、呼吸困难，亦可有恶心、呕吐、腹胀、腹痛、腹泻等症状，皮肤青紫是本病的特征，尤以口唇青紫最为普遍。此外，亚硝酸盐是致癌物质亚硝胺的前体物质。

【预防措施】①不应在一个时期内集中吃大量叶菜类蔬菜，经常食用硝酸盐含量低的瓜类和豆类蔬菜。②吃硝酸盐含量较高的蔬菜时，多吃富含维生素 C 的水果或补充足量的维生素 C 药物。③蔬菜要趁新鲜时食用。对于不太新鲜的蔬菜，宜在清水中泡洗、用沸水煮过后再烹调，切莫吃败坏、变质蔬菜。④食用咸菜要腌透。咸菜必须腌制 20d 以上，盐水浓度不低于 20%；一般腌制咸菜，第 7～8d 亚硝酸盐的生成达到高峰，第 9d 开始下降，时间越长，亚硝酸盐的含量越少。⑤腐败变质的鱼、肉不能吃。因为其中含有大量的二级胺，这是致癌物亚硝胺的前体物质。⑥适当吃大蒜，因大蒜能杀灭胃内的还原细菌，阻止亚硝酸胺的合成。

食物中毒的治疗

食物中毒治疗的原则：尽快清除毒物，应用特殊解毒剂，补充液体损失，控制并发感染和对症处理。

催吐、洗胃和导泻

应用此法可以尽快排出毒物。但如病人已有剧烈呕吐和腹泻，则不必再行催吐、洗胃和导泻，以免造成进一步体液损失，加重病情，增加病人痛苦。

补充液体

食物中毒常由于剧烈吐泻而造成失水，甚至引起酸中毒和休克，故应使病人多饮茶水、盐水、葡萄糖电解质口服液（ORS），严重者可静滴葡萄糖生理盐水、复方氯化钠注射液或生理平衡盐液以补充体液损失，用量视病情而定；出现代谢性酸中毒时，酌用碱性溶液；必要时适当补钾；补充液体应以"缺多少、补多少，缺什么、补什么"的原则为准。

特殊解毒剂的应用

有些食物中毒后，可用该毒物的特殊解毒剂，以消除其毒性作用。

含苷类植物中毒

1. 催吐，用5%硫代硫酸钠洗胃。

2. 特效治疗：立即吸入亚硝酸异戊酯，停用后用3%亚硝酸钠溶液缓慢静脉注射，再用新配置的25%~50%硫代硫酸钠缓慢静脉注射。

3. 使用新型高铁血红蛋白生成剂4-二甲氨基苯酚和对氨基苯丙酮。应用本品者严禁再用亚硝酸类药物以免出现发绀。

4. 对症治疗。

含生物碱类植物中毒

1. 4%鞣酸溶液洗胃。

2. 水杨酸毒扁豆碱0.5~2mg缓慢静脉注射，不宜超过1mg/min，可重复注射，成人可达5mg。

3. 严重中毒时也可试用毛果芸香碱，每次5~10mg，每隔5~15min皮下注射一次，直至症状减轻为止。新斯的明肌注，成人每次0.5~1mg，1次/3~4h。

4. 躁狂、惊厥时选用地西泮、氯丙嗪或副醛。阿托品中毒后期，吗啡或长效巴妥类药有增强中枢神经系统的持久抑制作用，应予禁用。

5. 中毒后发生中枢神经系统抑制作用时，可酌情用兴奋剂如硫酸苯丙胺或苯甲酸钠咖啡因等。

6. 高热时选用降温措施。积极防治休克和呼吸衰竭。

含毒蛋白类植物中毒

1. 催吐、洗胃、导泻，用牛奶、蛋清保护胃黏膜。
2. 肌内注射阿托品等解痉止痛药。
3. 静脉补液，纠正水电解质紊乱。

含酚类植物中毒

1. 接触后 15min 内用肥皂和水冲洗接触的皮肤。
2. 可用炉甘石洗剂或用如抗组胺药，苯唑卡因，氢化可的松来治疗皮疹。可的松药膏能减轻瘙痒。
3. 在接触毒物 20h 内，口服皮质类固醇或抗组胺药可减轻症状。病情严重时可采用泼尼松龙等皮质类固醇注射治疗。

毒蕈等中毒

1. 出现胆碱能症状者，应及早使用阿托品 1 mg 左右（儿童 0.03～0.05mg/kg）皮下或肌内注射，根据病情每 15 min 至 6 h 重复给药，必要时可加大剂量并改为静脉注射，直至瞳孔散大，心率增快。
2. 抗蕈毒血清 40ml 作肌内注射。
3. 巯基类络合剂
（1）5% 二巯丙磺钠 5ml 作肌内注射（成人），或用 10% 葡萄糖注射液 20ml 稀释后静脉注射，2 次/日，连用 5～7d。
（2）二巯丁二钠，成人首剂用 1～2g，以注射用水 10～20ml 稀释后静脉注射，其后以 1g/h 注射，共 4～5 次。
（3）肝损害型毒蕈中毒时可用细胞色素 C 300mg/d。
4. 糖皮质激素可用于溶血毒素引起的溶血反应，常用氢化可的松 300～400mg/d 或地塞米松 20～40 mg/d，使用 3～5d。
5. 纠正水、电解质紊乱及酸碱平衡失调，保护肝脏和支持治疗。
6. 溶血型病情严重者，可作换血疗法或输新鲜血，同时应碱化尿液，静脉注射或口服碳酸氢钠，静脉注射首次用 5% 碳酸氢钠 100～200ml，口服碳酸氢钠片 1～2g，4 次/日。
7. 神经型症状严重者，早期防治中毒性脑水肿，及时用解痉药物控制抽搐，并防治呼吸衰竭。

控制感染

细菌性食物中毒大多数可根据病情酌用抗菌药物控制病原菌；若病原菌未能及时查明，可先选用黄连素、喹诺酮类、磺胺类药物等；细菌查明后，另行选用细菌敏感的抗菌药物。对于非细菌性食物中毒，由于中毒病人抵抗力降低，可发生继发感染，故亦应根据病情酌用抗菌药物预防感染。

对症治疗

在排毒、解毒治疗的同时，应根据具体情况积极进行对症治疗，尤其是支持治疗，这对减轻病人痛苦、增加病人的挽救机会、改善病人预后能起到良好的作用。出血严重者应及时输新鲜血。急性肾衰竭可行血液净化处理。

第五十四章　自然因素所致伤害

触　电

【定义】触电是由于接近或接触电线或电气设备的通电或带电部位，或者电流通过人体流到大地或线间而发生。触电的危险程度，随通过人体的电流量的大小和触电时间的长短而定，但也与当时的电路情况有关。同时，还随触电者的体质、年龄、性别的不同而异。即便是同一个人，也随其当时的状态不同而有不同的影响。

【临床表现】

1. 轻者惊吓、心悸、面色苍白、头晕、乏力。重者立即出现昏迷、强直性肌肉收缩、休克、心律失常、心跳及呼吸极微弱呈假死状态或心脏骤停、呼吸停止、发绀。

2. 电击部位皮肤的电灼伤、焦化或炭化，并有组织坏死。如从高处跌下，可伴有脑震荡，头、胸、腹部外伤或四肢骨折。

【治疗】

1. 迅速切断电源，拉开电闸或用木棍、竹竿等不导电物将电源与患者分开。

2. 立即行人工呼吸，心跳停止时，应立即施行心外或心内按压。并坚持不懈，至复苏或出现尸斑时为止。

3. 处理灼伤和外伤，预防感染。

4. 纠正心律失常。

溺　水

【定义】人淹没于水或其他液体后液体充满呼吸道及肺泡或反射性引起喉痉挛发生窒息和缺氧，处于临床死亡（呼吸或心搏停止）的状态。

【临床表现】头痛、视觉障碍、剧烈咳嗽、胸痛、呼吸困难、咳粉红色泡沫样痰，口渴感明显（溺入海水者）；寒战、发热，皮肤发绀，颜面肿胀，球结膜充血，口鼻充满泡沫或泥污；烦躁不安、抽搐、昏睡、昏迷和肌张力增加。呼吸表浅、急促或停止；腹部膨隆，四肢厥冷。

【治疗】

1. 院前急救 尽快将溺水者从水中拖出，头低俯卧体位引流，清除口鼻腔中异物，拍打背部排出气道液体；对于心搏呼吸停止者，行心肺复苏，防止误吸，吸氧和气管内插管（条件允许）。

2. 院内处理 高浓度氧或高压氧治疗，可机械通气；体温过低者行复温措施；增加通气使 $PaCO_2$ 保持于 25~30mmHg，静脉输注甘露醇；处理相关并发症。

【注意事项】由水中救出到自主呼吸恢复时间越短预后越好。

沼气中毒

【定义】沼气中毒，是指人们在沼气池内清池的过程中，吸入了残留于沼气池内的混合性气体而引起的急性全身性中毒。

【临床表现】中毒较轻者表现为头痛、头晕，中度中毒者可见面部潮红，心跳加快，出汗较多；重度中毒者病情比较险恶，如出现深度昏迷，体温升高，脉搏加快，呼吸急促，同时出现大小便失禁等。这类病人如抢救不及时，会因呼吸道麻痹而死亡。有些病人虽经抢救脱险，也难免留下健忘及精神障碍等后遗症。若空气中的甲烷含量达到 25%~30% 时就会使人发生头痛、头晕、恶心、注意力不集中、动作不协调、乏力、四肢发软等症状。若空气中甲烷含量超过 45%~50% 以上时就会因严重缺氧而出现呼吸困难、心动过速、昏迷以致窒息而死亡。

【治疗】

1. 迅速将中毒者移离现场（抢救人员必须佩戴有氧防护面罩）并向"120"呼救。

2. 吸氧，有条件送高压氧舱。

3. 人工呼吸。必要时作气管插管，给予兴奋剂洛贝林。

4. 防治脑水肿，20% 甘露醇 250ml 静注，并予呋塞米 20mg 静注。

5. 地塞米松 20~40mg 加入 10% 葡萄糖注射液 500ml 中静滴，并予 ATP、辅酶 A、细胞色素 C 等。

烟雾中毒

【概述】火灾烟雾主要包括有害气体、烟尘和热量三类基本成分。其吸入中毒，以呼吸系统损伤和缺氧窒息为主要表现，临床较多见。由于一氧化碳中毒窒息死亡或被其他有毒烟气熏死者占火灾总死亡人数的 40%~50%，最高达 65% 以上。

【临床表现】

1. 吸入烟雾后，可立即出现呛咳、胸闷、气短，常伴有流泪、咽痛或恶心。严重者可出现呼吸困难、发绀、咯血性泡沫痰等。轻者表现为头痛、头晕、恶心、呕吐、心悸、四肢无力或短暂性晕厥；重者可出现抽搐、昏迷等症状，更严重者可导致死亡。

2. 烟雾中生成的甲醛、酚类和酸性物质对皮肤有刺激和致敏作用，部分烟雾接触人员可出现皮肤红疹、斑丘疹等皮肤损害。

3. 除缺氧、中毒外，火灾本身给人带来的紧张、恐惧、惊吓等心理损伤也不可忽视，重者甚至不能理智地采取紧急避难和逃生措施，导致严重后果。

【急救处理】

1. 立即将伤员撤离现场，移至空气新鲜处，静卧休息。

2. 氧气间歇吸入，有条件者可进行高压氧治疗。对消防急救人员也应短时间吸氧，作为预防治疗措施。

3. 有呼吸道刺激征象者，应给予地塞米松 5mg 加入生理盐水中超声雾化吸入。对有肺水肿征象者，可按早期、足量、短程原则给予糖皮质激素。有呼吸系统灼伤者，可给予抗生素以防继发感染，并加强呼吸系统护理，同时对症治疗。

【预防】

1. 日常生活中要注意防火。加强防火和消防知识宣教，尤其注意普及在火灾中自救和救人知识，如用湿毛巾捂住口鼻尽快撤离火灾现场；采取低姿行走或匍匐爬行，尽量避免大声呼喊以减少烟雾吸入等。

2. 进入火灾现场人员均应使用防毒面罩。大火熄灭后只要有余烟存在，就应继续使用面罩。

滚石伤

【临床表现】 滚石灾害对人员伤害以挤压性外伤、骨折、掩埋造成呼吸道阻塞性窒息、死亡及精神上创伤为主要特征。

1. 呼吸道阻塞性窒息 突然爆发的滚石对人体冲击、掩埋，致使呼吸道吸入泥浆或水，造成咽喉直接阻塞发生窒息；也可因吸入少量异物刺激喉头痉挛引起窒息，或因石流冲击物造成胸部严重创伤导致呼吸困难窒息。主要表现呼吸困难，口唇发绀，心跳加快而微弱，处于昏迷或半昏迷状态，颈部静脉因充血而显现，患者很快进入垂危状态，发绀加重，呼吸减慢变弱，继而不规则，心跳也随之减慢而停止。

2. 滚石所致伤害 主要有外伤、骨折、挤压伤、掩埋、呼吸窒息、死亡等。灾害发生后，也因地区不同，给医疗、卫生防病工作带来不同的问题。

【救治要点】

1. 呼吸阻塞的急救

（1）迅速将伤员从滚石造成倒塌的建筑物里或泥潭中抢救出来，转移到安全地带实施抢救。

（2）解开颈部领扣，将伤员下颌上抬或压额抬后颈，使后颈伸直后仰，解除舌根后坠，然后用手指或抽液器将口咽部吸入的泥浆、水、渣土等异物清除掉，恢复呼吸道畅通，有条件者迅速给氧。

（3）对呼吸、心跳停止者，应立即做口对口人工呼吸及胸外心脏按压术。

（4）昏迷伤员要把舌牵出并用别针或缝线过舌前部，固定在胸前衣服上，防止因舌根后坠加重病情。

（5）如因严重胸部外伤造成呼吸困难窒息，应迅速包扎胸部伤口。如有张力性气胸，应立即在伤侧胸壁第二肋插入粗针头，行胸膜腔造口。

（6）对呼吸阻塞和窒息情况好转的伤员，立即转送到附近有条件的卫生所、医院，进一步抢救治疗。

2. 各种外伤的急救　滚石造成人体的外伤，可因不同致伤物作用不同位置、方式及强度造成各种复杂、轻重程度不同的外伤。主要是局部软组织创伤、血管破裂出血、骨折及脾脏损伤等。抢救注意加强创伤性休克防治。伤口污染严重，伤员到达有条件医疗单位后，必须进行彻底的清创。尽快使用抗生素，进行抗感染治疗。注射抗破伤风血清及破伤风类毒素，防止破伤风发生。

【预防】①一定不要认为山坡出现裂缝为正常现象，根本不在乎，应加以重视。②一定不要将避灾场地选择在滑坡的上坡。

烧　伤

【定义】烧伤是指由热力高温、化学物质或电引起的组织损伤。

【烧伤分度】Ⅰ度烧伤：烧伤仅累及皮肤表层，烧伤皮肤发红、疼痛、明显触痛、有渗出或水肿。轻压受伤部位时局部变白，但没有水泡。

Ⅱ度烧伤：烧伤累及真皮层，出现皮肤水泡。水泡底部呈红色或白色，充满清澈、黏稠的液体。触痛敏感，压迫时变白。

Ⅲ度烧伤：烧伤深达皮下，表面可以发白、变软或者呈黑色、炭化皮革状。易被误认为正常皮肤，但压迫时不再变色。破坏的红细胞可使烧伤局部皮肤呈鲜红色，偶尔有水泡，烧伤区的毛发很容易拔出，感觉减退，烧伤区域一般没有痛觉。

【临床表现】

1. 轻度烧伤　Ⅱ度以下烧伤总面积在9%以下。

2. 中度烧伤　Ⅱ度烧伤面积10%～29%或Ⅲ度烧伤面积不足10%。

3. 重度烧伤　总面积30%～49%或Ⅲ度烧伤面积10%～19%或Ⅱ度、Ⅲ度烧伤面积虽不达上述百分比，但已发生休克等并发症、呼吸道烧伤或有较重的复合伤。

4. 特重烧伤　总面积50%以上或Ⅲ度烧伤面积20%以上或已有严重并发症。

【治疗】

1. 小面积烧伤　经清创、保护创面，多能自然愈合。

2. 大面积深度烧伤

（1）早期及时补液，维持呼吸道通畅。

（2）早期切除深度烧伤组织，植皮覆盖。

（3）抗休克，控制感染，保护重要脏器功能。

（4）重视受伤部位形态与功能的恢复。

3. 烧伤后第一个 24h 液体复苏　每 1% 烧伤面积（Ⅱ度＋Ⅲ度）每公斤体重补胶体和电解质液共 1.5ml（小儿 2.0 ml），胶体和电解质液比例为 0.5∶1，广泛深度烧伤者与小儿烧伤其比例可为 0.75∶0.75，另加 5% 葡萄糖注射液补充水分 2000ml。总量的一半于伤后 8h 内输入。

中　暑

【定义】中暑是在暑热天气、湿度大和无风的环境条件下，表现以体温调节中枢功能障碍、汗腺功能衰竭和水、电解质代谢紊乱及多系统功能损害的症状的总称。

【临床表现】

1. 先兆中暑　是患者在高温环境中劳动一定时间后，出现头昏，头痛，口渴，多汗，全身疲乏，心悸，注意力不集中，动作不协调等症状，体温正常或略有升高。

2. 轻症中暑　除有先兆中暑的症状外，出现面色潮红，大量出汗，脉搏快速等表现，体温升高至 38.5℃ 以上。

3. 重症中暑　包括热射病、热痉挛和热衰竭三型。

（1）热射病　为致命性的急症，表现为高热（大于 40℃）、各脏器功能受损。

①中枢神经系统　脑出血、脑水肿、昏迷。

②心血管系统　心肌缺血、坏死，促发心律失常、心力衰竭。

③呼吸系统　高热时，呼吸频率增快，会引起呼吸性碱中毒，亦可发生 ARDS。

④水、电解质代谢　大量出汗引起脱水、电解质平衡失常。

⑤肾脏　急性肾衰竭。

⑥消化系统　消化道大出血，肝坏死。

⑦血液系统　严重中暑者，出现 DIC，DIC 又可进一步促使重要器官（心肝肾）功能障碍或衰竭。

⑧肌肉　肌肉损伤、横纹肌溶解。

（2）热痉挛　高温环境下进行剧烈运动大量出汗，活动停止后常发生肌肉痉挛。为热射病的早期表现。

（3）热衰竭　表现为多汗、疲乏、无力、头晕、头痛、恶心、呕吐和肌肉痉挛，可有明显脱水征：心动过速、晕厥。体温轻度增高，无明显意识改变等神经系统表现。热衰竭可以是热痉挛和热射病的中介过程。

【鉴别诊断】应与脑炎、脑膜炎、脑血管意外、脓毒症、甲状腺危象、伤寒及抗胆碱药物中毒相鉴别。

【治疗】

1. 降温治疗　立即移至阴凉处或空调室中，并给予物理降温，如头部戴冰帽、颈两侧、腋下腹股沟大动脉附近放冰袋，氯丙嗪 25～50mg 于生理盐水 500ml 静脉滴注 1～2h；纠正水、电解质平衡；防治合并症，控制感染。

2. 监测 降温期间连续监测体温变化；监测尿量，保持尿量＞30ml/h；动脉血气的校正；严密监测凝血酶原时间、活化部分凝血酶时间、血小板计数和纤维蛋白原。

3. 药物治疗 心力衰竭者应快速洋地黄化；脑水肿者静滴30%甘露醇、呋塞米和糖皮质激素；肾脏损害者呋塞米无效的，应及早进行腹透或血液透析。

【注意事项】中暑恢复后数周内，避免室外剧烈活动和暴露在阳光下。

【预防】①暑热季节要加强防暑卫生宣传教育；年老体弱者避免从事高温作业。②高温环境中停留2～3h，应多饮用淡盐水或防暑饮料。③注意保证充足的休息或睡眠，提高抵抗力。炎热天气应穿宽松透气的浅色服装，避免穿着紧身绝缘服装。④中暑恢复后数周内，应避免室外剧烈活动和暴露在阳光下。

第五十五章　动物所致伤害

蛇咬伤

【定义】蛇咬伤是指被蛇牙咬入了皮肤，特别是指蛇牙或在蛇牙附近分泌毒液的蛇咬入后所造成的一个伤口。其分为无毒蛇咬伤和毒蛇咬伤。

【临床表现】

1. 局部症状 局部伤处疼痛，肿胀蔓延迅速，淋巴结肿大，皮肤出现血疱、瘀斑和局部组织坏死。

2. 全身症状 虚弱、口周感觉异常、肌肉震颤、发热恶寒、烦躁不安，头晕、言语不清、恶心呕吐、吞咽困难、肢体软瘫、腱反射消失，呼吸抑制，最后导致循环、呼吸衰竭。

【治疗】

1. 急救措施 避免奔跑，现场绑扎伤肢的近心端以阻断淋巴和静脉回流；3%过氧化氢或0.05%高锰酸钾清洗伤口；伤口深者，切开真皮或针刺扎肿胀皮肤，抽吸使毒液流出；胰蛋白酶200U加入0.05%普鲁卡因20ml做伤口皮肤封闭，减少毒素吸收。

2. 急救药物 中药，广州蛇药、上海蛇药、南通蛇药等内服或外敷伤口周围；抗蛇毒血清。

【注意事项】①抗蛇毒血清用前需做过敏试验，阳性者采用脱敏注射法。②积极救治出血倾向、休克、肾功能不全、呼吸麻痹等。

毒蜘蛛咬伤

【常见毒蛛】　常见毒蛛有真蛛目、球腹科的致命红斑蛛（又名"黑寡妇"蛛）和棕色毒蛛，均喜栖于山野岩隙、树叉、墙角暗处。其口内有坚硬上腭与毒腺相通，毒液中含有蛛毒溶血素和类似神经毒素的毒蛋白。

【临床表现】

1. 局部症状　当人被蜘蛛螫伤后，其注入毒汁常在数分钟内引起局部疼痛。伤处会发生肿胀、肤色变白，瘀斑、红斑、丘疹、肿胀、水泡等，局部坏死。

2. 全身反应　软弱无力、头晕、流涎、恶心、呕吐、腹肌痉挛、双足麻木刺痛感。严重时可出现畏寒，发热，盗汗，胸、背、腹、腿处肌肉痉挛。严重者呼吸困难、神经反射迟钝、神志不清、惊厥、谵妄、血压先升后降、昏迷、休克，甚至死亡。

【诊断】

1. 毒蜘蛛咬伤局部红点肿胀明显，或有水肿、瘀斑、风团、水泡、麻疹样皮损以及溃疡、坏死。

2. 自觉刺痛、灼热，严重时可伴恶寒发热、恶心呕吐、烦躁不安、头痛、腹泻等中毒症状。"黑寡妇"毒蜘蛛螫伤常引起高热、痉挛性疼痛、肌肉僵硬、关节疼痛、足跟烧灼感及血尿、发绀，病人可在短期内死亡。

【治疗】

1. 尽快在咬伤的近心端缚扎，每15～20min放松约1min，止血带结扎总时间不得超过2h。若为躯体部位被咬伤，可用0.5%普鲁卡因作环形封闭，同时要扩大伤口，抽吸毒液，然后用石炭酸烧灼，伤口周围可用南通蛇药或草药半边莲敷贴。挤出、吸出毒汁或扩创排毒，切开局部咬伤皮肤，必要时可切除皮损，深达筋膜，可再行厚皮片移植术。尽快到医院治疗。

2. 内服季德胜蛇药、南通蛇药片、解毒消炎丸、安宫牛黄丸等。

3. 用1:5000高锰酸钾溶液冲洗后，再外涂氨水、碘酊或季德胜蛇药、南通蛇药片，凉开水调敷，或鲜蒲公英捣烂外敷。可使用甲基硫酸新斯的明解除肌肉痉挛或局麻醉药局部止痛。

4. 静脉滴注葡萄糖盐水，可加速毒物的排泄，注射前应静脉推注10%葡萄糖酸钙10ml，同时还可对症治疗，如镇痛、镇静、缓解肌肉痉挛等。

【预防】　搞好环境卫生，保持室内的通风干燥。若要去山区树林工作应穿长袖衣衫，扎紧袖口、裤腿，戴上手套，必要时随身携带急救药品。尽量避开可疑有毒的蜘蛛。

蝎子螫伤

【定义】　蝎子的尾端呈囊状，长有一根与毒腺相通的钩形毒刺，蝎毒内含毒性蛋白，主要有神经毒素、溶血毒素、出血毒素以及使心脏和血管收缩的毒素等。当毒刺蛰入时可将毒液注入人体引起中毒症状。

【临床表现】

1. 局部红肿，有烧灼痛，中心可见蛰伤痕迹。轻者一般无全身症状。

2. 剧毒类蝎子蛰伤后，则可出现如头晕、头痛、嗜睡、流涎、畏光、流泪、恶心呕吐、口与舌肌强直、大汗淋漓、呼吸急促、血压升高、脉搏细弱和肌肉痉挛等全身中毒症状。

3. 严重者多可发生鼻、肺或胃肠出血及肺水肿、惊厥、昏迷，甚至呼吸、循环衰竭而危及生命。

【治疗】

1. 立即拔出毒刺，在蛰伤上方（近心端）约 2~3cm 处，用布条或绳子将其肢体扎紧，用手自伤口周围向伤口处用力挤压，使含有毒素的血液由伤口挤出；或用吸奶器、拔火罐等吸取毒液；若救治者口腔黏膜无破损，也可用口吸出毒液；必要时切开伤口，抽取毒液。捆扎肢体的布带每 15min 要放松 1~2min。伤口周围可用冰敷或冷水湿敷，以减少毒素的吸收和扩散。

2. 用石灰水上清液、3% 氨水、5% 苏打水或 0.1% 高锰酸钾液等任何一种碱性溶液清洗并冷敷伤口。

3. 伤口周围可涂擦南通蛇药。中毒严重者及幼儿应可用 10% 葡萄糖酸钙 10ml 静脉注射及 10% 水合氯醛 15~20ml 灌肠，或用氯丙嗪等镇静剂止痉挛。有条件可注射特效抗蝎毒血清，必要时可用肾上腺皮质激素治疗。

【预防】夏季预防蝎子应搞好室内外卫生，清除砖瓦，石块，草叶等，夜间外出应用电筒照明，不要用手接触墙面，以免蛰伤，如有蛰伤，用基本处理方法后，请及时去医院就诊，以免产生严重后果。

蜱 咬 伤

【定义】蜱也叫壁虱，俗称草扒子、草别子、牛虱、草蜱虫。蛰伏在浅山丘陵的草丛、植物上，或寄宿于牲畜等动物皮毛间。不吸血时绿豆般大小，吸饱血液后，大的可达指甲大小。蜱虫叮咬导致的无形体病属于传染病，人对此病普遍易感。

【临床表现】

1. 叮咬后 24~48h 局部出现严重程度不同的炎症反应，轻者局部仅有红斑，中央有一虫咬的瘀点或瘀斑，重者瘀点周围有明显的水肿性红斑或丘疹、水泡，时间稍久可出现坚硬的结节，抓破后形成溃疡，结节可持续数月甚至 1~2 年不愈。软蜱刺伤后有时能引起组织的坏死。

2. 某些蜱在叮咬人的同时可将唾液（或卵巢）中能麻痹神经的毒素注入宿主体内，引起"蜱瘫痪症"，表现为上行性麻痹，最后可因呼吸中枢受侵而死亡。此外，还有不少蜱可引起"蜱咬热"，在蜱吸血后 1~2d 患者出现畏寒、发热、头痛、腹痛、恶心、呕吐等症状。

【诊断】 蜱叮咬后临床症状轻重差异很大，有时与其他昆虫叮咬难以区分，必须在体表发现虫体才能确诊。

【治疗】

1. 发现蜱叮咬皮肤时不可强行拔除，可用乙醚、三氯甲烷、煤油、松节油、旱烟油涂在蜱的头部或在蜱旁点燃蚊香，数分钟后蜱自行松口，或用凡士林、液状石蜡、甘油厚涂蜱的头部，使其窒息，然后用镊子轻轻把蜱拉出。

2. 去除蜱后伤口要进行消毒处理，如发现蜱的口器断在皮内需手术取出。

3. 在伤口周围以 2% 盐酸利多卡因等局麻药作局部封闭，亦可用胰蛋白酶 2000U 溶入生理盐水 100ml 湿敷伤口，能加速伤口的愈合。

4. 出现全身中毒症状需给予抗组胺药或皮质类固醇。出现蜱麻痹或蜱咬热要及时抢救。伤口有继发感染时需要抗炎治疗。

【预防】 进入有蜱地区要穿五紧服，长裤长靴，戴防护帽。外露部位要涂布驱避剂，离开时应相互检查，勿将蜱带出疫区。由于蜱虫主要栖息在草地、树林中，因此外出游玩时最好在暴露的皮肤上喷涂罗浮山百草油或驱蚊液，尽量避免在野外长时间坐卧。蜱常附着在人体的头皮、腰部、腋窝、腹股沟及脚踝下方等部位。如出现发热、叮咬部位发炎破溃及红斑等症状，要及时就诊。

蚂蟥叮咬伤

【定义】 蚂蟥，又称水蛭，生活在水中，我国南方多于北方。在稻田、池塘、湖沼等处劳动、玩耍、游泳、洗澡会被蚂蟥咬伤，蚂蟥头部有一吸盘，当遇到人体的皮肤黏膜处如阴道、肛门、尿道之处，即钻进去吸血，同时分泌一种抗凝物质，阻碍血液凝固。它吸血时，很难自动放弃。

蚂蟥咬伤是因蚂蟥叮咬皮肤，损伤血络所致。以局部流血不止和轻微痒痛为主要表现的出血性疾病。蚂蟥侵入鼻孔、阴道等处后，亦以引起该处出血不止为主症。本病西医学称水蛭咬伤。

【临床表现】 蚂蟥脱落后，被咬处除流血不止外，尚有水肿性丘疹、中心有瘀点。如蚂蟥进入上消化道、上呼吸道或尿道可有不明原因的吐血、咯血、咳嗽、气急、尿血等症状。

【诊断】

1. 有在水蚂蟥或旱蚂蟥栖息处劳作、行走的经历。

2. 咬伤处（多发生于浸入水中的小腿、足背等处）常有不易止住的出血，自觉微痛、微痒。

3. 有时能找到吸附于体表的蚂蟥。

4. 蚂蟥脱落后，被咬处除流血不止外，尚有水肿性丘疹、中心有瘀点。

5. 如蚂蟥进入上消化道、上呼吸道或尿道可有不明原因的吐血、咯血、咳嗽、气急、尿血等症状。

【治疗】

1. 千万不要硬性将蚂蟥拔掉，因为越拉蚂蟥的吸盘吸得越紧，这样一旦蚂蟥被拉断，其吸盘就会留在伤口内，容易引起感染、溃烂。

2. 可以在蚂蟥叮咬部位的上方轻轻拍打，使蚂蟥松开吸盘而掉落。也可以用烟油、食盐、浓醋、乙醇、辣椒粉、石灰等滴撒在虫体上，使其放松吸盘而自行脱落。

3. 蚂蟥掉落后，若伤口流血不止，可先用干净纱布压迫伤口 1~2min，血止后再用5%碳酸氢钠溶液洗净伤口，涂上碘酊或龙胆紫液，用消毒纱布包扎。若再出血，可往伤口上撒一些云南白药或止血粉。

4. 蚂蟥掉落后，若伤口没出血，可用力将伤口内的污血挤出，用小苏打水或清水冲洗干净，再涂以碘酊或乙醇、红汞进行消毒。

5. 若蚂蟥钻入鼻腔，可用蜂蜜滴鼻使之脱落。若不脱落，可取一盆清水，伤员屏气，将鼻孔侵入水中，不断搅动盆中之水、蚂蟥可被诱出。

6. 若蚂蟥侵入肛门、阴道、尿道等处，要仔细检查蚂蟥附着的部位，然后向虫体上滴食醋、蜂蜜、麻醉剂（如2%利多卡因）。待虫体回缩后，再用镊子取出。

7. 护理　①心理护理放在重要位置，向患者说明蚂蟥咬伤无危险、无不良后果，解除思想顾虑。②注意创口出血情况。加压包扎的松紧要适度。

【预防】 野外执勤时，不要赤足，皮肤外露部位涂上清凉油、肥皂，可防止蚂蟥的吸附。

蜂蜇伤

【定义】 蜂蜇伤是指蜂尾部毒刺蜇入皮肤后，其毒汁引起的局部皮肤明显症状或全身反应。蜂尾的毒刺和蜂体后数节的毒腺相通，蜂蜇人时毒刺刺入皮肤，随即将毒汁注入皮肤内。根据蜂种类的不同，其毒汁的成分也不完全一样，如蜜蜂分泌的毒汁有两种：一种是由大分泌腺分泌的酸性毒汁，主要成分为蚁酸、盐酸、正磷酸等；另一种是由小分泌腺分泌的碱性毒汁，含有神经毒。以上这两种毒汁均含有介质和抗原性物质。据测蜜蜂毒汁中含有组胺。黄蜂的毒汁毒性更强，除含有组胺外，还含有 5-羟色胺、胆碱酯酶、缓激肽、透明质酸酶和蚁酸，故刺入皮肤后释放出的毒汁可引起严重的全身变态反应。

【临床表现】 被蜂刺蜇后，皮肤局部出现显著的烧灼感或痛痒感，周围潮红肿胀，中央常有一个刺蜇所致的瘀点，较重者形成水泡和大泡。少数可伴全身中毒现象，受蜇皮肤立刻红肿、疼痛，甚至出现瘀点和皮肤坏死；眼睛被蜇时疼痛剧烈，流泪，红肿，可以发生角膜溃疡。全身症状有头晕、头痛、呕吐、腹痛、腹泻、烦躁不安、血压升高等，以上症状一般在数小时至数天内消失；严重者可有嗜睡、全身水肿、少尿、昏迷、溶血、心肌炎、肝炎、急性肾功能衰竭和休克。部分对蜂毒过敏者可表现为荨麻疹、过敏性休克甚而致死者。

【诊断】根据有蜂蜇史、局部疼痛及明显的肿胀症状，一般不难诊断。

【治疗】

1. 蜇伤后要首先检查患处有无毒刺折断留在皮内，可用镊子拔出断刺，然后用吸奶器或拔火罐将毒汁吸出。蜜蜂蜇伤后毒刺易折断在皮内，其他蜂蜇伤一般不折断毒刺。

2. 局部外搽10%氨水或虫咬皮炎药水，也可用5%～10%碳酸氢钠溶液冷湿敷可减轻疼痛，或用季德胜蛇药片开水化开调成稀糊状涂于皮损处。民间用鲜马齿苋或鲜夏枯草捣烂敷在患处，有较好的消炎止痛作用。

3. 若疼痛明显，取1%盐酸吐根碱水溶液3ml，加2%利多卡因在蜇伤近端或周围皮下注射，可很快止痛消肿。

4. 如出现全身反应或明显的皮肤红肿、水泡时，可口服抗组胺药及皮质固醇，也可服用季德胜蛇药片。

5. 若出现心悸、虚脱、呼吸困难或有休克症状时要及时组织抢救。

【预防】

1. 注意不要惊扰胡蜂，野外带帽子。

2. 庭院要经常修剪树木，翻松土壤，减少胡蜂筑巢的机会，房前屋后避免栽种多汁植物，减少胡蜂进入宅院的机会。

3. 不要在村庄附近养蜜蜂。

4. 不应在空旷地方摆放没有掩盖的糖类食物及饮品，以免胡蜂集结。

5. 化妆品内含的化学合成物质和气味往往模仿天然花香，容易招蜂，出行前不要饮酒、使用化妆品。

6. 胡蜂是色盲，零星几只蜂在身边飞舞骚扰时不必理会；蜜蜂停落在头上、肩上时，轻轻抖落即可，不要拍打。

7. 被蜂群攻击，应尽快用衣物包裹暴露部位，可蹲伏不动，不要迅速奔跑，更不要反复扑打。

8. 野外作业时应观察周边环境，避免惊扰蜂巢，在胡蜂分布密集区作业要穿深色长衣裤防护。

9. 野外调查时如遇见单飞的胡蜂在周围盘旋，表示你已接近它的警戒范围，绝不要挥赶或骚扰它，也不要距离很近观察胡蜂，要尽快离开，以免它发出讯息招来群蜂攻击。

10. 在人类活动区附近发现胡蜂巢穴，没有完善的防护装备切勿自行摘巢，报告消防部门处理。野外作业人员应随身携带急救药品（如蛇药、阿司咪唑等）。

犬、猫、牲畜咬伤

【定义】宠物、家畜、野兽均可以咬伤人体，以犬、猪、马、猫、鼠咬伤多见，引起机体组织挫裂损伤、伤口病原菌污染和感染等症状。

【临床表现】

1. 狂犬病 自咬伤至发病可有 10 天到数月的潜伏期,初期伤口周围麻木、疼痛,渐渐扩散到整个肢体;发热、烦躁、易兴奋,乏力、吞咽困难、恐水以及咽喉痉挛、伴流涎、多汗、心率快;最后肌肉瘫痪、昏迷、循环衰竭而死亡。

2. 猫爪病 儿童、青少年多见,秋冬季好发。皮肤丘疱疹、发热、不适以及最常见的局部淋巴结肿大,多在 1~8cm 不等。

【治疗】

1. 狂犬病 密切观察伤人的犬兽,加以隔离,若存活 10d 以上,可排除狂犬病;狂犬病免疫球蛋白 RIG20U/kg 做伤口浸润注射,狂犬疫苗主动免疫在伤后第 1、3、7、14、28d 肌内注射各 1 剂,共注射 5 剂。

2. 猫爪病 病程常为自限性,若有全身反应,用多西环素(强力霉素)或利福平口服,庆大霉素静脉滴注。

第五十六章 农具创伤

农具的概念

农具,指农业生产使用的工具,也称农用工具、农业生产工具。农具是农民在从事农业生产过程中用来改变劳动对象的器具。现代化农具包括农用车、大型联合收割机、插秧机、小型农用飞机、四轮车、拖拉机、手扶车等。

农具的主要危害

1. 机械性危害 挤压、碾压、剪切、切割、碰撞或跌落、缠绕或卷人、刺伤、摩擦或磨损、物体打击、高压流体喷射等。

2. 非机械性危害 电流、高温、高压、噪声、振动产生的危害,还包括因忽略安全人机学原理而产生的危害等。

农具创伤的应急处置与救治

1. 伤害事故发生后,要立即停止现场活动,将伤员放置于平坦的地方,现场有救护经验的人员应立即对伤员的伤势进行检查,然后针对性地进行紧急救护。

2. 现场医务人员进行现场包扎、止血等措施,防止受伤人员因流血过多造成死亡事故的发生。创伤出血者迅速进行包扎止血,送往医院救治。

3. 发生断手、断指等严重情况,医护人员对伤者的伤口要进行包扎、止血、止痛、进行半握拳状的功能固定。对断手、断指应用消毒或清洁敷料包扎,忌将断指浸入乙醇等消毒液中，以防止细胞变质。将包好的断手、断指放在无泄漏的塑料袋内，扎紧好袋口，在袋周围放上冰块，或用冰棍代替，将伤者送往医院进行抢救。

4. 受伤人员出现肢体骨折时，应尽量保持受伤的体位，同现场医务人员对其伤肢进行固定，并在其指导下采用正确的方式进行抬运，防止因救助方法不当导致伤情进一步加重。

5. 受伤人员出现呼吸、心跳停止后，必须立即进行心脏按压、人工呼吸。

6. 在进行上述现场处理后，应根据伤员的伤情和现场条件迅速转送伤员。转送伤员非常重要，如果搬用不当，可能使伤员的伤情加重，严重时还能造成神经、血管损伤，甚至瘫痪，以后将难以治疗，并给受伤者带来终生的痛苦。所以转送伤员时要十分注意。

7. 如果受伤人伤势不重，可采用背、抱、扶的方法将伤员运走。如果受伤人员伤势较重，有大腿或脊柱骨折、大出血或休克等情况时，就不能用以上方法转送伤员，一定要把伤员小心地放在担架或木板上抬送。把伤员放置在担架上转送时动作要平稳。上、下坡或楼梯时，担架要保持平衡，不能一头高，一头低。伤员应头在后，这样便于观察伤员的情况。在事故现场没有担架时，可以用椅子、长凳、衣服、竹子、绳子、被单、门板等制成简易担架使用。对于脊柱骨折的伤员，一定要使用硬木板做的担架抬送。将伤员放在担架上以后，要让他平卧，腰部垫一个衣服垫，然后将伤员固定在木板上，以免在转送的过程中使伤员滚动或跌落，否则极易造成伤员的脊柱移位或扭转，刺激血管和神经，使其下肢瘫痪。

第五十七章　破伤风

【定义】破伤风杆菌侵入人体伤口、生长繁殖、产生毒素引起的一种急性特异性感染。破伤风是一种极为严重的疾病。死亡率高，尤其是新生儿和吸毒者。

【临床表现】

1. 前驱症状　全身乏力、头晕、头痛、咀嚼无力、局部肌肉张性收缩、反射亢进等。

2. 典型症状　在肌紧张性收缩基础上阵发性强烈痉挛，表现为张口困难、苦笑面容、颈部强直，屈膝弯肘半握拳等痉挛姿态，角弓反张，膈肌受影响后表现为通气困难，可出现呼吸暂停。

上述发作可因轻微的刺激，如光、声、接触、饮水等诱发，每次发作时间由数秒至数分钟，间隙期长短不一，发作频繁者，常示病情严重。发作时神志清楚，表情痛苦。强烈的肌痉挛可致肌断裂，甚至骨折。膀胱括约肌痉挛可引起尿潴留。持续的呼吸肌和膈肌痉挛可造成呼吸骤停。病人多因窒息、心力衰竭或肺部并发症而死亡。新生儿因肌肉纤弱而症状不典型，表现为不能啼哭和吸乳，少活动，呼吸弱或困难。

【诊断】

1. 开放性损伤感染史，新生儿脐带消毒不严，产后感染，外科手术史等。

2. 前驱期症状。

3. 典型症状。

4. 轻微的刺激（强光，风吹，声响及震动等）可诱发抽搐发作。

【鉴别诊断】

1. 马钱子（士的宁）中毒 马钱子（士的宁）中毒的惊厥表面上与破伤风相似，但发生较快。此外惊厥的反射性激发在开始时即甚明显，而在破伤风中则为后期的表现。另外一个与破伤风的不同点是，马钱子（士的宁）中毒在发作间歇期中，肌肉完全松弛，上肢常较下肢严重，并且可了解到中毒的病史。

2. 狂犬病 狂犬病亦易与破伤风混淆，但狂犬病病人并无牙关紧闭，恐水和咽下困难是其最突出的症状。此外在发作间歇期，肌肉可完全松弛，并且几乎均有被狂犬咬过的历史。

【治疗】

1. 采取积极的综合治疗措施，包括清除毒素来源、中和游离毒素、控制和解除痉挛、保持呼吸道通畅和防治并发症等，其中控制喉肌痉挛最关键。

2. 病人应住隔离病室，避免光、声等刺激和骚扰。可酌情使用镇静、解痉药物，以减少病人的痉挛和痛苦。

3. 注意防治窒息、肺不张、肺部感染、骨折、舌咬伤等并发症。

4. 注意营养（高热量、高蛋白、高维生素）补充和水与电解质平衡的调整。必要时可采用中心静脉肠外营养。

5. 青霉素、甲硝唑等抗生素持续 7~10d。伤口有混合感染时应选用敏感抗菌药物。

【预防】早期彻底清创是预防关键。

1. 自动免疫 已接受过自动免疫者，破伤风类毒素 0.5ml 肌注。

2. 被动免疫 未进行自动免疫者，破伤风抗毒素 1500U 肌注，用药前应作皮内过敏试验。

第五十八章 洗胃的方法

【定义】洗胃是将胃管插入患者胃内，反复注入和吸出一定量的溶液，以冲洗并排除胃内容物，减轻或避免吸收中毒的胃灌洗方法。其目的是为了清除胃内未被吸收的毒物或清洁胃腔，临床上用以胃部手术、检查前准备。对于急性中毒如短时间内吞服有机磷、无机磷、生物碱、巴比妥类药物等，洗胃是一项重要的抢救措施。

【分类】

1. 催吐洗胃术　呕吐是人体排除胃内毒物的本能自卫反应。因催吐洗胃术简便易行，对于服毒物不久，且意识清醒的急性中毒患者（除外服腐蚀性毒物、石油制品及食管静脉曲张、上消化道出血等），是一种现场抢救有效的自救、互救措施。

2. 胃管洗胃术　就是将胃管从鼻腔或口腔插入，经食管到达胃内，先吸出毒物后注入洗胃液，并将胃内容物排出，以达到消除毒物的目的。口服毒物的患者有条件时应尽早插胃管洗胃，不要受时间限制。对于服大量毒物在 4~6h 之内者，因排毒效果好且并发症相对少，首选此种洗胃方法。

【适应证和禁忌证】

1. 适应证　需紧急清除胃内有毒物质或刺激性物质的病人；减轻胃黏膜水肿；某些手术或检查病人的术前准备。

2. 禁忌证　吞服强酸或强碱等腐蚀性物质时禁用；近期有上消化道大出血、胃穿孔者禁用；有胃溃疡、食管胃底静脉曲张者慎用；合并严重心脏疾病者慎用。常见药物中毒的灌洗液和禁忌药物见表 8－58－1。

表 8－58－1　常见药物中毒的灌洗液和禁忌药物

毒物种类	洗胃溶液	禁忌药物
酸性物	镁乳、蛋清水、牛奶	强酸药物
碱性物	5%醋酸、白醋、蛋清水、牛奶	强碱药物
敌敌畏	2%~4%碳酸氢钠、1%盐水、1:15000~1:20000 的高锰酸钾溶液	—
1605、1059、4049	2%~4%碳酸氢钠	高锰酸钾
敌百虫	1%盐水或清水，1:15000~1:20000 的高锰酸钾温开水或等渗盐水、50%硫酸镁导泻	碱性药物
DDT、666	1:15000~1:20000 的高锰酸钾，硫酸钠导泻	油性泻药
巴比妥类（安眠药）	1:15000~1:20000 的高锰酸钾，0.1%硫酸铜洗胃	硫酸镁
灭鼠药（磷化锌）	0.5%~1%硫酸铜溶液每次 10ml，每 5~10min 口服一次，每次服后配用压舌板刺激舌根诱吐	油类、脂肪类食物
氰化物	口服 3%过氧化氢溶液后引吐，1:15000~1:20000 的高锰酸钾溶液洗胃	—

【操作前准备】

1. 护士准备　衣帽整洁、洗手、戴口罩。

2. 病人准备　了解目的、方法、注意事项及配合要点，取合适体位，围好围裙。

3. 用物准备

（1）口服催吐法　治疗盘内放量杯、饮水杯、压舌板、毛巾、围裙、水温计、弯盘。治疗车下放治疗碗、水桶 2 只（分别盛 25℃~38℃洗胃液 10000~20000ml 和污水）。

（2）自动洗胃机洗胃法　洗胃机及装置、多项电源插座。治疗盘内放胃管、水温计、量杯、润滑油、开口器、牙垫、压舌板、舌钳、棉签、胶布。治疗车下放治疗碗、水桶 2 只（分别盛 25℃~38℃洗胃液 10000~20000ml 和污水）。

（3）电动吸引器洗胃法　电动吸引器、输液架、输液瓶、输液器、止血钳、Y 型三通管，其余同自动洗胃机洗胃法。

4. 环境准备 整洁、安静、温度适宜、必要时屏风遮挡。

【操作步骤】

1. 口服催吐法 适用于清醒合作的病人。

（1）核对解释 携用物至床旁，核对解释，说明目的，取得合作。

（2）安置体位 病人取坐位，戴围裙，污水桶放于病人坐位前。

（3）口服催吐 嘱病人自饮大量灌洗液后引吐，不易吐出时，用压舌板压其舌根引吐。如此反复，直至吐出的灌洗液澄清无味。

（4）观察记录 协助病人漱口，整理用物，记录洗胃时间，洗胃液的名称、量及呕吐物的性质、颜色、气味、量及病人的一般情况等，必要时留取标本送检。

2. 自动洗胃机洗胃法

（1）检查连管 接通电源，打开开关，检查机械功能连接导管，将三根橡胶管分别与机器的药管（进液口）、胃管、污水管（排液口）相连，将药管和污水管分别放于备好的洗胃液桶和污水桶内。

（2）安置卧位 病人取坐位或半坐位，中毒较重者取左侧卧位，取下活动义齿，弯盘置于口角旁嘱病人张口，昏迷或不合作者用张口器放在上下臼齿之间打开口腔，放牙垫，用胶布固定。

（3）插管洗胃 润滑胃管前端约 1/3，由口腔插入约 55～60cm（前额发际至剑突），证实胃管确实在胃内后，胶布固定胃管，将机器胃管的一端与插入病人体内的胃管连接，依次按键，先吸出胃内容物，再对胃进行冲洗，每次入量 300～500ml，待反复冲洗干净后，按"停机键"停止工作。

（4）拔管整理 洗胃完毕，反折胃管末端，迅速拔出，协助病人漱口、洗脸，采用舒适卧位，并嘱病人休息。将洗胃机的胃管、药管、污水管同时放在清水中，按清洗键清洗干净取出，放净机器内的水，关机。整理用物归位。

（5）观察记录 洗手，记录洗胃的时间，灌洗液的名称、量及吸出液（呕吐物）的量、性状、颜色、气味、病人情况等。

3. 电动吸引器洗胃法 是利用负压原理进行洗胃的方法。接通电源后，检查吸引器功能，夹闭导管，输液瓶内倒入灌洗液，将瓶挂于输液架上，病人准备、插胃管（同自动洗胃机洗胃法），将输液管与病人胃管相连，打开吸引器，吸出胃内容物，打开输液导管，使液体流入胃内 300～500ml，夹闭导管，打开吸引器（负压保持在 100mmHg 左右），吸出灌洗液，如此反复至洗出液澄清无味为止。拔管整理同自动洗胃机洗胃法。

4. 漏斗胃管洗胃法 是利用虹吸原理，将洗胃液灌入胃内后再引出的方法。病人准备、插胃管（同自动洗胃机洗胃法），将漏斗放置于低于胃部水平的位置，挤压橡胶球，抽尽胃内容物，将漏斗举至高过头部（坐位时）约 30～50cm，将灌洗液缓慢倒入漏斗 300～500ml，当漏斗内尚余少量液体时，迅速将漏斗降至低于胃部的位置，倒置于污水桶内，利用虹吸原理引出胃内灌洗液，反复灌洗至流出液澄清无味。整理用物，记录。

5. 注意事项

（1）急性中毒病人应立即采取口服催吐法进行洗胃，如病人不合作或合作困难者应迅速插管洗胃，以减少毒物的吸收，插管动作要轻柔、迅速，切勿损伤食道黏膜或误入气管。

（2）中毒物质不明时应抽取少量胃内容物（洗胃前）送检。洗胃溶液可选用温开水或等渗盐水，待毒物性质明确后，再选用拮抗剂进行洗胃。

（3）洗胃过程中注意观察病人的呼吸、脉搏、神志变化、倾听病人主诉，每次灌入量以 300～500ml 为宜，灌入量与引出量需平衡。如病人感到腹痛，引出液体呈血性或出现休克，应立即停止洗胃。

（4）幽门梗阻病人洗胃宜在饭后 4～6h 或空腹时进行。洗胃时，需记录胃内潴留量，以了解梗阻情况。

（5）吞服强酸、强碱等腐蚀性物质、消化道溃疡、食管狭窄、食管静脉曲张、胃癌等病人禁忌洗胃。昏迷病人洗胃应谨慎。

第五十九章　眼睛冲洗方法

眼睛冲洗是为了除去眼睑、结膜囊内、角膜浅层的异物或酸碱等化学物质，也可用于除去结膜囊内的分泌物或眼部手术前清洁结膜囊。

【操作方法】冲洗时用左手食指和拇指分开上下眼睑，必要时翻转眼睑，充分暴露结膜。冲洗液可用 0.9% 生理盐水、3% 硼酸水、抗生素溶液等。在酸碱化学烧伤的急救时甚至可用自来水或河水，将面部浸入水中，拉开眼睑摇动头部或连续做睁眼、闭眼动作数十分钟。这样比等待别人或去医院冲洗要及时得多。

冲洗时动作要轻柔、细心、彻底。水压受损黏膜轻重而定，常规先从低压开始，逐渐调大，以能冲去分泌物强度为宜，并应注意水压不应过大以免引起出血，加重眼睛损害。如果眼睛污染，宜用温水由眼内往眼外冲洗 15～20 min，因为眼内角有一小管通往鼻腔，如果眼外往眼内冲，会把有毒物质冲往鼻腔，因而进入肠胃道内，造成另一途径之中毒。

【注意事项】

1. 解开患者衣领，以免浸湿衣服。

2. 冲洗时先用数滴溶液滴入结膜囊内，继之由内眦到外眦全部冲洗，并嘱患者上下左右转动眼球，以便冲洗结膜囊的各部分。

3. 溶液勿直射角膜，溶液滴出要有力，以彻底冲洗穹隆部，一般冲洗 3～5min，化学烧伤冲洗 10～15min，溶液温度以 32℃～37℃ 为宜。

4. 冲洗时洗眼容器与眼距离不可太近或太远。太近易污染洗眼壶嘴或碰伤眼球，过远冲力太大，致使溶液飞溅，一般以 3～5cm 为宜。

5. 眼球穿孔伤或眼球裂伤者严禁洗眼，以免造成眼球内容物进一步脱出，或把细菌及异物带入眼球内。

第六十章　伤员运送方法

【根据病情选择合适的搬运工具】

1. 徒手搬运　不使用工具，而只运用技巧徒手搬运伤病员，包括单人搀扶、背驮、双人搭椅、拉车式及三人搬运等。

2. 担架搬运　担架种类包括：铲式担架、板式担架、四轮担架，其他如帆布担架、可折叠搬运椅等。

【搬运的方法】

1. 一位担架员徒手搬运

（1）扶行法　适宜清醒伤患者。没有骨折，伤势不重，能自己行走的伤患者。救护者站在伤者身旁，将其一侧上肢绕过救护者颈部，用手抓住伤员的手。另一只手绕到伤员背后，搀扶行走。

（2）背负法　适用老幼、体轻、清醒的伤患者，更适用于搬运溺水病人。救护者背朝向伤员蹲下，让伤员将双臂从担架员肩上伸到胸前，两手紧握。担架员抓住伤员的大腿，慢慢站起来。如有上、下肢，脊柱骨折不能用此法。

（3）拖行法　适用于体重体型较大的伤患者。自己不能移动，现场又非常危险需要立即离开时，可用此法。非紧急情况下，勿用此种方法，以免造成伤者另一次的伤害，加重伤害。救护者抓住伤员的踝部或双肩，将伤员拖出现场。如伤员穿着外衣，可将其纽扣解开，把伤员身下的外衣拉至头下，这样拖拉时，可使伤员头部受到一定保护。拖拉时不要弯曲或旋转伤员的颈部和后背。

（4）下梯法　适用清醒或昏迷者；体型较大、较重伤者。从楼梯往下运送。

（5）爬行法　适用清醒或昏迷伤者。在狭窄空间或浓烟的环境下。

（6）抱持法　适于年幼伤者，体轻者没有骨折，伤势不重，是短距离搬运的最佳方法救护者蹲在伤员的一侧，面向伤员，一只手放在伤员的大腿下，另一只手绕到伤员的背后。然后将其轻轻抱起。伤员如有脊柱或大腿骨折禁用此法。

2. 两位担架员徒手搬运

（1）轿杠式　适用清醒伤患者，能用一臂或双臂抓紧担架员的伤患者，两名救护者面对面各自用右手握住自己的左手腕。再用左手握住对方右手的手腕，然后，蹲下让伤员将两上肢分别放到两名救护者的颈后，再坐到相互握紧的手上。两名救护者同时站起，行走时同时迈出外侧的腿，保持步调一致。

（2）椅托式　适用体弱而清醒的伤患者。两名救护者面对面蹲在伤员的两侧，分别将靠近伤员一侧的手伸到伤员背后握住对方的手腕。各自将另一只手伸到伤员的大腿中部（腘窝处），握住对方的手腕。同时站起，行走时同时迈出外侧的腿，保持步调一致。

（3）双人拉车式　适于意识不清的伤患者移上椅子、担架或在狭窄地方搬运伤者。两名救护者，一人站在伤员的背后将两手从伤员腋下插入，把伤员两前臂交叉于胸前，再抓住伤员的手腕，把伤员抱在怀里，另一人反身站在伤员两腿中间将伤员两腿抬起。两名担驾员一前一后地行走。

（4）双人扶腋法　适于清醒伤患者，双足受伤者（由于此法简便省力，常在运动会将被采用）。

（5）用靠椅抬走法　使病人坐在椅上，一人在后抬靠椅背部，另一人在前抬椅脚。

3. 三人或四人徒手搬运　三人或四人平托式，适用于脊柱骨折的伤者。三名（或四人）救护者站在伤员未受伤的一侧，分别在肩、臀和膝部。同时单膝跪在地上，分别抱住伤员的头、颈、肩、后背、臀部、膝部及踝部。救护者同时站立，抬起伤员，齐步前进，以保持伤员躯干不被扭转或弯曲。

（1）三人同侧运送。

（2）三人异侧运送。两名救护者站在伤员的一侧，分别在肩、腰、臀部、膝部，第三名救护者可站在对面，伤员的臀部，两臂伸向伤员臀下，握住对方担架员的手腕。三名担架员同时单膝跪地，分别抱住伤员肩、后背、臀、膝部，以后同时站立抬起伤员。

4. 器械搬运

（1）担架的搬运既省力又方便，是常用的方法。适于病情较重，不宜徒手搬运，又需要转送远路途的伤员。常用的担架有帆布折叠式担架，此担架可适于一般伤员的搬运。不宜运送脊柱损伤的伤员。若要使用，必须在帆布中加一块木板。

（2）组合式（铲式）担架适于不宜翻动的危重伤员。担架搬运时，伤员的脚在前，头在后以便于观察，先抬头，后抬脚，担架员应步调一致；向高处抬时，伤员头朝前，足朝后（如上台阶、过桥），前面的担架员要放低担架，后面的要抬高，以使病人保持水平状态。下台阶时相反。担架员应边走边观察伤员情况如神志、呼吸、脉搏。病情如有变化，应立即停下抢救，先放脚，后放头。伤员用汽车运送时，担架要固定好防止在起动、刹车时碰伤。夏天要注意防暑、冬季要预防冻伤。

5. 几种特殊伤的搬运

（1）脊柱骨折的搬运　脊柱骨折的伤员，在固定骨折或搬运时要防止脊椎弯曲或扭转。因此，不能用普通软担架搬运要用木板担架，严禁用一人抬胸、一人抬腿的拉车式搬运。搬运时必须托住伤员的头、肩、臀和下肢，这样不使伤员的脊柱强度弯曲以免造成脊髓断裂和下肢瘫痪的严重后果。一般是三至四人搬运，一人在伤员的头部，双手掌抱于头部两侧轴向牵引颈部。另外三人在伤员的同一侧（一半为右侧），分别在伤员的肩背部、腰臀部、膝踝部。双手掌平伸到伤员的对侧。四人均单膝跪地，同时用力，保持脊柱为一轴线，平稳将伤员抬起，放于脊柱板上。上颈托，无颈托在颈部两侧用沙袋或衣物等固定，然后用头部固定器固定头部，或布带固定。最后将伤员放于长木板上，并用布带等捆绑在长木板上，再抬送搬运。

（2）颈椎骨折的搬运　3～4人，搬运方法同脊柱骨折。首先要有专人牵引，固定头部，然后一人托肩，一人托臀，一人托下肢，动作一致抬放到硬板担架上，颈下必须垫一小垫，使头部与身体成直线位置。颈两侧用沙袋固定或用颈托（临时颈托也可以），肩部略垫高，防止头部左右扭转和前屈、后伸。

（3）临时颈托的制作方法　用报纸或画报，把它折成长约40 cm，宽约10 cm。用三角巾或毛巾包好。将临时颈托环绕颈部在前面打结。

（4）胸、腰椎骨折的搬运　先将一块木板（长度和宽度可容伤员俯卧）平放在伤员一侧，然后由3～4人，分别扶托伤员的头、肩、臀和下肢，动作一致，把伤员抬到或翻到硬木板上，使伤员俯卧位，胸上部应稍垫高并要取出伤员口袋内的硬东西，然后用3～4根布带（三角巾）把伤员固定在板上。

（5）骨盆骨折搬运　应使伤员仰卧，两腿髋、膝关节半屈、膝下垫好衣卷，两大腿略向外展、用1～2条三角巾折成宽带，围绕臀部和骨盆，在下腹部前面的中间打结。用另一条三角巾由折成宽条带围绕膝关节固定。用三人平托放在木板担架上搬运。

（6）开放性气胸搬运　首先应严密地堵塞伤口，用三角巾悬吊固定伤侧手臂，再用另一条三角巾围绕胸部加以固定。搬运时伤员应采取半卧位并斜向伤侧，迅速运送医院。

（7）腹部内脏脱出的搬运　内脏脱出应首先用消毒纱布固定脱出的内脏，搬运时伤员应采取仰卧位，膝下垫高，使腹壁松弛，减少痛苦，同时还应根据伤口的纵横形状采取不同的卧位。如腹部伤口是横裂的，就必须把两腿屈曲；如是直裂伤口就应把腿放平，使伤口不易裂开。

（8）颅脑损伤搬运　颅脑损伤（包括脑膨出）搬运时伤员应向健侧卧位或稳定侧卧位，以保持呼吸道通畅，头部两侧应用衣卷固定，防止摇动并迅速送医院。

（9）颌面伤搬运　伤员应采取健侧卧位或俯卧位，便于口内血液和分泌液向外流，保持呼吸道的通畅，以防止窒息。若伴有颈椎伤时，应按颈椎伤处理。

第六十一章　农村卫生处理

农村饮水卫生处理

【饮用水的卫生要求】水是人体的重要组成部分，是维持人体正常生理和生活所必需的物质，饮用水直接关系到人民的生活和健康，满足饮用水的卫生要求是贯彻"预防为主"的卫生方针，保障城乡人民健康的一项重要措施。饮用水应满足下列基本卫生要求：①感官性状良好；②保证流行病学上安全；③保证化学组成对人体无害；④生活上使用方便；⑤在水量方面，应能充分满足居民生活饮用方面的需要。

【饮用水的卫生评价】 为了达到水质卫生要求，常用下列各项内容进行综合评价：①卫生流行病学调查；②水源环境卫生调查；③水质检验；④卫生评价。

【饮水的净化与消毒】 一般水源水质有时达不到生活饮水水质标准的要求。为了使饮用水的水质符合卫生要求，保证饮用水安全，尚需进行净化。水的净化处理方法有沉淀（自然沉淀及混凝沉淀）、过滤、消毒及其他特殊的净化处理等。

【农村自来水站处理】 实现农村自来水管理不仅为饮用者带来安全、方便、卫生，而且对农村的卫生状况、疾病预防也有许多好处，但如何管理还没有一个统一的模式，这里仅提供一些原则供参考：①地址选择：应选择地势较高，附近没有污染源的地方。②规范消毒：应有专人负责，根据饮用水的用量，规范消毒，保证水的卫生质量。③定时消毒：每隔一定时间对储水池进行一次彻底的清洗。④严管水源：加盖密封，定时检查，保证不被污染。

农村粪便卫生处理

人类粪便中含有大量的氮（1.3%）、磷（0.26%）、钾（0.22%）元素，是农业上利用较广的高效有机肥料，不仅能提高土壤肥力，而且可以改良土壤结构。但粪便中常含有肠道病原菌、寄生虫卵和病毒，如不妥善处理，就会污染环境，传播疾病，孳生苍蝇，不仅危害健康，而且不利于农业生产。所以，农村粪便卫生处理应着重做好收集、运输和无害化处理三个方面。

【粪便收集】 主要涉及厕所和积肥场地的修建和管理。

1. 厕所 至少要做到以下六点。

（1）地址适当 要考虑到使用方便、便于管理、远离厨房和食堂、对饮用水源不构成污染。

（2）防止溢漏 厕所应有防雨屋顶，粪坑应高出地面半尺以上并设排水沟，防止雨水流入坑内。从防病角度讲，猪圈与厕所应分开。

（3）防止苍蝇孳生 储粪池应严密加盖，既可防止苍蝇孳生又避免氮素挥发；储粪池口应突出半砖，以作防线；地面应扎实，以防蝇虫钻入。

（4）合理的蹲位 无论是各户自己建，还是数户合建或以片、区域建厕所，都要考虑合理安排蹲位。女厕所可增1/3的蹲位数，掏粪口应与蹲位粪坑口分开。

（5）保证通风采光良好 做到储粪池与蹲位粪坑口分开，设挡臭板、排臭管，地面、粪坑口、小便池的结构要便于清扫。

（6）妥善管理 坚持清扫、合理喷药、适时掏粪。

2. 积肥场 至少做到以下四点。

（1）地点应选在地势较高、干燥、平坦和交通较方便的地方。

（2）应远离饮用水源，远离村庄，远离公共建筑物。

（3）应在居民点夏季主导风向的下风侧。

（4）周围应设排水沟，以防止暴雨冲走粪肥。

【粪便的运输】遵守卫生要求，防止污染环境和保护运输者不受感染。

1. 运输工具应严密，不漏粪或溢粪，便于装卸；运输工具应经常清洗。

2. 装运时尽量不要污染运输工具的外表及外界环境。

3. 为了不影响居民生活，运送时尽量不经过居民生活区。

4. 要注意个人防护，不可进入粪池内取粪，并定期体检。

【粪便无害化处理】粪便的无害化处理方法有多种，但都必须符合下列卫生要求：

1. 杀灭粪便中的寄生虫卵和病原体。

2. 防止苍蝇孳生。

3. 避免污染土壤、水源、空气和周围的环境。

4. 防止肥效损伤。

（1）沼气发酵法 人畜粪便、垃圾或杂草等有机物放在密闭的发酵池内，加入污泥、污水、利用厌氧细菌（主要是甲烷发酵菌）对有机物的厌氧分解进行发酵作用。复杂的有机物在厌氧菌的活动下起分解作用，先将纤维素和脂肪分解成糖和低级脂肪酸，再进行分解成有机酸（乙酸、丁酸），最后分解成甲烷和二氧化碳等气体，同时放出一些热量。甲烷可用作点灯做饭等的能源。

（2）药物处理法 在急需用肥季节可用化学药物和野生植物对粪便进行无害化处理。常用的药物有：敌百虫、尿素、硝酸铵、氨水；常用的植物有：鬼柳叶、闹羊花、鱼藤根。

农业劳动卫生处理

【农业生产中的劳动卫生问题】既要进行生产，就不可避免地要接触到与农业生产相关的对农民身体健康有害的因素，可概括为化学性的、物理性的、生物性的和其他四类。

1. 化学性有害因素 主要有农药、化肥、有害气体。

（1）农药 目前最常用到的农药有乐果、敌百虫、敌敌畏等有机磷类杀虫剂。有机磷农药可以通过消化道、呼吸道及完整的皮肤黏膜进入人体，生产性中毒主要是由皮肤污染和（或）呼吸道吸入引起的。有机磷化合物的毒性作用主要是抑制人体内的胆碱酯酶，使其失去分解乙酰胆碱的能力，造成体内乙酰胆碱积聚，引起神经功能紊乱。临床表现为毒蕈碱样症状（瞳孔缩小、对光反射消失、流涎、多汗、面色苍白、恶心、呕吐、腹痛、腹泻、呼吸困难等）和烟碱样症状（头痛、头晕、乏力、烦躁、嗜睡、意识恍惚、语言不清、昏迷等）。

防止农药中毒关键在于严格遵守安全操作要求：①配药要正确掌握浓度，不得任意提高用药浓度，并应有专有容器和工具。②喷药时要遵守操作规程，防止药剂污染身体和吸入中毒。③施药时要穿连衣裤或长袖衣、长裤，使用塑料薄膜围裙、裤套和鞋套。

（2）化肥 化肥危害多发生在使用季节，损害特点随化肥品种不同而异。硝酸盐、酸性磷酸盐吸湿性强、含游离酸多的化肥夏季使用可引起皮炎或湿疹样皮炎；冬季可使皮肤角化、破裂。过磷酸钙粉可刺激眼睛和上呼吸道黏膜。氨水使用不慎溅入眼内，可引起结膜炎、角膜溃疡以致晶体混浊；皮肤接触可引起浸渍肿胀、灼痛、小片脱皮、红斑及水泡等。吸入石灰粉可引起血管运动和呼吸中枢兴奋，表现为皮肤潮红、呼吸加深加快、心率加速、血压下降，伴有头痛、头晕、怠倦、烦躁、心悸、胸闷等。预防化肥造成病损的方法主要是做好个人防护，避免徒手操作。使用硝酸铵时，因其助燃易爆，应注意防火并严禁强力捶打。

（3）有害气体 以内燃机为动力的农机，如拖拉机、联合收割机，其废气中含有一氧化碳；柴油机废气中含有氮氧化物、甲醛及丙烯醛等有害气体；保存在地窖的蔬菜，由于植物细胞呼吸、氧化分解，可释放出二氧化碳、硫化氢和一氧化碳等；此外进入沼气池、粪坑或燃煤保温室可接触到甲烷、硫化氢、一氧化碳等有害气体，浓度高时，可引起"电击样"中毒，严重者可致死。

对有害气体的防治原则是：①一旦发生中毒，立即将中毒者移至空气新鲜处并积极抢救；②农机排气口应远离操作者的呼吸区；③下窖或入坑前，应先开盖通风，或用燃灯测试（含有硫化氢的坑池可先用醋酸铅试纸测试）；④燃煤温室应安装风斗。

2. 物理因素及其对机体的不良影响

（1）气象条件和太阳辐射 夏季田间劳动时常受到高温和太阳辐射的影响，特别当室外气温上升到35℃以上时，太阳辐射强度也较大，有发生农田中暑的可能。旱地作业环境的气温和热辐射较湿地为高，因为除太阳照射的直接作用外，地面的二次辐射可使人体四周都受到影响，而且持续时间长。尤其在气温和相对湿度较高而风速较小的密植高秆作物（如玉米、高粱等）大田劳动，由于蒸发困难更易发生中暑。另外，在机械化生产中，除受到作业场所气象条件影响外，还受到发动机所散发热量的影响，这些都可成为夏季导致中暑的因素。为了防止中暑发生，应合理安排劳动和休息，加强个人防护，保证劳动过程的饮水供给；农机驾驶室应采用隔热材料，农机手操作处应有遮阳设备等。

（2）噪声和振动 农业机械因发动机转动、废气排出、机件和机罩的互相撞击等，都可以产生强烈的噪声和振动。噪声强度达到80～106dB时，可使操作者产生一时性听力减退、耳鸣、注意力不集中，并使操作者和周围作业者联系困难，从而增加了外伤事故发生的机会。拖拉机手除受到全身振动的作用外还受到局部振动，达到一定积累量，可出现腰、背、肩酸痛，胃下垂，手腕肿胀无力以及全身无力。

预防的方法：①不断改进农机结构，在发动机周围用橡皮衬垫制作缓冲板；②驾驶室，操作室设弹性软座及半软靠背；③排气管口等噪声发生点加装消声器；④操作者手上带厚质或棉手套等。

3. 生物因素及其对集体的不良影响 生物因素在农业生产劳动中引发的疾病有多种，这里仅就农民肺和谷痒症做一介绍。

（1）农民肺 农民肺是由于吸入霉变草尘引起的，一般吸入 4~8h 后发病，表现为全身乏力、发热、畏寒、四肢酸痛、胸闷、呼吸困难、干咳等症状。其原因是：未经充分晒干而堆储的饲草，由于植物细胞呼吸产热，促使干草小多芽孢菌及普通高温放线菌的生长，这类菌的孢子随饲草粉尘吸入人体引起发病。

预防的方法是：①饲草储存前要充分晒干；②储存中要注意通风，经常检查有无霉变现象；③操作时要注意做好个人防护，同时采取通风防尘。皮质激素对急性期有较好疗效。

（2）谷痒症（螨类引起皮炎） 是由虱状恙螨科蒲团虫及粉恙螨科米粉恙螨等叮咬引起。蒲团虫通常寄生在玉米、小麦、棉花害虫的身体上，可因打谷、搬运或睡卧草褥而引起。发生皮炎时，接触部位皮肤呈现玫瑰色斑点，米粒至黄豆大，继而出现风疹样隆起样斑块，强烈瘙痒，偶可伴有发热等全身症状，呈过敏反应。

预防的办法是暴晒有螨类的物品并加强个人防护（可外用 7% 萘酚及 10% 硫黄的软膏）；治疗的原则是止痒、抗过敏、防止继发感染。

4. 其他危害 在农业生产劳动过程中，由于操作不慎、劳动用力和姿势的不科学、意外事故性伤害都有可能对人体造成危害。

（1）外伤 无论在机械操作、手工劳动、牲畜驾驭中，还是在日常生活中，都可能因一时不慎或意想不到的外力作用，造成人体伤害。所以必须对自己所处的劳动环境、生活环境保持一个清醒的认识，时刻持有安全防范意识。

（2）劳损 在劳动过程中，由于姿势不合理、不科学的使用工具和操作机器，力点和支点的不协调，久而久之，往往造成某些部位的肌肉损伤，出现酸痛、无力以致各种不适，这就形成了劳损。所以要倡导科学的劳作方式，做到无病早防，有病早治。

【农业劳动卫生工作方法】农业劳动卫生，有大量而且非常重要的工作都在基层，要完成好这些工作则全靠基层的医疗卫生工作者的大量辛勤工作，基本工作方法如下。

1. 现场调查方法 用现场调查的方法首先弄清工作中需要解决的问题并找出它的规律；其次要进行生产性疾病调查，查清疾病的种类、发病率、缺勤、病假情况并建立劳动卫生档案；第三要对发病因素、干预措施的效果做调查，提出针对性的预防措施。

科学实验方法：许多科学实验课题来自实际工作中，可结合现场调查开展必要的实验室工作。

2. 及时推广落实 将现场调查和科学实验中获得的劳动卫生措施及时落实到生产实践中。

3. 宣传教育 积极宣传农业劳动卫生知识，做好卫生措施的示范，督促措施的执行。

死亡牲畜处理

死亡牲畜尸体要及时处理，严禁随意丢弃，严禁出售或作为饲料再利用。无害化处理可以选择深埋、焚化、焚烧等方法，饲料、粪便也可以发酵处理。在处理过程中，应防止病原扩散，涉及运输、装卸等环节要避免洒漏，对运输装卸工具要彻底消毒。

1. 深埋　深埋点应远离居民区、水源和交通要道，避开公众视野，清楚标示；坑的覆盖土层厚度应大于 1.5m，坑底铺垫生石灰，覆盖土以前再撒一层生石灰。坑的位置和类型应有利于防洪。死亡牲畜尸体置于坑中后，浇油焚烧，然后用土覆盖，与周围持平。填土不要太实，以免尸腐产气造成气泡冒出和液体渗漏。饲料、污染物等置于坑中，喷洒消毒剂后掩埋。

2. 焚烧焚化　根据疫情所在地实际情况，充分考虑到环境保护原则下，采用浇油焚烧或焚尸炉焚化等焚烧方法进行。

第六十二章　急救与复苏

心脏骤停

【定义】是指心脏射血功能突然终止，血液循环完全停止，全身器官处于低血流或极低血流状态，临床上表现为摸不到脉搏、窒息、无意识和死亡外观。

【常见原因】

1. 心脏病变　①冠心病，不稳定心绞痛，心肌梗死；②心肌炎，心肌病；③风心病及各种瓣膜病；④先天性心脏病；⑤恶性心律失常；⑥细菌性心内膜炎；⑦心脏血栓，大动脉破裂等。

2. 非心脏病变　①各种原因导致的气道阻塞；②肺栓塞（血栓，气栓，脂肪栓塞，羊水栓塞）；③严重电解质及酸碱平衡失调；④颅脑疾病（脑出血，脑栓塞）；⑤严重创伤；⑥休克（低血容量性，过敏性，感染性等）；⑦中毒或药物过量；⑧电击伤。

【临床表现】①突然意识丧失；②大动脉搏动消失；③心音消失；④血压测不出；⑤呼吸缓慢继而停止；⑥短暂全身抽搐或全身松软；⑦双侧瞳孔散大；⑧大小便失禁。

【心电图表现】有四种形式：①无脉性室性心动过速；②心室颤动；③心室静止；④无脉性电活动。

【诊断】①突然意识丧失；②呼吸停止；③颈动脉搏动消失。

【紧急处理】立即行心肺复苏术。

气道阻塞

【定义】是由于呼吸器官的任何部位发生阻塞或狭窄，阻碍气体交换，或呼吸道邻近器官病变引起呼吸道阻塞，以至发生阻塞性呼吸困难。

【常见原因】

1. 舌后坠　成人最常见的原因。

2. 上呼吸道异物 儿童最常见的原因。

3. 其他 ①急性炎症；②气道水肿及痉挛；③气道内形成痂皮及假膜；④气管内炎性渗出物；⑤特殊感染性肉芽肿；⑥喉部及气管内的肿瘤，气道邻近组织的肿瘤；⑦喉部及气管外伤与创伤；⑧各种咽喉疾病引起的声带瘫痪。

【临床表现】吸气性呼吸困难是大气道阻塞的重要表现，严重者烦躁不安，可有出冷汗、脉细数、苍白发绀等；固定的吸气性喘鸣为梗阻的显著症状；可出现吸气性软组织凹陷，并可有声音嘶哑等。

【紧急处理】

1. 徒手开放气道方法 具体方法有：①仰头举颏法；②仰头抬颈法；③仰头拉颌法。

2. 气道异物徒手排出方法 ①Heimlich 手法。②手指盲法清除异物。③婴儿 <1 岁时，可将婴儿提起来，头向下，在背部轻拍 4 下；也可将婴儿的背部放在抢救者的腿上、头低位、胸部推压 4 次。

心肺复苏术

心肺复苏术是指对心跳、呼吸骤停的患者采取紧急抢救措施使其循环、呼吸和大脑功能得以控制/恢复的急救技术。其分为三个阶段，早期基础生命支持、进一步生命支持、延续生命支持。

【早期基础生命支持】为心肺复苏的第一阶段，由在场人员立即对病人进行抢救。2010 年美国心脏协会（AHA）公布的最新 CPR 指南，重新安排了 CPR 传统的三个步骤，从原来的 A – B – C（开放气道、人工呼吸、胸外按压）更改为 C – A – B（胸外按压、开放气道、人工呼吸）。

1. 闭胸心脏按压术（C：circulation） 过去称胸外心脏按压，现在为了和开胸心脏按压对比，改称为闭胸心脏按压。其操作步骤如下：①患者以仰卧位躺在硬质平面（胸背部垫硬板）。②肘关节伸直，上肢呈一直线，双肩正对双手，按压的方向与胸骨垂直，于胸骨中、下 1/3 与两乳头连线的交界处开始按压。③按压幅度至少下陷 5cm；按压频率至少 100 次/分；按压/通气比值为 30：2。④每次按压后，双手放松使胸骨恢复到按压前的位置。放松时双手不要离开胸壁。保持双手位置固定。⑤在一次按压周期内，按压与放松时间基本相等。⑥每 2min 更换按压者，每次更换尽量在 5s 内完成。⑦婴儿按压部位是两乳头连线与胸骨正中线交界点下一横指处，用 2~3 个手指轻轻下压 2~3cm 左右，按压频率为 100 次/分，按压/通气比值单人 CPR 时为 30：2，双人 CPR 时为 15：2。

2. 开放气道（A：airway）

（1）气道阻塞的常见原因为舌后坠，所以要使呼吸道畅通，关键是解除舌肌对呼吸道的堵塞。其具体做法可参考前"气道阻塞紧急处理"。

（2）如清醒病人突然不能讲话、咳嗽，并有窘迫窒息症状，或在头后仰或三步法开放气道（仰头、开口、托下颌）仍不能进行有效正压通气，吹气有阻力或胸廓不能抬起，应考虑气道异物或分泌物阻塞。

（3）如为异物，可采用 Heimlich 手法予以排除。

3. 人工呼吸（B：breathing） 维持气道通畅，将病人口稍张开，同时捏住鼻孔，操作者深吸气，然后横对病人口部用力吹入，吹气停止后胸廓回复原位。为了防止吹气进入胃内，可在吹气时压迫环状软骨，起到关闭食管入口的作用。

4. 电击除颤（D：defibrillation）

（1）适应证 无脉性室速、心室扑动、颤动。

（2）禁忌证 心电静止、无脉电活动、室性自主节律、室性逸搏性心律。

（3）自动体外除颤仪

①功能 a. 自动分析心律；b. 有双功能电极片；c. 有声音与图形提示；d. 自动除颤。

②除颤能量选择 AHA推荐标准：a. 单相波电除颤时360J；b. 双相波电除颤时150J或200J；c. 儿童（1~8岁）2J/kg；d. 第二次及以后4J/kg。

③除颤步骤 a. 患者仰平卧位；b. 手控电极涂以专用导电胶；c. 开启除颤器；d. 选择能量；e. 除颤器充电；f. 确定两电极正确安放在胸部；g. 确定无周围人员直接或间接和患者接触；h. 同时按压两个放电按钮进行电击。

5. 心肺复苏成功的指标 ①昏迷变浅，出项各种反射；②身体出现无意识的挣扎动作；③自主呼吸逐渐恢复；④触摸到规律的颈动脉搏动；⑤面色、口唇转为红润；⑥双侧瞳孔缩小、对光反射恢复。

6. 心肺复苏终止指标 ①病人已恢复自主呼吸和心跳；②确定病人已死亡；③心肺复苏进行30min以上，检查病人仍无反应、无呼吸、无脉搏、瞳孔无回缩。

【加强生命支持】为心肺复苏的第二阶段，一般在医院或急救站进行，由医务人员气管插管、给药、输液、心电监测和心室纤维颤动的治疗，以恢复自主呼吸和心搏，给心肺脑等生命器官供血、供气以恢复其功能。

1. 进一步呼吸支持

（1）咽部置管 ①咽部置管。咽部插管主要包括口咽通气管和鼻咽通气管。②主要适用于由于舌后坠、分泌物、呕吐物、血凝块或其他异物如假牙脱落等机械因素引起的上呼吸道部分或完全梗阻，而又不能长时间坚持抬下颌和张口两个徒手开放气道步骤，从病情上讲又不适宜于做气管内插管，更无必要做气管切开的患者。

（2）阻塞食管通气管 主要适用于牙关松弛，昏迷或呼吸停止而又不能或不允许行气管插管的病人，或没有经过气管插管训练的人采用。

（3）气管插管 包括经口进行气管内插管和经鼻进行气管插管两种。既适用于昏迷患者，也适用于清醒患者。

（4）环甲膜穿刺 环甲膜穿刺法主要用于现场急救。

2. 进一步循环支持

（1）静脉输液 心肺复苏开始后应尽快建立静脉通路，以供输液及用药之需。初期复苏期间一般多采用上腔静脉系统内静脉给药。

（2）药物复苏 药物复苏已成为ALS至关重要的组成部分，合理选择和正确应用心肺复苏药物，可以巩固BLS的成果，提高患者的抢救成功率和远期存活率，给药途径有：静脉内给药、经气管给药、心内注射。常用药物有：

①肾上腺素 是心脏复苏的首选药物，主要作用于肾上腺素能α和β受体，首剂

1mg，无效 3～5min 后重复一次。如果 1mg 肾上腺素治疗无效时可考虑使用大剂量（但不推荐），逐渐增加剂量（1、3、5mg），直接使用中等剂量（每次 5mg），也可根据体重增加剂量（0.1mg/kg）。大剂量肾上腺素可能会有效，但是否需要使用大剂量肾上腺素目前尚无定论。肾上腺素气管内给药吸收作用良好，合理的给药剂量尚不清楚，但至少应是静脉内给药的 2～2.5 倍，稀释至 10ml。

②阿托品　能解除迷走神经对心脏的抑制作用，适用于心动过缓、心脏停搏或房室传导阻滞。每 3～5min 静脉推注 1mg（总量不超过 0.04mg/kg）。

③异丙肾上腺素　缓慢性心律失常、顽固性尖端扭转型室速，可给予异丙肾上腺素 2～20μg/min，静脉滴注。疗效不佳时，使用人工心脏起搏。

④胺碘酮　是一种广谱抗心律失常药物，可提高室颤阈值，增加转复率，防止室颤复发。还可以扩张冠状动脉，增加冠状动脉血流量。剂量为 5mg/kg，静脉注射。

⑤利多卡因　适用于室性早搏和室速。室颤应先行电击除颤，但在没有设备或来不及电击除颤时，可先用利多卡因作药物除颤，剂量为 1～2mg/kg，静注，3～5min 后可重复用药，继而静滴维持，2～4mg/min。

⑥多巴胺　使用时多与其他药物（包括多巴酚丁胺）合用作为复苏后休克治疗的一种方案。a. 小剂量：2～4μg/（kg·min），扩张血管、利尿作用明显；b. 中剂量：5～10μg/（kg·min），正性肌力作用，增加心排血量；c. 大剂量：10～15μg/（kg·min），对 α 受体作用明显，升高血压。

⑦多巴酚丁胺　增强心肌收缩力，2～10μg/（kg·min）。

⑧去甲肾上腺素　收缩压 <70mmHg 的严重低血压和周围血管低阻力是其适应证，慎用于缺血性心脏病患者。

⑨碳酸氢钠　只在某些特定条件（如高钾血症、酸中毒）下使用，心脏骤停时已不推荐常规使用碳酸氢钠，而强调肺泡换气控制酸碱平衡。

⑩硫酸镁　镁缺乏往往与心肌梗死、心衰、尖端扭转型室速、顽固性室颤及心脏骤停有关。可稀释后静脉注射硫酸镁 1～2g。

（3）心、肺功能监测　心肺复苏时需要对心肺功能进行连续监测，如血压、脉搏、心律、动脉血气分析等，临床上比较常用的是连续呼气末二氧化碳分压监测，操作简便，对预后具有较好参考性，对判断通气不当，气管导管误入食管，麻醉机或呼吸器机械故障，早期诊断肺动脉栓塞等有特殊的意义。

【长程生命支持】为心肺复苏的第三阶段，一般在重症监护病房进行，病人恢复呼吸心跳并趋于稳定后，治疗多器官功能衰竭，重点是脑功能的恢复，争取存活而又不发生脑损害。

主要措施有：①保持通气，维持充分氧供；②维持循环；③脑复苏及功能维护；④其他脏器功能的维护；⑤维持水、电解质与酸碱平衡；⑥防治继发感染；⑦控制血糖。

脑复苏

是指针对心脏骤停后严重脑损伤所采取的一系列在维持或恢复神经系统功能的治疗措施，其目的是减轻已经发生的脑损害，逆转正在进行中的损伤，保护未受损害但处于危险的脑组织。其总的目标应是：①维持足够的中枢神经系统血流灌注；②降低颅内压，并维持其正常范围；③降低脑代谢；④停止惊厥活动；⑤减少自溶机制的形成；⑥消除自由基。具体措施有：

1. 保持稳定的循环、呼吸功能和酸碱平衡 维持 MAP 在 90 ~ 100mmHg，PaO_2 在 100mmHg 以上，$PaCO_2$ 在 35 ~ 45mmHg，pH 在 7. 35 ~ 7. 45 之间。

2. 激素的应用 皮质类固醇具有稳定细胞膜的作用，可清除自由基，降低脑水肿，应常规应用。

3. 降温（尤其头部） 一般以 32℃ 为宜，不能低于 31℃，可以用物理降温或加用冬眠药。降温尽早实施。降至 32℃ 时，脑代谢降低 50%，颅内压下降 27%。

4. 脱水 用 20% 甘露醇、甘油果糖、激素、呋塞米。

5. 钙拮抗剂的应用 如尼莫地平等。

6. 促进脑代谢的药物 如胞二磷胆碱、脑复新、FDP 等。

7. 防治抽搐 可用冬眠药，醒脑静。

8. 氧疗 必要时高压氧治疗，宜尽早进行。

第六十三章 常备急救药物及用途

中枢神经兴奋药

尼可刹米（可拉明）

【适应证】用于中枢性呼吸抑制及各种原因引起的呼吸抑制。

【用法】皮下注射、肌内注射、静脉注射。成人：常用量每次 0. 25 ~ 0. 5g，必要时 1 ~ 2h 重复用药；极量一次 1. 25g。小儿：常用量 6 个月以下每次 75mg；1 岁每次 0. 125g；4 ~ 7 岁，每次 0. 175g。

【不良反应】常见面部刺激症、烦躁不安、抽搐、恶心呕吐等。大剂量时可出现血压升高、心悸、出汗、面部潮红、呕吐、震颤、心律失常、惊厥，甚至昏迷。禁忌证：抽搐及惊厥患者禁用。

山梗菜碱（洛贝林）

【适应证】本品主要用于各种原因引起的中枢性呼吸抑制。临床上常用于新生儿窒息，一氧化碳、阿片中毒等。

【用法】

1. 静脉给药 成人常用量：每次 3mg；极量：一次 6mg，20mg/d。儿童、小儿每次 0. 3 ~ 3mg，必要时每隔 30min 可重复使用；新生儿窒息可注入脐静脉 3mg。

2. 皮下或肌内注射 成人常用量，每次 10mg；极量：一次 20mg，50mg/d。儿童每次 1～3mg。

【不良反应】 恶心、呕吐、呛咳、头痛、心悸等。

【注意事项】 剂量较大时，能引起心动过速、传导阻滞、呼吸抑制甚至惊厥。

抗休克血管活性药

去甲肾上腺素

【适应证】 用于治疗急性心肌梗死、体外循环等引起的低血压；对血容量不足所致的休克低血压或嗜铬细胞瘤切除术后的低血压，本品作为急救时补充血容量的辅助治疗，以使血压回升，暂时维持脑与冠状动脉灌注，直到补充血容量治疗发生作用；也可用于椎管内阻滞时的低血压及心跳骤停复苏后血压维持。

【用法】 用 5% 葡萄糖注射液或葡萄糖氯化钠注射液稀释后静滴。成人常用量：开始以 8～12μg/min 速度滴注，调整滴速以使血压升到理想水平；维持量为 2～4μg/min。必要时可按医嘱超越上述剂量，需注意保持或补足血容量。小儿常用量：开始按 0.02～0.1μg/（kg·min）速度滴注，按需要调节滴速。

【不良反应】 药液外漏可引起局部组织坏死。本品强烈的血管收缩可以使重要脏器器官血流减少，肾血流锐减后尿量减少，组织供血不足导致缺氧和酸中毒；持久或大量使用时，可使回心血流量减少，外周血管阻力升高，心排血量减少。应重视的反应包括静脉输注时沿静脉径路皮肤发白，注射局部皮肤破溃，皮肤发绀，发红，严重眩晕，上述反应虽属少见，但后果严重。个别病人因过敏而有皮疹、面部水肿。在缺氧、电解质平衡失调、器质性心脏病病人中或逾量时，可出现心律失常；血压升高后可出现反射性心率减慢。以下反应如持续出现应注意：焦虑不安、眩晕、头痛、皮肤苍白、心悸、失眠等。逾量时可出现严重头痛及高血压、心率缓慢、呕吐、抽搐。

【禁忌证】 禁止与含卤素的麻醉剂和其他儿茶酚胺类药合并使用，可卡因中毒及心动过速患者禁用。

【注意事项】 缺氧、高血压、动脉硬化、甲状腺功能亢进症、糖尿病、闭塞性血管炎、血栓病患者慎用。用药过程中必须监测动脉压、中心静脉压、尿量、心电图。

肾上腺素

【适应证】 主要适用于因支气管痉挛所致严重呼吸困难，可迅速缓解药物等引起的过敏性休克，亦可用于延长浸润麻醉用药的作用时间。各种原因引起的心脏骤停进行心肺复苏的主要抢救用药。

【用法】

1. 常用量 皮下注射，每次 0.25～1mg；极量：皮下注射，一次 1mg。

2. 抢救过敏性休克 如青霉素等引起的过敏性休克。由于本品具有兴奋心肌、升高血压、松弛支气管等作用，故可缓解过敏性休克的心跳微弱、血压下降、呼吸困难等症状。皮下注射或肌注 0.5～1mg，也可用 0.1～0.5mg 缓慢静注（以 0.9% 氯化钠注射液稀释到 10ml），如疗效不好，可改用 4～8mg 静滴（溶于 5% 葡萄糖注射液 500～

1000ml）。

3. 抢救心脏骤停　可用于麻醉和手术中的意外、药物中毒或心脏传导阻滞等原因引起的心脏骤停，以 0.25～0.5mg 以 10ml 生理盐水稀释后静脉（或心内注射），同时进行心脏按压、人工呼吸、纠正酸中毒。对电击引起的心脏骤停，亦可用本品配合电除颤仪或利多卡因等进行抢救。

4. 治疗支气管哮喘　效果迅速但不持久。皮下注射 0.25～0.5mg，3～5min 见效，但仅能维持 1h。必要时每 4h 可重复注射一次。

5. 与局麻药合用　加少量（约 1∶200000～500000）于局麻药中（如布比卡因），在混合药液中，本品浓度为 2～5μg/ml，总量不超过 0.3mg，可减少局麻药的吸收而延长其药效，并减少其毒副作用，亦可减少手术部位的出血。

6. 制止鼻黏膜和齿龈出血　将浸有 1∶20000～1∶1000 溶液的纱布填塞出血处。治疗荨麻疹、枯草热、血清反应等，皮下注射 1∶1000 溶液 0.2～0.5ml，必要时再以上述剂量注射一次。

【不良反应】心悸、头痛、血压升高、震颤、无力、眩晕、呕吐、四肢发凉。有时可有心律失常，严重者可由于心室颤动而致死。用药局部可有水肿、充血、炎症。

【禁忌证】下列情况慎用：器质性脑病、心血管病、青光眼、帕金森病、噻嗪类引起的循环虚脱及低血压、精神神经疾病。用量过大或皮下注射时误入血管后，可引起血压突然上升而导致脑溢血。每次局麻使用剂量不可超过 300μg，否则可引起心悸、头痛、血压升高等。与其他拟交感药有交叉过敏反应。可透过胎盘。抗过敏休克时，须补充血容量。

【注意事项】高血压、器质性心脏病、冠状动脉疾病、糖尿病、甲状腺功能亢进、洋地黄中毒、外伤性及出血性休克、心源性哮喘等患者禁用。

多巴胺

【适应证】适用于心肌梗死、创伤、内毒素败血症、心脏手术、肾功能衰竭、充血性心力衰竭等引起的休克综合征；补充血容量后休克仍不能纠正者，尤其有少尿及周围血管阻力正常或较低的休克。由于本品可增加心排血量，也用于洋地黄和利尿剂无效的心功能不全。

【用法】静脉注射，开始时按 1～5μg/（kg·min），10min 内以 1～4μg/（kg·min）速度递增，以达到最大疗效。慢性顽固性心力衰竭，静滴开始时，按 0.5～2μg/（kg·min）逐渐递增。多数病人按 1～3μg/（kg·min）给予即可生效。闭塞性血管病变患者，静滴开始时按 1μg/（kg·min），逐增至 5～10μg/（kg·min），直到 20μg/（kg·min），以达到最满意效应。如危重病例，先按 5μg/（kg·min）滴注，然后以 5～10μg/（kg·min）递增至 20～50μg/（kg·min），以达到满意效应。或本品 20mg 加入 5% 葡萄糖注射液 200～300ml 中静滴，开始时按 75～100μg/min 滴入，以后根据血压情况，可加快速度和加大浓度，但最大剂量不超过 500μg/min。

【不良反应】常见的有胸痛、呼吸困难、心悸、心律失常（尤其用大剂量）、全身软弱无力感；心跳缓慢、头痛、恶心呕吐者少见。长期应用大剂量或小剂量用于外周血管病患者，出现的反应有手足疼痛或手足发凉；外周血管长时期收缩，可能导致局部坏死或坏疽。

【注意事项】

1. 交叉过敏反应 对其他拟交感胺类药高度敏感的病人，可能对本品也异常敏感。对人体研究尚不充分，动物实验未见有致畸。给妊娠鼠有导致新生仔鼠存活率降低，而且存活者潜在形成白内障的报道。孕妇应用时必须权衡利弊。本品是否排入乳汁未定，但在乳母应用未发生问题。本品在小儿应用未有充分研究。本品在老年人应用未有充分研究，但未见报告发生问题。

2. 下列情况应慎用 嗜铬细胞瘤患者不宜使用；闭塞性血管病（或有既往史者），包括动脉栓塞、动脉粥样硬化、血栓闭塞性脉管炎、冻伤（如冻疮）、糖尿病性动脉内膜炎、雷诺病等慎用；对肢端循环不良的病人，须严密监测，注意坏死及坏疽的可能性；频繁的室性心律失常时应用本品也须谨慎。在滴注本品时须进行血压、心排血量、心电图及尿量的监测。

3. 给药说明 应用多巴胺治疗前必须先纠正低血容量。在滴注前必须稀释，稀释液的浓度取决于剂量及个体需要的液量，若不需要扩容，可用 0.8mg/ml 溶液，如有液体潴留，可用 1.6～3.2mg/ml 溶液。中、小剂量对周围血管阻力无作用，用于处理低心排血量引起的低血压；较大剂量则用于提高周围血管阻力以纠正低血压。选用粗大的静脉做静注或静滴，以防药液外溢及产生组织坏死；如确已发生液体外溢，可用 5～10mg 酚妥拉明稀释溶液在注射部位做浸润。静滴时应控制每分钟滴速，滴注的速度和时间需根据血压、心率、尿量、外周血管灌流情况、异位搏动出现与否等而定，可能时应做心排血量测定。休克纠正时即减慢滴速。遇有血管过度收缩引起舒张压不成比例升高和脉压减小、尿量减少、心率增快或出现心律失常，滴速必须减慢或暂停滴注。如在滴注多巴胺时血压继续下降或经调整剂量仍持续低血压，应停用多巴胺，改用更强的血管收缩药。突然停药可产生严重低血压，故停用时应逐渐递减。

间羟胺（阿拉明）

【适应证】 防治椎管内阻滞麻醉时发生的急性低血压；用于出血、药物过敏、手术并发症及脑外伤或脑肿瘤合并休克而发生的低血压，本品可用于辅助性对症治疗；也可用于心源性休克或败血症所致的低血压。

【用法】 成人用量：①肌内或皮下注射，每次 2～10mg，由于最大效应不是立即显现，在重复用药前对初始量效应至少应观察 10min；②静脉注射，初量 0.5～5mg，继而静滴，用于重症休克；③静脉滴注：将间羟胺 15～100mg 加入 5% 葡萄糖液或氯化钠注射液 500ml 中滴注，调节滴速以维持合适的血压。成人极量一次 100mg（0.3～0.4mg/min）。

小儿用量：肌内或皮下注射，按 0.1mg/kg，用于严重休克；静脉滴注 0.4mg/kg 或按体表面积 12mg/m^2，用氯化钠注射液稀释至每 25ml 中含间羟胺 1mg 的溶液，滴速以维持合适的血压水平为度。配制后应于 24h 内用完，滴注液中不得加入其他难溶于酸性溶液配伍禁忌的药物。

【不良反应】 心律失常，发生率随用量及病人的敏感性而异；升压反应过快过猛可致急性肺水肿、心律失常、心跳停搏；过量的表现为抽搐、严重高血压、严重心律失常，此时应立即停药观察，血压过高者可用 5 ~ 10mg 酚妥拉明静脉注射，必要时可重复；静脉滴注时药液外溢，可引起局部血管严重收缩，导致组织坏死糜烂或红肿硬结形成脓肿；长期使用骤然停药时可能发生低血压。

【禁忌证】 未进行该项实验且无可靠参考文献，故尚不明确。

【注意事项】 甲状腺功能亢进、高血压、冠心病、充血性心力衰竭、糖尿病患者和疟疾病史者慎用。血容量不足者应先纠正后再用本品。本品有蓄积作用，如用药后血压上升不明显，须观察 10min 以上再决定是否增加剂量，以免贸然增量致使血压上升过高。给药时应选用较粗大静脉注射，并避免药液外溢。短期内连续应用，出现快速耐受性，作用会逐渐减弱。

异丙肾上腺素（喘息定）

【适应证】 治疗心源性或感染性休克。治疗完全性房室传导阻滞、心搏骤停。

【用法】 Ⅲ度房室传导阻滞，心率不及 40 次/分时，可以本品 0.5 ~ 1mg 加在 5% 葡萄糖注射液 200 ~ 300ml 内缓慢静滴。

【不良反应】 常见的不良反应有：口咽发干、心悸不安；少见的不良反应有：头晕、目眩、面潮红、恶心、心率增速、震颤、多汗、乏力等。

【禁忌证】 心绞痛、心肌梗死、甲状腺功能亢进及嗜铬细胞瘤患者禁用。

【注意事项】 心律失常并伴有心动过速；心血管疾患，包括心绞痛、冠状动脉供血不足；糖尿病；高血压；甲状腺功能亢进；洋地黄中毒所致的心动过速慎用。遇有胸痛及心律失常应及早重视。有交叉过敏，病人对其他肾上腺能激动药过敏者，对本品也常过敏。

阿托品

【适应证】 各种内脏绞痛，如胃肠绞痛及膀胱刺激症状，对胆绞痛、肾绞痛的疗效较差；全身麻醉前给药、严重盗汗和流涎症；迷走神经过度兴奋所致的窦房阻滞、房室阻滞等缓慢型心律失常，也可用于继发性窦房结功能低下而出现的室性异位节律；抗休克；解救有机磷酸酯类中毒。

【用法】 皮下、肌内或静脉注射，成人常用量，每次 0.3 ~ 0.5mg，0.5 ~ 3mg/d；极量，一次 2mg。儿童皮下注射：0.01 ~ 0.02mg/（kg·d），2 ~ 3 次/日。静脉注射：用于治疗阿 - 斯综合征，每次 0.03 ~ 0.05mg/kg，必要时每 15min 重复 1 次，直至面色潮红、循环好转、血压回升、延长间隔时间至血压稳定。

1. 抗心律失常 成人静脉注射 0.5 ~ 1mg，按需可 1 ~ 2h 一次，最大量为 2mg。

2. 解毒 用于锑剂引起的阿 - 斯综合征，静脉注射 1 ~ 2mg，15 ~ 30min 后再注射 1mg，如患者无发作，按需每 3 ~ 4h 皮下或肌内注射 1mg。用于有机磷中毒时，肌注或静注 1 ~ 2mg（严重有机磷中毒时可加大 5 ~ 10 倍），每 10 ~ 20min 重复，直到青紫消失，继续用药至病情稳定，然后用维持量，有时需 2 ~ 3d。

3. 抗休克改善循环 成人一般按 0.02 ~ 0.05mg/kg，用 50% 葡萄糖注射液稀释后静注或用葡萄糖注射液稀释后静滴。

4. 麻醉前用药 成人术前 0.5 ~ 1h，肌注 0.5mg，小儿皮下注射用量为：体重 ≤

3kg 者为 0.1mg，7~9kg 为 0.2mg，12~16kg 为 0.3mg，20~27kg 为 0.4mg，32kg 以上为 0.5mg。

【不良反应】 不同剂量所致的不良反应大致如下：0.5mg，轻微心率减慢，略有口干及少汗；1mg，口干、心率加速、瞳孔轻度扩大；2mg，心悸、显著口干、瞳孔扩大，有时出现视物模糊；5mg，上述症状加重，并有语言不清、烦躁不安、皮肤干燥发热、小便困难、肠蠕动减少；10mg 以上，上述症状更重，脉速而弱，中枢兴奋现象严重，呼吸加快加深，出现谵妄、幻觉、惊厥等；严重中毒时可由中枢兴奋转为抑制，产生昏迷和呼吸麻痹等。最低致死剂量成人约为 80~130mg，儿童为 10mg。发烧、速脉、腹泻和老年人慎用。

【禁忌证】 青光眼及前列腺肥大者、高热者禁用。

【注意事项】 对其他颠茄生物碱不耐受者，对本品也不耐受。孕妇静脉注射阿托品可使胎儿心动过速。本品可分泌入乳汁，并有抑制泌乳作用。婴幼儿对本品的毒性反应极为敏感，特别是痉挛性麻痹与脑损伤的小儿，反应更强，环境温度较高时，因闭汗有体温急骤升高的危险，应用时要严密观察。老年人容易发生抗 M 胆碱样副作用，如排尿困难、便秘、口干（特别是男性），也易诱发未经诊断的青光眼，一经发现，应即停药。本品对老年人尤易致汗液分泌减少，影响散热，故夏天慎用。

下列情况应慎用：脑损害，尤其是儿童；心脏病，特别是心律失常、充血性心力衰竭、冠心病、二尖瓣狭窄等；反流性食管炎、食管与胃的运动减弱、下食管括约肌松弛，可使胃排空延迟，从而促成胃潴留，并增加胃 - 食管的反流；青光眼患者禁用，20 岁以上患者存在隐蔽性青光眼时，有诱发的危险；溃疡性结肠炎，用量大时肠能动度降低，可导致麻痹性肠梗阻，并可诱发加重中毒性巨结肠症；前列腺肥大引起的尿路感染（膀胱张力减低）及尿路阻塞性疾病，可导致完全性尿潴留。

对诊断的干扰：酚磺酞试验时可减少酚磺酞的排出量。

强心药

毛花苷丙（西地兰）

【适应证】 主要用于心力衰竭。由于其作用较快，适用于急性心功能不全或慢性心功能不全急性加重的患者。亦可用于控制伴快速心室率的心房颤动、心房扑动患者的心室率。终止室上性心动过速起效慢，已少用。

【用法】 成人常用量：用 5% 葡萄糖注射液稀释后缓慢注射，首剂 0.4~0.6mg，以后每 2~4h 可再给 0.2~0.4mg，总量 1~1.6mg。小儿常用量：按下列剂量分 2~3 次间隔 3~4h 给予。早产儿和足月新生儿或肾功能减退、心肌炎患儿，肌内或静脉注射按重 0.022mg/kg，2 月~3 岁，按体重 0.025mg/kg。本品静脉注射获满意疗效后，可改用地高辛常用维持量以保持疗效。

【不良反应】 常见的不良反应包括：新出现的心律失常、胃纳不佳或恶心、呕吐（刺激延髓中枢）、下腹痛、异常的无力、软弱。少见的反应包括：视力模糊或"黄视"（中毒症状）、腹泻、中枢神经系统反应如精神抑郁或错乱。罕见的反应包括：嗜睡、头痛及皮疹、荨麻疹（过敏反应）。在洋地黄的中毒表现中，心律失常最重要，最常见者为室性早搏，约占心脏反应的33%。其次为房室传导阻滞，阵发性或加速性交界性心动过速，阵发性房性心动过速伴房室传导阻滞，室性心动过速、窦性停搏、心室颤动等。儿童中心律失常比其他反应多见，但室性心律失常比成人少见。新生儿可有P-R间期延长。

【禁忌证】预激综合征伴心房颤动或扑动；任何强心苷制剂中毒；室性心动过速、心室颤动；梗阻性肥厚型心肌病（若伴收缩功能不全或心房颤动仍可考虑）。

【注意事项】过量时，由于蓄积性小，一般于停药后1~2d中毒表现可以消退。以下情况慎用：低钾血症；不完全性房室传导阻滞；高钙血症；甲状腺功能低下；缺血性心脏病；急性心肌梗死早期（AMI）；心肌炎活动期；肾功能损害。

用药期间应注意随访检查：血压、心率及心律；心电图；心功能监测；电解质尤其钾、钙、镁；肾功能；疑有洋地黄中毒时，应作地高辛血药浓度测定。

多巴酚丁胺

【适应证】用于器质性心脏病时心肌收缩力下降引起的心力衰竭，包括心脏直视手术后所致的低排血量综合征，作为短期支持治疗。

【用法】成人常用量将多巴酚丁胺加于50%葡萄糖注射液或0.9%氯化钠注射液中稀释后，以滴速2.5~10μg/（kg·min）给予，在15μg/（kg·min）以下的剂量时，心率和外周血管阻力基本无变化；偶用>15μg/（kg·min），但需注意过大剂量仍然有可能加速心率并产生心律失常。

【不良反应】可有心悸、恶心、头痛、胸痛、气短等。如出现收缩压增加（多数增高10~20mmHg，少数升高50mmHg或更多）、心率增快（多数在原来基础上每分钟增加5~10次，少数可增加30次以上）者，与剂量有关，应减量或暂停用药。

【注意事项】交叉过敏反应，对其他拟交感药过敏，可能对本品也敏感。对妊娠的影响，在人体应用未发生问题。本品是否排入乳汁未定，但应用未发生问题。梗阻性肥厚型心肌病不宜使用，以免加重梗阻。

下列情况应慎用：心房颤动，多巴酚丁胺能加快房室传导，心室率加速，如须用本品，应先给予洋地黄类药；高血压可能加重；严重的机械梗阻，如重度主动脉瓣狭窄，多巴酚丁胺可能无效；低血容量时应用本品可加重，故用前须先加以纠正；室性心律失常可能加重；心肌梗死后，使用大量本品可能使心肌耗氧量增加而加重缺血。用药期间应定时或连续监测心电图、血压、心排血量，必要或可能时监测肺动脉楔嵌压。

给药说明：用药前应先补充血容量、纠正血容量。药液的浓度随用量和病人所需液体量而定。治疗时间和给药速度按病人的治疗效应调整，可依据心率、血压、尿量以及是否出现异位搏动等情况。如有可能，应监测中心静脉压、肺楔嵌压和心排血量。

抗心律失常药

利多卡因

【适应证】本品为局麻药及抗心律失常药。主要用于浸润麻醉、表面麻醉（包括在胸腔镜检查或腹腔手术时作黏膜麻醉用）、硬膜外麻醉及神经传导阻滞。本品也可用于急性心肌梗死后室性早搏和室性心动过速，亦可用于洋地黄类中毒、心脏外科手术及心导管引起的室性心律失常。本品对室上性心律失常通常无效。

【用法】常用量：静脉注射 1 ~ 1.5mg/kg（一般用 50 ~ 100mg）作首次负荷量，静注 2 ~ 3min，必要时每 5 min 后重复静脉注射 1 ~ 2 次，但 1h 之内的总量不得超过 300mg。静脉滴注一般以 5% 葡萄糖注射液配成 1 ~ 4mg/ml 药液滴注或用输注泵给药。在用负荷量后可继续 1 ~ 4mg/min 速度静滴维持，或以 0.015 ~ 0.03mg/（kg·min）速度静脉滴注。老年人、心力衰竭、心源性休克、肝血流量减少、肝或肾功能障碍时应减少用量，以 0.5 ~ 1mg/（kg·min）静滴。即可用本品 0.1% 溶液静脉滴注，每小时不超过 100mg。极量静脉注射 1h 内最大负荷量 4.5mg/kg（或 300mg），最大维持量为 4mg/min。

【不良反应】本品可作用于中枢神经系统，引起嗜睡、感觉异常、肌肉震颤、惊厥、昏迷及呼吸抑制。可引起低血压及心动过缓。血药浓度过高，可引起心房传导速度减慢、房室传导阻滞以及抑制心肌收缩力和心输出量下降。

【禁忌证】对本品或其他局麻药过敏者禁用。阿-斯综合征（急性心源性脑缺血综合征）、预激综合征、严重心脏传导阻滞（包括窦房、房室及心室内传导阻滞）患者禁静脉给药。

【注意事项】麻醉用时，防止误入血管，注意局麻药中毒症状的观察。肝肾功能障碍、肝血流量减低、充血性心力衰竭、严重心肌受损、低血容量及休克等患者慎用。对其他局麻药过敏者，可能对本品也过敏。本品严格掌握浓度和用药总量，超量可引起惊厥及心跳骤停。其体内代谢较普鲁卡因慢，有蓄积作用，可引起中毒而发生惊厥。用药期间应注意检查血压、监测心电图，并备有抢救设备；心电图 P－R 间期延长或 QRS 波增宽，出现其他心律失常或原有心律失常加重者应立即停药。

维拉帕米

【适应证】快速阵发性室上性心动过速的转复。应用维拉帕米之前应首选抑制迷走神经的手法治疗（如 Valsalva 法）。心房扑动或心房颤动心室率的暂时控制。心房扑动或心房颤动合并房室旁路通道（预激综合征和 LGL 综合征）时除外。

【用法】必须在持续心电监测和血压监测下，缓慢静脉注射至少 2min。本品注射液与林格液、5% 葡萄糖注射液或氯化钠注射液均无配伍禁忌。因无法确定重复静脉给药的最佳给药间隔，必须个体化治疗。一般起始剂量为 5 ~ 10mg（或按 0.075 ~ 0.15mg/kg），稀释后缓慢静脉推注至少 2min。如果初反应不令人满意，首剂 15 ~ 30min 后再给一次 5 ~ 10mg 或 0.15mg/kg 体重。静脉滴注给药，每小时 5 ~ 10mg，加入氯化钠注射液或 5% 葡萄糖注射液中静滴，一日总量不超过 50 ~ 100mg。

【不良反应】发生率在 ≥1% 的不良反应：症状性低血压（1.5%）；心动过缓（1.2%）；眩晕（1.2%）；头痛（1.2%）；皮疹（1.2%）；严重心动过速（1.0%）。

发生率 <1% 的不良反应：恶心（0.9%）；腹部不适（0.6%）；静脉给药期间发作癫痫；精神抑郁；嗜睡；旋转性眼球震颤；眩晕；出汗；超敏病人发生支气管/喉部痉挛伴瘙痒和荨麻疹；呼吸衰竭等。

【禁忌证】重度充血性心力衰竭（继发于室上性心动过速且可被维拉帕米纠正者除

外）；严重低血压（收缩压小于90mmHg）或心源性休克；病窦综合征（已安装并行使功能的心脏起搏器病人除外）；Ⅱ或Ⅲ度房室阻滞（已安装并行使功能的心脏起搏器病人除外）；心房扑动或心房颤动病人合并有房室旁路通道；已用β受体阻断剂或洋地黄中毒的病人；室性心动过速；QRS增宽（≥0.12s）的室性心动过速病人静脉用维拉帕米，可能导致显著的血流动力学恶化和心室颤动；用药前需鉴别宽QRS心动过速为室上性或室性；已知对盐酸维拉帕米过敏的病人。

【注意事项】

1. 低血压 静脉注射维拉帕米引起的血压下降一般是一过性和无症状的，但也可能发生眩晕。静脉注射维拉帕米之前静脉给予钙剂可预防该血流动力学反应。

2. 极度心动过缓/心脏停搏 维拉帕米影响房室结和窦房结，罕见导致Ⅱ或Ⅲ度房室传导阻滞、心动过缓，更甚者心脏停搏，易发生在病窦综合征病人，这类疾病老年人多发。需立即采取适当的治疗。

3. 轻度心力衰竭的病人如有可能必须在使用维拉帕米治疗之前已由洋地黄类或利尿剂所控制。中到重度心功能不全者可能会出现心力衰竭急性恶化。

4. 房室旁路通道合并心房扑动或心房颤动病人静脉用维拉帕米治疗，会通过加速房室旁路的前向传导，引起心室率加快，甚至诱发心室颤动。

5. 严重肝肾功能不全可能不增强维拉帕米的药效，但可能延长其作用时间。反复静脉给药可能会导致蓄积，产生过度药效。如果必须重复静脉给药，必须严密监测血压和P－R间期或药效过度的其他表现。

6. 静脉给维拉帕米可诱发呼吸肌衰竭，肌肉萎缩病人慎用。

7. 静脉给维拉帕米升高幕上肿瘤病人的颅内压。颅内压增高者应用时小心。

美托洛尔

【适应证】快速性心律失常（快速性室上性心动过速及室性早搏）；诱导麻醉或麻醉期间出现的窦性心动过速。

【用法】快速心律失常紧急治疗：酒石酸美托洛尔成人剂量5mg，用葡萄糖稀释后，以1～2mg/min速度缓慢静脉注射，如病情需要5min后重复注射一次，视病情而定，总剂量不超过10mg（静脉注射后4～6h，心律失常已经控制，用口服胶囊或片剂维持，2～3次/日，每次剂量不超过5mg）。

麻醉诱导或麻醉期间治疗心律失常：采用1～2mg/min速度缓慢静脉注射，成人2mg，根据需要及耐受程度可以重复注射2mg，必要时最大总量为10mg。

【不良反应】低血压、心动过缓，头晕不适感。

【禁忌证】Ⅱ度或Ⅲ度房室传导阻滞，心源性休克，严重窦性心动过缓（心率小于60次/分），收缩期血压小于12kPa，心功能不全，病态窦房结综合征及孕妇禁用。肝、肾功能不全及严重支气管痉挛患者慎用。

【注意事项】酒石酸美托洛尔静脉内给药，必须缓慢，1～2mg/min速度注射并在心电图与血压的密切观察下使用。静脉注射时易引起严重的心动过缓与低血压，甚至虚脱和心脏停搏，必须十分谨慎，应严格掌握适应证、剂量和注射速度。出现明显的心动过缓与低血压时即须停止注射，可用阿托品1～2mg静脉注射，必要时可使用升压药如间羟胺（阿拉明）或去甲肾上腺素，亦可用高血糖素 1～5mg 静注。糖尿病病人使用酒石酸美托洛尔特别小心，因为 β 受体阻断剂可以掩盖心动过速及低血糖。疑有甲状腺功能亢进病人。未确诊前，不宜使用。本药治疗结束时，不要突然停药，尤其在严重心绞痛病人突然停药会诱发室性心动过速和猝死，应逐渐地减量停药。

地尔硫䓬

【适应证】室上性心动过速；手术时异常高血压的急救处置；高血压急症；不稳定性心绞痛；肥厚性心肌病。

【用法】将注射用盐酸地尔硫䓬用 5ml 以上的生理盐水或葡萄糖注射液溶解，按下述方法用药。

1. 室上性心动过速 单次静注，通常成人剂量为盐酸地尔硫䓬 10mg 约 3min 缓慢静注，并可据年龄和症状适当增减。

2. 手术时异常高血压的急救处置 单次静注，通常成人，约 1min 内缓慢静注盐酸地尔硫䓬每次 10mg，并可根据患者的年龄和症状适当增减。静注滴注，通常成人 5～15μg/（kg·min）。当血压降至目标值以后，边监测血压边调节滴注速度。

3. 高血压急症 通常成人 5～15μg/（kg·min）。当血压降至目标值以后，边监测血压边调节滴注速度。

4. 不稳定性心绞痛 通常成人以 1～5μg/（kg·min）速度静脉滴注，应先从小剂量开始，然后可根据病情适当增减，最大用量为 5μg/（kg·min）。

【不良反应】

1. 常见的不良反应 浮肿、头痛、恶心、眩晕、皮疹、无力。

2. 罕见的不良反应 ①心血管系统：房室传导阻滞、心动过缓、束支传导阻滞、充血性心衰、心电图异常、低血压、心悸、晕厥、心动过速、室性早搏。②神经系统：多梦、遗忘、抑郁、步态异常、幻觉、失眠、神经质、感觉异常、性格改变、嗜睡、震颤。③消化系统：厌食、便秘、腹泻、味觉障碍、消化不良、口渴、呕吐、体重增加、碱性磷酸酶、乳酸脱氢酶、谷草转氨酶、谷丙转氨酶轻度升高。④皮肤：瘀点、光敏感、瘙痒、荨麻疹。⑤其他：弱视、口干、呼吸困难、鼻出血、易激惹、高血糖、高尿酸血症、阳痿、肌痉挛、鼻充血、多尿、夜尿增多、耳鸣、骨关节痛、脱发、多形性红斑、锥体外系综合征、齿龈增生、溶血性贫血、出血时间延长、白细胞减少、紫癜、视网膜病变、血小板减少、剥脱性皮炎。

【禁忌证】严重低血压或心源性休克患者；Ⅱ 和 Ⅲ 度房室传导阻滞或病窦综合征［持续窦性心动过缓（心率＜50 次/分）；窦性停搏和窦房阻滞等］；严重充血性心衰患者；严重心肌病患者；对药物中任一成分过敏者；妊娠或可能妊娠的妇女。

【注意事项】对以下患者慎用：充血性心衰患者；心肌病患者；急性心肌梗死患者；心动过缓、Ⅰ 度房室传导阻滞患者；低血压患者；伴有 WPW 综合征 LGL 综合征的房颤、房扑患者；正使用 β 受体阻断剂的患者；严重肝、肾功能障碍患者。连续监测心电图和血压。

血管扩张药

硝酸甘油

【适应证】用于冠心病心绞痛的治疗及预防，也可用于降低血压或治疗充血性心力衰竭。

【用法】用5%葡萄糖注射液或氯化钠注射液稀释后静脉滴注，开始剂量为5μg/min，最好用输液泵恒速输入。用于降低血压或治疗心力衰竭，可每3～5min增加5μg/min，如在20μg/min时无效可以10μg/min递增，以后可20μg/min。患者对本药的个体差异很大，静脉滴注无固定适合剂量，应根据个体的血压、心率和其他血流动力学参数来调整用量。

【不良反应】头痛可于用药后立即发生，可为剧痛和呈持续性。偶可发生眩晕、虚弱、心悸和其他体位性低血压的表现，尤其在直立、制动的患者。治疗剂量可发生明显的低血压反应，表现为恶心、呕吐、虚弱、出汗、苍白和虚脱。晕厥、面红、药疹和剥脱性皮炎均有报道。逾量时的临床表现按发生率的多少依次为：口唇指甲青紫、眩晕欲倒、头胀、气短、高度乏力、心跳快而弱、发热，甚至抽搐。

【禁忌证】禁用于心肌梗死早期（有严重低血压及心动过速时）、严重贫血、青光眼、颅内压增高和已知对硝酸甘油过敏的患者。还禁用于使用西地那非（万艾可）的患者，后者增强硝酸甘油的降压作用。

【注意事项】应使用能有效缓解急性心绞痛的最小剂量，过量可能导致耐受现象。小剂量可能发生严重低血压，尤其在直立位时。应慎用于血容量不足或收缩压低的患者。发生低血压时可合并心动过缓，加重心绞痛。加重肥厚梗阻型心肌病引起的心绞痛。易出现药物耐受性。如果出现视力模糊或口干，应停药。剂量过大可引起剧烈头痛。静脉滴注本品时，由于许多塑料输液器可吸附硝酸甘油，因此应采用非吸附本品的输液装置，如玻璃输液瓶等。静脉使用本品时须采用避光措施。

硝普钠

【适应证】用于高血压急症，如高血压危象、高血压脑病、恶性高血压、嗜铬细胞瘤手术前后阵发性高血压等的紧急降压，也可用于外科麻醉期间进行控制性降压。用于急性心力衰竭，包括急性肺水肿。亦用于急性心肌梗死或瓣膜（二尖瓣或主动脉瓣）关闭不全时的急性心力衰竭。

【用法】用前将本品50mg（1支）溶解于5ml 5%葡萄糖注射液中，再稀释于250～1000ml 5%葡萄糖注射液中，在避光输液瓶中静脉滴注。成人常用量：静脉滴注，开始以0.5μg/（kg·min）输注。根据治疗反应以0.5μg/（kg·min）剂量递增，逐渐调整剂量，常用剂量为3μg/（kg·min），极量为10μg/（kg·min），总量为3.5mg/kg；小儿常用量：静脉滴注，1.4μg/（kg·min），按效应逐渐调整用量。

【不良反应】短期应用适量不致发生不良反应。本品毒性反应来自其代谢产物氰化物和硫氰酸盐，氰化物是中间代谢物，硫氰酸盐为最终代谢产物，如氰化物不能正常转换为硫氰酸盐，则造成氰化物血中浓度升高，此时硫氰酸盐血中浓度虽正常也可发生中毒。麻醉中控制降压时突然停用本品，尤其血药浓度较高而突然停药时，可能发生反跳性血压升高。

以下三种情况出现不良反应：①血压降低过快过剧，出现眩晕、大汗、头痛、肌肉颤搐、神经紧张或焦虑，烦躁、胃痛、反射性心动过速或心律不齐，症状的发生与静脉给药速度有关，与总量关系不大。减量给药或停止给药可好转。②硫氰酸盐中毒或超量时，可出现运动失调、视力模糊、谵妄、眩晕、头痛、意识丧失、恶心、呕吐、耳鸣、气短。停止给药可好转。③氰化物中毒或超量时，可出现反射消失、昏迷、心音遥远、低血压、脉搏消失、皮肤粉红色、呼吸浅、瞳孔散大。应停止给药并对症治疗。皮肤光敏感与疗程及剂量有关，皮肤石板蓝样色素沉着，停药后经较长时间（1~2年）才消退。其他过敏性皮疹，停药后消退较快。

【禁忌证】代偿性高血压如动静脉分流或主动脉缩窄时，禁用本品。

【注意事项】下列情况慎用：脑血管或冠状动脉供血不足时，对低血压的耐受性降低；麻醉中控制性降压时，如有贫血或低血容量应先予纠正再给药；脑病或其他颅内压增高时，扩张脑血管可进一步增高颅内压；肝、肾功能损害时，本品可能加重肝、肾损害；甲状腺功能过低时，本品的代谢产物硫氰酸盐可抑制碘的摄取和结合，因而可能加重病情；肺功能不全时，本品可能加重低氧血症；维生素 B_{12} 缺乏时使用本品，可能使病情加重；应用本品过程中，应持续测血压。

利尿脱水药

呋塞米

【适应证】水肿性疾病包括充血性心力衰竭、肝硬化、肾脏疾病（肾炎、肾病及各种原因所致的急、慢性肾功能衰竭），尤其是应用其他利尿药效果不佳时，应用本品仍可能有效。与其他药物合用治疗急性肺水肿和急性脑水肿等；高血压，一般不作为治疗原发性高血压的首选药物，但当噻嗪类药物疗效不佳，尤其当伴有肾功能不全或出现高血压危象时，本类药物尤为适用；预防急性肾功能衰竭，用于各种原因导致肾脏血流灌注不足，例如失水、休克、中毒、麻醉意外以及循环功能不全等，在纠正血容量不足的同时及时应用，可减少急性肾小管坏死的机会；高钾血症及高钙血症；稀释性低钠血症尤其是当血钠浓度低于 120mmol/L 时。抗利尿激素分泌过多症（SIADH）；急性药物毒物中毒如巴比妥类药物中毒等。

【用法】治疗水肿性疾病。紧急情况或不能口服者，可静脉注射，开始 20~40mg，必要时每 2h 追加剂量，直至出现满意疗效。维持用药阶段可分次给药；治疗急性左心衰竭时，起始 40mg 静脉注射，必要时每小时追加 80mg，直至出现满意疗效；治疗急性肾功能衰竭时，可用 200~400mg 加于氯化钠注射液 100ml 内静脉滴注，滴注速度不超过 4mg/min。有效者可按原剂量重复应用或酌情调整剂量，每日总剂量不超过 1g。利尿效果差时不宜再增加剂量，以免出现肾毒性，对急性肾衰功能恢复不利；治疗慢性肾功能不全时，一般每日剂量 40~120mg；治疗高血压危象时，起始 40~80mg 静脉注射，伴急性左心衰竭或急性肾功能衰竭时，可酌情增加剂量；治疗高钙血症时，可静脉注射，一次 20~80mg。治疗小儿水肿性疾病，起始按 1mg/kg 静脉注射，必要时每隔 2 小时追加 1mg/kg。最大剂量可达每日 6mg/kg。新生儿应延长用药间隔。

【不良反应】常见者与水、电解质紊乱有关，尤其是大剂量或长期应用时，如体位性低血压、休克、低钾血症、低氯血症、低氯性碱中毒、低钠血症、低钙血症以及与此有关的口渴、乏力、肌肉酸痛、心律失常等。

少见者有过敏反应（包括皮疹、间质性肾炎、甚至心脏骤停）、视觉模糊、黄视症、光敏感、头晕、头痛、纳差、恶心、呕吐、腹痛、腹泻、胰腺炎、肌肉强直等，骨髓抑制导致粒细胞减少，血小板减少性紫癜和再生障碍性贫血，肝功能损害，指（趾）感觉异常，高糖血症，尿糖阳性，原有糖尿病加重，高尿酸血症。耳鸣、听力障碍多见于大剂量静脉快速注射时（剂量 > 4 ~ 15mg/min），多为暂时性，少数为不可逆性，尤其当与其他有耳毒性的药物同时应用时。在高钙血症时，可引起肾结石。尚有报道本品可加重特发性水肿。

【禁忌证】尚不明确。

【注意事项】下列情况慎用：无尿或严重肾功能损害者，后者因需加大剂量，故用药间隔时间应延长，以免出现耳毒性等副作用；糖尿病；高尿酸血症或有痛风病史者；严重肝功能损害者，因水电解质紊乱可诱发肝昏迷；急性心肌梗死，过度利尿可促发休克；胰腺炎或有此病史者；有低钾血症倾向者，尤其是应用洋地黄类药物或有室性心律失常者；红斑狼疮，本药可加重病情或诱发活动；前列腺肥大。

甘露醇

【适应证】

1. 组织脱水药。用于治疗各种原因引起的脑水肿，降低颅内压，防止脑疝。

2. 降低眼内压。可有效降低眼内压，应用于其他降眼内压药无效时或眼内手术前准备。

3. 渗透性利尿药。用于鉴别肾前性因素或急性肾功能衰竭引起的少尿。亦可应用于预防各种原因引起的急性肾小管坏死。

4. 作为辅助性利尿措施治疗肾病综合征、肝硬化腹水，尤其是当伴有低蛋白血症时。对某些药物逾量或毒物中毒（如巴比妥类药物、锂、水杨酸盐和溴化物等），本药可促进上述物质的排泄，并防止肾毒性。作为冲洗剂，应用于经尿道做前列腺切除术。术前肠道准备。

【用法】成人常用量 ①利尿：常用量为按体重 1 ~ 2g/kg，一般用 20% 溶液 250ml（1 瓶）静脉滴注，并调整剂量使尿量维持在 30 ~ 50ml/h。②治疗脑水肿、颅内高压和青光眼：按 0.25 ~ 2g/kg，配制为 15% ~ 25% 浓度于 30 ~ 60min 内静脉滴注。当病人衰弱时，剂量应减小至 0.5g/kg。严密随访肾功能。③鉴别肾前性少尿和肾性少尿：按体重 0.2g/kg，以 20% 浓度于 3 ~ 5min 内静脉滴注，如用药后 2 ~ 3min 以后每小时尿量仍低于 30 ~ 50ml，最多再试用一次，如仍无反应则应停药。已有心功能减退或心力衰竭者慎用或不宜使用。④预防急性肾小管坏死：先给予 12.5 ~ 25g，10min 内静脉滴注，若无特殊情况，再给 50g，1h 内静脉滴注，若尿量能维持在 50ml/h 以上，则可继续应用 5% 溶液静滴，若无效则立即停药。⑤治疗药物、毒物中毒：50g 以 20% 溶液静滴，调整剂量使尿量维持在 100 ~ 500ml/h。⑥肠道准备：术前 4 ~ 8h，10% 溶液 1000ml 于

30min 内口服完毕。

小儿常用量 ①利尿：按体重 0.25 ~ 2g/kg 或按体表面积 60g/m²，以 15% ~ 20% 溶液 2 ~ 6 h 内静脉滴注。②治疗脑水肿、颅内高压和青光眼：按体重 1 ~ 2g/kg 或按体表面积 30 ~ 60g/m²，以 15% ~ 20% 浓度溶液于 30 ~ 60min 内静脉滴注。病人衰弱时剂量减至 0.5g/kg。③鉴别肾前性少尿和肾性少尿：按体重 0.2g/kg 或按体表面积 6g/m²，以 15% ~ 25% 浓度静脉滴注 3 ~ 5min，如用药后 2 ~ 3h 尿量无明显增多，可再用 1 次，如仍无反应则不再使用。④治疗药物、毒物中毒：按体重 2g/kg 或按体表面积 60g/m² 以 5% ~ 10% 溶液静脉滴注。

【不良反应】水和电解质紊乱最为常见。快速大量静注甘露醇可引起体内甘露醇积聚，血容量迅速大量增多（尤其是急、慢性肾功能衰竭时），导致心力衰竭（尤其有心功能损害时），稀释性低钠血症，偶可致高钾血症；不适当的过度利尿导致血容量减少，加重少尿；大量细胞内液转移至细胞外可致组织脱水，并可引起中枢神经系统症状；寒战、发热；排尿困难；血栓性静脉炎；甘露醇外渗可致组织水肿、皮肤坏死；过敏引起皮疹、荨麻疹、呼吸困难、过敏性休克；头晕、视力模糊；高渗引起口渴。

渗透性肾病（或称甘露醇肾病），主要见于大剂量快速静脉滴注时。其机理尚未完全阐明，可能与甘露醇引起肾小管液渗透压上升过高，导致肾小管上皮细胞损伤。病理表现为肾小管上皮细胞肿胀，空泡形成。临床上出现尿量减少，甚至急性肾功能衰竭。渗透性肾病常见于老年肾血流量减少及低钠、脱水患者。

【禁忌证】已确诊为急性肾小管坏死的无尿患者，包括对试用甘露醇无反应者，因甘露醇积聚引起血容量增多，加重心脏负担；严重失水者；颅内活动性出血者，因扩容加重出血，但颅内手术时除外；急性肺水肿，或严重肺瘀血。

【注意事项】下列情况慎用：明显心肺功能损害者，因本药所致的突然血容量增多可引起充血性心力衰竭；高钾血症或低钠血症；低血容量，应用后可因利尿而加重病情，或使原来低血容量情况被暂时性扩容所掩盖；严重肾功能衰竭而排泄减少使本药在体内积聚，引起血容量明显增加，加重心脏负荷，诱发或加重心力衰竭；对甘露醇不能耐受者。给大剂量甘露醇不出现利尿反应，可使血浆渗透浓度显著升高，故应警惕。

镇静镇痛药

地西泮

【适应证】可用于抗癫痫和抗惊厥；静脉注射为治疗癫痫持续状态的首选药，对破伤风轻度阵发性惊厥也有效。静注可用于全麻的诱导和麻醉前给药。

【用法】成人常用量：基础麻醉或静脉全麻，10 ~ 30mg。镇静、催眠或急性酒精戒断，开始 10mg，以后按需每隔 3 ~ 4h 加 5 ~ 10mg。24h 总量以 40 ~ 50mg 为限。癫痫持续状态和严重频发性癫痫，开始静注 10mg，每隔 10 ~ 15min 可按需增加甚至达最大限用量。破伤风可能需要较大剂量。静注宜缓慢，2 ~ 5mg/min。

小儿常用量：抗癫痫、癫痫持续状态和严重频发性癫痫，出生 30 天 ~ 5 岁，静注为宜，每 2 ~ 5min 注射 0.2 ~ 0.5mg，最大限用量为 5mg。5 岁以上每 2 ~ 5min 注射

1mg，最大限用量 10mg。如需要，2～4h 后可重复治疗。重症破伤风解痉时，出生 30 天～5 岁 1～2mg，必要时 3～4 小时后可重复注射，5 岁以上注射 5～10mg。

小儿静注宜缓慢，3min 内按体重不超过 0.25mg/kg，间隔 15～30min 可重复。新生儿慎用。

【不良反应】常见的不良反应，嗜睡，头昏、乏力等，大剂量可有共济失调、震颤。罕见的有皮疹，白细胞减少。个别病人发生兴奋，多语，睡眠障碍，甚至幻觉。停药后，上述症状很快消失。长期连续用药可产生依赖性和成瘾性，停药可能发生撤药症状，表现为激动或忧郁。

【禁忌证】孕妇、妊娠期妇女、新生儿禁用。本品含苯甲醇，禁止用于儿童肌内注射。

【注意事项】以下情况慎用：严重的急性乙醇中毒，可加重中枢神经系统抑制作用；重度重症肌无力，病情可能被加重；急性或隐性发生闭角型青光眼可因本品的抗胆碱能效应而使病情加重；低蛋白血症时，可导致易嗜睡难醒；多动症者可有反常反应；严重慢性阻塞性肺部病变，可加重呼吸衰竭；外科或长期卧床病人，咳嗽反射可受到抑制；有药物滥用和成瘾史者。

吗啡

【适应证】本品为强效镇痛药，适用于其他镇痛药无效的急性锐痛，如严重创伤、战伤、烧伤、晚期癌症等疼痛；心肌梗死而血压尚正常者，应用本品可使病人镇静，并减轻心脏负担；应用于心源性哮喘可使肺水肿症状暂时有所缓解；麻醉和手术前给药可保持病人安静进入睡眠；因本品对平滑肌的兴奋作用较强，故不能单独用于内脏绞痛（如胆绞痛等），而应与阿托品等有效的解痉药合用。

【用法】皮下注射：成人常用量，每次 5～15mg，10～40mg/d；极量：每次 20mg，60mg/d。

静脉注射：成人镇痛时常用量 5～10mg，用作静脉全麻按体重不得超过 1mg/kg，不够时加用作用时效短的本类镇痛药，以免苏醒迟延，术后发生血压下降和长时间呼吸抑制；手术后镇痛注入硬膜外间隙，成人自腰脊部位注入，一次极限量 5mg，胸脊部位应减为 2～3mg，按一定的间隔可重复给药多次；注入蛛网膜下腔，一次 0.1～0.3mg。原则上不再重复给药；对于重度癌痛病人，首次剂量范围较大，3～6 次/日，以预防癌痛发生及充分缓解癌痛。

【不良反应】连用 3～5 天即产生耐药性，1 周以上可成瘾，需慎用；但对于晚期中重度癌痛病人，如果治疗适当，少见依赖及成瘾现象；恶心、呕吐、呼吸抑制、嗜睡、眩晕、便秘、排尿困难、胆绞痛等；偶见瘙痒、荨麻疹、皮肤水肿等过敏反应；本品急性中毒的主要症状为昏迷，呼吸深度抑制、瞳孔极度缩小、两侧对称，或呈针尖样大，血压下降、发绀，尿少，体温下降，皮肤湿冷，肌无力，由于严重缺氧致休克、循环衰竭、瞳孔散大、死亡。

【禁忌证】呼吸抑制已显示发绀、颅内压增高和颅脑损伤、支气管哮喘、肺源性心脏病代偿失调、甲状腺功能减退、皮质功能不全、前列腺肥大、排尿困难及严重肝功能不全、休克尚未纠正控制前、炎性肠梗等病人禁用。

【注意事项】本品为国家特殊管理的麻醉药品，务必严格遵守国家对麻醉药品的管理条例，医院和病室的贮药处均须加锁。各级负责保管人员均应遵守交接班制度。使用该药医生处方量（门诊）每次不应超过3日常用量。处方留存三年备查。根据WHO《癌症疼痛三阶梯止痛治疗指导原则》中关于癌症疼痛治疗用药个体化的规定，对癌症病人镇痛使用吗啡应由医师根据病情需要和耐受情况决定剂量。未明确诊断的疼痛，尽可能不用本品，以免掩盖病情，贻误诊断。

平喘药

氨茶碱

【适应证】适用于支气管哮喘、慢性喘息性支气管炎、慢性阻塞性肺病等缓解喘息症状；也可用于心功能不全和心源性哮喘。

【用法】成人常用量 静脉注射：每次0.125～0.25g，0.5～1g/d，用50%葡萄糖注射液稀释至20～40ml，注射时间不得短于10min。静脉滴注：每次0.25～0.5g，0.5～1g/d，以5%～10%葡萄糖注射液稀释后缓慢滴注。注射给药，极量每次0.5g，1g/d。

小儿常用量 静脉注射：一次按体重2～4mg/kg，以5%～10%葡萄糖注射液稀释后缓慢注射。

【不良反应】血清浓度为15～20μg/ml，特别是在治疗开始，多见的有恶心、呕吐、易激动、失眠等；当血清浓度超过20μg/ml，可出现心动过速、心律失常；血清中茶碱超过40μg/ml，可发生发热、失水、惊厥等症状，严重的甚至引起呼吸、心跳停止致死。

【禁忌证】对本品过敏的患者，活动性消化溃疡和未经控制的惊厥性疾病患者禁用。

【注意事项】应定期监测血清茶碱浓度，以保证最大的疗效而不发生血药浓度过高的危险。

肾功能或肝功能不全的患者，年龄超过55岁，特别是男性和伴发慢性肺部疾病的患者，任何原因引起的心功能不全患者，持续发热患者，使用某些药物的患者及茶碱清除率降低者，血清茶碱浓度的维持时间往往显著延长，应酌情调整用药剂量或延长用药间隔时间。

茶碱制剂可致心律失常和（或）使原有的心率加重，患者心率和（或）节律的任何改变均应进行监测。

高血压或者非活动性消化道溃疡病史的患者慎用本品。

丙酸倍氯米松

【适应证】适用于支气管哮喘病人，特别是支气管扩张剂或其他平喘药，如色甘酸钠不足以控制哮喘时。依赖激素治疗的哮喘病人。

【用法】喷雾吸入：成人，每次0.2mg，3～4次/日；儿童，每次0.1mg，3～4次/日。

【不良反应】个别患者口部有白色念珠菌感染，声音嘶哑，喉部不适等。

【禁忌证】对本制剂过敏的病人禁用。活动性和静止期肺结核患者慎用。

【注意事项】因感染引起哮喘加剧者，需用抗生素治疗和加用本品。应用口服激素改用本品时，不应突然停止口服激素，并应注意垂体肾上腺系统的完全复原。

止吐药

甲氧氯普胺

【适应证】用于化疗、放疗、手术、颅脑损伤、脑外伤后遗症、海空作业以及药物引起的呕吐；用于急性胃肠炎、胆道胰腺、尿毒症等各种疾患之恶心、呕吐症状的对症治疗；在诊断性十二指肠插管前用，有助于顺利插管；胃肠钡剂 X 线检查，可减轻恶心、呕吐反应，促进钡剂通过。

【用法】肌内或静脉注射：成人，每次 10 ~ 20mg，剂量不超过 0.5mg/（kg·d）；小儿，6 岁以下每次 0.1mg/kg，6 ~ 14 岁每次 2.5 ~ 5mg。肾功能不全者，剂量减半。

【不良反应】较常见的不良反应为：昏睡、烦躁不安、疲怠无力。

少见的不良反应有：乳腺肿痛、恶心、便秘、皮疹、腹泻、睡眠障碍、眩晕、严重口渴、头痛、容易激动；用药期间出现乳汁增多，由于催乳素的刺激所致；注射给药可引起直立性低血压；大剂量长期应用可能因阻断多巴胺受体，使胆碱能受体相对亢进而导致锥体外系反应（特别是年轻人），可出现肌震颤、发音困难、共济失调等，可用苯海索等抗胆碱药物治疗。

【禁忌证】对普鲁卡因或普鲁卡因胺过敏者；癫痫发作的频率与严重性均可因用药而增加；胃肠道出血、机械性肠梗阻或穿孔，可因用药使胃肠道的动力增加，病情加重；嗜铬细胞瘤可因用药出现高血压危象；不能用于因行化疗和放疗而呕吐的乳癌患者。

【注意事项】对晕动病所致呕吐无效。醛固酮与血清催乳素浓度可因甲氧氯普胺的使用而升高。严重肾功能不全患者剂量至少须减少 60%，这类患者容易出现锥体外系症状。静脉注射甲氧氯普胺须慢，1 ~ 2min 注完，快速给药可出现躁动不安，随即进入昏睡状态。因本品可降低西咪替丁的口服生物利用度，若两药必须合用，间隔时间至少要 1h。本品遇光变成黄色或黄棕色后，毒性增高。

格拉司琼

【适应证】用于放射治疗、细胞毒类药物化疗引起的恶心和呕吐。

【用法】静脉注射：成人，用量通常为 3mg，用 20 ~ 50ml 的 5% 葡萄糖注射液或 0.9% 氯化钠注射液稀释后，于治疗前 30min 静脉注射，给药时间应超过 5min。大多数病人只需给药一次，对恶心和呕吐的预防作用便可超过 24h，必要时可增加给药次数 1 ~ 2 次，但最高剂量不应超过 9mg/d。肝、肾功能不全者无需调整剂量。

【不良反应】常见的不良反应为头痛、倦怠、发热、便秘，偶有短暂性无症状肝脏氨基转移酶增加。上述反应轻微，无须特殊处理。

【禁忌证】对本品或有关化合物过敏者禁用。胃肠道梗阻者禁用。

【注意事项】孕妇除非必需外，不宜使用。哺乳期妇女需慎用，若使用本品时应停止哺乳。

促凝止血药

氨甲环酸

【适应证】本品主要用于急性或慢性、局限性或全身性原发性纤维蛋白溶解亢进所致的各种出血；弥散性血管内凝血所致的继发性高纤溶状态，在未肝素化前，一般不用本品；用于前列腺、尿道、肺、脑、子宫、肾上腺、甲状腺等富有纤溶酶原激活物脏器的外伤或手术出血；用作组织型纤溶酶原激活物（t-PA）、链激酶及尿激酶的拮抗物；用于人工流产、胎盘早期剥落、死胎和羊水栓塞引起的纤溶性出血，以及病理性宫腔内局部纤溶性增高的月经过多症；用于中枢神经病变轻症出血，如蛛网膜下腔出血和颅内动脉瘤出血，应用本品止血优于其他抗纤溶药，但必须注意并发脑水肿或脑梗死的危险性，至于重症有手术指征患者，本品仅可作辅助用药；用于治疗遗传性血管神经性水肿，可减少其发作次数和严重程度；血友病患者发生活动性出血，可联合应用本药；用于防止或减轻因子Ⅷ或因子Ⅸ缺乏的血友病患者拔牙或口腔手术后的出血。

【用法】静脉注射或滴注：每次 0.25~0.5g，0.75~2g/d。静脉注射液以 25% 葡萄糖液稀释，静脉滴注液以 5%~10% 葡萄糖液稀释。为防止手术前后出血，可参考上述剂量。治疗原发性纤维蛋白溶解所致出血时，剂量可酌情加大。

【不良反应】不良反应较 6-氨基己酸为少。偶有药物过量所致颅内血栓形成和出血。可有腹泻、恶心及呕吐。较少见的有经期不适（经期血液凝固所致）。由于本品可进入脑脊液，注射后可有视力模糊、头痛、头晕、疲乏等中枢神经系统症状，特别与注射速度有关，但很少见。

【注意事项】对于有血栓形成倾向者（如急性心肌梗死）慎用。由于本品可导致继发性肾盂肾炎和输尿管凝血块阻塞，故血友病或肾盂实质病变发生大量血尿时要慎用。本品与青霉素或输注血液有配伍禁忌。

维生素 K_1

【适应证】用于维生素 K 缺乏引起的出血，如梗阻性黄疸、胆瘘、慢性腹泻等所致出血，香豆素类、水杨酸钠等所致的低凝血酶原血症，新生儿出血以及长期应用广谱抗生素所致的体内维生素 K 缺乏。

【用法】用于低凝血酶原血症，肌内或深部皮下注射，每次 10mg，1~2 次/日，24h 内总量不超过 40mg；预防新生儿出血，可于分娩前 12~24h 给母亲肌注或缓慢静注 2~5mg。也可在新生儿出生后肌肉或皮下注射 0.5~1mg，8h 后可重复。本品用于重症患者静注时，给药速度不应超过 1mg/min。

【不良反应】偶见过敏反应。静注过快，超过 5mg/min，可引起面部潮红、出汗、支气管痉挛、心动过速、低血压等，曾有快速静脉注射致死的报道。肌注可引起局部红肿和疼痛。新生儿应用本品后可能出现高胆红素血症和溶血性贫血。

【禁忌证】严重肝脏疾患或肝功能不良者禁用。

【注意事项】有肝功能损伤的患者，本品的疗效不明显，盲目加量可加重肝损伤。本品对肝素引起的出血倾向无效。外伤出血不必使用本品。

激素药

地塞米松

【适应证】主要用于过敏性与自身免疫性炎症性疾病。多用于结缔组织病、活动性风湿病、类风湿性关节炎、红斑狼疮、严重支气管哮喘、严重皮炎、溃疡性结肠炎、急性白血病等，也用于某些严重感染及中毒、恶性淋巴瘤的综合治疗。

【用法】静脉注射每次 2 ~ 20mg；静脉滴注时，应以 5% 葡萄糖注射液稀释，可 2 ~ 6h 重复给药至病情稳定，但大剂量连续给药一般不超过 72h。还可用于缓解恶性肿瘤所致的脑水肿，首剂静脉推注 10mg，随后每 6 h 肌内注射 4mg，一般 12 ~ 24 h 患者可有所好转，2 ~ 4d 后逐渐减量，5 ~ 7d 停药。

对不宜手术的脑肿瘤，首剂可静脉推注 50mg，以后每 2h 重复给予 8mg，数天后再减至每天 2mg，分 2 ~ 3 次静脉给予。用于鞘内注射每次 5mg，间隔 1 ~ 3 周注射一次；关节腔内注射一般每次 0.8 ~ 4mg，按关节腔大小而定。

【不良反应】糖皮质激素在应用生理剂量替代治疗时无明显不良反应，不良反应多发生在应用药理剂量时，而且与疗程、剂量、用药种类、用法及给药途径等有密切关系。常见不良反应有以下几类。

长程使用可引起以下副作用：医源性库欣综合征面容和体态、体重增加、下肢浮肿、紫纹、易出血倾向、创口愈合不良、痤疮、月经紊乱、肱或股骨头缺血性坏死、骨质疏松及骨折（包括脊椎压缩性骨折、长骨病理性骨折）、肌无力、肌萎缩、低血钾综合征、胃肠道刺激（恶心、呕吐）、胰腺炎、消化性溃疡或穿孔、儿童生长受到抑制、青光眼、白内障、良性颅内压升高综合征、糖耐量减退和糖尿病加重。

患者可出现精神症状：欣快感、激动、谵妄、不安、定向力障碍，也可表现为抑制。精神症状尤易发生于患慢性消耗性疾病的人及以往有过精神不正常者。

并发感染为肾上腺皮质激素的主要不良反应。以真菌、结核菌、葡萄球菌、变形杆菌、铜绿假单胞菌和各种疱疹病毒为主。

糖皮质激素停药综合征：有时患者在停药后出现头晕、昏厥倾向、腹痛或背痛、低热、食欲减退、恶心、呕吐、肌肉或关节疼痛、头疼、乏力、软弱，经仔细检查如能排除肾上腺皮质功能减退和原来疾病的复燃，则可考虑为对糖皮质激素的依赖综合征。

【禁忌证】对本品及肾上腺皮质激素类药物有过敏史患者禁用，特殊情况下权衡利弊使用，注意病情恶化的可能；高血压、血栓症、胃与十二指肠溃疡、精神病、电解质代谢异常、心肌梗死、内脏手术、青光眼等患者一般不宜使用。

【注意事项】结核病、急性细菌性或病毒性感染患者应用时，必须给予适当的抗感染治疗。长期服药后，停药前应逐渐减量。

糖尿病、骨质疏松症、肝硬化、肾功能不良、甲状腺功能低下患者慎用。

氢化可的松

【适应证】肾上腺皮质功能减退症及垂体功能减退症，也用于过敏性和炎症性疾病，抢救危重中毒性感染。

【用法】肌内注射，每次 20～40mg，静脉滴注每次 100mg，1 次/日。临用前加 25 倍的氯化钠注射液或 5% 葡萄糖注射液 500ml 稀释后静脉滴注，同时加 0.5～1g 维生素 C。

【不良反应】本品在应用生理剂量替代治疗时一般无明显不良反应。不良反应多发生在应用药理剂量时，而且与疗程、剂量、用药种类、用法及给药途径等密切关系。

【禁忌证】对本品及其他甾体激素过敏者禁用。下列疾病患者一般不宜使用，特殊情况应权衡利弊使用，但应注意病情恶化可能：严重的精神病（过去或现在）和癫痫，活动性消化性溃疡病，新近胃肠吻合手术，骨折，创伤修复期，角膜溃疡，肾上腺皮质功能亢进症，高血压，糖尿病，孕妇，抗菌药物不能控制的霉菌感染，水痘，麻疹，较重的骨质疏松症等。

【注意事项】在激素作用下，原来已被控制的感染可活动起来，最常见者为结核感染复发。在某些感染时应用激素可减轻组织的破坏、减少渗出、减轻感染中毒症状，但必须同时用有效的抗生素治疗、密切观察病情变化，在短期用本药后，即应迅速减量、停药。

容量复苏及水电酸碱平衡药

碳酸氢钠

【适应证】

1. 治疗代谢性酸中毒：治疗轻至中度代谢性酸中毒，以口服为宜。重度代谢性酸中毒则应静脉滴注，如严重肾脏病、循环衰竭、心肺复苏、体外循环及严重的原发性乳酸性酸中毒、糖尿病酮症酸中毒等。

2. 碱化尿液：用于尿酸性肾结石的预防，减少磺胺类药物的肾毒性及急性溶血防止血红蛋白沉积在肾小管。

3. 作为制酸药，治疗胃酸过多引起的症状。静脉滴注对某些药物中毒有非特异性的治疗作用，如巴比妥类、水杨酸类药物及甲醇等中毒。但本品禁用于吞食强酸中毒时的洗胃，因本品与强酸反应产生大量二氧化碳，导致急性胃扩张甚至胃破裂。

【用法】

1. 代谢性酸中毒，静脉滴注，所需剂量按下式计算：所需 HCO_3^- 的量（mmol/L）＝［HCO_3^- 正常值 － HCO_3^- 测量值］（mmol/L）×体重（kg）×0.4 ＝［CO_2CP 正常值 － CO_2CP 测量值］（mmol/L）×体重（kg）×0.4。除非体内丢失碳酸氢盐，一般先给计算剂量的 1/3～1/2，4～8h 内滴注完毕。

2. 心肺复苏抢救时，首次 1mmol/kg，以后根据血气分析结果调整用量（每 1g 碳酸氢钠相当于 12mmol 碳酸氢根）。

3. 碱化尿液，成人，静脉滴注，2～5mmol/kg，4～8h 内滴注完毕。

4. 静脉用药还应注意下列问题：静脉应用的浓度范围为 1.5%（等渗）至 8.4%；应从小剂量开始，根据血中 pH、碳酸氢根浓度变化决定追加剂量；短时期大量静脉输注可致严重碱中毒、低钾血症、低钙血症。当用量超过每分钟 10ml 高渗溶液时，可导致高钠血症、脑脊液压力下降甚至颅内出血，此在新生儿及 2 岁以下小儿更易发生。故以 5% 溶液输注时，速度不能超过 8mmol/min。但在心肺复苏时因存在致命的酸中毒，应快速静脉输注。

【不良反应】 大量静注时可出现心律失常、肌肉痉挛、疼痛、异常疲倦虚弱等，主要由于代谢性碱中毒引起低钾血症所致。剂量偏大或存在肾功能不全时，可出现水肿、精神症状、肌肉疼痛或抽搐、呼吸减慢、口内异味、异常疲倦虚弱等，主要由代谢性碱中毒所致。长期应用时可引起尿频、尿急、持续性头痛、食欲减退、恶心呕吐、异常疲倦虚弱等。

【注意事项】 下列情况慎用：少尿或无尿，因能增加钠负荷；钠潴留并有水肿时，如肝硬化、充血性心力衰竭、肾功能不全、妊娠高血压综合征；原发性高血压，因钠负荷增加可能加重病情。下列情况不作静脉内用药：代谢性或呼吸性碱中毒；因呕吐或持续胃肠负压吸引导致大量氯丢失，而极有可能发生代谢性碱中毒；低钙血症时，因本品引起碱中毒可加重低钙血症表现。

复方氯化钠

【适应证】 各种原因所致的失水，包括低渗性、等渗性和高渗性失水；高渗性非酮症昏迷，应用等渗或低渗氯化钠可纠正失水和高渗状态；低氯性代谢性碱中毒。患者因某种原因不能进食或进食减少而需补每日生理需要量时，一般可给予氯化钠注射液或复方氯化钠注射液等。因本品含钾量极少，低钾血症需根据需要另行补充。

【用法】 治疗失水时，应根据其失水程度、类型等，决定补液量、种类、途径和速度。

1. **等渗性失水** 原则给予等渗溶液，如 0.9% 氯化钠注射液或复方氯化钠注射液，但上述溶液氯浓度明显高于血浆，单独大量使用可致高氯血症，故可将 0.9% 氯化钠注射液和 1.25% 碳酸氢钠或 1.86%（1/6M）乳酸钠以 7：3 的比例配制后补给。后者氯浓度为 107mmol/L，并可纠正代谢性酸中毒。补给量可按体重或红细胞压积计算，作为参考。①按体重计算：补液量（L）＝［体重下降（kg）×142］/154；②按红细胞压积计算：补液量（L）＝［实际红细胞压积－正常红细胞压积×体重（kg）×0.2］/正常红细胞压积。正常红细胞压积男性为 48%，女性为 42%。

2. **低渗性失水** 严重低渗性失水时，脑细胞内溶质减少以维持细胞容积。若治疗使血浆和细胞外液钠浓度和渗透浓度迅速回升，可致脑细胞损伤。一般认为，当血钠低于 120mmol/L 时，治疗使血钠上升速度在每小时 0.5mmol/L，不超过每小时 1.5mmol/L。当血钠低于 120mmol/L 时或出现中枢神经系统症状时，可给予 3%～5% 氯化钠注射液缓慢滴注。一般要求在 6 小时内将血钠浓度提高至 120 mmol/L 以上。补钠量（mmol/L）＝［142－实际血钠浓度（mmol/L）］×体重（kg）×0.2。待血钠回升至 120 ~ 125mmol/L 以上，可改用等渗溶液或等渗溶液中酌情加入高渗葡萄糖注射液或 10% 氯化钠注射液。

3. 高渗性失水 高渗性失水时患者脑细胞和脑脊液渗透浓度升高，若治疗使血浆和细胞外液钠浓度和渗透浓度过快下降，可致脑水肿。故一般认为，在治疗开始的 48h 内，血浆钠浓度每小时下降不超过 0.5mmol/L。若患者存在休克，应先予氯化钠注射液，并酌情补充胶体，待休克纠正，血钠 > 155mmol/L，血浆渗透浓度 > 350mOsm/L，可予 0.6% 低渗氯化钠注射液。待血浆渗透浓度 < 330mOsm/L，改用 0.9% 氯化钠注射液。补液总量根据下列公式计算，作为参考：

$$所需补液量（L）= \frac{血钠浓度（mmol/L）- 142}{血钠浓度（mmol/L）} \times 0.6 \times 体重（kg）$$

一般第一日补给半量，余量在以后 2 ~ 3 日内补给，并根据心肺肾功能酌情调节。

4. 低氯性碱中毒 给予 0.9% 氯化钠注射液或复方氯化钠注射液（林格液）500 ~ 1000ml，以后根据碱中毒情况决定用量。

【不良反应】 输注过多、过快，可致水钠潴留，引起水肿、血压升高、心率加快、胸闷、呼吸困难，甚至急性左心衰竭。不适当地给予高渗氯化钠可致高钠血症。过多、过快给予低渗氯化钠可致溶血、脑水肿等。

【注意事项】 下列情况慎用：水肿性疾病，如肾病综合征、肝硬化、腹水、充血性心力衰竭、急性左心衰竭、脑水肿及特发性水肿等；急性肾功能衰竭少尿期，慢性肾功能衰竭尿量减少而对利尿药反应不佳者；高血压；低钾血症。

低分子右旋糖酐

【适应证】 用于治疗兼有蛋白质缺乏的血容量减少的患者。

【用法】 静脉滴注，每次 500ml，1 次／日，可连续用药 4 ~ 5d 或遵医嘱。

【不良反应】 少数患者可出现过敏反应，表现为皮肤瘙痒、荨麻疹、恶心、呕吐、哮喘，重者口唇发绀、虚脱、血压剧降、支气管痉挛，个别患者甚至出现过敏性休克，直至死亡。过敏反应的发生率约 0.03% ~ 4.7%。过敏体质者用前应做皮试。偶见发热、寒战、淋巴结肿大、关节炎等。出血倾向可引起凝血障碍，使出血时间延长，该反应常与剂量有关。滴注速度过快可引起恶心、呕吐、头痛和气喘。

【禁忌证】 充血性心力衰竭及其他血容量过多的患者禁用；严重血小板减少，凝血障碍等出血患者禁用；心、肝、肾功能不良患者慎用；少尿或无尿者禁用；尿毒症患者、氨基酸代谢障碍者禁用。

【注意事项】 首次输用本品，开始几毫升应缓慢静滴，并在注射开始后严密观察 5 ~ 10min，出现所有不正常征象（寒战、皮疹等）都应马上停药。对严重的肾功能不全、尿量减少病人，因本品可从肾脏快速排泄，增加尿黏度，可能导致少尿或肾功能衰竭，因此，本品禁用于少尿病人。一旦使用中出现少尿或无尿应停用。避免用量过大，尤其是老年人、动脉粥样硬化或补液不足者。

第六十四章　各种器械的消毒方法

医疗器械的清洗、消毒和灭菌是预防和控制医院内感染，保证医疗质量的关键手段之一。

医疗器械的分类

对医疗器械进行分类是为正确进行清洗，科学合理地选用消毒灭菌方法，确保消毒灭菌效果。

【按危险程度分类】

1. 高度危险物品，即关键性物品

（1）关键性物品是指那些在临床医疗中要穿入皮肤和黏膜或接触人体无菌组织和体液或接触新生儿和免疫功能极度低下者的物品。

（2）关键性物品主要包括各种外科器械，穿刺器械（注射器、穿刺针、针灸针等），输血输液器具，无菌内窥镜（腹腔镜、关节镜、羊水镜及其他窥镜的活检钳），各种体内导管（心导管、静脉导管、各种造影导管、内脏引流管），体内植入物（人工器官、植入药物等），心肺氧合机，手术隔离衣帽，无菌巾单，外科手套，ICU 病房用品和新生儿用品等。

（3）高度危险物品必须进行灭菌处理。

2. 中度危险物品，即半关键物品

（1）半关键物品是指那些只接触人体完整的皮肤黏膜的物品。

（2）半关键物品主要包括普通内窥镜（胃镜、肠镜、气管镜、尿道镜及其他接触体腔的内镜），呼吸麻醉装置，膜透析器，婴儿隔离服，婴儿孵育箱，口腔诊具，体温计等。

（3）中度危险物品必须进行严格消毒，应该用热力消毒方法或高效化学消毒剂进行消毒。

3. 低度危险物品，即非关键性物品

（1）非关键性物品是指那些不直接接触病人或只接触病人正常皮肤的物品。

（2）非关键性物品主要包括诊疗设备，床具卧具，病房家具，室内环境表面，听诊器，诊锤，氧气面罩，湿化器管道等。

（3）低度危险品以清洁为主，只有在已经污染或可疑污染的情况下才需要消毒处理。可根据情况使用含氯清洗剂、消毒剂。

【按器械构造分类】

1. 表面光滑的器械 这类器械表面光滑、体积大，比较容易清洗消毒。如各种拉钩、大型骨科器械、刀柄刀片、仪器表面等。

2. 带有关节和钩纹的器械 这类器械都带有关节、沟、钩、槽状结构，关节处、沟纹处的污染物清洗消毒比较困难，必须仔细刷洗干净，消毒灭菌时必须将关节打开。如剪刀、血管钳、持针器、骨钳和牙钳、开合器、镊子等。

3. 带有窄缝隙、细孔或盲管的器械 这些器械带有很窄的缝隙或细孔和管道，不仅清洗困难、容易藏污纳垢，而且消毒灭菌因子难以穿透，往往造成消毒灭菌失败，应予以特别关注。如注射器、各种注射针头和穿刺针、吸引器管、探察器、细纤维窥镜等。

【按材料性质分类】 不同性质的材料制作的医疗器械对消毒灭菌处理有不同的选择性和要求。

1. 金属类器械 外科器械绝大多数都由金属材料制成，其中钢铁材料居多，铜铝制品为少数，个别特种器械用到金、银等。金属器械对灭菌因子的适应性比较广，它们耐高温、耐高压、耐辐射，但多数怕腐蚀，使用化学消毒剂时应注意。

2. 玻璃陶瓷制品 玻璃陶瓷器材多耐高温、耐辐射、耐氧化、耐酸碱，容易清洗和消毒；大多数对灭菌因子适应性比较广，容易灭菌；但这类器材易碎，很薄的玻璃器材不耐高压。

3. 高分子材料制品 现代医疗器材及仪器零部件多为化学高分子合成材料制成，如橡胶、硅胶、乳胶制品，塑料和尼龙制品等。高分子材料制品主要有各种导管、纤维管、输血输液胶管、吸引管、外科手套、呼吸机麻醉机软管、透析软管以及人工器官等。它们大多耐辐射，耐腐蚀，耐酸碱，但不耐高温，清洗比较困难，无理想的灭菌方法。需在彻底清洗的条件下，选择低温灭菌方法进行灭菌处理。

4. 其他类型 医疗用品中还有棉织品、纸制品（被污染的文件书籍、包装材料等）、一些特殊用品（电极、电刀、电焊、电线等），它们的共同的特点是怕湿、不耐高温，不适宜用高温灭菌和化学消毒剂浸泡。故往往采用福尔马林或环氧乙烷熏蒸、微波消毒、低温等离子体灭菌技术等方法。

污染医疗用品的分类

污染医疗用品是指医院临床病人使用过的各种与医疗有关的物品。常用分类方法如下。

【根据污染程度分类】

1. 轻度污染物品 指病人使用后的医疗用品肉眼基本看不见明显污迹，只是这些物品病人使用过，接触了病人的完整皮肤甚至只接触了病人衣服或被褥。这类物品只需要做一般清洗处理即可。

2. 中度污染物品 在病人使用后的医疗用品上可见水渍、泥土性污渍、食物性污渍等非排出性污渍，这些污渍含致病性微生物可能性较小。对这类物品需用化学洗涤剂浸泡并仔细清洗处理。

3. 重度污染物品 有病人血迹、脓迹、体液、分泌物和排泄物等明显污染，这类物品不仅视为严重污染，甚至应视为感染性污染物品，处理时应先消毒后清洗。

【根据感染性质分类】

1. 非感染性污染物品 普通病房病人使用过的物品并且未受到明显污染的医疗用品，基本上为上述轻度和中度污染物品。这类医疗用品可直接进行清洗处理。

2. 感染性污染物品 传染病医院或综合性医院的传染区病人用过的医疗用品；综合性医院住院乙型肝炎、丙型肝炎、输血后肝炎等传染性肝炎病人、艾滋病病毒感染者或病人使用过的医疗用品；外科气性坏疽、破伤风等厌氧菌感染病人手术污染的医疗用品；污染有病人血迹、脓迹、体液、分泌物和排泄物的医疗用品。这类医疗用品需先消毒，然后再进行清洗。

【根据污染物品是否具有再生性分类】

1. 再生性物品 凡是要回收重复使用的物品都应将其按照上述要求进行分类。

2. 非再生性物品 凡是一次性使用医疗用品和决定报废的物品都应将其按照感染性质进行分类，然后再按材料性质分类；属于感染性物品应先进行彻底消毒或专包专递专门处理；属于非感染性物品按一般废弃物分类处理。

【根据污染物品材料性质分类】

1. 金属器械和用品 金属医疗器械污染处理在消毒、清洗处理方面有些特殊要求，如不耐腐蚀、易损伤等，应提出处理警示。

2. 非金属类物品 主要包括布类制品和玻璃器械等，这类物品对清洗处理方法有特殊要求，需提请注意。

3. 怕热怕湿物品 这类物品在消毒和清洗处理方面都应按照怕热怕湿要求处理。

医疗用品的清洗与消毒

【清洗】 清洗是通过清水、各种洗涤剂等清洗介质，用人工或机械刷洗的方法去除污染在医疗物品上的各种化学的和生物的外来物质。

1. 清洗剂或洗涤剂 医疗用品清洗所使用的清洗剂主要有表面活性剂、复合生物酶清洗剂、去污型消毒剂。

（1）表面活性剂 如洗衣粉、软肥皂、液体洗涤剂等。表面活性剂去污作用的原理有：①润湿作用可促进干燥污染物的软化；②乳化作用促进蛋白质和脂类物质溶解分散；③分散作用促进颗粒性物质粉碎；④泡沫作用可吸附污物颗粒；⑤增溶作用促进有机物质溶解。

（2）复合生物酶清洗剂 包括粉剂和液体制剂。复合生物酶由蛋白溶解酶、脂肪溶解酶以及淀粉水解酶等表面活性剂组成。酶具有催化特性，其催化效率比普通催化剂高 10^{13} 倍；酶作用选择性强，每种酶只能水解特定的有机物质；酶的活性受多种因素影响，如温度、pH 值、重金属离子、酶抑制剂、酶激活剂等。

（3）去污消毒剂　具有去污能力的消毒剂，将消毒与清洗一步完成。消毒剂中的洗涤剂把干燥黏附在器械表面的污染物溶解于水中更有利于杀菌。

2. 清洗技术

（1）手工清洗技术　各种结构复杂的器械，如管状物品、有孔物品、带缝隙或有齿有槽等物品均需进行手工刷洗；某些基层单位不具备机器清洗条件，所有器械都需要手工清洗。配合手工清洗的用品主要有各种合适的刷洗工具和洗涤剂。手工清洗过程一般包括冷水清洗、洗涤剂清洗、漂洗、加强热水清洗消毒。

（2）机器清洗技术　除必须进行手工清洗的器械之外所有物品都适合机器清洗。一般根据不同对象选择机器类型，如普通医疗器械选用超声清洗机和医疗器械自动清洗机，内镜选用内镜专用清洗消毒机、麻醉机管道和呼吸机管道选择呼吸机专用清洗消毒机等。

【消毒方法】

1. 物理消毒法

（1）带加热功能的清洗消毒机　所使用的机器主要有普通加热清洗消毒装置或具有加热功能的超声波清洗装置，将感染性污染物品放于清洗机槽内，将温度升到 90℃～95℃，启动清洗程序处理不少于 40min。

（2）压力蒸汽灭菌装置　用于感染性物品灭菌的灭菌装置必须专用，不能将感染性物品与清洁物品混合灭菌。

（3）蒸汽加热消毒装置　对于某些不适宜用前两种方法消毒的物品，如陶瓷、玻璃等物品，可用 100℃常压蒸汽进行消毒 30min 以上。

2. 化学消毒法

（1）含氯消毒剂消毒法　首选 84 消毒液，根据污染程度选用有效氯含量 1000～5000mg/L 进行浸泡消毒 30min；也可用次氯酸钠溶液或二氧化氯溶液以及以二氯异氰尿酸钠或三氯异氰尿酸为主要成分的泡腾片溶解后进行浸泡消毒。

（2）过氧化氢或过氧乙酸消毒法　使用含量 60～100g/L 的过氧化氢溶液或用过氧化氢制备成的复方消毒剂；特别污染物品，如透析器和内镜还可选用过氧乙酸，用含量 3000mg/L 左右的溶液进行浸泡 30min 消毒。

（3）不含血液等蛋白性污染物污染的物品，又特别不耐腐蚀物品，可选用含量 20g/L 的戊二醛消毒液或含量 5g/L 的邻苯二甲醛消毒液浸泡 60min 以上。

以上消毒处理后的物品可进入清洗程序。

【清洗方法】

1. 水冲洗　消毒后的物品立即进入清洗程序，水洗是第 1 步，把残留在物品上的消毒剂冲洗干净。

2. 酶洗　对于污染严重物品，特别是带血液等蛋白性污染物的物品需要经过酶洗步骤，把这些器械放于酶洗剂溶液内置于超声清洗机或一般清洗槽内进行超声清洗或手工刷洗。

3. 漂洗　将酶洗后的物品经过自来水冲洗，用去离子水或蒸馏水彻底漂洗。

【干燥方法】将漂洗干净的物品经热风烘干或自然晾干，最好进行烘干，防止在缓慢自然干燥中增加生物负载。经过上述处理后应检测清洗效果。

【感染性医疗用品的清洗原则】所有属于感染性医疗用品清洗都必须遵循：消毒—清洗—漂洗—酶洗—漂洗—干燥—分类—包装—灭菌。感染性物品清洗要求为。

1. 必须采用高效消毒方法 所有需要先消毒的感染物品都应选择高效消毒技术，物理消毒首选热力方法，热水或常压蒸汽消毒比较适合，但带有血迹等蛋白性有机物污染不适合用干热技术；化学消毒剂首选含氯消毒剂，特别是去污型消毒剂，必要时可用过氧化氢、过氧乙酸、二氧化氯等高效消毒剂。

2. 特殊致病因子需要专门处理 对于污染有传染性肝炎病毒或艾滋病病毒以及气性坏疽的血液性污染物，应采用压力蒸汽灭菌处理；能采用化学消毒剂处理的应选择高效消毒剂浸泡处理。

3. 确保消毒效果的可靠性 对于感染性物品及特殊污染物品除强调使用高效消毒方法之外，还必须对其消毒效果进行监测。确保使用的消毒剂浓度和物理消毒剂量不低于使用规定，以保证消毒效果。

【非感染性污染物品的清洗】非感染性医疗用品清洗应遵循清洗—漂洗—酶洗—漂洗—干燥—分类—包装—灭菌流程，并尽可能采用具有加热功能的清洗机进行污染物品清洗，降低污染物品上生物负载对于确保灭菌质量非常重要。清洗必须彻底，不同物品分别对待以保证清洗效果。清洗方法有：

1. 手工清洗法

（1）清水刷洗 使用后的医疗器械用流动清水冲刷，简单清除器械上残留血迹等污染物，但器械咬合面和缝隙及管腔内残留血液不易洗干净，仅用清水只能作初步清洗，80%以上会检出残留血迹。

（2）去污型消毒剂清洗 多用含表面活性剂的含氯复方消毒剂消毒加清洗。将污染医疗器械放入含有效氯的消毒剂溶液中浸泡后取出用清水冲净，可使杀菌和洗涤在同一步骤进行。本步骤处理后的器械可以直接用清水洗净，按漂洗、干燥、分类、包装和灭菌处理。

（3）加酶清洗 若器械上残留血迹等污染严重，需要进行本步骤清洗。在洗涤池内45℃温水中加入生物酶（蛋白溶解酶、脂肪溶解酶等）浸泡一定时间，可将污染在器械上的污染物溶解，使清洗变得容易。在第1步清洗基础上，进行酶洗剂浸泡和刷洗，再用清水冲洗干净，然后按漂洗、干燥、分类、包装和灭菌处理。

（4）手工清洗应注意自我防护，清洗污染物品操作时应穿戴全套防护服、在水面下用刷子刷洗，防止溅泼和气溶胶；带血器械清洗水温应控制在40℃以下，避免有机物凝固；清洗剂应选用多酶中性清洗剂，以及低泡、透明、易洗脱的产品；清洗室内所用的刷子、肥皂盒、抹布等都必须保持清洁干燥。

2. 机械清洗法

（1）自动超声器械清洗机清洗 将污染医疗器械置于超声波清洗槽内水中，加入酶洗剂，经过预浸，启动超声洗涤、清洗、加热消毒；再经过漂洗、干燥、分类、包装，然后进行灭菌。

（2）自动清洗机　医疗器械专用清洗机，可以清洗多种医疗用品，一般使用全自动清洗机，并带加热系统和干燥系统。把污染医疗器械放于自动清洗机洗涤槽内，经加有酶洗涤剂的水中浸泡一定时间，启动清洗机进行清洗、水洗程序，加热清洗，漂洗，干燥，然后分类包装和灭菌。

（3）机械清洗注意事项　清洗器械数量要适量；器械摆放方法要按照使用说明书规定；预清洗水温应 <40℃；漂洗时使用高温水清洗，起到消毒作用。

【清洗效果检测】目前对于医疗器械清洗效果检测尚无规范统一的方法和检测指标。国内医疗机构在清洗效果检测中使用目测法、隐血试验法、细菌总数检测法、鲎试验法等。目测法只能观察到器械上明显的污迹或锈斑等，过于粗糙。隐血试验法灵敏性较低。细菌计数法检测不能全部表达清洁程度，且操作复杂，出结果慢。鲎试验法耗时长，成本高，适用范围窄。近年来，开始使用 ATP 生物发光法检测清洗后器械上残留的细菌和蛋白质。

【医疗器械清洗中存在的问题】

1. 使用后器械处理不当　对污染有血液、脓液、体液、分泌物等的医疗器械没有能立即用水冲洗，使得污染物干涸在器械上，给清洗带来困难。使用中沾染有上述污染物的器械用后应立即用水冲洗干净，当时不能冲洗应在 2 小时内处理。

2. 先消毒后清洗带来的影响　带血器械用高于 90℃ 热力消毒或用醛类消毒剂进行消毒，会造成蛋白凝固，使得污染物黏附的更牢固，给清洗带来困难。这些问题往往发生在手工清洗过程中，而使用自动清洗机进行清洗，消毒与清洗在一个连续过程中，可以克服这些问题。

3. 清洗剂选择使用不当　使用后的医疗用品上污染有无机物，应选用酸性洗涤剂清洗；污染有机物质，应选择碱性洗涤剂；污染有机物且器械结构复杂，应选择生物酶洗涤剂。清洗剂使用中的问题主要还有：①酶洗剂配制后反复使用多次，不仅使清洗作用降低，还有可能造成二次污染；②洗涤剂用量不足或浓度过低，导致清洗能力下降；③酶洗时温度控制不当影响酶洗效果，酶洗剂在水温低于 30℃ 条件下不能完全激活酶活性，水温高于 50℃ 酶失去部分活性并随温度升高酶活性损失增加，直到完全消失。

4. 清洗方法不规范　医疗器械清洗不仅要考虑污染情况，还要考虑器械的性能、结构、材质等因素。不能认为只要有自动清洗机就完全不用手工刷洗，也不能认为酶洗剂就是万能。有少数清洗操作人员把有关节的器械处于闭合状态就投入机器清洗；还有带管腔的器械与其他器械混到一起投入清洗机内，这些操作都不符合规范要求。

【影响医疗器械清洗效果的因素】

1. 器械结构复杂性　有些器械带有齿、缝隙、细孔和关节或长管，比较难清洗。对于此类器械清洗时必须尽可能拆卸，采用手工仔细刷洗。

2. 物品性质　在医疗用品中，依据其材料性质对清洗因素耐受性不同。有耐清洗、耐腐蚀器械，有不耐腐蚀器械；有耐酸碱器械，也有不耐酸碱的器械。应根据不同情况，选择合适的清洗方法和洗涤剂。

3. 污物的性质　外科器械上污染有血迹、脓迹、排泄物和分泌物，污染微生物数量大；污染特别严重的器械应占少部分。大量医疗用品都属于一般性污染，不需要特别处理。对于污染特别严重的物品，在选择清洗方法和洗涤剂方面要给予特别关注。

4. 物品上有机物变干 使用后医疗物品上污染的有机物质没有及时用水冲洗，干固在物品表面甚至在管腔内，清洗时很难将有机物彻底清除。

5. 清洗的方法 对于不同污染医疗用品，选择清洗方法不当，会影响清洗效果。应根据不同情况，选择手工清洗、机械清洗、超声清洗等；选择合适的工具和科学选择洗涤剂。

6. 生物膜的影响 铜绿假单胞菌、大肠埃希菌和金黄色葡萄球菌等细菌可黏附于物体表面形成生物膜以及不同种类细菌的混合群体，不仅可阻挡理化因子，也可影响清洗作用。生物膜可在水池、水管和一些医疗器材（透镜、导尿管、中心静脉导管）中形成且不易清除。使用有效的消毒剂、洗涤剂或酶洗剂等加机械力进行清洗，可有效清除生物膜性物质。

医疗器械的消毒与灭菌

不同类型医疗器械需采用不同的消毒方法，为方便起见，把临床医疗器械分为常规器械、特殊医疗器械和应急性器械，根据需要采用以下灭菌技术。

【干热灭菌方法】

1. 普通干热灭菌法 是指用电热恒温干燥箱或远红外线恒温干热箱所实施的高温干热消毒方法，适用于金属器械、玻璃器材、陶瓷制品、凡士林油纱条、滑石粉等。将灭菌物品用耐热透气材料包装，一般可用厚牛皮纸或专用一次性包装纸袋包装，也可用带孔的金属盒装，注意包装不能过大。需要用于干热灭菌的器材应该清洁干燥，包装之后，将物品放入，每层隔板上只放一层，物品包之间留有空隙，便于热空气流通。将干热灭菌箱调至规定的温度，维持规定的灭菌时间。金属和玻璃制品在160℃维持120min以上，180℃需要60min以上，然后断电使温度降至50℃以下方可取出使用。

2. 瞬时高温干热灭菌法 加热原理为碘钨灯发热体，发热过程是将碘钨发热体由固态变成液态，可以产生180℃~250℃的高温，再由液态变成气体产热可达到350℃高温。适用于耐高温器材应急性灭菌，灭菌时将器械裸露放入灭菌器内载物架上，有关节的器械应打开关节，关门后启动灭菌器，维持加热2min即可用无菌持物钳取出器械，冷却后即可使用。注意对于壁较厚的管状器械或特别锋利的器械不适宜采用此法灭菌，易造成灭菌不彻底或损伤器械。

【压力蒸汽灭菌法】适用于各种耐高温、耐高压的器械和医疗用品的灭菌，适合最常规的医疗器械和医疗用品的灭菌。

包装材料常规使用双层平纹棉布、专用包装纸袋、包装容器如金属储槽、上下带孔的铝盒等，不能使用普通铝饭盒以及内包装用搪瓷弯盘等，棉布需经洗涤脱浆处理。包装时应注意金属器械应将所有关节打开，注射器应将管芯拔出，导管类物品内腔需用无菌蒸馏水润湿，弯盆类物品分开单独包装不得重叠，所有器械按手术类型分别包装，并在包装内放置化学指示卡，包装后器械包外贴灭菌指示胶带，捆扎不宜过紧。敷料包或器械包最大体积应限制在 30cm×30cm×25cm。将器械包和敷料包摆放入灭菌柜内，摆放原则是敷料包在上，器械包在下，大包在上，小包在下，要竖放，不得横叠放，包与包之间要留有空隙；凡一端开口的容器需将开口朝上，启闭式带孔容器需将双侧孔处于上下位置。

按产品说明书操作灭菌器。环氧乙烷灭菌法：适用于不耐热、宜防潮器材的灭菌。不耐热医疗器材主要有各种高分子材料、塑料橡胶制品，如心脏起搏器、人工心肺机、人工瓣膜、人工肾、整复手术材料、手术刀片、麻醉器材、各种导管、节育器材和内镜及其附件等以及纸制品、电线、电极、电刀等。这些器材不耐高温，有的怕潮，只能在 80℃ 以下干燥条件下进行灭菌处理。

将干燥的待灭菌的物品进行合理的包装，包装材料可用专用复合包装纸、包装袋、包装盒、牛皮纸或双层棉布等，包装材料的基本要求是不影响环氧乙烷穿透又可防止微生物再污染且具有一定的韧性。按说明使用环氧乙烷灭菌器灭菌。

1. 低温蒸汽甲醛熏蒸法 适用于各种不耐热、宜防潮器材的灭菌。甲醛气体熏蒸法对不耐热医疗器械的灭菌已有很长的历史，但传统的使用方法由于受到甲醛穿透性的影响，不能达到满意的消毒效果，而且用药量大，有强烈的刺激性，对环境污染严重。近年来，国外采用预真空技术，极大地提高了甲醛气体的穿透能力，使这一灭菌技术得到广泛的应用。

低温蒸汽甲醛灭菌法必须严格控制各种灭菌参数，满足其灭菌所需条件，按常规进行灭菌工艺监测、化学监测和生物监测；低温蒸汽甲醛灭菌法完全不同于常温常压条件下甲醛或戊二醛气体熏蒸柜熏蒸消毒法，此类熏蒸柜由于未能解决甲醛或戊二醛气体穿透性的问题，因而只能用于完全暴露物品的熏蒸消毒。

2. 低温气体等离子体灭菌方法 适用于各种不耐热、宜防潮器材的灭菌。使用时需注意：①灭菌物品必须清洁干燥，带有水分物品易造成灭菌失败；②能吸收水分和气体的物品不可用等离子体进行灭菌，因其可吸收进入灭菌腔内的气体或药物，影响等离子体质量，如亚麻制品、棉纤维制品、手术缝线、纸张等。③带有 <1mm 细孔的长管道或死角的器械消毒效果难以保证，主要是等离子体穿透不到管腔内从而影响消毒效果；器械长度 >400mm 亦不能用 Sterrad 系列灭菌器处理，因为其灭菌腔容积受限；各种液体均不能用 Sterrad 系列灭菌器处理。④灭菌物品必须用专门包装材料和容器包装。⑤使用等离子体灭菌时可在灭菌包内放化学指示剂和生物指示剂以便进行消毒效果监测，化学指示剂可与过氧化氢反应指示其穿透情况，生物指示剂为嗜热脂肪杆菌芽孢。

3. 戊二醛浸泡法 适用于各种不耐热、宜防潮器材的灭菌。对于耐湿不耐热的器材可以用 20g/L 戊二醛浸泡灭菌，其特点是使用方便，不需要特殊设备，不需要特别包装，灭菌之后用无菌蒸馏水冲洗干净即可使用。其主要缺点是灭菌时间长，灭菌器材不适合保存，需要冲洗干净方可使用。在实验室模拟现场条件下，20g/L 商品戊二醛作用 3h 可完全杀灭细胞芽孢；在常温下把清洁干燥的器材完全浸入戊二醛水溶液中，6h 以上可达灭菌要求，但第 4 版《消毒技术规范》仍规定，20g/L 戊二醛对医疗器械灭菌需要 10h。正确的使用方法是将器械清洗干净，晾干，完全浸泡于戊二醛溶液内，作用至规定时间后取出用无菌蒸馏水冲洗至少 3 遍方可使用。戊二醛浸泡只适用于内镜、各种导管、手术剪刀和刀片、牙钻等的灭菌处理。

【器械应急灭菌方法】某些紧急情况下可能会遇到无菌器械短缺的问题，如在手术进程中发现缺少某种器械，这就需要器械的快速消毒方法。①煮沸法：是最传统的方法，特点是方便。一般在水沸腾之后需维持 10min 以上。②微波灭菌法：微波快速灭菌器采用新型技术使微波场强达到最好的均匀性，采用特制增效介质使灭菌达到快速，作用温度在 100℃以内，适用于不耐高温的器械。将器械清洗干净并擦干，在消毒专用盒内加入微波专用增效液，将器械完全浸入增效液中，密封盖好盒盖放入灭菌器内，照射 5min 即可取出使用。③瞬时高温灭菌法：用碘钨灯作为热源研制的瞬时高温灭菌器于 20 世纪 90 年代末进入临床使用，其主要特点是升温快，可在 30s 升到 270℃以上；灭菌速度快，一般自器械放入到灭菌结束只需要 2min；使用范围窄，只适用于小型、少量、光滑结构简单并耐高温的器械灭菌。灭菌时，将洁净干燥的器械裸露放入灭菌器内，灭菌后待器械冷却方可取用。

1. 油脂类和粉状物品灭菌方法 医疗常用的油脂类和粉状制品如凡士林、凡士林油纱条、液状石蜡、滑石粉等，由于穿透困难，多数常规消毒方法都不适用。其消毒方法和技巧如下。

（1）采用良好的透气性包装 凡士林纱布叠放层数在 50 层以下，经 121℃下排气式压力蒸汽灭菌 30min 或 132℃预真空压力蒸汽灭菌 10min 均可达到灭菌要求。

（2）使用容器盛装 将凡士林或液状石蜡以 50g 或 50ml 为包装单元，置于玻璃瓶或玻璃杯内；经 121℃下排气式压力蒸汽灭菌 30min 或 132℃预真空压力蒸汽灭菌 10min，可达灭菌要求。

（3）使用袋装 滑石粉包装成 10g 小袋，经 121℃下排气式压力蒸汽灭菌 60min 或 132℃预真空压力蒸汽灭菌 10min，可达灭菌要求。

（4）干热灭菌 用干热 150℃，作用 120min，对上述包装条件下的液状石蜡和凡士林均可达灭菌要求。

（5）微波灭菌 将凡士林纱布叠放成 20 层置于透气性包装内，在 650W 微波灭菌器内照射 45min，50g 凡士林或 50ml 液状石蜡在同样条件下照射 20min 均可达到灭菌要求。

2. 被污染的医疗文件和书籍消毒方法 目前，临床对于医疗文件和书籍尚无满意的消毒方法，可以采用以下几种方法：臭氧熏蒸消毒、甲醛熏蒸消毒、环氧乙烷灭菌法、微波消毒法、紫外线照射消毒等。